CHIRURGIE
DES NÉPHRITES

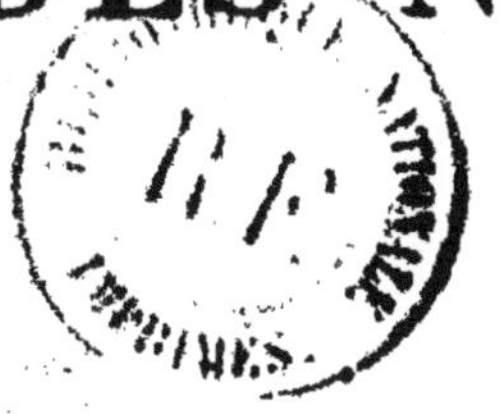

PAR

A. POUSSON

PROFESSEUR ADJOINT A LA FACULTÉ DE MÉDECINE DE BORDEAUX

CHIRURGIEN DES HOPITAUX

MEMBRE CORRESPONDANT DE LA SOCIÉTÉ DE CHIRURGIE

PRÉFACE DE M. LE PROFESSEUR DIEULAFOY

Avec 21 figures ou graphiques dans le texte

PARIS

OCTAVE DOIN ET FILS, ÉDITEURS

8, PLACE DE L'ODÉON, 8

1909

CHIRURGIE

DES NÉPHRITES

CHIRURGIE
DES NÉPHRITES

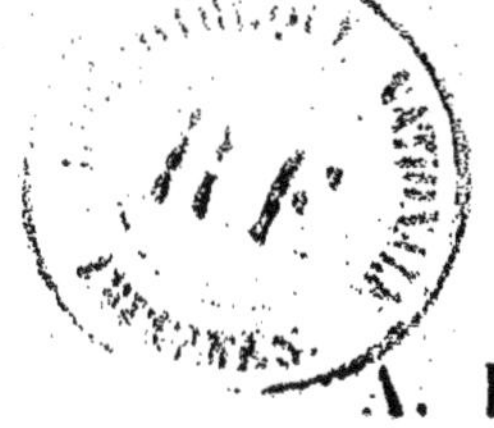

PAR

A. POUSSON

PROFESSEUR ADJOINT A LA FACULTÉ DE MÉDECINE DE BORDEAUX

CHIRURGIEN DES HOPITAUX

MEMBRE CORRESPONDANT DE LA SOCIÉTÉ DE CHIRURGIE

———

PRÉFACE DE M. LE PROFESSEUR DIEULAFOY

Avec 21 figures ou graphiques dans le texte

PARIS

OCTAVE DOIN ET FILS, ÉDITEURS

8, PLACE DE L'ODÉON, 8

—

1909

PRÉFACE

DE M. LE PROFESSEUR DIEULAFOY

Nous assistons depuis quelques années à une évolution thérapeutique de la plus haute importance. Il n'est plus permis aujourd'hui à un médecin de se cantonner strictement dans le domaine qu'il considérait autrefois comme un domaine purement médical ; il doit se familiariser avec les questions *médico-chirurgicales*, car l'intervention chirurgicale pratiquée en temps opportun est le traitement de choix de bon nombre d'affections qui étaient jadis l'apanage exclusif de la thérapeutique médicale.

Les questions médico-chirurgicales concernant les affections des voies biliaires commencent à être nettement élucidées ; mais les questions médico-chirurgicales concernant les maladies des reins sont encore en pleine discussion. De différents côtés, en France et à l'étranger, ont surgi d'importants travaux, et l'ouvrage remarquable que publie aujourd'hui M. Pousson sur la *Chirurgie des néphrites* mérite de fixer longuement notre attention.

L'auteur divise son travail en deux parties principales : la première partie est consacrée à la chirurgie des néphrites médicales aiguës ; la deuxième partie est consacrée à la chirurgie des néphrites médicales chroniques. Suivons cette division.

Chirurgie des néphrites médicales aiguës. — Il est un groupe de lésions rénales aiguës qui est surtout favorable à l'intervention chirurgicale : c'est le groupe des néphrites aiguës unilatérales, que l'infection se soit faite par voie ascendante [1] ou par voie sanguine. Voici d'abord quelques exemples concernant les néphrites par voie ascendante :

Un malade de M. Pousson, atteint depuis longtemps d'une cystite purulente, est pris d'une néphrite aiguë du rein droit ; la douleur rénale est intense, la fièvre est fort élevée, la région droite est tuméfiée et très douloureuse à la pression. M. Pousson pratique l'opération ; l'atmosphère celluleuse péri-rénale est indemne, mais on trouve au pôle supérieur du rein un petit abcès, et l'incision du rein sur son bord convexe met à jour un grand nombre de petits abcès miliaires dont l'agent infectieux était le colibacille. L'opération fut suivie de guérison.

Plusieurs autres faits de néphrites ascendantes aiguës unilatérales guéries par intervention chirurgicale sont cités par M. Pousson. Un cas de Jordan concerne un homme qui, à la suite d'une néphrite blennorrhagique, fut pris de douleur du rein droit, avec fièvre violente, urine albumineuse et purulente. Weir ouvrit le rein, et, l'ayant trouvé criblé de petits abcès, il pratiqua la néphrectomie. Le colibacille était l'agent infectieux. Quelques semaines plus tard le malade était guéri.

Potherat a pratiqué avec succès la néphrotomie pour un cas de néphrite du rein droit, consécutive à une cystite gonococcique.

Wilms a opéré et guéri une jeune fille atteinte de

---

[1] Expériences de Albarran : *Étude sur le rein des urinaires.* Thèse de Paris, 1899.

pyélo-néphrite ascendante aiguë droite survenue à la suite d'une urétro-cystite. A l'incision du rein il trouva des traînées purulentes.

L'intervention chirurgicale a également donné de fort bons résultats au cas de néphrite aiguë par infection sanguine. En voici quelques exemples :

M. Pousson a pratiqué la néphrotomie chez une femme atteinte de néphrite aiguë du rein droit, probablement d'origine grippale. Les urines étaient purulentes et la douleur était vive à la région lombaire droite. M. Pousson trouve un rein très gros, très tendu, de coloration feuille morte avec un abcès. Cette femme a guéri.

M. Monod a rapporté l'observation d'une jeune fille atteinte de symptômes infectieux avec température à 39°, état général mauvais, vomissements incessants et tumeur douloureuse et mobile dans la région du rein droit. Les urines n'étaient ni albumineuses ni purulentes. Monod pratiqua la néphrectomie, qui fut suivie de guérison. Le rein était énorme et contenait des abcès miliaires.

M. Routier a opéré une jeune femme qui avait une fièvre très élevée avec vive douleur au rein droit. A l'ouverture du rein, on trouva la substance corticale semée d'un piqueté purulent.

Toutes ces observations, et bien d'autres encore, prouvent l'efficacité de l'intervention chirurgicale dans les néphrites aiguës, que l'infection se fasse par voie ascendante ou par voie sanguine.

M. Pousson considère que la néphrotomie avec drainage prolongé et lavages antiseptiques est l'opération de choix, à moins, bien entendu, qu'il n'y ait une indication spéciale pour la néphrectomie. La décapsulation lui paraît inférieure à la néphrotomie.

Dans un second chapitre, M. Pousson aborde le traitement chirurgical des *néphrites chroniques* (mal de Bright), et il subdivise ce chapitre en deux parties : dans l'une il s'occupe du traitement chirurgical palliatif, et dans l'autre il vise le traitement chirurgical curatif.

Occupons-nous d'abord du traitement chirurgical palliatif. Un malade est atteint de néphrite chronique; ce malade présente ou a présenté les symptômes habituels que je n'ai pas à énumérer ici : petits accidents du brightisme ou grands accidents du mal de Bright. Mais, outre les symptômes classiques de la maladie, il est quelques autres symptômes beaucoup plus rares qui, par leur intensité, peuvent attirer tout spécialement l'attention : tels sont la douleur et l'hématurie.

Bien qu'en pareille circonstance il puisse s'agir de néphrite chronique bilatérale, il faut dire que la douleur et l'hématurie sont surtout l'apanage des néphrites à prédominance unilatérale.

Les douleurs sont parfois extrêmement vives, elles ont plusieurs fois simulé le calcul du rein; tantôt elles sont sourdes et continues, tantôt elles éclatent sous forme de crises paroxystiques. Ces douleurs sont dues soit à des adhérences, soit à des poussées congestives du rein et à l'étranglement de l'organe par sa capsule sclérosée. Ce qui le prouve, c'est que « le rein extrait de sa loge apparaît tendu, dur, congestionné, bleuâtre ou rougeâtre, et qu'à l'incision de la capsule le tissu a une tendance à faire hernie par ses lèvres bâillantes ».

En pareil cas, l'incision de la capsule et du parenchyme peut supprimer les douleurs, parce que la néphrotomie « lève l'étranglement du rein à l'étroit dans sa capsule, et parce qu'elle régularise la circulation du rein. On peut sans danger joindre la capsulectomie à la néphrotomie ». C'est la méthode opératoire qui a été employée avec succès par M. Pousson chez plusieurs de ses opérés.

Parfois c'est l'hématurie qui appelle surtout l'attention ; l'hématurie peut être persistante et abondante, comme chez un de mes malades de l'Hôtel-Dieu que j'ai fait opérer par M. Legueu. Il s'agit ici de néphrite mixte avec lésions prédominantes sur l'appareil glomérulaire et sur le tissu conjonctif interstitiel (Michaux). Peut-être quelques-unes de ces néphrites sont-elles entachées de tuberculose ; néanmoins, dans plusieurs cas, il s'agissait réellement de néphrite chronique hématurique qui fut guérie par l'opération. « L'action hémostatique de la simple néphrotomie, qui semblerait ne devoir être que temporaire, s'affirme, dit M. Pousson, d'une façon définitive dans bon nombre d'observations cliniques. »

La néphrotomie et la décapsulation peuvent-elles avoir un rôle palliatif dans les accidents *urémiques* des néphrites ? Oui, dit M. Pousson, et suivant son expression il semble véritablement que l'opération « ait ouvert le robinet des urines ». Cela est vrai dans quelques cas ; mais en y regardant de près et en compulsant les nombreuses pièces justificatives réunies par M. Pousson, on est frappé du grand nombre d'insuccès. Il est vrai que les accidents urémiques qui surviennent au cours des néphrites chroniques supposent (abstraction faite des poussées congestives aiguës) des lésions bilatérales avancées, et pour ma part j'y regarderais à deux fois avant de conseiller l'intervention chirurgicale. Du reste, dans sa discussion, M. Pousson dit très sagement : « L'intervention chirurgicale chez les brightiques urémiques comporte des aléas dont il sera probablement de longtemps difficile de s'affranchir. »

Après avoir étudié les résultats de l'intervention chirurgicale à titre de traitement palliatif, l'auteur aborde le traitement curatif des néphrites chroniques. Il rappelle que c'est Edebohls, qui le premier a eu l'idée de guérir le mal de Bright par la décapsulation.

D'après Edebohls, « le but et les effets de la décortication du rein seraient d'activer la circulation rénale, de créer un nouvel afflux du sang artériel vers l'organe malade par l'intermédiaire des vaisseaux sanguins de l'enveloppe graisseuse, vaisseaux habituellement augmentés de volume et de nombre. La décapsulation du rein mettant en contact direct toute sa surface corticale avec cette riche source vasculaire, il en résulterait la formation sur une grande échelle de nouvelles connexions vasculaires entre le rein et son enveloppe cellulo-graisseuse. D'où une active artérialisation du rein malade, qui, par la création de conditions circulatoires nouvelles, tendrait sinon vers la guérison absolue, du moins vers une modification heureuse des lésions brightiques. » (BASSAN.)

Les idées de Edebohls ont été soumises au contrôle expérimental et au contrôle anatomo-pathologique. Des expériences ont été faites sur des animaux ; les unes ont infirmé l'opinion de Edebohls, les autres l'ont confirmée. Des résultats également contradictoires ont été donnés par l'examen anatomique *post mortem* de reins qui avaient été antérieurement décapsulés. En sorte que, dit M. Pousson, « les résultats de ces autopsies sont aussi discordants que les résultats qui se dégagent des expériences faites sur les animaux ; le plus grand nombre semble même aller à l'encontre des idées de Edebohls. »

En somme, c'est à la clinique de juger en dernier ressort, et c'est par un examen attentif des faits que nous arriverons à savoir dans quelle mesure l'intervention chirurgicale a sa place marquée dans la thérapeutique de la maladie de Bright.

Mais d'abord il s'agit de s'entendre. Sous peine de confusion, nous ne devons pas spolier les mots de l'idée que l'usage a consacrée. Le terme de mal de Bright représente l'idée de néphrite bilatérale. L'un des deux reins peut être pris moins que l'autre ou avant l'autre, mais c'est quand les deux reins sont atteints de néphrite chronique que le mal de Bright est constitué avec toutes ses conséquences. La présence de l'albumine et des cylindres dans l'urine ne suffit pas pour motiver le diagnostic du mal de Bright. On peut avoir pendant longtemps de l'albumine et des cylindres alors qu'un seul rein est atteint de néphrite chronique. Mais si l'autre rein est indemne, la dépuration urinaire est suffisamment assurée pour qu'on n'ait pas à redouter les accidents brightiques et l'urémie; ce n'est pas là du mal de Bright au vrai sens du mot. Il ne faut donc pas dire qu'on a opéré une néphrite brightique, alors qu'on a opéré une néphrite chronique unilatérale.

Or, cette confusion est faite trop souvent; elle fausse notre appréciation. Telle observation est étiquetée néphrite brightique, ce qui suppose une néphrite bilatérale, alors qu'on voit, en lisant l'observation, que la néphrite était en réalité unilatérale. Bon nombre de cas opérés par Edebohls sous la rubrique de mal de Bright sont des néphrites chroniques unilatérales, satellites de l'ectopie rénale.

Néanmoins Edebohls et d'autres chirurgiens, à son exemple, ont attaqué la véritable maladie de Bright par décapsulation unilatérale ou bilatérale. Dans le plus grand nombre de cas, les résultats ont été nuls ou insuffisants; mais je me plais à reconnaître que dans quelques observations on a obtenu des résultats remarquables.

Seulement, il est indispensable de poser nettement les indications et les contre-indications de l'intervention chirurgicale. Quand peut-on opérer, et quand ne faut-il pas opérer? Quels sont les brightiques qui peuvent être justiciables de l'intervention chirurgicale? Il ne m'est pas possible, pour le moment, de donner une réponse précise à ces questions, parce que parmi les observations qui ont été publiées, bon nombre sont incomplètes au point de vue médical. C'est là une base qui nous manque; espérons que cette lacune sera comblée. Nous sommes si souvent désarmés en face d'une maladie de Bright qui progresse malgré nos efforts, que nous devons chercher, nous médecins, à préciser, autant que possible, *le moment et l'opportunité de l'intervention chirurgicale.*

Toutes ces pensées viennent à l'esprit à la lecture si instructive de l'ouvrage de M. Pousson. Ce qui double la valeur de cet ouvrage, c'est que l'auteur a lui-même une expérience de premier ordre sur le sujet qui nous occupe. Son travail est richement documenté; les pièces justificatives, dues à la littérature française et étrangère, y sont rassemblées avec le plus grand soin; la discussion ne s'égare jamais, les conclusions sont sages et pondérées; en un mot, c'est une œuvre qui rendra de grands services à la médecine et à la chirurgie.

AVANT-PROPOS

La chirurgie du rein, radicale à ses débuts, tend de nos jours à devenir conservatrice.

Soucieux de ménager à l'économie le plus important de ses appareils dépurateurs, les chirurgiens ont imaginé dans ce but des opérations diverses. Les unes, comme les anaplasties sur le bassinet et l'uretère, ont pour simple objet de remédier aux obstacles s'opposant au cours de l'urine saine ou altérée, et permettent ainsi de conserver des reins qui, naguère, eussent été sacrifiés. Les autres ne visent rien moins qu'à restaurer la fonction sécrétoire plus ou moins compromise; ainsi la néphrotomie a été substituée, à cet effet, à la néphrectomie dans bon nombre d'affections rénales.

C'est grâce aux progrès de nos connaissances touchant les lésions anatomiques du rein malade, et surtout touchant sa physiologie pathologique, que ces résultats ont été obtenus, d'abord dans le domaine des affections chirurgicales, et plus récemment dans celui des affections médicales.

Ai-je besoin de rappeler ici les heureux effets de la néphrotomie sur le rétablissement des fonctions d'un rein perturbées, par exemple, consécutivement à l'obstruction de son uretère par un calcul dans l'anurie calculeuse, ou encore à la suite de sa distension par une pyonéphrose ou une uronéphrose? La sécrétion de l'urine suspendue ou diminuée dans ces divers états morbides revient à son taux physiologique après l'incision rénale, à condition qu'elle ait été pratiquée avant la dégénérescence des épithéliums, et l'on voit en même temps la proportion de l'urée, des chlorures, des phosphates et autres produits excrémentiels se relever.

Pensant que les mêmes lois de physiologie pathologique président au processus morbide des affections rénales, qu'elles soient d'ordre chirurgical ou d'ordre médical, un certain nombre d'opérateurs ont eu la pensée, dans ces dernières années, d'étendre à quelques maladies des reins, jusqu'alors justiciables du seul traitement interne, le plus souvent encore impuissant, le bénéfice du traitement chirurgical. Moins hardis que logiquement bien intentionnés, ces opérateurs ne se sont pas séparés pour cela du groupe des conservateurs ; ils n'ont fait, au contraire, qu'en grossir le contingent, puisqu'au lieu de laisser évoluer, sous l'égide trompeuse d'un traitement médical, les lésions et leurs redoutables accidents, ils se sont efforcés de chercher à enrayer et à faire rétrocéder les premières et à combattre les seconds.

Un nouveau chapitre, *Traitement chirurgical des néphrites médicales*, s'impose désormais dans nos traités de pathologie, et c'est ce qu'a compris, avec son grand sens clinique et son génie thérapeutique, le professeur DIEULAFOY, qui a consacré à cette question un paragraphe spécial de son *Manuel de Pathologie interne*, exemple qui a été suivi dans les livres classiques publiés depuis ces dernières années.

Ce chapitre de thérapeutique trouvera, d'ailleurs, toujours mieux sa place dans un traité de pathologie interne que dans un traité de pathologie externe, car la nature de l'intervention et sa technique importent moins et sont de solution beaucoup plus facile que les indications et les contre-indications opératoires.

Depuis plus de dix ans, la chirurgie des néphrites n'a cessé de me préoccuper. Tout en m'efforçant, par mes travaux et dans la mesure de mes moyens, de contribuer à ses progrès, je me suis attaché à suivre l'évolution de cet intéressant problème de néo-thérapeutique, et j'ai recueilli le plus grand nombre des publications qui lui ont été consacrées dans la littérature. C'est en m'appuyant sur cette documentation, bien plus que sur mon expérience personnelle, que je me propose de déterminer dans ce volume la juste place que doit prendre, dans la thérapeutique des néphrites, l'intervention chirurgicale. Elle ne saurait, en aucun cas, je tiens à le déclarer hautement avant d'entrer en matière, se substituer à la médication interne; mais lorsque celle-ci est reconnue impuissante, elle offre une dernière ressource dont on ne saurait priver les malades.

Préoccupé avant tout d'étayer sur l'analyse des faits les diverses propositions que je formule et de permettre au lecteur d'en vérifier l'exactitude, j'ai cru devoir rapporter, à côté des cas de ma pratique, que j'expose dans tous leurs détails, les traits essentiels de ceux empruntés à la littérature médicale. Il se peut que mon livre en soit alourdi, mais je n'ai pas hésité devant cet inconvénient. J'estime, en effet, que les théories les plus rationnelles, les inductions les plus scientifiques ne sauraient se passer de la sanction de la clinique. Les observations fidèlement prises et judicieusement interprétées sont aux chapitres des descriptions nosographiques et plus particulièrement à celui de la thérapeutique ce qu'est le dessin aux diverses scènes d'un tableau. Elles témoignent de la sincérité de l'effort, sinon de l'exactitude *du rendu*, et constituent « la probité de l'art », suivant l'expression d'un grand peintre.

ALF. POUSSON.

Bordeaux, le 8 novembre 1908.

CHIRURGIE DES NÉPHRITES

PREMIÈRE PARTIE
CHIRURGIE DES NÉPHRITES MÉDICALES AIGUËS

CHAPITRE PREMIER
DÉLIMITATION DU SUJET — HISTORIQUE — MODES D'ACTION
DES DIVERSES OPÉRATIONS

Avant d'envisager au point de vue clinique le traitement chirurgical des néphrites médicales aiguës, il me semble nécessaire de déterminer les lésions rénales qu'il convient de désigner sous cette dénomination, de tracer l'historique de cette question nouvelle de thérapeutique, et d'exposer le mode d'action des opérations proposées.

§ I. — Délimitation du sujet.

Sous cette dénomination de néphrites médicales aiguës, je rangerai toute la série des lésions anatomiques allant de la simple congestion à l'infiltration purulente et à la formation de petits abcès au sein du parenchyme rénal, et j'en exclurai les inflammations s'accompagnant de suppuration abondante disséminée dans le rein sous forme de foyers enkystés, ou, ce qui est beaucoup plus fréquent, s'ouvrant dans les calices et le bassinet et constituant la pyélonéphrite sans rétention ou la pyélonéphrite avec rétention ou pyonéphrose.

Ces dernières formes de néphrites, dont le traitement opératoire est justement passé dans la pratique courante, méritent bien la dénomination de néphrites chirurgicales, non seulement pour cette raison, mais encore parce que, dans la grande majorité des cas, elles se développent consécutivement à des affections des voies urinaires. Mais, au début même de leur évolution, avant que le processus anatomique ait abouti à la destruction suppurative partielle ou totale de l'organe, il existe une phase où les lésions et aussi les symptômes cliniques ne diffèrent pas de ceux des néphrites médicales proprement dites, néphrites primitives d'origine hématogène, infectieuse toxique ou dyscrasique. Les néphrites médicales et les néphrites chirurgicales, qui se confondent ainsi anatomiquement et cliniquement à leur origine, se rencontreraient encore à leur période terminale, si la puissance des poisons et la virulence des microbes dans la plupart des intoxications et des infections générales permettaient aux malades de survivre à leur attaque, et partant aux lésions de se produire.

Comme on le voit, il est difficile de tracer la frontière qui sépare ces deux ordres de néphrites; aussi la délimitation toute grossière, que j'ai établie au début de ce paragraphe, me paraît la seule qui puisse répondre aux besoins de l'étude que j'ai entreprise. Je m'occuperai donc, dans cette première partie, à la fois des néphrites médicales proprement dites et des néphrites chirurgicales à leur phase initiale.

J'ajouterai encore un mot relatif à la délimitation de mon sujet. Si, parfois, les lésions toxi-infectieuses du rein restent cantonnées à cet organe lui-même, le plus souvent elles occupent en même temps les calices et le bassinet, cet envahissement ayant pu se faire simultanément ou débuter par le rein pour gagner ensuite les annexes et inversement. Dans la très grande majorité des cas on se trouve avoir affaire, en clinique, non à une néphrite, mais à une pyélonéphrite, et c'est, d'ailleurs, sous cette dénomination que sont désignées dans tous les classiques, depuis RAYER, les inflammations rénales. On comprendra toute l'importance de cette remarque, qui peut d'abord paraître banale, lorsque je m'occuperai du choix à faire entre les diverses opérations, dont dispose la thérapeutique chirurgicale pour enrayer les lésions inflammatoires des reins.

§ II. — Historique.

REGINALD HARRISON est le premier chirurgien qui, dans un travail publié dans *The Lancet*, le 4 janvier 1876, sous le titre *On some forms of Albuminurie associated with Kidney tension and their treatment*, attira l'attention sur les effets favorables de la ponction et de l'incision du rein dans certaines néphrites d'ordre médical, et apporta à l'appui de cette nouvelle ressource thérapeutique trois observations personnelles et une empruntée à HÆBER (de Hambourg).

Deux ans après, à la douzième session de l'Association française de chirurgie, BAZY et moi-même préconisions, chacun de notre côté, la néphrotomie hâtive dans les cas de néphrites suppuratives. « La néphrotomie précoce, concluait BAZY, permet donc le retour de l'organe à l'état normal ; alors c'est une opération conservatrice, et cela est d'autant plus vrai que des reins paraissant très malades à la simple palpation peuvent avoir une puissance sécrétante égale ou presque égale à celle du rein normal. » « En résumé, disais-je pour ma part, la néphrotomie hâtive réalise *au summum* les trois indications fondamentales du traitement des néphrites : décongestion de l'organe que l'on s'applique à obtenir, dans la pratique médicale courante, par des ventouses et des sangsues à la région lombaire ; antisepsie, que l'on s'efforce de faire par l'administration de médicaments internes et les lavages purificateurs de la vessie ; évacuation parfaite de la vessie, recherchée par le cathétérisme urétral. » Dans cette même séance du Congrès, ALBARRAN et LEGUEU se montrèrent beaucoup plus réservés sur les bénéfices que pouvaient retirer les malades de l'opération.

A partir de cette année 1898, l'intervention chirurgicale dans le traitement des néphrites aiguës n'a cessé de préoccuper les médecins et les chirurgiens; elle a figuré dans les discussions de plusieurs sociétés savantes, et elle a été mise à l'ordre du jour du XV* Congrès international de médecine tenu à Lisbonne en 1906.

Dans tous ces travaux comme dans toutes ces assemblées, des faveurs diverses lui ont été réservées, ainsi qu'on va le voir.

A l'étranger, nombre de chirurgiens se sont déclarés partisans de l'opération. C'est d'abord Israël, qui, en 1899, dans un travail très important, montre l'heureuse influence de l'incision du rein sur les processus aigu et chronique de cet organe et rapporte quelques observations de néphrites à abcès miliaires guéries par la néphrotomie. Vient ensuite Lennander, qui est intervenu plusieurs fois avec succès dans des cas de pyélonéphrites avec petits abcès disséminés dans le parenchyme et recommande la néphrotomie avec néphrectomie partielle lorsque les lésions sont circonscrites. Rovsing insiste sur l'importance qu'il y a à déterminer la nature de l'agent microbien avant de prendre une détermination opératoire, et fait ressortir les avantages dans certaines formes d'infection de l'incision et de l'excision partielle du rein. Citons encore parmi les chirurgiens qui, en dehors de notre pays, se sont déclarés favorables à l'intervention, ou, tout au moins, y ont eu recours : Robert Weir, Wilms, Gerster, Lilienthal. Mais le plus grand nombre des médecins étrangers, qui ont été amenés à se prononcer sur l'opportunité du traitement chirurgical des néphrites infectieuses aiguës, s'y sont montrés hostiles. La plus forte opposition est venue de Pel et de Rosenstein, qui ont fait valoir contre les entreprises opératoires un certain nombre d'arguments que j'espère pouvoir réfuter, lorsque je discuterai, en m'appuyant sur les données de la clinique, la légitimité de l'intervention.

En France, la thérapeutique chirurgicale des néphrites aiguës a tout d'abord rencontré une certaine résistance de la part des chirurgiens les plus compétents dans la matière. En effet, en 1898, au Congrès français de chirurgie, ainsi que je l'ai rappelé au commencement de ce chapitre, ALBARRAN et LEGUEU, n'ayant obtenu que des résultats médiocres dans les quelques cas où ils sont personnellement intervenus, sont d'avis d'être très réservés et de n'agir qu'après « l'inefficacité vérifiée des ressources médicales (LEGUEU) ». Ces deux chirurgiens expriment la même opinion, en 1901, à propos d'une discussion soulevée par une de mes présentations à la Société de chirurgie. Cependant MONOD, ROUTIER, POTHERAT apportent dans la même assemblée des faits heureux d'intervention. En août 1902, LE NOCÈNE donne les observations détaillées de deux malades atteints de pyélonéphrites aiguës guéris à la suite de la néphrotomie pratiquée au Havre par SOREL et ENGELBACH, et préconise, à l'instigation de SOREL, l'incision hâtive du rein en pareil cas. Le même auteur consacre sa thèse inaugurale au traitement chirurgical des néphrites en mars 1903. Le mois précédent, BASSAS, sur les conseils de JABOULAY, avait abordé le même sujet devant la faculté de Lyon. En mai 1903, la question a été portée à la tribune de la Société médicale des hôpitaux de Paris par DEFORT et FORTINEAU, qui sont d'avis de ne pas se hâter d'intervenir dans les néphrites aiguës, mais reconnaissent l'utilité de l'opération dans les cas graves et cherchent à déterminer ses indications.

Comme je l'ai dit dans mon avant-propos, le professeur DIEULAFOY, dans la quatorzième édition de son *Manuel de Pathologie interne*, accepte le principe de l'intervention dans les néphrites médicales aiguës, et CASTAIGNE, dans son important article sur le traitement des néphrites du *Manuel des maladies des reins et des capsules surrénales*, publié sous la direction du professeur DEBOVE, en discute les indications.

Le lecteur complétera avec profit le court résumé historique, que je viens de donner, par la lecture de deux substantielles revues publiées par YVERT (de Dijon), l'une dans la *Revue de chirurgie*, en septembre 1904, et l'autre dans la *Revue pratique des maladies des organes génito-urinaires*, en mai 1905.

Qu'il me soit permis de faire remarquer que je n'ai pas cru faire figurer dans cet historique les mémoires que j'ai publiés ou fait publier par mes élèves, et que j'utiliserai dans le cours de la rédaction de ce travail. J'en donnerai seulement l'indication dans l'index bibliographique.

§ III. — Physiologie pathologique des opérations opposées aux néphrites aiguës.

Ces opérations sont : 1o LA NÉPHRECTOMIE TOTALE; 2o LA NÉPHRECTOMIE PARTIELLE; 3o LA NÉPHROTOMIE; 4o LA NÉPHRO-CAPSECTOMIE OU DÉCAPSULATION.

1o NÉPHRECTOMIE TOTALE. — Il me semble inutile d'ouvrir une discussion sur la façon dont agit l'extirpation d'un rein infecté, pour mettre un terme aux accidents engendrés par la pullulation des microbes pathogènes et l'élaboration de leurs toxines au sein du parenchyme. Mais je devrai ultérieurement rechercher dans quelles conditions exceptionnelles se trouve justifié ce mode d'intervention, et, lorsqu'il se trouve en apparence indiqué par l'unilatéralité des lésions, comparer son action thérapeutique à celle de la néphrotomie.

2o NÉPHRECTOMIE PARTIELLE. — Le mode d'action de la résection des portions du rein infecté se comprend aussi trop aisément pour qu'il me soit nécessaire d'insister. Je ferai seulement remarquer qu'à la suppression des foyers microbiens se joignent dans cette opération, entre autres heureux effets, ceux de la diminution de la tension intra-rénale et de l'émission abondante de sang qui, à mon avis, tiennent le premier rôle dans le traitement chirurgical des néphrites.

3o NÉPHROTOMIE. — L'idée d'appliquer la ponction et mieux l'incision de la capsule du rein et de son parenchyme au traitement des néphrites aiguës appartient à REGINALD HARRISON. Après l'avoir empruntée au chirurgien londonien, je me suis efforcé de démontrer l'exactitude de la conception de physiologie pathologique sur laquelle elle repose et les excellents résultats que fournit son application clinique.

Selon HARRISON, la genèse de l'albuminurie et des autres troubles de la sécrétion urinaire au cours des néphrites doit être attribuée à l'hypertension intrarénale, résultant de l'augmentation du volume du parenchyme enflammé et de sa compression par sa capsule. Il en déduit qu'il se passe alors, du côté des éléments anatomiques du rein, les phénomènes de perturbation fonctionnelle d'abord et bientôt structurale, qui surviennent du côté des milieux et membranes de l'œil dans le glaucome, du côté des tubes séminifères dans l'orchite. S'il en est ainsi, la ponction et l'incision de la capsule et du tissu rénal enflammé agissent à la façon de l'iridectomie préconisée par DE GRAEFE et de la sclérotomie dans le glaucome, ou encore du débridement de l'albuginée du testicule dans les orchites, jadis recommandé par HENRY SMITH en Angleterre, et VELPEAU en France.

Il est bien évident qu'en ce qui concerne la cause prochaine du glaucome rénal de HARRISON la comparaison entre le rein et l'œil ne peut se soutenir; mais pour ce qui est des conséquences de l'hypertension intraviscérale dans les deux organes, on ne peut s'empêcher de reconnaître une analogie frappante entre la pathogénie des troubles fonctionnels d'abord et ensuite des altérations anatomiques des éléments constitutifs de l'œil et du rein dans leurs capsules inextensibles. Quant à la comparaison entre l'évolution des lésions dans les orchites et les néphrites aiguës, elle peut se poursuivre de la période initiale à la période terminale du processus. En effet, si l'on excepte les néphrites toxiques suraiguës déterminées par l'absorption de poisons violents (sublimé, phosphore, arsenic, cantharides) qui, provoquant la nécrobiose rapide des épithéliums, entraînent la mort avant toute réaction des éléments anatomiques, toutes les inflammations rénales, hématogènes ou urétérogènes, s'accompagnent de lésions prolifératives, tubulaires, glomérulaires, vasculaires et conjonctives, isolées ou associées, partielles ou totales, ayant pour résultat d'augmenter le volume du parenchyme rénal.

Cette augmentation de volume s'observe surtout dans les néphrites diffuses infiltrées d'origine urétérale, qui s'accompagnent si souvent d'abcès lenticulaires, et encore dans les néphrites hématogènes hémorragiques et diapédétiques. De la réunion de tous ces exsudats, il résulte que les tissus du rein se trouvent à l'étroit dans sa capsule à extensibilité limitée. L'augmentation de volume de cet organe à l'autopsie des malades morts de néphrite et mieux encore sa turgescence, sa coloration brunâtre, feuille morte, et la hernie de sa substance à travers les lèvres de l'incision de sa capsule, notée par les chirurgiens au cours d'opérations faites sur le vivant, témoignent de cette tension intra-rénale, dont on voit les effets disparaître sous les yeux par le retour à la coloration normale de l'organe, par sa diminution de volume et de consistance.

Outre l'abaissement de la tension intra-rénale, uniquement recherchée par HARRISON, l'incision de la capsule et du tissu rénal lui-même a, selon moi, l'avantage plus important encore de provoquer un abondant écoulement de sang. Or ne sait-on pas que la saignée, et plus particulièrement la saignée locale à l'aide de ventouses scarifiées ou de sangsues appliquées à la région lombaire, est, en raison des anastomoses existant d'après TUFFIER, LEJARS et RENAUT entre les veines sous-cutanées et les veines rénales, la première indication à remplir dans le traitement de la congestion des reins, phase initiale de toute néphrite?

L'écoulement de sang ainsi provoqué a encore un autre effet que celui de décongestionner le rein et partant de modérer la diapédèse : il favorise l'exode des microbes et déchets épithéliaux, qui encombrent les canalicules du rein au point de devenir parfois la cause d'une anurie dite tubulaire, et ne reste pas sans doute sans effet sur les toxines, qui, on le sait bien aujourd'hui, tiennent une place importante dans la pathogénie des néphrites infectieuses. Une malaxation modérée et méthodique du rein peut, si on le juge utile, aider à ce résultat en réalisant ce que l'on obtient par l'expression de la mamelle de la base vers son sommet dans le traitement de la mastite puerpérale.

Bien qu'elle ne permette l'application de l'antisepsie que dans une faible mesure, l'incision du rein rend cependant possible des lavages soigneux des calices et du bassinet, et même de la tranche rénale, à l'aide de solutions antiseptiques faibles et non agressives pour les éléments histologiques.

Enfin, et c'est à mon avis le complément indispensable de la néphrotomie, le drainage prolongé du bassinet au moyen d'une sonde de PEZZER plongeant dans ce réservoir et sortant par la plaie réno-lombaire assure l'écoulement des liquides altérés sécrétés par le rein malade, et permet de faire des lavages antiseptiques, s'ils deviennent nécessaires.

Dans son travail, LE NOÉNE conteste l'utilité des lavages des calices, du bassinet et de la tranche rénale, et aussi celle du drainage post-opératoire, et cependant quelques pages auparavant, passant en revue les moyens mis à la disposition des thérapeutes pour combattre les infections récentes aiguës, il insiste sur l'efficacité de l'antisepsie par la médication interne et de la complète et régulière évacuation des urines par le cathétérisme urétral si la vessie ne se vide qu'imparfaitement, et au besoin par le cathétérisme urétéral s'il y a rétention pyélitique. Il puise son argumentation dans l'enseignement du professeur GUYON et de ses élèves, qui ont bien montré cliniquement et expérimentalement l'influence de la mise en tension du rein sur son infection et son inflammation. Mieux que l'administration à l'intérieur de médicaments antiseptiques, mieux que l'évacuation par le cathétérisme de l'urètre ou de l'uretère, les lavages directs du rein et le drainage du bassinet remplissent cette capitale indication. Je montrerai, en m'appuyant sur les données de la clinique, ce qu'on est en droit d'attendre d'elle.

En définitive la néphrotomie, outre l'indication spéciale à tous les organes enflammés contenus dans une coque non indéfiniment extensible, à savoir le *débridement* seul visé par HARRISON, remplit les trois indications fondamentales réclamées par la thérapeutique des inflammations de tous les tissus : *décongestion, antisepsie, drainage.*

4° NÉPHROCAPSECTOMIE OU DÉCAPSULATION DU REIN. — La décapsulation du rein, après avoir été préconisée par EDEBOHLS pour le traitement des néphrites chroniques, a été aussi employée par lui dans le traitement des néphrites aiguës. Alors que, ainsi que j'aurai à l'exposer et à le discuter ultérieurement, l'extirpation de la capsule propre du rein agit d'une façon dynamique contre le mal de BRIGHT, elle n'agit que mécaniquement dans l'infection aiguë du rein. Cette action mécanique se réduit à la décompression, au débridement de l'organe étranglé dans sa capsule, et ne réalise qu'une des indications de la thérapeutique des inflammations en général. Il est juste cependant de faire remarquer que le saignement, qui ne manque pas de se produire à la surface du rein fortement hyperhémié quelle que soit l'habileté de l'opérateur, vient ajouter son action décongestionnante à celle de la décompression, et que de plus cette saignée est de nature à entraîner microbes et toxines infectant la couche corticale. Mais combien inférieurs sont ses effets à ceux de l'incision de la capsule et du parenchyme rénal ! Que peut la décortication dans les cas où existent ces abcès miliaires si fréquents dans les néphrites aiguës ? et dans ceux où les calices et le bassinet participent à l'inflammation ? Même en admettant toute la puissance de ses effets contre le processus infectieux, n'est-on pas en droit de craindre qu'ils ne soient que temporaires et que la réunion par première intention, comme cela doit toujours être recherché suivant les recommandations formelles d'Edebohls, ne supprime le bénéfice de l'opération?

Je compléterai ces objections que je fais à la pratique d'Edebohls, soutenue en France par Sorel et son élève Le Nouène, dans la partie clinique; mais il convient que je rapporte ici le résultat des recherches expérimentales de Rovsing sur la valeur de la décortication du rein dans le traitement de la néphrite aiguë. Ayant provoqué chez le lapin des néphrites par injection de cantharidine et de toxine diphtérique, il a vu : 1° que les scarifications ou la néphrotomie unilatérale guérirent tous les animaux intoxiqués par la cantharidine, tandis que les autres animaux témoins non traités moururent dans la proportion de 50 p. 100; que la décortication unilatérale ou bilatérale sauva 50 p. 100 des animaux ayant reçu la toxine diphtérique, et que les scarifications bilatérales restèrent sans effet, tandis que la mortalité des lapins témoins fut de 100 p. 100. Ainsi la néphrotomie même unilatérale s'est montrée supérieure à la décortication unilatérale ou bilatérale, puisque tous les animaux traités par la première opération guérirent, alors que la moitié seulement de ceux traités par la seconde furent sauvés. Mais pour tout dire, je dois faire remarquer que la néphrite cantharidienne paraît moins grave que la néphrite diphtérique, puisque 50 p. 100 des lapins non traités atteints de la première variété de néphrite moururent, tandis que tous ceux atteints de la seconde succombèrent.

Comme résultats immédiats de ses expériences de décortication, Rovsing a obtenu : une augmentation de la diurèse; la disparition progressive de l'albumine et des cylindres; la restitution anatomique *ad integrum* trente à trente-cinq jours après l'opération. Comme résultats éloignés il a observé, un mois environ après la décortication, la reproduction de la capsule fibreuse avec néoformation de brides conjonctives contenant de nouveaux vaisseaux sanguins susceptibles d'augmenter la circulation du rein opéré.

CHAPITRE II

RÉSULTATS DES INTERVENTIONS —
LÉGITIMITÉ DE CES INTERVENTIONS ET RÉFUTATION DES OBJECTIONS
QUI LEUR ONT ÉTÉ FAITES

Le nombre des observations, qui me serviront à apprécier les résultats opératoires et thérapeutiques des interventions dans les néphrites aiguës, à les légitimer et à réfuter les objections qui leur ont été faites, s'élève à 40, dont 7 me sont personnelles.

§ I. — Résultats immédiats et éloignés.

1° *Résultats immédiats.* — Les décès que je relève dans ces 40 observations étant de 6, la mortalité opératoire à la suite des interventions dans les néphrites aiguës n'est donc que de 15 p. 100, mortalité bien faible si on songe à la gravité de l'état de la plupart des opérés. Il ne serait même pas contraire à la vérité d'imputer seulement 4 de ces décès à l'acte opératoire, 2 des opérés ayant succombé à une époque relativement éloignée de l'intervention.

Les 4 malades morts à la suite de l'opération sont : celui de Legueu (obs. 12), qui, présentant un état très grave et une température de 40°, s'éteignit le soir même de la néphrotomie; l'un des miens (obs. 40), homme de quarante-quatre ans, qui succomba brusquement six heures après l'incision rénale et dont l'autopsie montra une pyélonéphrite ancienne de l'autre rein; celle de R. Sorel (obs. 25), femme de vingt-six ans, qui s'éteignit au cinquième jour par suite de la continuation des accidents infectieux malgré une double décortication rénale; celui de LEXXANDER (obs. 35), homme de quarante ans, qui mourut de septicémie quelques jours après avoir subi l'excision de la partie supérieure du rein farcie d'abcès miliaires.

Les 2 malades, ayant succombé trop tardivement pour qu'on puisse accuser l'acte chirurgical, sont : celle de LEGTEU (obs. 13), qui survécut six semaines à la néphrotomie après une amélioration temporaire et dont la cause de mort n'est pas notée; et l'un des miens (obs. 26), homme de cinquante-six ans, qui après avoir été opéré de la néphrectomie fut emporté par infection de l'autre rein quatre mois après.

2° *Résultats éloignés.* — Des 34 malades qui ont survécu à l'intervention, 2 ont succombé au bout d'un an et de quatr. ans et demi. Ces 2 malades avaient été opérés par moi. Le premier (obs. 30) était un prostatique de soixante-sept ans, atteint de néphrite aiguë ascendante droite consécutive à l'infection de la vessie par le colibacille; pendant un an la guérison se maintint, mais après ce laps de temps la cicatrice réno-lombaire se rouvrit, et il se forma une fistule urinaire; la mort fut la conséquence de l'opération que j'entrepris pour l'oblitérer. Le second (obs. 39) était un homme de soixante ans, chez lequel j'avais antérieurement pratiqué la taille hypogastrique pour réséquer le lobe médian de la prostate derrière lequel se cachaient deux petits calculs phosphatiques, et qui deux ans après présenta des signes de néphrite aiguë suppurée droite; la néphrotomie rétablit sa santé au point qu'il put subir dix-huit mois après la lithotritie d'un calcul phosphatique du volume d'une noix; mais il finit par succomber, quatre ans et demi après l'incision rénale, à l'infection généralisée de tout l'appareil urinaire.

Les 32 autres opérés paraissent avoir été guéris définitivement, puisque tous étaient encore vivants au moment de la publication des observations et semblaient jouir d'une bonne santé, à l'exception de l'opéré d'ALBARRAN (obs. 6), qui n'avait guère été amélioré par la néphrotomie. Cependant l'état de certains était alarmant, et il faut lire les détails des observations pour apprécier à leur valeur les services rendus par l'intervention. A cet égard j'appelle l'attention sur les cas de LE NOUÈNE (obs. 7), de CAUTERMAN (obs. 8), de MONOD (obs. 10), d'ISRAËL (obs. 20), d'EDEBOHLS (obs. 21), et sur l'un des miens (obs. 10), ayant pour sujet une jeune fille que j'observai avec les professeurs ARNOZAN, LANNELONGUE et PITRES et le Dr ROXDOT, et qui présentait une néphrite aiguë descendante non suppurée ayant donné lieu pendant plus de deux mois à des crises douloureuses paroxistiques extrêmement intenses, qui disparurent pour ne plus se reproduire aussitôt après la néphrotomie.

A mon grand regret je ne puis donner des renseignements plus précis sur l'issue de l'intervention dans les autres cas, car le laconisme de la plupart des observations ne le permet pas, et la publication du plus grand nombre a été faite quelques mois seulement après l'opération. Sur 12 malades suivis je trouve que la guérison se maintenait depuis trois mois (obs. 27, REYNÈS), six mois (obs. 36, POTHERAT, et obs. 21, EDEBOHLS), un an (obs. 8, CAUTERMAN; obs. 37, WILMS; obs. 10, POUSSON), quinze mois (obs. 7, LE NOUÈNE; obs. 29, LE NOUÈNE), trois ans (obs. 3, HARRISON), quatre ans et demi (obs. 11, POUSSON), neuf ans (obs. 9, POUSSON), dix ans (obs. 18, MONOD).

Quelques-uns de ces opérés purent ultérieurement faire les frais d'autres maladies ou supporter sans accidents des opérations importantes. C'est ainsi que des deux femmes chez lesquelles LENNANDER avait pratiqué une néphrectomie partielle, l'une (obs. 33) eut dans la suite une pneumonie dont elle guérit sans accident, et l'autre (obs. 34) supporta avec succès une opération de fistule urétéro-vésicale; qu'une autre, néphrectomisée par EDEBOHLS (obs. 21), subit quatre mois après avec un heureux résultat la décapsulation du rein restant. Comme preuve du retour complet d'un rein infecté à sa fonction physiologique et à son état de défense organique après la néphrotomie, je puis citer un de mes opérés (obs. 39) qui subit, sans la moindre réaction du côté des reins, une séance de lithotritie trois mois après, et la prostatectomie deux ans après.

3° *Résultats suivant l'unilatéralité ou la bilatéralité de la néphrite, le mode d'infection du rein, la nature de l'agent pathogène, le sexe et l'âge du malade.* — La gravité de la néphrite infectieuse variant avec l'unilatéralité ou la bilatéralité des lésions, le mode d'infection du rein, la nature de l'agent pathogène, j'aurais bien voulu classer les cas, que j'ai relevés, en prenant pour base ces divers facteurs, et indiquer pour chacune de ces catégories les résultats immédiats et éloignés. La brièveté de certaines observations ne m'a permis de remplir qu'en partie ces *desiderata*.

Presque tous les opérateurs ne fournissent de renseignements cliniques (volume, douleurs spontanées ou provoquées) que sur l'un des reins, et pour savoir dans quelle proportion l'infection était unilatérale ou bilatérale, je suis obligé de m'en rapporter à la mention de l'organe sur lequel a porté l'acte chirurgical. Je trouve ainsi que 28 fois l'opération a été unilatérale, 4 fois elle a été bilatérale, 8 fois l'observation est muette à cet égard; mais il est probable que dans ces cas un seul côté a été opéré. Des 28 opérations unilatérales, 23 ont porté sur le rein droit et 5 seulement sur le rein gauche (je reviendrai ultérieurement sur cette grande fréquence de l'infection du rein droit). Les 23 opérations sur le rein droit ont donné 3 morts opératoires; les 5 sur le rein gauche, 0 mort; les 4 sur les deux reins, 1 mort; les 8 sur un côté indéterminé, 2 morts.

Quant aux résultats éloignés, les meilleurs, ceux que j'ai mentionnés dans le paragraphe précédent et qui appartiennent à REYNES, POTHERAT, EDEBOLLS, CAUTERMAN, WILMS-TRENDELENBURG, LE NOUÈNE-SOREL, LE NOUÈNE-ENGELBACH, MOXON et moi-même, ont été fournis par l'opération unilatérale et par la néphrotomie, sauf le cas d'EDEBOLLS, pour lequel ce chirurgien pratiqua la décortication du rein droit.

En ce qui concerne le mode d'infection rénale par la voie vasculaire ou descendante et la voie urétérale ou ascendante, le dépouillement des observations donne 26 néphrites aiguës hématogènes avec 4 morts, morts qui toutes se rapportent à des néphrites suppurées, et 14 néphrites aiguës urétérogènes avec 2 morts, se rapportant également à des néphrites suppurées.

Je ne trouve que dans 21 observations la mention suffisamment explicite de l'agent pathogène et de la nature de l'infection rénale. Le coli-bacille, le plus souvent rencontré, est noté 10 fois seul et 1 fois associé au streptocoque (obs. 32, LENNANDER). Ce dernier malade, opéré malgré son infection associée, guérit. Des 10 autres infectés par le coli-bacille seul, 1 succomba à la septicémie dans la huitaine (obs. 35, LENNANDER), et un autre fut emporté au bout de quatre mois par l'infection de l'autre rein (obs. 26, POUSSON); les 8 autres survécurent, et parmi eux un de mes opérés, pendant quatre ans et demi (obs. 39). Les autres causes infectieuses de la néphrite ont été 3 fois la grippe (obs. 3, HARRISON; obs. 4, HEBER; obs. 9, POUSSON). 2 fois la gonococcie (obs. 36, POTHERAT; obs. 38, EDEBOHLS), 1 fois la scarlatine (obs. 1, HARRISON), 1 fois la furonculose (obs. 20, ISRAEL), 1 fois une amygdalite (obs. 10, POUSSON), 2 fois l'infection puerpérale (obs. 17, LENNANDER; obs. 11, POUSSON), 1 fois le refroidissement (obs. 2, HARRISON).

Bien que la question du sexe et de l'âge n'ait qu'une importance minime, je noterai en terminant les données que fournit à ce double point de vue l'analyse de mes observations.

L'intervention pratiquée chez 13 hommes a donné 4 décès, tandis que pratiquée chez 21 femmes elle n'en a donné que 2; dans 6 observations le sexe n'est pas mentionné. La mortalité s'est ainsi montrée notablement plus élevée chez l'homme que chez la femme.

En ce qui concerne l'âge, 3 malades ayant respective-

ment quinze ans, dix-sept ans et dix-huit ans ont tous
guéri. Au-dessus de cet âge

6 malades ayant de	20 à 25 ans ont donné. .	0 mort.
1 malade	— 25 à 30 — a donné. . .	1 mort.
4 malades	— 30 à 35 — ont donné. .	0 mort.
1 malade	— 35 à 40 — a donné. . .	0 mort.
7 malades	— 40 à 45 — ont donné. .	2 morts.
2 —	— 45 à 50 — — . .	0 mort.
2 —	— 50 à 55 — — . .	1 mort.
2 —	— 60 à 65 — — . .	1 mort $\}$ quatre ans et demi après leur intervention.
1 malade	âgée	0 mort.
11 malades	âge inconnu	2 morts.

Si je fais abstraction de cette série de 11 malades,
dont l'âge n'est pas mentionné dans les observations,
j'arrive d'après les relevés précédents à la conclusion suivante, à la vérité peu propre pour nous surprendre, à
savoir que l'intervention opératoire est moins grave au-
dessous de quarante ans qu'au-dessus de cet âge.

§ II. — Légitimité des interventions et réfutation des objections qu'on leur a faites.

La faible léthalité et la persistance des effets thérapeutiques, que je viens de faire ressortir dans le paragraphe
précédent, sont assurément les meilleurs arguments à
opposer aux objections qui ont été faites à la légitimité
de l'intervention dans les néphrites aiguës.

La puissance de ces arguments cliniques se double de
l'aveu même, fait par les chirurgiens hostiles à l'intervention, de l'insuffisance des ressources de la thérapeutique
médicale. C'est ainsi qu'Albarran[1], après avoir fait remarquer que dans les pyélonéphrites descendantes le traitement doit surtout s'adresser à la lésion rénale elle-même,

[1] Albarran in *Traité de Chirurgie* de Le Dentu et Delbet, vol. VIII,
p. 758.

écrit : « Les antiseptiques administrés à l'intérieur (salol, borate de soude, etc.) n'ont guère l'action antiseptique qu'on leur prête ; les balsamiques qu'on emploie sont plutôt nuisibles, puisqu'ils augmentent la congestion rénale, et en réalité le traitement se réduit à peu de chose. » TERRIER[1] déclare que « si les notions bactériologiques ont expliqué bien des faits, elles ont bien peu avancé la question du traitement » des pyélonéphrites, et l'emploi des médicaments antiseptiques « n'a donné que des résultats incomplets, car je ne connais pas d'observation dans laquelle une infection bactériologique constatée ait été suivie d'une guérison ». FORGUE[2] montre la même incrédulité à l'égard des effets de la médication interne.

Si nous sommes ainsi à peu près complètement désarmés en face des néphrites hématogènes, il est juste de reconnaître que nous avons dans l'antisepsie des voies urinaires inférieures par les lavages, après opérations préalables s'il existe une lésion de l'urètre, de la prostate ou de la vessie qui l'exige, un moyen puissant de combattre l'infection rénale ascendante. Le professeur GUYON, soit par ses travaux personnels, soit par ceux de ses élèves, a fait ressortir toute la valeur de ces moyens simples, par lesquels il conviendra toujours de commencer le traitement.

Dans ces dernières années, les progrès réalisés par l'appareil instrumental a permis d'étendre jusqu'à l'uretère et au bassinet les bénéfices du drainage et des lavages antiseptiques. L'emploi dans ce but de l'aspirateur de la lithotritie, à l'aide duquel on détermine un va-et-vient de liquide jusqu'au rein, n'est guère recommandable, malgré l'autorité d'HARRISON, son promoteur. Mais le cathétérisme de l'uretère, pratiqué il y a déjà longtemps par PAWLICK et plus récemment par KELLY, CASPER, ALBARRAN, à la faveur de l'éclairage cystoscopique, peut rendre des services, seulement dans quelques cas. Il ne saurait en effet être d'aucune utilité dans les cas de néphrite hématogène, où le processus se passe tout entier au sein du parenchyme,

[1] TERRIER, *Traité de Chirurgie* de Duplay et Reclus, vol. VII, p. 250.
[2] FORGUE, *Précis de Chirurgie.*

et dans les néphrites ascendantes il ne peut agir que très indirectement sur les lésions du tissu rénal lui-même. Ajouterai-je que la difficulté de son application chez tous les sujets et son impossibilité chez un certain nombre ne peuvent le faire considérer comme un moyen de thérapeutique courante ?

1° *Une première objection au traitement chirurgical des néphrites aiguës est tirée du pronostic relativement bénin des infections rénales.* Sans méconnaître cette vérité clinique, qui se vérifie surtout pour les infections hématogènes, on ne saurait contester que, lorsque le rein a été préalablement le siège d'un processus morbide chronique le plus souvent latent, comme chez les vieux urinaires, l'ensemencement microbien, qu'il se fasse par la voie sanguine ou urétérale, constitue un danger des plus grands. La nature de l'espèce microbienne ajoute encore à sa gravité. C'est ainsi que, d'après Rovsing, le colibacille serait moins redoutable que le staphylocoque et surtout le streptocoque. Ainsi que je l'ai fait précédemment remarquer, je n'ai pu, faute de renseignements suffisants, établir le pronostic d'après ce facteur microbien dans les diverses observations que j'ai réunies; mais il me semble que dans le plus grand nombre l'intervention était légitimée par l'intensité des symptômes.

Cette intervention, n'ayant donné que 4 décès pouvant lui être imputés directement sur les 40 cas dans lesquels elle a été pratiquée, ne peut pas, ce me semble, ne pas se recommander à l'attention des médecins. PEL et ROSENSTEIN, qui ont vivement critiqué les chirurgiens « qui veulent à tout prix intervenir dans quantité de cas réservés jusqu'ici à la médecine interne », admettent cependant l'intervention « dans les cas de néphrites aiguës ou à exacerbations, dans lesquels la diminution de la diurèse peut créer un danger, et dans lesquels un traitement interne est resté inactif » (PEL), et aussi « lorsque l'anurie existe et que les traitements médicaux sont restés insuffisants et qu'on ne sait plus à quel saint se vouer » (ROSENSTEIN).

Puisque c'est à l'occasion d'un de mes premiers travaux sur cette question que ces deux éminents médecins ont formulé ces conclusions, qu'il me soit permis de leur répondre qu'elles diffèrent peu des miennes. Comme eux, je suis d'avis qu'on temporise en mettant à contribution toutes les ressources médicales, mais qu'on sache reconnaître à temps son impuissance et qu'on opère avant que le malade soit agonisant. La chirurgie viscérale, qui donne aujourd'hui de si remarquables résultats, aurait-elle suivi sa belle évolution, si elle n'avait su se substituer opportunément à la thérapeutique médicale, par exemple dans l'obstruction intestinale, la lithiase biliaire, l'anurie calculeuse, etc. ? Ses succès ne se sont-ils pas accrus au fur et à mesure qu'elle s'est enhardie et qu'elle a attaqué plus tôt le mal? J'ai la conviction qu'avec le perfectionnement croissant des moyens de diagnostic des néphrites aiguës et de leur forme anatomique, la question de l'intervention se posera plus précoce et partant plus efficace.

2° *Une deuxième objection est dictée par la très grande fréquence de la bilatéralité des néphrites infectieuses et le danger qu'il y a dès lors à intervenir surtout par la néphrectomie.* Il n'est pas douteux que si l'on s'en tient aux constatations nécroscopiques, les lésions rénales inflammatoires aiguës occupent, dans l'immense majorité des cas, les deux reins; mais en est-il de même au début de l'infection? A l'exemple des autres organes pairs, tels que les yeux, les parotides, les testicules, les plèvres, les reins irrigués par un sang chargé de microbes et de toxines, ne peuvent-ils pas s'infecter isolément? La réponse à cette question a d'autant plus de chance d'être affirmative, qu'il est surabondamment démontré par les expériences de Cornil et Brault, Strauss et Chamberland, Philippowicz et Finkler, Prior, Cosnein, Ponfick et Langerhans, Trambusti et Maffuci, Wissokowitsch, Schweizer, Kraus, von Klecki, que les diverses espèces microbiennes sont susceptibles de filtrer à travers le rein sans y déterminer de lésions, et qu'elles ou leurs toxines ne deviennent nocives que s'il existe certaines conditions morbides de réceptivité du parenchyme. Ces conditions, qui parfois sont des plus faciles à découvrir, par exemple lorsque le rein a été l'objet d'un traumatisme, lorsqu'il est le siège d'un calcul en diminuant la résistance organique, ou encore lorsque son uretère comprimé par une cause quelconque dans son long trajet abdomino-pelvien détermine une rétention pyélitique totale ou partielle ; ces conditions, dis-je, nous échappent sans doute souvent, mais leur existence n'en est pas moins réelle. Évidentes ou latentes, elles nous fournissent toujours une explication rationnelle de l'unilatéralité de la néphrite infectieuse.

Possibilité de l'unilatéralité des néphrites aiguës. Je trouve dans un travail fort intéressant de GUNNAR FORSSNER des arguments en faveur de la localisation de l'infection à un seul rein. Cet auteur, ayant injecté dans les veines de lapins des cultures de streptocoques, détermine une infection généralisée ; mais ayant pris les reins des animaux ainsi infectés et les ayant cultivés directement en étuve, il arrive, après une série de passages par deux à sept organismes, à ne plus obtenir que l'infection des reins, les autres organes restant indemnes. Or, si ces néphrites provoquées par des streptocoques doués d'une virulence spéciale et élective pour les reins étaient ordinairement bilatérales, quelquefois elles étaient unilatérales. CASTAIGNE et RATHERY, dans leurs expériences, ont aussi obtenu la production de néphrites aiguës unilatérales, mais seulement à la suite d'injections intra-veineuses microbiennes. L'introduction dans les organismes animaux de poisons ou de toxines, soit par la voie hypodermique, soit par la voie veineuse, a toujours déterminé la production de lésions néphrétiques bilatérales.

Des preuves plus convaincantes que celles que je viens d'invoquer, en faisant appel aux lois de la pathologie générale et aux données de la médecine expérimentale, se trouvent dans les constatations nécropsiques de GOODHART et de ROBERT-F. WEIR. Le premier, sur 130 cas de pyélonéphrites constatées à l'autopsie, a trouvé un seul rein atteint dans 19 cas, soit 14,5 p. 100, et le second sur 71 cas a relevé l'unilatéralité dans 19 cas, soit 17 p. 100.

La clinique fournit enfin des exemples indiscutables de néphrites aiguës unilatérales. Cette unilatéralité est proclamée, entre autres cliniciens, par ISRAËL et LENNANDER, et ce dernier écrit qu'elle est beaucoup plus fréquente qu'on ne le croit. CASTAIGNE et RATHERY en ont rapporté trois cas incontestables : un dans la fièvre typhoïde, un dans la pneumonie, un dans l'ostéomyélite. En analysant à ce point de vue les 40 cas d'intervention servant de base à cette partie de mon travail, je trouve que 29 fois l'opération a porté sur un seul rein, tandis que 3 fois elle a été pratiquée sur les 2 (les 8 derniers cas manquent de renseignements à cet égard). Si les chirurgiens n'ont agi dans près des trois quarts des cas que sur un seul côté, il est logiquement permis de conclure que c'est pour la raison que l'infection leur paraissait unilatérale, et les 25 guérisons qu'ils ont obtenues contre 3 décès viennent bien à l'appui de cette conclusion.

Les deux reins seraient-ils pris d'ailleurs, que ce ne serait pas pour moi une contre-indication absolue à l'intervention ; car on sait bien aujourd'hui, et j'aurai occasion de développer à ce sujet des considérations intéressantes à propos du traitement des néphrites chroniques, que l'intervention sur un seul rein peut retentir heureusement sur l'état de son congénère. Que si la néphrite est bilatérale, un certain nombre d'observations cliniques rapportées par GERSTER et LILIENTHAL démontrent aussi que la néphrotomie peut être pratiquée sur les deux reins, dans la même séance ou à quelques semaines d'intervalle, avec un plein succès.

3° La troisième objection, tirée de la difficulté qu'il y a à reconnaître le rein malade au cas d'unilatéralité de l'infection, est tout aussi facile à réfuter que les deux premières. En effet, il est exceptionnel que la néphrite aiguë ne se traduise pas par quelques symptômes ne pouvant échapper à la sagacité du clinicien. Souvent douloureux spontanément, le rein malade l'est presque toujours à la pression dans l'angle costo-lombaire, et en outre il est augmenté de volume.

L'étude comparée de la température plus élevée du côté malade pourra parfois fournir des renseignements précieux, ainsi que le démontre l'observation 40 qui m'est personnelle. La cystoscopie, qui montrera l'issue par l'uretère du côté malade d'une urine plus ou moins altérée, ne devra pas être négligée. Il en est de même de la séparation des urines. Quant au cathétérisme urétéral, qui ne pourrait donner de renseignements que s'il était pratiqué du côté supposé sain, je ne crois pas qu'il doive être recommandé en raison des dangers d'infection qu'il ferait courir.

4° *La crainte de voir après la néphrectomie, sinon après la néphrotomie, le rein sain devenir malade à son tour, ou s'il était déjà affecté ses lésions s'aggraver, est une dernière objection à laquelle répondent d'eux-mêmes les faits que j'ai analysés dans le paragraphe où je traite des résultats immédiats et éloignés.* Les deux malades, qui furent emportés rapidement à la suite de l'intervention, ne peuvent évidemment servir à la solution de cette question, la gravité même de leur état donnant une explication suffisante de leur mort. Quant aux deux autres, qui succombèrent au bout de six semaines et de quatre mois, leurs décès doivent être attribués au progrès des lésions, atteignant vraisemblablement les deux reins au moment de l'opération; mais ils semblèrent d'abord en avoir éprouvé une amélioration momentanée. La survie des autres opérés, qui, étant donnée la gravité des symptômes au moment de l'intervention, ne peut laisser planer aucun doute sur le bénéfice immédiat procuré, ne permet pas davantage de faire contester la valeur des résultats éloignés.

CHAPITRE III

———

C'est en m'appuyant sur l'analyse de 40 observations que je me propose de poser dans ce chapitre la base des indications et des contradictions opératoires, et de déterminer le choix entre les diverses opérations offertes au chirurgien.

§ I. — Indications et contre-indications opératoires.

Dans l'état actuel de nos connaissances sur le diagnostic des infections rénales aiguës, sur la détermination de leur nature microbienne, de leur forme anatomique, de leur pronostic, cette question des indications et des contre-indications opératoires ne peut être encore résolue d'une façon définitive; mais j'ai la conviction que cette tâche ardue aboutira à des résultats positifs.

Déjà, Dufour et Fontineau ont cherché à dégager, dans la séance de la Société médicale des hôpitaux du 1er mai 1903, les éléments permettant de juger de l'opportunité de l'intervention. Selon eux, les néphrites aiguës sont justiciables de la chirurgie lorsque les phénomènes de diapédèse sont très intenses, et l'opération s'impose formellement si, les accidents généraux restant très graves, les urines examinées à intervalles rapprochés montrent une augmentation de leucocytes. Henri Claude, dans la même séance, reconnait également que les néphrites aiguës infectieuses s'accompagnant d'abcès miliaires relèvent soit de la néphrotomie avec drainage, soit de la néphrectomie, et il avance que « dans les néphrites toxiques ou toxi-infectieuses, lorsque l'infection ou l'intoxication générale n'est pas très prononcée, l'intervention (par décapsulation) n'est pas irrationnelle, car elle peut diminuer heureusement l'œdème inflammatoire et déterminer un drainage par les lymphatiques dont on peut escompter les bons effets ». Castaigne, dans le *Traité des maladies des reins de* Debove, se range aux conclusions de Dufour et Fortineau, et admet, en outre, une autre indication non moins formelle, à savoir l'anurie rebelle aux traitements médicaux, surtout lorsqu'elle vient à se compliquer de manifestations urémiques. Plus récemment Ceccherelli (de Parme) a déclaré, au xviiᵉ Congrès français de chirurgie, que l'opération est indiquée dans les néphrites microbiennes hémorragiques, et Quatrociocchi, à la Société lancisienne des hôpitaux de Rome, a dit que l'on doit intervenir dans les néphrites infectieuses avec abcès miliaires reconnaissant principalement pour cause le colibacille ou le bacille d'Eberth.

Utilisant les observations que j'ai analysées dans mon deuxième chapitre, j'essayerai de déterminer d'une façon plus précise les indications et les contre-indications opératoires dans les néphrites infectieuses aiguës, sans me dissimuler que les propositions que je vais formuler seront sujettes à revision, et qu'aucun des faits, sur lesquels je les appuierai, ne peut échapper à cette remarque de Pel, à savoir : « si les malades que l'on donne comme guéris ne l'auraient pas été sans opération. » Mais combien rares sont les opérations viscérales, qui peuvent se soustraire à ce raisonnement plutôt réactionnaire !

Dans mon premier mémoire sur l'intervention chirurgicale dans certaines variétés de néphrites médicales, publié en 1899, j'écrivais que dans les néphrites toxiques déterminées, par exemple, par l'absorption de la cantharide, du phosphore, de l'arsenic, du sublimé, etc., la néphrotomie ne pouvait être d'aucune utilité en raison de la nécrobiose rapide des épithéliums des tubuli contorti. Aujourd'hui, m'appuyant d'une part sur les recherches d'un grand nombre d'expérimentateurs, et en particulier sur celles de Castaigne et Rathery, qui ont montré qu'après l'empoisonnement par ces substances toxiques fortes les lésions épithéliales, sans être absolument parcellaires, sont relativement peu intenses en certains points et susceptibles de réparation, et d'autre part sur quelques cas de guérison de néphrite toxique par le sublimé, notamment sur ceux publiés par A. Chauffard, je crois devoir revenir sur ma première opinion. Si, en effet, on se rappelle le mode d'action de la néphrotomie et de la décapsulation, étudié dans le chapitre I, on m'accordera que ces deux opérations remplissent bien les indications que réclame le traitement des désordres produits dans le rein par l'imprégnation toxique de ses éléments. Cette imprégnation, déterminant d'abord la mortification des épithéliums des tubes contournés, des anses de Henle et des tubes droits, a pour conséquence lésionnelle l'oblitération mécanique des canalicules, et partant pour manifestation symptomatique l'oligurie et même l'anurie. Cependant, si le malade résiste à l'insuffisance de la dépuration urinaire, comme dans les deux cas de Chauffard où l'anurie fut complète pendant cinq jours, les canalicules se désobstruant sous la poussée du liquide sécrété au niveau des glomérules le plus souvent intacts et les épithéliums des tubuli se régénérant, le rein récupère ses fonctions. Pour rétablir la sécrétion glomérulaire, Chauffard conseille les injections à fortes doses de la solution de chlorure de sodium physiologique. Après échec de ce traitement et de tous les autres moyens ayant pour effet de rappeler la sécrétion urinaire, l'incision du rein et même la simple décapsulation me semblent constituer une dernière ressource à laquelle il sera légitime d'avoir recours dans les cas désespérés. N'ayant relevé aucune observation d'intervention dans les néphrites consécutives à l'absorption de substances toxiques, ma proposition demeure toute théorique.

Les 26 cas de néphrites aiguës hématogènes, que j'ai réunis, me permettent d'appuyer sur les données de la clinique les indications et les contre-indications opératoires dans cette variété d'infection rénale. Sur ces 26 cas, 11 se rapportant à des néphrites non suppurées ont donné 0 mort opératoire, tandis que 15 concernant des néphrites suppurées ont fourni 2 morts opératoires et 2 morts retardées, l'une au bout de six semaines, l'autre au bout de quatre mois. De ces résultats on doit conclure qu'il y a avantage à intervenir à la période congestive et diapédétique des inflammations rénales, plutôt qu'à la période d'infiltration purulente et d'abcès disséminés dans le parenchyme. Mais il n'est pas aisé de reconnaître en clinique ces diverses phases du processus néphrétique, et nombre d'observations montrent que l'on a ouvert des reins que l'on croyait atteints de suppuration même au toucher et à la vue et qui n'étaient que congestionnés. L'erreur inverse a été aussi commise. Cependant, toutes les fois que dans les urines d'un individu fébricitant et accusant des douleurs rénales on trouve avec de l'albumine un grand nombre de leucocytes et de cylindres granuleux constituant un sédiment plutôt qu'un dépôt proprement dit, on peut porter avec quelque chance d'exactitude le diagnostic de néphrite à la phase diapédétique.

Mais l'infiltration purulente du parenchyme et même ses abcès peuvent ne pas donner lieu à d'autres symptômes urinaires que les précédents. A dire vrai, le diagnostic de la phase du processus néphrétique n'a qu'une importance secondaire sur la détermination opératoire, puisque si l'intervention donne de meilleurs résultats dans les néphrites hématogènes non suppurées, elle en fournit encore de fort appréciables, comme le prouvent les statistiques, dans les néphrites suppurées. Ainsi donc, en présence d'une inflammation aiguë des reins, sans se préoccuper de la phase anatomique de l'infection, le chirurgien ne devra pas hésiter à intervenir si l'indication se trouve nettement posée.

Quelles sont donc ces indications? Avant de les déterminer, je crois devoir faire observer que ce n'est qu'après la mise en œuvre loyale des moyens ressortissant à la thérapeutique médicale, au premier rang desquels il convient de signaler les diurétiques, la saignée et l'excitation fonctionnelle des organes vicariants du rein, qu'on aura recours à une opération chirurgicale. Mais à quels signes reconnaître l'insuffisance ou l'échec des moyens médicaux? Du dépouillement de nos observations il ne nous est pas possible de fixer à cet égard aucune règle précise. Si certains opérateurs, comme HARRISON et HŒBER, se sont peut-être un peu trop hâtés d'intervenir, le plus grand nombre n'ont agi que sous la pression de symptômes ou accidents graves, tels que fièvre intense, état général alarmant, douleurs lombaires vives et persistantes, diminution de la sécrétion urinaire et menace d'anurie. L'élévation de la température, la fréquence et la petitesse du pouls, le mauvais état général se trouvent notés dans les observations de LE NOCÈNE (obs. 7, opérateur ENGELBACH, et obs. 25, opérateur SOBEL), de CAUTERMANN (obs. 8), de LEGUEU (obs. 12, 13, 14, 15), de LENNANDER (obs. 7), de MONOD (obs. 18), de ROUTIER (obs. 19), d'ISRAËL (obs. 20), d'EDEBOHLS (obs. 21), et dans trois des miennes (obs. 9, 15, 26). Qu'on lise ces observations en détail, et l'on se convaincra que loin de constituer une contre-indication à l'opération, l'intensité de la fièvre et la gravité des phénomènes généraux en sont une indication à laquelle il faut savoir obéir à temps. En effet, deux de ces malades seulement succombèrent (obs. 12, de LEGUEU, et obs. 25, de LE NOCÈNE-SOBEL), et il est permis de se demander si les malades n'auraient pas survécu à l'opération au cas où elle aurait été pratiquée plus tôt. N'est-ce pas pour avoir trop attendu que DUFOUR et FORTINEAU, ayant affaire à une malade présentant un état très grave avec vomissements, stomatite ulcéro-membraneuse hémorrhagique, dyspnée, crampes musculaires et très forte oligurie, état qui sembla se relever sous l'influence de la saignée, des bains chauds, des injections de sérum, laissèrent passer le moment opportun et n'osèrent plus, ensuite, confier leur patient au chirurgien. Le peu de danger de l'intervention crée, il me semble, le devoir de ne pas dépasser les bornes d'une temporisation morale.

C'est dans la diminution de la sécrétion des urines, comme dans les observations 8 (CAUTERMANN), 25 et 29 (LE NOUÈNE, opérateur SOREL), que se trouvent les indications les plus précises et les plus pressantes de l'intervention dans les néphrites aiguës. Lorsqu'en même temps que l'oligurie, on constate dans les urines l'existence d'une forte proportion d'albumine et la présence d'une grande quantité de globules blancs, de cylindres hyalins et cireux, et qu'à ces renseignements, indiquant la profonde altération anatomique des reins, se joignent de la fièvre et un mauvais état général traduisant l'intoxication et l'infection croissante de l'économie, on ne saurait priver le malade des chances que peut lui offrir l'opération. C'est à cette conclusion, nous l'avons vu, que se sont rangés DUFOUR et FORTINEAU, HENRI CLAUDE et CASTAIGNE.

A côté de l'oligurie, la douleur lombaire, par sa persistance et son intensité, se range au nombre des indications les plus favorables de l'intervention. C'est guidé par ce symptôme, et pour y remédier, que plusieurs opérateurs et parmi eux R. HARRISON sont intervenus.

L'observation 10, qui m'appartient, est un des plus beaux exemples qu'on puisse donner de l'intensité que peut revêtir la douleur dans la néphrite infectieuse aiguë et des bons effets de l'opération en pareils cas.

§ II. — Choix de l'opération.

Les opérations dirigées jusqu'à ce jour contre les néphrites médicales aiguës sont la *néphrotomie simple unilatérale* ou *bilatérale*, la *néphrotomie avec incision des portions infectées* suivant la pratique de LENNANDER, ROVSING et WILMS, la *néphrectomie*, et enfin la *décapsulation* exécutée seulement par EDEBOHLS et R. SOREL.

Le tableau suivant indique le nombre de chacune de ces opérations ainsi que leurs résultats :

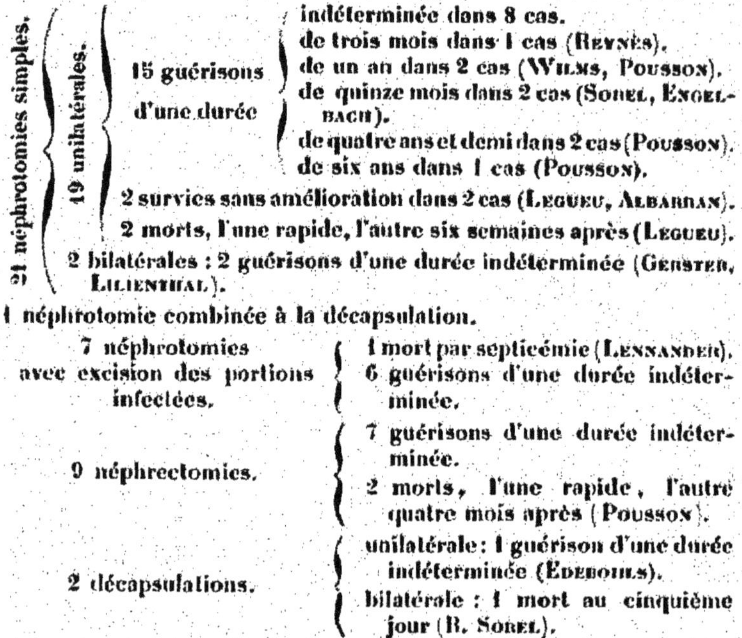

1 néphrotomie combinée à la décapsulation.

D'après ce tableau on voit que la néphrotomie simple unilatérale ou bilatérale n'ayant été suivie que de **2** morts dans les **21** cas où elle a été pratiquée, ce qui donne une mortalité de **10** p. **100**, l'emporte : sur la néphrotomie avec excision des parties infectées, qui a été suivie d'un décès sur **7** cas, soit une mortalité de **14** p. **100**; sur la néphrotomie qui a fourni **2** décès sur **9** cas, soit une mortalité de **22** p. **100**; et enfin sur la décapsulation, qui, ayant donné **1** décès sur **2** cas, présente une mortalité de **50** p. **100**.

Cette supériorité de la néphrotomie s'affirme encore davantage lorsqu'on envisage les résultats éloignés. C'est à elle qu'on doit les plus longues survies : quinze mois dans deux cas appartenant à R. SOREL et à ENGELBACH, quatre ans et demi et six ans dans deux cas, qui me sont personnels, et les malades vivent encore et jouissent de la meilleure santé. Chez aucun des néphrotomisés je n'ai trouvé notée de récidive de l'infection, tandis qu'un néphrectomisé soumis à mon observation succomba quatre mois après à l'infection du rein subsistant.

Ainsi, contrairement aux conclusions que j'ai formulées dans mon rapport au Congrès international de 1900 à propos du traitement chirurgical de l'infection tuberculeuse du rein, conclusions d'après lesquelles la néphrectomie est l'opération de choix, je crois que dans le traitement des infections banales, le plus souvent colibacillaires, la néphrectomie doit céder le pas à la néphrotomie.

Plusieurs raisons expliquent cette conclusion, qui peut surprendre d'abord. En effet, tandis que le processus pathologique engendré par le bacille de Koch ne peut être enrayé dans le rein, comme dans les autres organes, que par l'éradication complète des moindres follicules et germes tuberculeux, celui des infections colibacillaires et autres est susceptible d'être entravé par la destruction *in situ* des agents pathogènes.

Une autre raison plaidant en faveur de la néphrotomie est que, dans la plupart des cas, l'infection n'est pas strictement localisée au rein, mais que les lésions de ce viscère sont les résultats de l'élimination des principes toxi-infectieux prenant naissance dans l'organisme, de sorte qu'une fois l'un des reins enlevé l'autre doit assurer à lui seul la charge de la dépuration sanguine. Ne voit-on pas dès lors quelles chances fâcheuses ont ses lésions de s'aggraver et de se constituer, si elles n'existent pas encore? Au lieu de diminuer par la néphrectomie le champ ouvert à l'élimination des microbes et de leurs toxines, ne vaut-il pas mieux s'efforcer de le conserver aussi large que possible par l'incision du rein malade, qui, à côté de territoires en voie de destruction, en présente toujours un certain nombre intacts?

Bien que d'après les faits déjà cités et les arguments précédemment développés la possibilité de l'unilatéralité des néphrites infectieuses aiguës ne soit plus contestable, et que le diagnostic du côté malade puisse être posé dans la majorité des cas, il est préférable, pour les raisons que je viens d'exposer, de conserver l'organe malade que de l'enlever d'emblée, d'autant plus qu'il reste toujours la ressource de la néphrectomie secondaire, à laquelle eurent recours, chacun de leur côté, LEGUEU et ALBARRAN. Le dernier de ces chirurgiens, qui veut que l'on n'opère que si les lésions sont unilatérales et si l'on a épuisé les moyens médicaux, déclare que ses « préférences iraient à la néphrectomie »; le second, également peu partisan de l'intervention, pose le dilemme suivant : « ou la lésion est bilatérale, et il n'y a rien à faire, ou elle est unilatérale, et dans ce cas il vaut mieux l'enlever. »

Je ne saurais m'associer à cette manière de voir, et je considère la néphrectomie dans les néphrites infectieuses aiguës comme inutile et dangereuse : inutile, parce que la néphrotomie est suffisante à entraver le processus infectieux; dangereuse, parce que l'extirpation d'un rein met son congénère en mauvaise posture pour suffire à la dépuration du sang au cas d'infection de l'organisme.

Si l'on songe à la multiplicité des petits foyers de suppuration dans l'infection aiguë du rein, si l'on songe surtout que dans certains cas les lésions se bornent à une infiltration leucocytique, on est en droit de se demander comment peut agir la néphrotomie. Les considérations de physiologie pathologique précédemment développées répondent à cette question.

J'insiste sur l'utilité du drainage prolongé du bassinet et de ses lavages antiseptiques, que LE NOUÈNE caractérise bien à tort d'illusoires. C'est peut-être pour avoir négligé cette précaution qu'ALBARRAN vit échouer ses essais de néphrotomie dans deux cas de néphrites infectieuses à leur début, et dut plus tard pratiquer chez un la néphrotomie itérative et chez l'autre la néphrectomie.

Bien que la néphrotomie soit, à mon avis, l'opération de choix, la néphrectomie peut être indiquée dans certains cas, par exemple lorsque l'incision exploratrice montrera l'existence de lésions profondes et étendues; mais alors il faudra préalablement se rendre compte de l'état de l'autre rein.

Ce n'est que tout à fait exceptionnellement qu'on trouvera l'occasion d'imiter la pratique de LENNANDER et de ROVSING, qui, après avoir incisé le rein et constaté la localisation de l'infiltration purulente, excisèrent la portion malade.

Quant à la décapsulation, j'estime que ne remplissant qu'une des indications du traitement, la décompression du parenchyme, elle est inférieure à l'incision. Si elle a donné un succès à EDEBOHLS, elle a été suivie de mort chez le malade de R. SOREL, et c'est de toutes les opérations celle qui fournit la léthalité la plus grande. Dans l'unique cas où j'ai eu recours à la décapsulation, je l'ai combinée à la néphrotomie. Il s'agissait d'une néphrite aiguë très douloureuse (obs. 10). Il est possible que l'extirpation de la capsule eût mis une fin aux souffrances atroces éprouvées par la malade, mais elle aurait été sans doute sans influence sur les phénomènes congestifs intenses dont le parenchyme était le siège. Dans tous les cas, l'incision du rein n'aggrava pas l'acte opératoire, puisque la malade guérit, et elle me permit de rectifier le diagnostic préalablement porté de néphrite avec infiltration purulente. C'est là un des grands avantages de la néphrotomie sur la décapsulation, dans tous les cas où plane un doute sur la nature des lésions rénales.

CHAPITRE IV

L'infection rénale pouvant être d'origine hématogène ou urétérogène, je rangerai en deux groupes les 40 observations sur lesquelles je me suis appuyé pour développer les idées exposées dans les chapitres précédents. Le premier groupe comprendra les *néphrites descendantes*, le second les *néphrites ascendantes*; et je subdiviserai chacun d'eux en deux groupes secondaires, suivant que le processus anatomique se trouve à la phase de simple congestion ou d'infiltration purulente.

I. — Néphrites aiguës descendantes non suppurées.

Obs. 1. — REGINALD HARRISON. *On some forms of albuminuria associated with Kidney tension and their treatment* (in *The Lancet*, 4 janvier 1896).

Homme, dix-huit ans.

ANTÉCÉDENTS, DÉBUT ET ÉVOLUTION DE L'AFFECTION. — Scarlatine une vingtaine de jours avant l'intervention.

Troubles fonctionnels. — Violentes douleurs lombaires.

Examen physique et analyse des urines. — Albumine dans les urines et cylindres.

DIAGNOSTIC ET CIRCONSTANCES AYANT DÉTERMINÉ L'INTERVENTION. — Néphrite scarlatineuse.

OPÉRATION. — Le rein mis à nu fut trouvé très distendu et résistant, au point que le chirurgien était convaincu devoir y trouver du pus. L'incision n'en fit pas découvrir. Une mèche fut placée dans l'incision, qui fut fermée au-dessus et au-dessous.

SUITES IMMÉDIATES ET RÉSULTATS ÉLOIGNÉS. — Pendant quelques jours, abondant écoulement de pus et d'urine; au bout de dix jours, la plaie rénale était complètement cicatrisée, et peu à peu l'albumine disparut.

EXAMEN DU REIN OPÉRÉ ET DIAGNOSTIC POST-OPÉRATOIRE. — Néphrite scarlatineuse.

Obs. 2. — R. HARRISON (*loc. cit.*).

Homme, cinquante ans.

ANTÉCÉDENTS, DÉBUT ET ÉVOLUTION DE L'AFFECTION. — A la suite d'un travail prolongé sous terre, douleurs sous forme de colique, s'irradiant à l'aine, qui fit croire à un calcul rénal.

Troubles fonctionnels. — Douleurs localisées dans le rein droit.

Examen physique et analyse des urines. — Urines fortement et constamment albumineuses.

OPÉRATION. — Les lombes ouvertes, le rein droit est trouvé gros et tendu. Après l'avoir incisé sur son bord convexe, on l'explore et on ne trouve pas de calcul.

Drain dans la plaie rénale.

SUITES IMMÉDIATES ET RÉSULTATS ÉLOIGNÉS. — Écoulement considérable de sang et d'urine durant une quinzaine de jours.

Après l'enlèvement du drain, guérison très rapide.

Revu quelque temps après, le malade était en parfaite santé et avait repris ses occupations.

EXAMEN DU REIN OPÉRÉ ET DIAGNOSTIC POST-OPÉRATOIRE. — Néphrite *a frigore.*

Obs. 3. — R. HARRISON (*loc. cit.*).

Femme, quarante-quatre ans.

ANTÉCÉDENTS, DÉBUT ET ÉVOLUTION DE L'AFFECTION. — Depuis un an présente de temps à autre de légères hématuries, et parfois ses urines contiennent de l'albumine.

Troubles fonctionnels. — A la suite d'une attaque d'influenza, elle se plaint de douleurs à la pression au niveau du rein gauche.

Examen physique et analyse des urines. — L'albumine a augmenté de quantité, et sa présence dans les urines est devenue constante.

DIAGNOSTIC ET CIRCONSTANCES AYANT DÉTERMINÉ L'INTERVENTION. — Calcul rénal, parce que la malade prétendait avoir expulsé un petit gravier quelque temps auparavant.

OPÉRATION. — Le rein découvert fut trouvé tuméfié et tendu. Exploré après avoir été incisé, il fut trouvé exempt de calcul. Drainage.

SUITES IMMÉDIATES ET RÉSULTATS ÉLOIGNÉS. — Pendant une quinzaine de jours, il s'écoula de l'urine et un peu de sang ; ensuite la plaie se ferma.

Le malade est aujourd'hui (trois ans après l'opération) tout à fait bien, et son urine est normale.

EXAMEN DU REIN OPÉRÉ ET DIAGNOSTIC POST-OPÉRATOIRE. — Néphrite grippale.

Obs. 4. — HŒBER (de Hambourg), cité par R. HARRISON (in *loc. cit.*).

Homme, trente-cinq ans.

ANTÉCÉDENTS, DÉBUT ET ÉVOLUTION DE L'AFFECTION. — Bonne constitution et parfaite santé.

A la suite d'une légère attaque d'influenza, violentes douleurs dans la région lombaire droite et légère albuminurie. Un peu de fièvre.

DIAGNOSTIC ET CIRCONSTANCES AYANT DÉTERMINÉ L'INTERVENTION. — Suppuration probable du rein.

OPÉRATION. — L'incision du rein donna issue à une quantité considérable de sang, mais pas à du pus.

SUITES IMMÉDIATES ET RÉSULTATS ÉLOIGNÉS. — Le malade s'affaiblit un peu, mais la fièvre et l'albumine disparurent et n'ont pas reparu depuis.

Obs. 5 et 6. — ALBARRAN (in *Traité de Chirurgie* de Le Dentu et Delbet, VIII, p. 60).

ANTÉCÉDENTS, DÉBUT ET ÉVOLUTION DE L'AFFECTION. — Dans les deux cas, il s'agissait de rein mobile atteint de pyélo-néphrite non suppurée sans rétention rénale.

OPÉRATION. — Dans les deux cas, après néphrotomie exploratrice, la plaie rénale fut fermée et guérit par première intention.

SUITES IMMÉDIATES ET RÉSULTATS ÉLOIGNÉS. — Les lésions ayant continué à évoluer, on dut pratiquer chez tous les deux quelques mois plus tard la néphrostomie. L'un ne fut guère amélioré, et l'autre dut subir plus tard la néphrectomie.

Obs. 7. — I. LE NOUÊSE, opérateur ENGELBACH (in *Revue médicale de Normandie*, 10 août 1902, p. 335).

Homme, trente-six ans.

ANTÉCÉDENTS, DÉBUT ET ÉVOLUTION DE L'AFFECTION. — Coliques néphrétiques à droite en 1896, puis à gauche en 1897 ; se sont renouvelées plusieurs fois en 1900, et ont été suivies à chaque fois de l'émission de concrétions renfermant surtout du carbonate et du phosphate de chaux. En octobre 1901, violente crise de colique néphrétique à gauche, qui se répète plusieurs fois pendant un mois et s'accompagne à la fin de frisson et de fièvre à 40°.

Troubles fonctionnels. — État général mauvais. Frissons et fièvre tous les deux jours. Douleurs très vives dans la région lombaire et le flanc gauche.

Examen physique du malade. — Rein gauche douloureux, ainsi que tout le trajet de l'uretère correspondant.

OPÉRATION. — Pratiquée par ENGELBACH. Atmosphère graisseuse très développée ; rein volumineux, adhérent, ne peut être extrait. A l'incision il ne s'écoule pas une goutte de pus, mais seulement de l'urine et du sang : le doigt ne reconnaît ni abcès ni calcul. Suture du rein au catgut et de la paroi aux crins.

SUITES IMMÉDIATES ET RÉSULTATS ÉLOIGNÉS. — La fièvre tombe aussitôt après l'opération, et sauf un peu de parésie intestinale la guérison marche régulièrement. Le malade sort de l'hôpital moins d'un mois après l'opération. Il reprend ses occupations quelques semaines après, et il jouissait d'une santé robuste quinze mois après l'intervention.

Obs. 8. — CAUTERMAN. *Les fonctions du rein et l'insuffisance rénale* (in *Annales de la Société médico-chirurgicale d'Anvers*, mars-avril 1904).

Femme, vingt-deux ans.

ANTÉCÉDENTS, DÉBUT ET ÉVOLUTION DE L'AFFECTION. — Subitement douleurs à la fin de la miction et dans la région rénale droite. Fièvre, 38° d'abord, puis 40°.

Troubles fonctionnels. — Mictions rares, urines peu abondantes.

La malade présente le teint hémaphéique propre aux grandes infections.

Examen physique. — Rein droit douloureux et volumineux.

État des urines. — Peu abondantes, albumineuses, renferment des globules de pus et des bâtonnets plus gros et plus trapus que les bacilles de la tuberculose, mais acidophiles.

OPÉRATION. — Néphrotomie droite et drainage du bassinet.
Rein gros, congestionné, par place endroits œdémateux, pâles,
traduisant une diapédèse abondante de leucocytes.

SUITES IMMÉDIATES ET RÉSULTATS ÉLOIGNÉS. — La température
s'abaisse aussitôt et tombe à la normale au bout de quelques
jours. Les drains sont retirés au bout de huit jours, et rapidement
la plaie se cicatrise. La malade jouissait de la meilleure santé un
an après l'opération.

Obs. 9. — POUSSON. *De l'intervention chirurgicale dans certaines
variétés de néphrites médicales.* Commun. à la 1ᵉ session de
l'Association française d'urologie. Paris, 1899.

Mᵐᵉ X..., trente-quatre ans.

ANTÉCÉDENTS. — De bonne santé habituelle, mais très nerveuse,
elle a eu deux grossesses normales, la première il y a douze ans
et la seconde il y a huit ans, qui se sont terminées par des
accouchements réguliers, sans accidents puerpéraux ni infection
vésicale. Cependant, il y a trois ou quatre ans elle a été soignée
pour une métrite et une rétroversion par des pansements méthodiques et antiseptiques, qui ont amené une rapide amélioration
de son état.

DÉBUT ET ÉVOLUTION DE L'AFFECTION. — La malade jouissait
d'une santé parfaite, lorsqu'elle fut prise tout à coup, au commencement de novembre 1897, de fièvre avec élévation considérable de la température, bientôt compliquée d'accidents généraux
graves. Peu après le début de l'affection, les urines deviennent
louches et laissent déposer une couche épaisse de pus sans
s'éclaircir complètement ; en même temps, la malade se plaint
de douleurs vésicales, mais surtout de besoins très fréquents
d'uriner, et elle accuse des souffrances dans la région lombaire
droite. Le rein, de ce côté, est très volumineux, au point que
les professeurs Arnozan et Lannelongue et moi, appelés en consultation, nous portons le diagnostic de pyélo-néphrite suppurée
et proposons une intervention.

L'analyse des urines, pratiquée le jour de la consultation,
donne :

```
Volume des 24 heures  . . . . . . . .  1 200ᶜᶜ
Réaction. . . . . . . . . . . . . . .  alcaline.
Densité . . . . . . . . . . . . . . .  1 015
Couleur . . . . . . . . . . . . . . .  laiteuse.
```

Aspect. . . . .   louche.
Sédiment. . . . .   abondant.
Urée.   15gr,13
Acide phosphorique total. 1gr,40
Chlorure de sodium . . . .   6gr.   } par litre.
Acide urique. 0gr,33
Albumine (globuline) 0gr,19

Le dépôt abondant est constitué par du mucus, des leucocytes nombreux, une grande quantité de cellules épithéliales pavimenteuses, des cristaux de phosphate de chaux bibasique. Aucun organisme spécifique, mais nombreuses bactéries vulgaires.

NÉPHROTOMIE LE 28 NOVEMBRE. — La mise à nu du rein, pratiquée de concert avec le professeur Lannelongue, à l'aide d'une incision lombaire, fait découvrir un organe ayant un bon tiers de plus que son volume normal : il est très tendu et de consistance ferme; sa coloration est noirâtre, feuille morte; à son pôle supérieur se voit une bosselure grisâtre plus molle que le reste de l'organe. L'ouverture de cette bosselure laisse échapper un liquide puriforme qu'on ne peut recueillir, mais l'incision du parenchyme lui-même ne donne lieu qu'à l'écoulement d'une abondante quantité de sang très noir; les calices, pas plus que le bassinet, ne renferment de pus. Drain dans le bassinet et suture de la plaie rénale au-dessus et au-dessous, fermeture par plans de la paroi lombaire, qui ne laisse passer que le drain.

SUITES OPÉRATOIRES. — Pendant une huitaine de jours la fièvre tombe et l'état général se relève; mais au bout de ce temps, le drain ayant été retiré et la plaie s'étant rapidement cicatrisée, la fièvre se rallume et les accidents antérieurs reparaissent, avec moins d'intensité toutefois. C'est ainsi que le rein, qui était assez rapidement revenu à son volume normal, ne se tuméfie pas de nouveau. Quant aux urines, leurs caractères physique et chimique se maintiennent également meilleurs. Le 28 décembre, un mois après l'intervention, l'analyse donne :

Volume des 24 heures. 1 680cc
Réaction . . . .   acide.
Densité 1 010
Couleur . . . .   jaunâtre.
Aspect. . . . .   légèrement trouble.
Sédiment . . . .   } peu abondant, léger et transparent.
Urée.   12gr,55
Acide phosphorique total 0gr,85
Chlorure de sodium. . . . .   2gr,90   } par litre.
Acide urique 0gr,27
Albumine (globuline) 0gr,05

Le dépôt léger et peu abondant est constitué par des mucus, quelques rares leucocytes, des cellules épithéliales nombreuses.

Résultats éloignés. — Cependant la guérison fut longue à se faire : la malade, quoique ne présentant plus, du côté de l'appareil urinaire, rien qui pût expliquer la persistance de la fièvre, conserva, pendant près de deux mois, un état fébrile vespéral, variant entre 38° et 39°; mais elle finit par guérir complètement. Depuis près de neuf ans, elle jouit d'une santé qui serait parfaite, si elle ne présentait de temps à autre quelques petits accidents nerveux ; mais ses urines sont devenues normales et ne contiennent plus traces d'albumine.

Obs. 10. — Poussox.

Inédite. (La malade, qui fait l'objet de cette observation, a été suivie par les professeurs Arnozan, Pitres, le Dr Rondot et moi-même. Le professeur Lannelongue (de Bordeaux) la vit en dernier lieu.)

Mlle de St-A..., dix-sept ans.

Antécédents. — Issue de parents nerveux : mère obèse, arthritique et diabétique. Après avoir joui d'une bonne santé pendant son enfance, Mlle de St-A... fut atteinte à l'âge de douze ans de rhumatisme articulaire subaigu, et bientôt après de fièvre thyphoïde, qui se compliqua de bronchopneumonie et d'endocardite. Elle guérit au bout de deux mois environ, mais conserva comme conséquence de son endocardite une insuffisance mitrale.

A part cette lésion grave, elle recouvra la santé jusqu'à l'âge de quinze ans. A ce moment, à la suite de chagrins de famille, elle devint triste, perdit l'appétit, ses forces diminuèrent et elle s'amaigrit. Après avoir présenté pendant quelques mois des phénomènes de neurasthénie, elle fut prise de mélancolie. Pendant cette période de mélancolie, qui dura trois mois et demi environ, la malade fut atteinte d'oligurie, sans albuminurie, et elle était habituellement hypothermique : 36°,6 à 37°.

La disparition de sa mélancolie fut suivie d'un état de santé parfaite, jusqu'en janvier 1905. A cette époque, elle fut atteinte de grippe à forme pulmonaire dont elle guérit assez rapidement, en quinze jours environ.

Début et évolution de l'affection. — En mars elle est prise d'angine (a *frigore*), traînante, à rechute, sans élévation de température. Au cours de cette angine elle est atteinte de rétention d'urine et reste quarante-huit heures sans uriner, refusant absolument d'être sondée. Elle éprouve des douleurs abdominales très vives et souffre également, mais modérément, dans le flanc droit. Le cathétérisme étant enfin pratiqué, on évacue 500 à 600 grammes d'urine foncée de couleur, mais ne contenant ni pus, ni sang. Depuis ce premier cathétérisme, la malade ne peut plus uriner seule et on la sonde deux fois par jour.

Malgré cela elle continue à souffrir du ventre, particulièrement au niveau de l'hypogastre et dans la région lombaire. Cette douleur lombaire est modérée, mais s'irradie vers l'aine et la racine de la cuisse.

13 *avril*. — Mlle de St-A..., qui depuis quelques jours souffre de plus en plus de la région rénale et a tous les soirs une légère élévation de température, émet tout à coup par le cathétérisme de l'urine contenant une très forte proportion de pus, et au cathétérisme suivant du sang en très grande quantité.

C'est le lendemain de cette émission de pus et de sang que je suis appelé auprès de la malade.

Après avoir rendu dans la nuit par le cathétérisme de l'urine assez fortement teintée en rouge, elle a émis ce matin des urines non hématiques macroscopiquement, mais renfermant un dépôt purulent équivalent au dixième environ de la hauteur du liquide recueilli dans une éprouvette. Malgré cette évacuation abondante d'urine purulente et sanguinolente, la malade accuse encore de très violentes douleurs dans la région lombaire gauche avec irradiations dans le flanc, la fosse iliaque, l'aine et la grande lèvre.

La palpation même superficielle accroît les souffrances au point de rendre très difficile l'exploration du rein, qui me paraît cependant augmenté de volume et ballottant. L'examen de la vessie est négatif. Bon état général : pouls fréquent 104, température 37°,2.

L'examen des urines révèle que leur composition chimique est sensiblement normale ; mais elles renferment 15 centigrammes d'albumine, et leur dépôt est formé de nombreux leucocytes et hématies, pas d'éléments rénaux, cellules des calices et du bassinet, staphylocoques, abondants colibacilles, bactéries de la fermentation ammoniacale.

Je porte le diagnostic de néphrite aiguë droite, et la malade est mise au lait, à l'eau de Vittel, et on lui applique des ventouses scarifiées sur la région lombaire.

Ce traitement, qui semble avoir un certain effet sur la composition des urines, dont le sang disparaît définitivement et les dépôts diminuent considérablement, reste sans résultats vis-à-vis des douleurs rénales et de la rétention vésicale. Pendant plus de six semaines Mlle de St-A... souffre constamment et éprouve à certains moments des douleurs véritablement atroces.

Les hypnotiques les plus puissants ne parviennent pas à la calmer, et c'est à peine si de temps en temps elle peut avoir quelques heures de sommeil. Les révulsifs sur la région rénale, les ventouses scarifiées, les sangsues ne déterminent qu'une sédation tout à fait passagère, et parfois même nulle. La rétention d'urine persiste pendant tout ce temps; mais les urines, qui contiennent seulement un peu d'albumine, demeurent à peu près limpides avec quelques leucocytes, de très rares hématies, quelques staphylocoques et colibacilles.

25 mai. — Les douleurs acquièrent une acuité excessive au point de provoquer des convulsions. A ce moment il est presque impossible de palper la région lombaire droite; mais dans les jours qui ont précédé, mettant à profit les rares intervalles où la malade avait un peu de calme, j'ai pu m'assurer que le rein était augmenté de volume.

La famille et les médecins avec lesquels je vois journellement Mlle de St-A... se décident alors à consentir à l'opération que j'ai proposée peu après le début des accidents.

Néphrotomie. — Le 30 mai, la malade étant anesthésiée par le chloroforme, j'incise obliquement la région lombaire droite. La capsule graisseuse est très développée, mais non enflammée, et le rein est extrait très rapidement et très facilement. Il est volumineux, de coloration foncée presque noire, très légèrement bosselé, de consistance très ferme. Le bassinet n'est pas distendu. L'incision du parenchyme suivant le bord convexe donne issue à une grande quantité de sang noirâtre, mais pas de pus. A l'inspection des deux tranches du rein, dont j'arrête le saignement en pinçant le pédicule vasculaire, le tissu paraît fortement congestionné, mais sans la moindre trace d'infiltration purulente. Je prélève au niveau de la corne supérieure, qui me paraît la plus congestionnée, un petit fragment pour l'examen histologique. Une sonde de Pezzer étant placée dans le bassinet, je suture les deux tranches du rein au-dessus et au-dessous à l'aide de six points de catgut.

Suites immédiates. — La malade, qui a très bien supporté le chloroforme, se réveille tranquillement. Dans la nuit elle se plaint seulement de l'incision; mais la douleur profonde, violente, intolérable, qui empêchait tout sommeil depuis des semaines, a disparu, et elle peut dormir plusieurs heures. Pour la première fois aussi depuis des semaines elle urine spontanément.

1er *juin*. — Bon état général, pas de fièvre. L'urine rendue spontanément est à peine teintée en rouge ; son volume est de 180 centimètres cubes, mais il est sorti une grande quantité par la sonde rénale.

2 *juin*. — Température 37°,3 ; pouls 92. La malade a bien dormi la nuit précédente. Elle continue à uriner seule. Urines exsangues, 800 centimètres cubes, mais le pansement est très imbibé.

Soir : température 37°,2 ; pouls 96.

3 *juin*. — État toujours très satisfaisant :

Les douleurs ont complètement disparu, et on peut palper le rein sans provoquer la moindre souffrance. Urines recueillies dans le bocal claires, limpides, 1100. Il semble que le pansement soit moins mouillé.

8 *juin*. — Cette nuit la malade a rendu des urines un peu sanguinolentes et elle s'est plainte du rein. J'attribue ces petits incidents à la présence de la sonde dans le bassinet, et je l'enlève.

Le soir la plaie réno-lombaire n'a donné issue qu'à une très faible quantité d'urine ; en revanche, la malade en a rendu davantage par la miction.

12 *juin*. — La plaie lombaire est complètement cicatrisée.

La malade rend de 1500 à 1800 centimètres cubes d'urine depuis quatre jours, ayant tous ses caractères physiologiques.

Mlle de St-A... sort de la maison de santé le 22 juin.

RÉSULTATS ÉLOIGNÉS. — La guérison ne s'est pas démentie. Depuis plus d'un an que la malade est opérée, elle n'a plus éprouvé la moindre douleur rénale ; elle n'a plus eu de rétention ; ses urines sont demeurées parfaitement claires et limpides.

Obs. 11. — POUSSON.

Inédite.

Cette malade a été suivie par mes excellents confrères les Drs Aris et Cuilhé, qui m'ont fourni les notes ayant servi à rédiger l'observation.

Mme F..., vingt-trois ans.

ANTÉCÉDENTS, DÉBUT ET ÉVOLUTION DE L'AFFECTION. — De santé très délicate, mariée à dix-huit ans, la malade a eu un premier accouchement sans incident. A la suite de son deuxième accouchement, qui s'est également régulièrement effectué, elle a été prise vers la troisième semaine de douleurs vives et persistantes dans la région lombaire droite, en même temps que ses urines sont devenues troubles et légèrement purulentes : la fièvre a accompagné ces phénomènes. La malade ayant été soignée pendant une douzaine de jours par son médecin habituel par des révulsifs sur la région douloureuse, des boissons diurétiques, la quinine et divers antiseptiques à l'intérieur, je suis appelé près d'elle le 30 novembre 1901.

A ce moment la malade, très amaigrie, a le teint terreux, la peau sèche; très affaiblie, elle répond avec quelque peine aux questions qu'on lui adresse. Langue rouge, sèche; digestion très pénible; constipation. Pouls très fréquent, petit, irrégulier; température oscille depuis le début de l'affection entre 38°,5 et 39°,5; a atteint même parfois 40°. Respiration un peu fréquente, mais rien à l'auscultation des poumons.

L'utérus est encore un peu gros, mais la malade n'a plus de perte. Aucun signe physique d'inflammation des annexes ni de pelvipéritonite.

La vessie n'est pas sensible à la palpation; les mictions sont un peu plus fréquentes, mais non douloureuses.

L'exploration du rein et de l'uretère gauche est négative, le rein droit est nettement perçu par la palpation et le ballottement : il est augmenté de volume, paraît régulier à sa surface, mais très sensible lorsqu'on presse avec le doigt dans le sinus costo-lombaire : grande sensibilité également en avant, au niveau du collet du bassinet et tout le long de l'uretère.

Les urines, qui quelques jours après le début de l'affection ont été assez purulentes, le sont moins en ce moment. Leur analyse chimique a montré que leur teneur en urée et sels est sensiblement normale; mais elles contiennent 0gr,55 d'albumine, et dans le dépôt qu'elles forment des leucocytes très nombreux, des hématies, quelques cylindres, des cellules épithéliales des calices et du bassinet, quelques streptocoques, beaucoup de colibacilles, et des bacilles que l'on a pris d'abord pour des bacilles de Koch.

En présence de cet état grave, que je mets sur le compte d'une infection aiguë du rein droit, et après avoir conféré avec les deux confrères m'ayant appelé en consultation, surtout dans le but d'avoir mon avis au sujet d'une intervention, je me décide séance tenante à opérer.

NÉPHROTOMIE LE 30 NOVEMBRE. — Après chloroformisation, ouverture de la loge lombaire par une incision oblique. Le rein entouré d'une atmosphère adipeuse dense et extrait avec quelque difficulté est volumineux, assez fortement bosselé, de coloration foncée et de consistance très dure. Incisé le long de son bord convexe jusqu'au bassinet, il saigne abondamment, mais il ne s'écoule pas une goutte de pus, et l'inspection de ses deux tranches rendues exsangues par la compression du pédicule vasculaire montre un tissu uniformément rouge sans distinction des couches corticale et médullaire, sans stries ni points purulents. Un drain étant placé dans le bassinet, on réunit au catgut les deux valves au-dessus et au-dessous, et on ferme la paroi lombaire par une suture à étage.

Examen du fragment de rein prélevé au cours de l'opération. — L'ensemble des préparations montre qu'il s'agit d'une néphrite mixte bien caractérisée. Du côté des épithéliums les lésions portent surtout sur les tubuli contorti, dont les cellules sont dégénérées et desquammées. Dans le tissu interstitiel on trouve une inflammation très accentuée, avec augmentation du volume des travées conjonctives et infiltration embryonnaire abondante.

SUITES IMMÉDIATES. — La malade, malgré son très grand affaiblissement, a bien supporté le chloroforme et le traumatisme de l'opération, qui a duré trente-cinq minutes.

Soir. — Douleurs assez vives dans la région rénale, affaissement général : pouls 116, température 40°.

1er *décembre.* — Un peu de sommeil cette nuit : pouls mieux frappé 108, température 38°. Le pansement est imbibé d'un liquide sanguinolent à odeur urineuse. Les urines sont claires, leur volume depuis l'opération est de 500 centimètres cubes ; mais on a été obligé de recourir au cathétérisme à trois reprises.

Soir. — Pouls 112, température 38°,9.

2 *décembre.* — Sensiblement même état calme. Pouls 104, température 37°,6. Urines claires : 1000 centimètres cubes.

Soir. — Pouls 112, plein, bien frappé ; température 38°,7.

3 *décembre.* — Pouls 96, température 36°,6. Soir, pouls 108, température 38°,9. Urines : 1000 centimètres cubes.

4 *décembre.* — Pouls 92, température 37°. Soir, pouls 100, température 38°,6. Urines : 2000 centimètres cubes. Pansement presque sec.

Dans la journée quelques frissons avec sensation de suffocation ; mais cet état a été de très courte durée et ne s'est pas accompagné, comme avant l'opération, de troubles cardiaques.

5 décembre. — L'état général s'est bien amélioré : la pâleur n'est pas aussi accusée; les défaillances que la malade avait avant l'opération n'existent plus; les battements du cœur sont plus nets et plus forts. Pouls 92, température 37°. La malade s'alimente assez bien et prend surtout du lait et des œufs. La quantité des urines n'a pas été mesurée.

6 décembre. — Même état. Pouls rapide 112, mais température 36°,9. Écoulement par le drain presque nul : urines très abondantes.

Dans l'après-midi, tout à coup violente douleur le long de l'uretère droit s'irradiant vers l'aine et la vulve et s'accompagnant d'envies fréquentes d'uriner.

7 décembre. — La malade, apyrétique le matin comme les jours précédents, a 38° le soir. Sauf cette élévation vespérale, son état est très satisfaisant.

L'examen bactériologique des urines fait ce jour ne révèle la présence ni de bacilles de Koch, ni de colibacilles ; ces derniers étaient très nombreux avant l'opération. Pas de cylindres.

15 décembre. — La malade continue à avoir de la fièvre tous les soirs, et depuis deux jours les urines sont redevenues purulentes et contiennent de nombreux colibacilles : polyurie très abondante. Le rein et surtout le trajet de l'uretère sont douloureux : envies d'uriner fréquentes, impérieuses et douloureuses. On fait des lavages boriqués du bassinet à l'aide de la sonde mise au moment de l'opération, et aussi des lavages de la vessie.

18 décembre. — Sous l'influence des lavages du bassinet et de la vessie la température s'abaisse, sans cependant descendre au-dessous de 37°,5 ; les frissons cessent, l'état général s'améliore ; les urines deviennent moins purulentes.

25 décembre. — L'amélioration, obtenue d'abord par des lavages pelviens et vésicaux, semble ne pas devoir se continuer : la température est plus élevée, avec faible rémission le matin ; le rein et la vessie sont douloureux.

1er janvier 1900. — La malade continuant à souffrir de la vessie et avoir des besoins très fréquents d'uriner, et l'analyse bactériologique des urines indiquant la présence de bactéries rappelant les bacilles de Koch, je prescris des instillations d'huile gaïacolée et iodoformée.

En outre, pour mettre un terme aux accès de fièvre, que j'attribue à une septicémie généralisée, je fais faire des injections d'essence de térébenthine dans le but de déterminer des abcès de fixation. A la suite de ce traitement local et général (bien que la suppuration thérapeutique recherchée ne se soit pas produite), la fièvre cesse, l'appétit revient, la malade reprend un peu d'embonpoint, l'état général se relève considérablement.

Le drain du bassinet ayant été supprimé, la plaie se ferme en quelques jours complètement.

17 janvier. — Brusquement, sans que le traitement topique de la vessie ait été interrompu, les urines redeviennent purulentes, les mictions fréquentes et douloureuses, en même temps que la fièvre réapparaît.

Les urines analysées présentent une grande quantité de leucocytes et des microbes rappelant les bacilles de Koch. On multiplie les lavages vésicaux, et on administre des antiseptiques internes.

La pyurie dure une dizaine de jours, puis les urines s'éclaircissent, la fièvre tombe, et l'état général s'améliore rapidement.

RÉSULTATS ÉLOIGNÉS. — A partir de ce moment Mme F... entre en convalescence; mais cette convalescence est très lente, et ce n'est que dans le milieu de mars, c'est-à-dire plus de trois mois et demi après l'opération, que la guérison définitive est obtenue.

Depuis lors la malade s'est toujours bien portée, et son opération remonte aujourd'hui à plus de quatre ans et demi.

II. — Néphrites aiguës descendantes suppurées.

Obs. 12. — LEGUEU. *Association française de chirurgie.*
XIIe Congrès 1898.

Homme.
INFECTION GRAVE avec mauvais état général.
NÉPHROTOMIE.
MORT le soir même.

Obs. 13. — LEGUEU (*loc. cit.*).

Femme.
INFECTION GRAVE.
NÉPHROTOMIE.
AMÉLIORATION, mais mort au bout de six semaines.

Obs. 14. — LEGUEU (*loc. cit.*).

Femme.
NÉPHRITE AIGUE.
NÉPHROTOMIE.

La malade survit, mais n'éprouve aucune amélioration après trois mois.

Obs. 15. — Legueu (*loc. cit.*).

Homme.

Néphrite très grave.

Néphrotomie.

Aucune amélioration n'étant survenue après quelques mois d'attente, on pratique la néphrectomie, qui est suivie de guérison.

Obs. 16. — Max Jordan, cité par Albarran (in *Traité de chirurgie* de Le Dentu et Delbet, vol. VIII, p. 761).

Néphrectomie.

Guérison[1].

Obs. 17. — Lennander. *Nord. med. Arkiv.*, XXXIV, 1901.

Femme gravide.

Frisson, fièvre. Douleurs dans le rein droit.

Néphrectomie droite partielle. — Excision d'un fragment du volume d'un noyau de cerise, dans lequel se trouvaient de petits abcès nucléaires contenant des colibacilles.

Guérison.

Obs. 18. — Moxon. *Bulletin de la Société de chirurgie de Paris,* 6 juin 1900.

Femme, quinze ans.

Début et évolution de l'affection. — Infection grave, pouls très fréquent; température entre 39° et 40°; état général mauvais, vomissements incessants.

Examen local. — Tuméfaction considérable dans la région rénale droite, peu douloureuse au toucher et non fluctuante.

État des urines. — Urines ne renfermant ni pus ni albumine. En raison de l'état des urines, on pense plutôt à un abcès périnéphrétique qu'à une néphrite ou une pyélo-néphrite.

Néphrectomie. — Le rein mis à nu après l'ouverture de la loge lombaire était énorme, de consistance normale, sans point ramolli indiquant une collection. L'état grave de la malade commandant une action radicale, la néphrectomie est pratiquée.

---

[1] Malgré la brièveté extrême des observations de Legueu, de Max Jordan et de Lennander, j'ai cru les faire figurer ici pour en faire état dans ma statistique des résultats immédiats et éloignés.

Suites immédiates et résultats éloignés. — La situation s'améliora immédiatement, et la malade opérée depuis dix ans demeure guérie.

Examen du rein enlevé. — Le bassinet est dilaté, et dans la substance corticale on voit une série de points gris jaunâtre, rappelant à l'œil nu soit des granulations tuberculeuses, soit des abcès nucléaires. Netter, qui examina la pièce microscopiquement, affirma qu'il ne s'agissait ni de tuberculose ni d'infection purulente, mais ne put se prononcer sur la nature de la lésion. Il s'agissait sans doute d'une néphrite infectieuse par voie sanguine.

Obs. 19. — Routier, *Bulletin de la Société de chirurgie de Paris*, 6 juin 1900.

Homme, trente ans environ.

Début et évolution de l'affection. — Malade envoyé d'un service de médecine avec le diagnostic de pyélonéphrite. Température très élevée.

Examen local. — Région rénale droite très douloureuse.

État des urines. — Urines non purulentes, renfermaient des traces d'albumine.

Néphrotomie. — Le rein gros fut incisé, et on trouva la substance rénale semée d'un piqueté purulent.

Drainage du rein.

Suites immédiates et éloignées. — La température tomba aussitôt, et le malade guérit sans incident.

Obs. 20. — Israël, *Chirurgie du rein et de l'uretère*, traduction française de G. Rodriguez, p. 92, Paris, 1900.

Homme, quarante-trois ans.

Début et évolution de l'affection. — Bonne santé habituelle, mais a eu en 1890 des furoncles et en 1891 un anthrax grave de la nuque. Un mois après ce dernier, douleurs violentes dans la région lombaire gauche, irradiant vers le testicule; en même temps, malaise général, température élevée, entre 39° et 40°. Un abcès périnéphrétique est ouvert : il s'écoule un litre de pus, mais la fièvre continue. Celle-ci persistant malgré des incisions et drainages complémentaires, on se décide à pratiquer une opération sur le rein.

Néphrectomie. — Une incision exploratrice ayant fait constater l'existence de nombreux foyers nucléaires dans le parenchyme, on enlève le rein.

La loge lombaire remplie de fongosités est curetée.

Suites immédiates. — La fièvre cesse de suite. Les urines, qui contenaient de l'albumine et des cylindres, n'en renferment plus. Quelques jours après il se développe un abcès de la prostate avec fièvre. Celui-ci incisé, la fièvre tombe définitivement, et le malade sort guéri deux mois après la néphrectomie.

Examen histologique. — Contrairement à ce qu'on attendait, le microscope ne montra pas de lésions tuberculeuses, mais de petits abcès, dont on ne détermina pas la bactériologie, séparés par une inflammation interstitielle très avancée. Israël émet l'idée « que les excitations inflammatoires ont été apportées d'une manière métastatique de l'anthrax de la nuque, qui avait fait son apparition peu de temps avant ».

Obs. 21. — Edebonls. *Medical Record*, 21 décembre 1901.

Femme, trente-neuf ans.

Antécédents. — Quatre grossesses, la dernière accompagnée de néphrite et de dégénérescence graisseuse du cœur. A la fin de la deuxième semaine après l'accouchement, des symptômes d'infection légère se développèrent, et une tumeur sensible à la pression apparut sur le côté droit de l'utérus. L'infection s'aggravant et la tumeur augmentant, Edebohls porta le diagnostic de fibrome utérin en dégénérescence gangreneuse produisant l'infection.

En conséquence, on enleva l'utérus avec le fibrome mentionné plus haut et un certain nombre de jeunes fibromes, et en même temps les deux trompes et les ovaires par la laparotomie. Malgré un schock profond et une pneumonie déclarée peu après l'opération, la malade guérit.

Début et évolution de l'affection. — Deux semaines après la guérison de la pneumonie se déclara une infection aiguë du rein droit caractérisée par une tuméfaction douloureuse de l'organe avec pyurie, albuminurie et cylindrurie, fièvre très élevée. L'indication de la néphrectomie fut alors discutée une première fois, mais repoussée en raison de l'état lamentable de la malade. Pendant plus de trois mois, la malade jouit d'une certaine rémission, mais eut trois crises graves d'infection du rein droit. La dernière mettant en danger ses jours, on décida de hasarder la néphrectomie droite pour lui donner la seule mais minime chance de vie.

Néphrectomie. — Le 9 juillet 1901, après éthérisation, le rein droit, semé d'innombrables abcès, et le bassinet rempli de pus furent extirpés.

Suites immédiates. — La malade supporta beaucoup mieux qu'on pouvait s'y attendre l'opération, qui très rapide ne dura que vingt minutes. L'amélioration fut considérable, au point que la malade gagna 13 livres en quelques semaines.

Mais il persista du pus dans l'urine, de l'albumine et des cylindres, et bientôt survinrent de la pâleur des téguments, de la bouffissure de la face, de l'œdème des extrémités inférieures, qui firent penser à un mal de Bright.

A la prière du mari de la malade et de la malade elle-même, Edebohls crut devoir intervenir sur le rein gauche.

Décapsulation du rein gauche. — Le 10 novembre 1901, la capsule du rein gauche est excisée sous anesthésie par le protoxyde d'azote.

Suites immédiates. — Réunion par première intention. La quantité des urines fut pendant les douze premiers jours de 76 onces avec un poids spécifique de 1010.

Suites éloignées. — Un mois après la malade était très bien.

Examen histologique d'un fragment prélevé au cours de l'opération. — Foyers multiples de néphrite de type infectieux confinés, autant qu'on peut en juger sur le petit fragment, dans la zone correspondant aux artères terminales. Les tubuli présentent un épithélium partiellement désagrégé, souvent détaché de la membrane propre, et leurs lumières sont souvent bouchées par des leucocytes polynucléaires, des épithéliums fragmentés, des globules de sang et un détritus amorphe; quelques tubuli sont remplis de matière hyaline dense. »

Obs. 22. — Rovsing, *Mitt. a. grenzg. der Med. a. Chir.*, 1902.

Infection bilatérale de cause inconnue.

Néphrectomie partielle. — On réséqua les deux tiers supérieurs du rein droit, qui étaient criblés d'abcès, dont les plus petits ressemblaient à des tubercules et dont les plus gros pouvaient être regardés comme tuberculeux.

Suites immédiates. — La plaie guérit par première rétention. Les douleurs, les accès fébriles cessèrent, et l'urine devint très claire; le rein non opéré continua à donner un peu d'albumine.

Examen du fragment de rein enlevé. — Il ne montra pas de tuberculose, et l'inoculation au cobaye fut négative. On ne trouva que des abcès avec nécrose du tissu rénal, et comme microbe le colibacille.

Obs. 23. — WILMS. *Munch. med. Woch.*, 25 mars 1902,
opérateur GERSTER [1].

NÉPHRITE DOUBLE avec abcès multiples.
NÉPHRECTOMIE DOUBLE.
GUÉRISON.

Obs. 24. — WILMS (*loc. cit.*), opérateur LILIENTHAL.

NÉPHRITE DOUBLE avec abcès multiples.
NÉPHROTOMIE BILATÉRALE à trois semaines d'intervalle.
GUÉRISON.

Obs. 25. — LE NOÉNE. *Du traitement chirurgical des néphrites,*
th. inaug., Paris, 5 mars 1903, opérateur SOREL.

Femme, vingt-six ans.

ANTÉCÉDENTS. — A cinq ans, chute violente qui l'a tenue alitée
pendant quelque temps. Opérée il y a quatre ans d'un abcès de
la fesse. Depuis quelques années sujette aux maux de gorge, a
été opérée d'un phlegmon du cou il y a cinq semaines.

DÉBUT ET ÉVOLUTION DE L'AFFECTION. — Depuis quatre ans maux
de tête, œdème des malléoles, et dans ces derniers temps dyspnée,
œdème considérable des membres inférieurs et léger de la paroi
abdominale, vomissements, perte d'appétit, gros râles sous-crépitants aux deux bases des poumons, respiration soufflante dans
le tiers moyen des deux côtés. Température oscillant entre 38°,5
et 39°,2.

ÉTAT DES REINS ET DES URINES. — La palpation lombaire est
douloureuse des deux côtés, mais on peut percevoir les reins.
Oligurie : urine foncée, d'aspect trouble, acide, contenant 14gr,97
d'urée par litre, 2gr,30 d'albumine par litre, et présentant un
sédiment formé de cellules épithéliales nombreuses, hématies,
globules blancs, cylindres granuleux, hyalins et surtout cireux.

DOUBLE DÉCORTICATION RÉNALE PAR SOREL. — 18 octobre 1902,
après chloroformisation, l'incision des lombes donne issue à une
grande quantité de sérosité ; reins volumineux, noirâtres, granuleux, sont très aisément décortiqués. Opération rapide, a duré
dix-huit minutes en tout.

SUITES. — Réveil pénible, toux constante, pouls irrégulier;
à sept heures, la malade semble près de mourir de dyspnée.
A minuit, état se relève.

---

[1] N'ayant pu nous procurer le *Munch. med. Woch.*, nous ne pouvons
que donner le sommaire des observations de Gerster et Lilienthal.

17 octobre. — État général bien amélioré, cependant œdèmes semblent plutôt augmentés. Température 36°,8. (L'observation ne donne malheureusement pas la quantité des urines ni ce jour ni les jours suivants.)

20 et 21 octobre. — Les œdèmes diminuent considérablement, surtout à la main et au bras gauche.

Le 21 au soir un peu de délire, pouls plein, saignée de 300 grammes, sang très noir.

22 octobre. — Les œdèmes ont à peu près disparu. La malade se trouve bien.

23 octobre. — Œdèmes reparaissent dans la matinée, et il se produit un peu de dyspnée. Après-midi, état s'aggrave tout à coup : pouls petit et très fréquent. Mort à minuit.

Autopsie. — Le rein droit pèse 280 grammes, non granuleux ; à la coupe il est pâle, mou, laisse sortir du pus par de nombreux pertuis. Le rein gauche pèse 230 grammes, lisse, friable, contient de nombreux petits abcès dans sa substance corticale.

Obs. 26. — Pousson. *Communication à la Société de chirurgie de Paris*, 6 juin 1900 (Notes de M. Pujos, interne du service).

Homme, cinquante-six ans.

Début et évolution de l'affection. — Jean C..., cinquante-six ans, boulanger, sans antécédents morbides héréditaires ou personnels, notamment pas de blennorragie, est adressé pour la première fois à l'hôpital par le Dr Peyre, le 26 mars 1900, parce qu'il urine du sang en abondance. Cette hématurie s'est déclarée subitement dans la nuit du 21 au 22 mars, après un coït, et n'a pas cessé depuis lors. Elle est totale, avec caillots nombreux, mais courts et informes pour la plupart, sans douleur, sans fréquence des mictions.

La vessie se vide incomplètement, et par le cathétérisme on évacue 450 grammes d'urine noirâtre, couleur sépia, ressemblant à du marc de café à la fin. L'exploration du réservoir par tous les moyens mis à la disposition de la clinique y compris la cystoscopie, qui ne montre point l'issue d'urine sanglante par l'un ou l'autre uretère, est négative, et étant donné la rétention partielle, le volume de la prostate révélé par le toucher rectal, les circonstances à la suite desquelles s'est déclaré le pissement de sang. M. Pousson porte le diagnostic d'hématurie congestive chez un prostatique rétentionniste.

La disparition rapide du sang des urines à la suite de sondages régulièrement pratiqués semblait devoir confirmer ce diagnostic, lorsque le 14 avril l'hématurie se reproduit plus violente et plus persistante que la première fois. La vessie est soumise à un nouvel examen, et l'absence de saignement par la sonde, alors que le viscère a été soigneusement lavé à la solution boriquée, se joignant aux renseignements fournis par la palpation bimanuelle, qui montre l'intégrité absolue de la souplesse des parois, font douter de la provenance vésicale de l'hémorragie. Par contre, quelques douleurs vagues que le malade accuse dans la région lombaire droite et le long de l'uretère, et que la pression réveille, font penser que le rein pourrait en être la source.

L'analyse des urines pratiquée le 26 avril donne :

Volume des 24 heures	1 150cc
Densité	1 011
Réaction	légèrement alcaline.
Couleur	rouge foncé.
Aspect	louche.
Sédiment	abondant.
Urée	8gr,50
Acide phosphorique P²O³	0gr,98
Chlorure de sodium	6gr,50
Albumine (globuline et sérine)	6gr,70
Hémoglobine	grande quantité.

Urée, Acide phosphorique, Chlorure de sodium, Albumine : par litre.

Le sédiment est composé d'une grande quantité d'hématies et de leucocytes ; absence de cylindres.

Cependant la perte de sang ayant plongé le malade dans une anémie aiguë menaçante, il fallait agir sans retard.

Le 27 avril, le malade, très craintif et ne se laissant examiner qu'imparfaitement, est endormi afin qu'on puisse l'explorer complétement. La région lombaire peut être alors fouillée par la palpation sans qu'on y trouve la moindre augmentation du volume du rein ; en revanche, la cystoscopie montre sur le bas-fond de la vessie à droite, dans la région urétérale, une petite tumeur d'un gris roussâtre, flottante, déchiquetée à sa surface et que l'on prend pour un néoplasme. La cystotomie sus-pubienne est pratiquée séance tenante, mais aux lieu et place du néoplasme on trouve un caillot fibrineux cachant l'embouchure de l'uretère droit; la face interne de la vessie est absolument saine. Le caillot enlevé, on voit sourdre de l'uretère un magma noirâtre de consistance sirupeuse, à la suite duquel s'échappe par intermittence un petit jet de liquide rouge; l'uretère gauche laisse sourdre de l'urine normale. Une sonde urétérale à bout coupé étant introduite jusque dans le bassinet et sortant par l'urètre, on met à côté dans le canal une sonde de Pezzer, et on ferme hermétiquement la vessie.

La sonde urétérale laisse écouler pendant quelques heures un

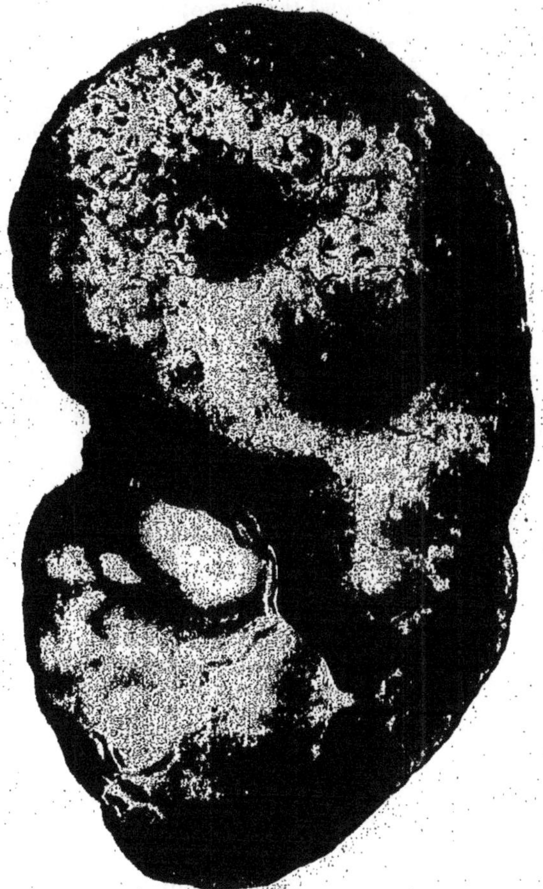

Fig. 1. — Rein extirpé vu par la face postérieure, sur laquelle prédominent les bosselures.

peu d'urine sanguinolente, puis elle se bouche et on la supprime ; quant à la sonde de Pezzer, elle soutire complètement l'urine, qui ne contient plus de sang pendant huit jours. Mais durant ce temps la santé générale du malade, jusqu'alors excellente, sauf son anémie, s'altère : l'appétit cesse, la langue devient pâteuse et épaisse, il a de la constipation, quelques frissons se produisent et la fièvre s'allume, le thermomètre s'élevant très rapidement à 38°,5, 39°, 39°,5. Le rein droit devient sensible spontanément, et à la pression il augmente de volume.

Le 5 mai, l'urine redevient tout à coup sanguinolente, la sonde de Pezzer se bouche, la vessie se remplit de caillots, qui font éclater la cicatrice hypogastrique.

NÉPHRECTOMIE LE 8 MAI. — La région lombaire étant ouverte, le rein mis à nu apparaît considérablement augmenté de volume ; sa surface est couverte de petites saillies fermes, les unes jaunâtres, les autres brunâtres, qui font penser qu'on se trouve en présence d'une infiltration tuberculeuse miliaire. Sans fendre l'organe, dans la crainte d'ensemencer les bacilles dans le tissu périrénal, M. Pousson en pratique l'extirpation.

SUITES OPÉRATOIRES. — Les hématuries cessèrent aussitôt après l'ablation du rein, de même que la fièvre. Les urines, dont la quantité s'abaissa les premiers jours, revinrent assez rapidement à la normale, et le 12 mai, quatre jours après l'opération, l'analyse donnait :

Volume des 24 heures	850cc	
Densité	1016	
Réaction	alcaline.	
Couleur	jaune foncé.	
Aspect	légèrement louche.	
Sédiment	assez abondant.	
Urée	17gr,50	
Acide phosphorique en P^2O^5	1gr,30	par litre.
Chlorure de sodium	7gr,50	
Albumine	0gr,70	

Le dépôt contient quelques leucocytes et des phosphates ammoniaco-magnésiens.

Lorsque je communiquai cette observation à la Société de chirurgie, le 6 juin 1900, le malade, bien que la plaie lombaire ne fût pas encore complètement cicatrisée, pouvait être considéré comme guéri. Il n'en était rien; car, étant rentré chez lui, il fut emporté quatre mois après la néphrectomie par des accidents infectieux développés dans l'autre rein.

EXAMEN DU REIN ENLEVÉ. — L'autopsie ne put être pratiquée, mais l'étude macroscopique et microscopique du rein enlevé a été faite. L'organe, très légèrement augmenté de volume, était, aussitôt après son ablation, de coloration plus rouge et de consistance plus ferme qu'à l'état habituel. Il n'était pas déformé; mais sa surface présentait de très nombreuses bosselures, dont

le volume variait de celui d'un grain de millet à celui d'un très
gros pois. Ces bosselures étaient surtout abondantes à l'extrémité supérieure du rein, et presque confluentes (voir fig. 1). Elles
tranchaient par leur coloration sur le fond rouge de l'organe;
cette coloration n'était pas d'ailleurs uniforme : le plus petit
nombre d'entre elles étaient jaunâtres, mais la plupart étaient
brunes, noirâtres, feuille morte, quelques-unes hortensia. Leur

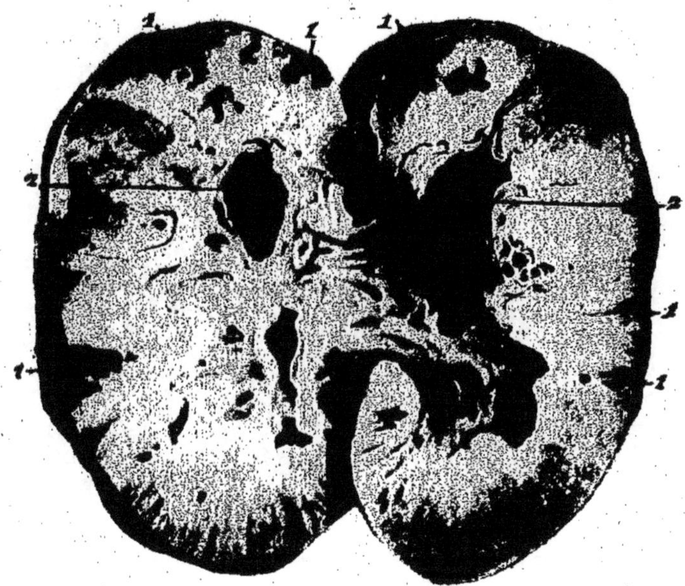

Fig. 2. — Coupe verticale et médiane du même rein montrant
distinctement les foyers hémorragiques et plus confusément les abcès.

consistance était moins ferme que celle du reste du rein. A la
coupe, les deux substances corticale et médullaire se confondaient
dans une même coloration rougeâtre; mais ce qui frappait,
c'était la présence d'une série de petits points jaunâtres disséminés surtout vers l'extrémité supérieure et ayant tout à fait
l'aspect : les plus petits, de granulations tuberculeuses; les plus
volumineux, d'abcès miliaires. A côté de ces points jaunâtres,
on voyait un assez grand nombre de foyers hémorragiques, les
uns punctiformes, les autres du volume d'un grain de chènevis.
Outre ces foyers hémorragiques, on voyait aussi des marbrures

foncées correspondant à une suffusion sanguine. La figure 2
montre bien ces foyers hémorragiques, en particulier extrêmement volumineux dans la substance médullaire, et les suffusions ;
mais elle ne reproduit pas les granulations et abcès miliaires
effacés par la macération dans le liquide conservateur de la pièce,
qui n'a pu être dessinée assez tôt.

Au microscope, le rein très altéré présente une infiltration
leucocytaire à peu près générale et un grand nombre d'abcès

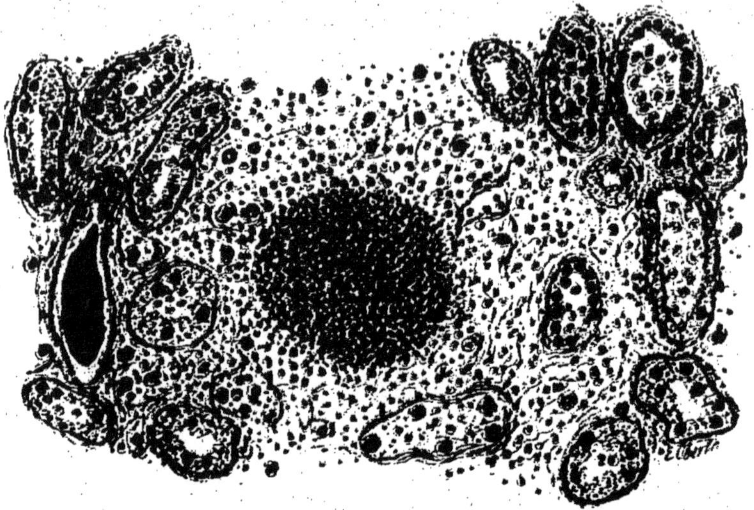

Fig. 3. — Coupe histologique du rein enlevé, passant par le centre
d'un abcès miliaire.

miliaires (fig. 3). Ces abcès, de volume très variable, les plus
petits ayant un diamètre de 1/5 de millimètre à peine, tandis que
les plus gros ont à peu près 1 demi-centimètre de diamètre, sont
presque tous limités par un bourrelet inflammatoire assez net.
Les vaisseaux sont très dilatés, en particulier au voisinage des
abcès. Les tubuli contorti contiennent en très grande abondance
des cylindres hématiques et des cylindres hyalins : on trouve
aussi quelques cylindres leucocytaires. Une grande partie de la
surface des coupes permet de remarquer une prolifération de
tissu conjonctif : il y a donc de la néphrite scléreuse entraînant
une destruction partielle des glomérules, dont quelques-uns sont
étouffés par une coque conjonctive. La capsule du rein est con-

sidérablement épaissie. Les épithéliums présentent aussi de graves altérations : ils sont plus ou moins desquamés suivant les régions, mais en aucun point ils ne sont parfaitement sains. Les glomérules présentent de la dilatation de leurs vaisseaux et une desquamation des cellules tapissant la capsule, mais nulle part cette capsule ne contient d'exsudat de quelque sorte que ce soit. La coloration des coupes par la méthode de Gram permet d'affirmer qu'il n'existe aucun microbe colorable par ce réactif.

III. — Néphrites aiguës ascendantes non suppurées.

Obs. 27. — HENRY REYNÈS. *C. R. de la 5ᵉ session de l'Association française d'urologie*, p. 473. Paris, 1901.

Jeune fille, vingt ans.

ANTÉCÉDENTS. — Tuberculose dans la famille : la malade est coxalgique.

DÉBUT ET ÉVOLUTION DE L'AFFECTION. — Cystite survenue spontanément il y a quelques mois, bientôt accompagnée d'hématuries abondantes et fréquentes. Environ quatre mois après l'état général devient rapidement mauvais, adynamie, fièvre vespérale.

ÉTAT DES REINS ET DES URINES. — Tumeur ballottante dans la région lombaire gauche, douloureuse à la pression ; empâtement sur le trajet de l'uretère également douloureux. Au cystoscope, ulcération autour de l'orifice urétéral gauche.

Urines troubles et sanguinolentes. Pas d'analyse. On porte le diagnostic de pyélonéphrite inflammatoire.

NÉPHROTOMIE. — Incision lombaire classique. Rein très gros ne peut être extrait, congestionné, rouge violacé ; incisé sur son bord convexe jusqu'au bassinet, il donne lieu à une hémorragie violente. Pas trace de suppuration dans le parenchyme, rien dans les calices et le bassinet. On ferme la plaie au catgut, et l'hémorragie s'arrête.

SUITES IMMÉDIATES TRÈS SIMPLES. — La malade reprit rapidement l'appétit et son bon état général. Les urines s'éclaircirent ; leur quantité passa de 400 centimètres cubes à 900 centimètres cubes, et l'urée de 12 grammes à 20 grammes par litre.

RÉSULTATS ÉLOIGNÉS. — La malade revue trois mois après était bien et n'avait plus qu'un peu d'urétérite inférieure dans la région juxtavésicale.

Obs. 28. — LOCHEAU. *C. R. de la 5e session de l'Association française d'urologie*, p. 175. Paris, 1901.

Femme, quarante-six ans.

ANTÉCÉDENTS, DÉBUT ET ÉVOLUTION DE L'AFFECTION. — Cystite calculeuse intense avec urines purulentes et très fétides : rein droit énorme et très douloureux. Le calcul est extrait par la taille vaginale, et la plaie est laissée ouverte pour assurer le drainage de la vessie et secondairement du rein. Quelque temps après, fermeture de la fistule. Le rein demeurant gros et douloureux et les urines purulentes, on se décide à intervenir.

NÉPHROTOMIE LOMBAIRE. — Au grand étonnement du chirurgien l'incision du rein ne montra qu'une congestion considérable, mais nulle trace de suppuration. Suture du rein au catgut.

SUITES IMMÉDIATES ET ÉLOIGNÉES. — Guérison par première rétention. Diminution progressive du volume du rein et disparition des douleurs.

Obs. 29. — LE NOUÈNE, opérateur R. SOREL. *Revue médicale de Normandie*, 10 août 1902, p. 333.

Femme, quarante-deux ans.

ANTÉCÉDENTS, DÉBUT ET ÉVOLUTION DE L'AFFECTION. — A dû subir, il y a un an, une colpopérinéorraphie pour prolapsus de l'utérus avec énorme rectocèle; puis il y a un peu plus d'un mois, le prolapsus s'étant reproduit, on pratiqua l'hystérectomie vaginale. Une quinzaine de jours après cette opération, abcès du vagin, avec température très élevée cédant à l'incision. Dix jours après, nouvelle élévation de température avec frisson. A partir de ce moment la fièvre ne cesse pas, sauf un seul jour.

En même temps que la fièvre s'est allumée, les urines sont devenues rares et purulentes, les mictions fréquentes et douloureuses. Le rein gauche est devenu sensible. Les dépôts urinaires montrèrent la présence de cellules épithéliales, de globules sanguins déformés, de leucocytes nombreux, de quelques cylindres hyalins ou mixtes ; bactéries diverses.

NÉPHROTOMIE. — Après chloroformisation on incise la région lombaire et on extrait le rein gros, mou, congestionné : violente hémorragie, ni abcès, ni pus infiltré dans le parenchyme et le bassinet. Drainage du rein et suture de la paroi.

SUITES IMMÉDIATES. — Dès le surlendemain la température s'abaisse et ne se relève plus. Les urines redeviennent à peu près

normales, mais contiennent encore de l'albumine et des cylindres
hyalins trois mois après à sa sortie de l'hôpital.

RÉSULTATS ÉLOIGNÉS. — Revue quinze mois après, la malade
était très bien et ne présentait aucun symptôme urinaire. Cependant son urine renfermait encore 88 centilitres d'albumine par
litre, de nombreuses cellules épithéliales pavimenteuses, des
leucocytes, mais pas de cylindres.

Obs. 30. — Poussox. Inédite.

Homme, soixante-sept ans, entré le 13 septembre 1901,
salle G.

ANTÉCÉDENTS, DÉBUT ET ÉVOLUTION DE L'AFFECTION. — Bonne santé
habituelle, a été soigné il y a trois ans, à l'hôpital Saint-André,
pour une gastrite alcoolique. A commencé à ressentir des troubles
urinaires il y a un an et demi : grande fréquence des mictions,
mais diminution de la quantité des urines. Ces dernières
demeurent d'abord claires, puis elles deviennent purulentes, et
les besoins se font sentir encore plus fréquents et douloureux.
Le malade ne reçoit pendant ce temps aucun soin et continue
son travail habituel de manœuvre.

Au commencement de septembre, il éprouve des douleurs continues dans la région lombaire gauche et est pris de fièvre tous
les soirs; aussi se décide-t-il à entrer à l'hôpital. Il est très
amaigri, pâle, a perdu ses forces. La prostate est hypertrophiée,
la vessie se vide incomplètement, les urines sont fortement purulentes. On prescrit des sondages répétés et des lavages au nitrate
d'argent. Ce traitement semble d'abord améliorer l'état général
et local; mais bientôt, quoique les urines soient moins chargées
de pus, les douleurs rénales réapparaissent.

L'emploi de la sonde à demeure continué pendant plusieurs
semaines n'arrive pas à faire tomber la fièvre. La douleur rénale
droite, qui s'est atténuée sans jamais cesser, se réveille plus
forte dans le milieu d'octobre. Le rein droit, qui avait un peu
diminué de volume, augmente et devient très perceptible et
ballottant. La pression à son niveau est douloureuse : de même
celle exercée sur le trajet de l'uretère. Les urines toujours purulentes sont très abondantes, dépassant tous les jours 2 litres.
Leur analyse, pratiquée le 13 octobre, donne :

```
Volume des 24 heures. . . . . . . . . . . . . . 2 200ᶜ
Densité à + 15°. . . . . . . . . . . . . . . . . 1 010
Réaction . . . . . . . . . . . . . . . . . . . . normale.
Couleur. . . . . . . . . . . . . . . . . . . . . jaune.
```

Aspect . . . . louche.
Sédiment . . . . assez abondant.
Urée 8gr
Acide phosphorique total. . . . . 0gr,65.
Chlorure de sodium . . . . 7gr,10.
Albumine. . . . . 0gr,10.

Pus abondant, nombreux diplocoques.

NÉPHROTOMIE. — Le 29 octobre, la loge lombaire est ouverte sous le chloroforme : le rein, plongé dans une atmosphère graisseuse très développée, est considérablement augmenté de volume, très foncé de coloration, très dur de consistance. L'incision faite suivant le bord convexe donne issue à un flot de sang noirâtre, mais pas de pus. L'écoulement sanguin arrêté par la compression du pédicule vasculaire, les deux tranches du rein apparaissent de couleur uniforme, rouge-brun, sans distinction entre la couche corticale et la couche médullaire. Une sonde de Pezzer étant placée dans le bassinet, on réunit au-dessus et au-dessous les deux valves rénales à l'aide de quatre points de catgut.

SUITES IMMÉDIATES. — Le malade supporte bien l'opération; cependant la fièvre persiste encore pendant une dizaine de jours, surtout le soir. Les douleurs rénales cessent de suite ; les urines continuent à être purulentes, malgré les sondages et les lavages au nitrate d'argent, et la vessie se vide toujours incomplètement.

La sonde de Pezzer drainant le bassinet est supprimée le dixième jour; l'urine passe par la plaie pendant cinq jours, puis la fermeture du rein et de la paroi se fait très rapidement.

Le 19 novembre, le malade n'a plus de fièvre et se sent beaucoup mieux. Le rein, dont il a cessé de se plaindre dès les premiers jours après l'opération, n'est plus douloureux à la pression et est à peine perceptible par la palpation. Sous l'influence des lavages vésicaux au nitrate, les urines sont beaucoup moins purulentes, les envies moins fréquentes, et la vessie se vide presque complètement sans la sonde.

Le 29 novembre, on recherche l'état de la perméabilité rénale au bleu de méthylène. Une heure après l'injection hypodermique d'une solution de 1 centimètre cube d'une solution à 1/20 de bleu, l'élimination commence à se produire et va croissant pendant deux heures et demie; à ce moment elle se suspend pour reprendre vers la sixième heure et se continuer ensuite régulièrement. L'élimination complète dure environ quarante heures. De cette expérience il est permis de conclure que la fonction rénale est sensiblement normale.

Le 15 décembre, le malade sort de l'hôpital.

RÉSULTATS ÉLOIGNÉS. — Pendant un an le malade se porte bien ; ses urines demeurent un peu louches, mais ne laissent pas déposer de pus ; il ne se sonde plus, et la vessie s'évacue complètement. De temps en temps on lui fait un lavage de la vessie.

Au mois de février 1906, il éprouve quelques douleurs dans la région lombaire droite, qui se tuméfie sans grande réaction locale et donne issue, par un pertuis formé au milieu de la cicatrice, à de l'urine limpide non purulente.

Le malade, entré à l'hôpital pour que je lui oblitère sa fistule rénale, succombe très rapidement à la suite de cette opération.

L'autopsie n'a pu être faite.

IV. — Néphrites aiguës ascendantes suppurées.

Obs. 31. — ROBERT WEIR. *Medical Record*, vol. XLVI, p. 325, 1894.

Homme, vingt-cinq ans.

ANTÉCÉDENTS, DÉBUT ET ÉVOLUTION DE L'AFFECTION. — Scarlatine suivie de néphrite il y a quatre ans. A la suite d'une blennorragie compliquée de cystite, frisson, fièvre, douleurs lombaires.

Examen des reins et des urines. — Région rénale droite très douloureuse à la pression. Urines très purulentes.

NÉPHRECTOMIE. — Le rein mis à découvert, on fait quelques ponctions exploratrices, qui n'amènent pas de pus. L'incision du parenchyme ayant montré l'existence de nombreux abcès, on pratique séance tenante la néphrectomie.

SUITES IMMÉDIATES. — Après l'opération la fièvre tombe complètement, et le malade quitte l'hôpital au bout de trois semaines avec des urines presque normales.

EXAMEN BACTÉRIOLOGIQUE DU REIN. — Pas de gonocoques, mais culture pure de colibacilles.

Obs. 32. — LENNANDER. *Nord. Med. Arkiv.* XXXIV, 1901.

Femme âgée.

DÉBUT ET ÉVOLUTION DE L'AFFECTION. — A la suite de l'extirpation d'un kyste de l'ovaire et d'un utérus carcinomateux, fistule vésicale. Apparition subite des symptômes d'une pyélonéphrite suppurée du rein droit.

NÉPHRECTOMIE PARTIELLE. — Incision du rein avec excision de la partie la plus altérée présentant des abcès miliaires.

GUÉRISON.

EXAMEN BACTÉRIOLOGIQUE DU REIN. — Les cultures donnent du bacterium colicommune et du streptocoque pyogène.

Obs. 33. — LENNANDER (*loc. cit.*).

Femme, quarante-six ans.

DÉBUT ET ÉVOLUTION DE L'AFFECTION. — A la suite d'une fièvre typhoïde, cystite aiguë avec pyélonéphrite ascendante droite.

NÉPHRECTOMIE PARTIELLE. — On incise le rein et on en résèque environ un dixième rempli d'abcès miliaires.

SUITES. — Il persista longtemps une fistule urinaire, qu'on ferma plus tard avec succès. La malade eut dans la suite une pneumonie avec néphrite hémorragique.

GUÉRISON, mais il persiste une légère cystite et un peu de néphrite.

NATURE BACTÉRIOLOGIQUE DE L'INFECTION. — Culture pure de bacterium colicommune.

Obs. 34. — LENNANDER (*loc. cit.*).

Femme, quarante ans.

DÉBUT ET ÉVOLUTION DE L'AFFECTION. — A la suite d'une fistule urétéro-utéro-vaginale consécutive à un accouchement, pyélonéphrite aiguë droite très probablement bilatérale.

NÉPHRECTOMIE PARTIELLE UNILATÉRALE DROITE. — L'incision du rein fit voir de petits points blanc-jaunâtres de la grosseur d'une tête d'épingle, disséminés un peu partout. Les parties les plus malades furent réséquées.

SUITES. — Il y eut une hémorragie et une suppuration péri-néphrétique. La fièvre cessa quatre semaines seulement après l'opération. Il se produisit une fistule qui finit par se fermer.

GUÉRISON. — Les urines ne contiennent plus ni albumine ni cylindres. La fistule urétéro-utéro-vaginale, traitée ultérieurement par le procédé de Witzel, guérit aussi.

NATURE BACTÉRIOLOGIQUE DE L'INFECTION. — Colibacille très probablement.

Obs. 35. — LENNANDER (*loc. cit.*).

Homme, quarante ans.

ANTÉCÉDENTS ET ÉVOLUTION DE L'AFFECTION. — Tuberculose pulmonaire au cours de laquelle il est pris de cystite, puis de douleurs rénales bilatérales.

NÉPHRECTOMIE PARTIELLE DU REIN DROIT. — La partie supérieure présentant des points jaunes avec des stries est réséquée ainsi que deux autres points semblables se trouvant au milieu du rein.

SUITES. — Quelques jours après forte hémorragie, puis gangrène du rein qui emporte le malade.

NATURE BACTÉRIOLOGIQUE. — Les cultures donnèrent le colibacille.

Obs. 36. — POTHERAT. *Bulletin de la Société de chirurgie de Paris*, 6 juin 1900.

Femme, quarante-trois ans.

DÉBUT ET ÉVOLUTION DE L'AFFECTION. — A la suite d'une infection vésicale gonococcique, signes graves de lésions rénales : fièvre intense, douleurs lombaires, augmentation rapide et considérable du rein droit.

Tantôt les urines étaient claires et normalement abondantes, tantôt elles étaient plus abondantes et nettement purulentes.

Le diagnostic de pyonéphrose droite fut porté.

NÉPHROTOMIE. — On trouve un abcès au centre du rein, dont l'examen du pus n'a pu malheureusement être fait : drainage à l'aide de trois tubes, qui servent à faire des lavages immédiats et les jours suivants. Au bout de huit à neuf semaines, la plaie rénale et celle des parties molles étaient complètement et définitivement fermées.

GUÉRISON put être constatée six mois après l'opération.

Obs. 37. — WILMS, opérateur TRENDELENBURG. *Munch. Med. Woch.*, 25 mars 1902.

Femme, vingt-trois ans.

DÉBUT ET ÉVOLUTION DE L'AFFECTION. — Envies fréquentes d'uriner, avec sensation de brûlure à la miction. Trois jours après, douleurs dans la région lombaire droite avec température très élevée. Abdomen très tendu et sensible à la pression. Urines un peu albumineuses, avec quelques cylindres et leucocytes. Les symptômes ne cédant pas au traitement médical, on se décide à intervenir.

NÉPHROTOMIE. — Le rein est très gros, et à travers sa capsule on aperçoit de multiples petits abcès blanchâtres. L'organe est incisé superficiellement au bistouri, puis profondément avec un instrument mousse jusqu'au bassinet. Peu d'hémorragie. Sur les coupes des deux valves, stries blanchâtres faisant suite aux abcès miliaires. Dans le bassinet, un peu d'urine trouble ; ses vaisseaux sont fortement injectés et dilatés. On incise tous les petits abcès visibles, et on draine le bassinet et le rein lui-même avec de la gaze.

SUITES IMMÉDIATES. — Très simples; température tombe de suite, mais pour se relever quelques jours après par suite d'une parotidite, puis s'abaisser définitivement. Après l'ablation de la dernière lanière de gaze au bout de trois semaines, il persiste une fistule qui se ferme complètement après huit semaines.

GUÉRISON se maintenait une année après.

NATURE DE L'INFECTION. — L'ensemencement du pus des abcés du rein donna des cultures pures de colibacilles.

Obs. 38. — EDEBOILS. *British med. Journ.*, 8 nov. 1902, p. 1 500.

Femme, vingt-deux ans.

DÉBUT ET ÉVOLUTION DE L'AFFECTION. — Au quatrième mois d'une seconde grossesse, frissons et fièvre élevée avec vives douleurs et gonflement de la région lombaire droite, et pyurie. Rein droit augmenté de volume. Diagnostic pyélo-néphrite droite aiguë.

DÉCAPSULATION RÉNALE. — A l'incision de la région lombaire périnéphrite aiguë. Rein doublé de volume, fortement congestionné, bleuâtre, un peu dur. Décapsulation. Innombrables abcés miliaires sur toute la surface et dans l'épaisseur du rein, rappelant tout à fait la tuberculose. L'examen d'un fragment, fait séance tenante, montra qu'il s'agissait d'une inflammation simple, sans tuberculose. Fixation du rein par des sutures passées à travers la capsule propre détachée; drainage de la loge lombaire et fermeture de la paroi.

SUITES IMMÉDIATES. — A partir de l'opération cessation de la fièvre et de tous les symptômes. Trois semaines après la malade vaque à ses occupations. Elle se porte très bien; mais le pus, quoique moins abondant, est encore présent dans l'urine.

Obs. 39. — POUSSON. *De l'intervention chirurgicale dans les néphrites médicales*, in *Annales des maladies des organes génito-urinaires*, 1902 (Notes de M. Monié, interne du service).

P..., soixante ans, entre à l'hôpital Saint-André, le 12 novembre 1900, dans le service.

ANTÉCÉDENTS. — Rien de particulier tant dans ses antécédents héréditaires que personnels jusqu'à l'âge de trente ans. Blennorragie à trente ans. Écoulement dure trois mois, puis se tarit sans laisser après lui de goutte militaire. Pas de complication du côté

de la vessie, ni du côté des reins. Pleurésie gauche à quarante-
cinq ans, traitée par des vésicatoires et bien guérie. Durée, un
mois et demi.

Depuis et jusques il y a cinq ans, le malade jouit d'une bonne
santé ; en 1895, débutent les premiers troubles du côté des voies
urinaires. Ces troubles consistent en envies fréquentes d'uriner,
obligeant le malade à se lever souvent la nuit, en douleurs vésicales que le malade rapporte très exactement à la situation anatomique de cet organe ; les urines sont louches, laissant par le
repos déposer un sédiment rougeâtre ; le malade éprouve en
même temps des douleurs assez vives, qui vont en s'irradiant
le long du canal de l'urètre jusqu'au gland. Ces troubles que le
malade traite par des moyens hygiéniques tels que régime lacté,
boissons diurétiques, lui laissent des périodes de repos pendant
lesquelles sa santé redevenue bonne lui permet de vaquer à ses
occupations habituelles.

Cet état se maintient jusqu'au mois de novembre 1898, époque
à laquelle, les troubles s'accentuant, le malade entre le 15 novembre, salle 11, dans le service de M. Pousson ; l'exploration
de sa vessie montre une saillie du lobe médian de la prostate,
l'existence d'un sinus rétro-prostatique assez prononcé, le malade
vide mal sa vessie ; les urines sont louches, chargées. M. Pousson
lui fait une taille hypogastrique et réséque un volumineux lobe
prostatique, derrière lequel se cachent au milieu d'un magma
puriforme épais deux petits calculs en forme de semence de
citrouille ; la vessie infectée et présentant une muqueuse d'aspect
noirâtre est soigneusement désinfectée : deux mois et demi après,
le malade quittait l'hôpital parfaitement guéri.

Déjà à ce moment, le malade éprouvait de temps en temps
des douleurs dans la région lombaire droite, mais ces douleurs
disparurent après l'opération.

En mai 1899, le malade, qui, depuis deux mois environ,
ressentait de violentes douleurs au périnée, en même temps que
de grandes difficultés pour aller à la selle, rentre de nouveau
dans le service et y subit le broiement d'une petite concrétion
phosphatique. Depuis ce moment il évacue régulièrement sa
vessie à l'aide de la sonde trois ou quatre fois par jour et se porte
admirablement pendant un an et demi.

DÉBUT ET ÉVOLUTION DE LA NÉPHRITE. — En octobre 1900, P...
recommence à souffrir de la vessie ; ses urines sont louches et
déposent abondamment. Il souffre un peu dans la région lombaire droite, mais continue quand même à travailler. Il ne croit

pas avoir eu à ce moment de la fièvre. Ce n'est qu'absolument épuisé qu'il se décide à rentrer à l'hôpital, le 12 novembre 1900.

A son arrivée, il paraît dans un état très alarmant : sa température est au-dessus de 39° ; de temps en temps il est secoué par de violents frissons. Les urines sont foncées et très louches ; leur analyse donne :

```
Volume des 24 heures  . . . . . . . .   1 100cc
Densité. . . . . . . . . . . . . . . .   1 019
Réaction . . . . . . . . . . . . . . .   alcaline.
Couleur  . . . . . . . . . . . . . . .   jaune pâle.
Aspect . . . . . . . . . . . . . . . .   louche.
Sédiment . . . . . . . . . . . . . . .   abondant.
Urée . . . . . . . . . . . . . . . . .   22 gr.    ⎫
Acide phosphorique total . . . . . .   1gr,60  ⎬ par litre.
Chlorure de sodium . . . . . . . . .   5 gr.     ⎪
Albumine . . . . . . . . . . . . . .   0gr,80  ⎭
```

Très nombreux leucocytes, phosphates et carbonates terreux, colibacilles.

Les souffrances du côté droit persistent et deviennent de plus en plus intenses. A l'examen par la palpation la région lombaire droite tout entière paraît empâtée, très sensible et douloureuse. M. Pousson pose le diagnostic de phlegmon périnéphrétique avec altération probable du rein sous-jacent et se décide à intervenir sans plus tarder.

NÉPHROTOMIE LE 13 NOVEMBRE. — L'incision recto-curviligne de Guyon conduit rapidement sur l'atmosphère celluleuse périrénale, qui est indemne de toute lésion ; mais on aperçoit, du côté du pôle supérieur du rein mis à nu, une tuméfaction qui, ponctionnée, laisse écouler environ une cuillère à café de pus. On incise le rein sur son bord convexe, pensant y trouver d'autres collections purulentes importantes ; mais on ne rencontre, disséminées dans la substance corticale, que de petites granulations blanchâtres de la grosseur d'un grain de mil, qui incisées laissent sourdre du pus : ce sont de véritables petits abcès miliaires. Tandis que la moitié inférieure du viscère en est indemne, la moitié supérieure en présente un très grand nombre. Après avoir soigneusement lavé à l'acide borique chacune des tranches et les avoir exprimées par compression, on introduit un drain dans le bassinet et on suture le parenchyme au-dessus et au-dessous, puis on réunit les plans musculaires au catgut et la peau aux crins de Florence, laissant seulement passer le drain.

SUITES OPÉRATOIRES. — Le soir de l'opération, température 38°,8 ; le malade est encore très fatigué, les urines rendues sont peu abondantes.

Le 14 novembre, même état ; on lui fait une injection hypodermique de 1 000 grammes de sérum de Hayem ; température 38°,7. Caféine 2 centigrammes.

Le 15, la température baisse brusquement et arrive à 37°,8 : la quantité d'urines rendue en vingt-quatre heures est de 600 grammes.

Densité.	1 020	
Réaction	alcaline.	
Couleur.	jaune.	
Aspect.	trouble,	
Sédiment	abondant.	
Urée	31 gr.	
Acide phosphorique en P^2O^5	$1^{gr},80$	par litre.
Chlorure de sodium	$3^{gr},80$	
Albumine.	$0^{gr},50$	

Le dépôt est formé de leucocytes abondants, de phosphates et de carbonates terreux.

Le pansement défait est souillé par une grande quantité d'urine, qui en s'écoulant a inondé tout le lit.

Les 16 et 17, sauf une ascension thermique de 2 dixièmes de degré le soir, la température est normale le matin ; la quantité d'urine rendue en vingt-quatre heures atteint 1 250 grammes le 16, et 1 800 grammes le 17 : le pansement est encore imbibé par un liquide à forte odeur urineuse, mais en quantité bien moins grande que la veille. Le malade, toujours très abattu, prend cependant un peu de lait ; salol et quinine.

18 novembre. — Pansement inondé par l'urine. Quantité d'urine rendue en vingt-quatre heures, 700 grammes. Température normale le matin et 37°,8 le soir. Un peu de pus s'écoule par le drain et par la plaie. Les urines rendues sont toujours rougeâtres, très denses avec un dépôt louche ressemblant à du pus. Mais au point de vue de son état général, le malade est mieux, ses forces reviennent.

19 novembre. — Même état que la veille. Urine, 1 300 grammes ; son analyse donne :

Densité.	1 017	
Réaction	alcaline.	
Couleur	jaune pâle.	
Aspect.	louche.	
Sédiment.	faible.	
Urée	18 gr.	
Acide phosphorique en P^2O^5	$15^{gr},10$	par litre.
Chlorure de sodium.	$3^{gr},80$	
Albumine.	$0^{gr},60$	

Le sédiment est formé de leucocytes et de phosphates terreux.

Jusqu'au 24 novembre, la quantité d'urine rendue en vingt-quatre heures ne dépasse pas 500 grammes ; tous les matins le pansement est imbibé d'urine, cependant de moins en moins ; à partir de cette date, la quantité d'urine augmente : *le 24*, elle est de 1 000 grammes ; *le 25*, de 1 600 grammes ; *le 26*, de 1 800 grammes ; *le 27*, de 1 700 grammes, etc.

Le 25 novembre, le pansement est presque intact. Il semble que la plaie rénale se soit fermée ; on remplace le drain par un autre moins long ; le malade prend de l'urotropine, mais les urines sont encore hématiques et donnent encore un dépôt abondant.

Le mieux dans l'état général continue et s'accentue jusqu'à la fin du mois ; un peu de pus s'écoule par le drain, mais le pansement n'est plus imbibé par l'urine ; la quantité d'urine rendue en vingt-quatre heures se maintient vers 1 200 grammes. Les urines ont meilleur aspect, elles sont moins louches et le dépôt est moins abondant.

L'état général du malade est bon, il ne se plaint plus de sa plaie. On retire le drain le 3 décembre.

L'analyse des urines donne :

Volume des 24 heures.	1 300cc
Densité.	1 018
Réaction	alcaline.
Couleur	jaune.
Aspect	louche.
Sédiment	faible.
Urée.	13gr,50
Acide phosphorique total.	0gr,80
Chlorure de sodium.	8gr,69
Albumine.	0gr,15

(Urée, Acide phosphorique total, Chlorure de sodium, Albumine : par litre.)

Dans le sédiment, qui est faible, on trouve des phosphates terreux : de l'urate d'ammoniaque, des leucocytes, absence de cylindres ; bactéries vulgaires.

Par la suite, les pansements qu'on lui fait journellement restent propres, ses forces se relèvent avec rapidité ; il continue à prendre de l'utropine à la dose de 1 gramme par jour.

Il sort de l'hôpital à la fin de décembre, complètement rétabli.

La guérison fut telle, que le malade put subir dix-huit mois après, sans réaction du côté de son rein, une séance de lithotritie, le 7 mai 1901, pour un gravier phosphatique du volume d'une noix. Mais le malade, ayant cessé de se soigner, succomba à une infection généralisée à tout l'appareil urinaire quatre ans et demi après la première opération.

Obs. 40. — Poussox, *loc. cit.* (Notes de M. Gahuzère, externe du service.)

ANTÉCÉDENTS ET ÉVOLUTION DE L'AFFECTION. — S..., quarante-quatre ans, d'apparence vigoureuse, quoique très affaibli, au moment de son entrée à l'hôpital, a eu une pneumonie dans son enfance et une pleurésie à dix-huit ans, jamais de blennorragie ni aucune autre maladie des voies urinaires jusqu'à il y a quatre ans. A cette époque, il s'est mis à uriner fréquemment et avec douleur, en même temps que ses urines sont devenues troubles et purulentes. Depuis lors, il a continué à avoir de la pyurie et des troubles de la miction, qui l'ont fait considérer comme atteint de cystite chronique, et il a été traité pour cette affection, sans résultat.

Le 26 mars 1901, il entre dans le service des voies urinaires se plaignant de douleurs rénales à droite, de fréquence et de souffrances de la miction, mais surtout d'incontinence.

Les urines, qui s'échappent à son insu par le canal et sont recueillies dans un urinal, sont en quantité sensiblement normale (1 300 centimètres cubes ou 1 600 centimètres cubes dans les vingt-quatre heures). Elles sont franchement purulentes, laissent déposer par le repos une couche épaisse grisâtre pulvérulente et non glaireuse; mais elles ne s'éclaircissent pas à la surface. L'analyse pratiquée le 27 mars donne :

Volume des 24 heures	1 600cc
Densité	1 007
Réaction	acide.
Couleur	jaunâtre.
Aspect	trouble.
Sédiment	{ blanc pulvérulent, abondant.
Urée	6gr,10 }
Acide phosphorique total	0gr,15 } par litre.
Chlorure de sodium	6gr,25 }
Albumine	0gr,10 }

Au microscope, nombreux globules de pus. Pas de bacilles de Koch, mais des organismes divers, et parmi eux le coli.

Le canal est libre, sans ressauts, sans points sensibles. La capacité de la vessie paraît très amoindrie. Il est impossible d'y introduire plus de 40 à 50 centimètres cubes de la solution boriquée; le malade n'éprouve à la suite de cette injection aucune douleur, la vessie ne se contracte pas pour chasser le liquide, elle le refuse simplement comme un vase inerte à parois inextensibles. Par le toucher rectal combiné à la palpation hypogastrique, la vessie donne tout à fait l'impression d'un utérus. Cette exploration n'est d'ailleurs nullement douloureuse et ne s'accompagne pas de saignement de la muqueuse. La rétraction du viscère ne permet pas l'introduction du cystoscope, il n'est pas possible de se rendre compte de l'état de la muqueuse. On porte le diagnostic de péricystite. Le rein et l'uretère gauches ne sont ni sensibles ni augmentés de volume ; par contre, le rein droit est très volumineux et très douloureux à la palpation ; il en est de même de l'uretère correspondant.

L'état général est mauvais : pas d'appétit, dégoût pour tous les aliments, même le lait ; pouls petit, fréquent, oscille entre 90 et 110 pulsations ; température varie entre 37° et 38°. La température locale, prise pendant quelques jours, donne une différence de 3 à 4 dixièmes de degré en faveur du côté droit, ainsi qu'on peut s'en rendre compte dans le tableau suivant :

		Température du côté droit.	Température du côté gauche.
26 mars.	matin	36°,7	36°,2
	soir	36°,9	36°
27 mars.	matin	36°,9	36°,8
	soir	36°,5	36°
28 mars.	matin	36°,2	36°,
	soir	36°	35°,9

Le diagnostic est pyélonéphrite droite ascendante, et en présence de l'aggravation progressive de l'état général on se décide à intervenir.

NÉPHRECTOMIE LE 29 MARS 1901. — Le malade étant chloroformé, la paroi lombaire est incisée obliquement, et l'on arrive sur le tissu périrénal, qui a conservé sa coloration et sa consistance normales. Le rein, extrait sans difficulté, est très volumineux, de coloration un peu pâle, et sa surface est légèrement bosselée. Une incision pratiquée sur son bord convexe, du pôle supérieur au pôle inférieur, donne issue à une assez grande quantité de sang ; mais l'hémostase étant faite en pinçant les vaisseaux du hile avec les doigts de la main gauche, l'écoulement sanguin s'arrête, et l'on peut voir sur les deux tranches de l'organe un très grand nombre d'abcès, dont le volume varie de celui d'un grain de millet à celui d'un gros pois. Le bassinet contient une petite quantité d'urine purulente, et l'uretère, dont on découvre la partie abdominale presque dans toute son étendue, est un peu dilaté.

En présence de ces abcès multiples, M. Pousson hésite un moment sur la conduite qu'il doit tenir; mais finalement il se décide à pratiquer la néphrectomie, persuadé que c'est là le plus sûr moyen de mettre un terme aux symptômes alarmants présentés par le malade.

Le rein enlevé, la fosse lombaire est drainée à l'aide d'une mèche de gaze, et les parois sont suturées à étage au catgut et les téguments au crin de Florence.

SUITES OPÉRATOIRES. — L'opération a duré environ une demi-heure, et le malade semble l'avoir assez bien supportée. Son pouls n'a pas faibli, et il sort très calme du sommeil anesthésique. Mais environ une heure après il est pris d'un tremblement généralisé de tout le corps, d'une durée de vingt à vingt-cinq minutes. Ce frisson n'est pas suivi de sueurs, et le malade reprend aussitôt après son état normal. A six heures, il n'a pas d'élévation de température; le pouls est plein, régulier, non fréquent (76 pulsations). Le malade se sent bien, il se plaint seulement de sécheresse de la langue et d'une soif vive. Rien en un mot ne fait pressentir une mort prochaine, qui survient brusquement à six heures et demie.

AUTOPSIE. — Le foie est gras et volumineux : les poumons sont fortement congestionnés; il existe une petite quantité de liquide dans le péricarde; le cœur est sain.

La vessie se présente sous la forme d'un globe dur et résistant du volume d'un poing d'adolescent; il n'y a pas de péricystite, et on l'extrait facilement de la cavité du petit bassin. Les parois fortement épaissies mesurent près d'un centimètre et demi : elles sont rigides, de telle sorte que la cavité vésicale, au lieu d'être virtuelle comme il arrive lorsqu'elle ne contient pas d'urine, se maintient béante. Cette cavité est d'ailleurs très minime et guère supérieure au volume d'une grosse noix verte. La muqueuse est ramollie, friable, grisâtre. Tandis que l'orifice de l'uretère droit (côté opéré) a son aspect normal et que l'uretère lui-même est à peine plus volumineux qu'à l'état normal, sans flexuosités ni traces de périurétérite, l'orifice de l'uretère gauche est largement dilaté, et ce conduit du volume du pouce est bosselé, flexueux et rempli d'un liquide uro-purulent. Le bassinet correspondant est aussi fortement dilaté, et le rein lui-même paraît augmenté de volume, mais il est régulier à sa surface et de consistance ferme; fendu suivant son bord convexe, il laisse échapper une assez forte quantité d'urine purulente, et sur la coupe son parenchyme paraît très altéré. Il présente une coloration grisâtre uniforme sans qu'il soit possible de distinguer la substance corticale de la substance médullaire : les papilles ont disparu, mais la substance rénale n'a pas été entamée par un travail ulcératif, il n'y a pas de cavernes creusées dans son épaisseur ; il n'y a pas non plus d'abcès ni grands ni petits disséminés dans son intérieur.

DEUXIÈME PARTIE

CHIRURGIE DES NEPHRITES MÉDICALES CHRONIQUES

(Mal de Bright)

Donnant à l'expression de néphrites chroniques médicales son acception la plus large, j'envisagerai, dans l'étude de leur traitement chirurgical, non seulement les inflammations des reins s'accompagnant des trois symptômes cardinaux : albuminurie, hydropisie, urémie, qui constituent le syndrome caractéristique du mal de Bright, mais encore toutes celles se traduisant par des manifestations symptomatiques plus restreintes et, pour ainsi dire, d'ordre exclusivement rénal.

Les chirurgiens, qui sont intervenus dans les néphrites médicales, n'ont d'abord poursuivi d'autre but que de mettre un terme à des accidents graves ayant résisté aux ressources habituelles de la thérapeutique, tels que douleurs vives et persistantes, hémorragies profuses et de longue durée, urémie. Mais à côté de ce traitement *palliatif*, conçu et mis en pratique par un certain nombre de chirurgiens de divers pays, un novateur hardi, George M. Edebohls (de New-York), a proposé un traitement *curatif*, qui ne vise rien moins qu'à entraver le processus anatomique au sein du rein enflammé et même à le faire rétrocéder dans les portions déjà lésées.

Je consacrerai la première section de cette deuxième partie au traitement chirurgical palliatif des néphrites chroniques, et j'exposerai dans la seconde le traitement curatif.

SECTION PREMIÈRE

TRAITEMENT CHIRURGICAL PALLIATIF

CHAPITRE PREMIER

PHYSIOLOGIE PATHOLOGIQUE DES OPÉRATIONS DONT DISPOSE
LE TRAITEMENT CHIRURGICAL

Comme je viens de le dire, le traitement chirurgical palliatif des néphrites médicales chroniques a pour but de remédier aux douleurs, aux hématuries, et à toute cette série d'accidents graves, qui constituent les crises aiguës du mal de Bright, et que domine de haut l'urémie. Avant d'exposer les résultats de ce traitement et d'étudier son application à la clinique, j'envisagerai dans ce premier chapitre les opérations, dont il dispose, au point de vue de leur physiologie pathologique.

Ces opérations sont : la NÉPHRECTOMIE, la NÉPHROTOMIE, la NÉPHROLYSE ou *libération des adhérences périrénales*, la DÉCAPSULATION.

§ I. — Physiologie pathologique de la néphrectomie.

1° NÉPHRITES DOULOUREUSES ET HÉMATURIQUES. — Le mode d'action thérapeutique de la néphrectomie dans les néphrites s'accompagnant de douleurs tenaces et d'hémorragies abondantes se comprend sans qu'il soit nécessaire d'y insister. Il est évident que les souffrances et les pertes de sang ne peuvent que cesser, lorsque le rein, qui en est le siège, est enlevé. Cette extirpation, on le comprend, ne saurait être entreprise qu'après un diagnostic précis, que les moyens actuels d'exploration rénale rendent facile lorsqu'il s'agit d'hémorragie, mais ne permettent pas toujours de réaliser quand on se trouve en présence de phénomènes douloureux. J'ajouterai que ce sacrifice ne peut se justifier que dans l'éventualité de l'unilatéralité de l'affection. J'aurai d'ailleurs occasion d'insister dans la partie clinique sur la rareté des indications par trop simplistes de la néphrectomie dans ces deux complications des néphrites chroniques.

2° **NÉPHRITES COMPLIQUÉES D'ACCIDENTS URÉMIQUES.** — A première vue, il est difficile de s'expliquer par quel mécanisme l'ablation d'un rein chroniquement enflammé agit dans les crises urémiques pour ramener à l'état physiologique la sécrétion du congénère troublée au double point de vue de sa quantité et de sa qualité. Les connaissances que nous avons aujourd'hui, touchant l'existence d'un réflexe réno-rénal et son rôle pathogénique, donnent de ce mécanisme une explication rationnelle.

De l'existence d'un réflexe réno-rénal dans les néphrites médicales et de son rôle pathogénique. Néphrite sympathique. — Cette question toute nouvelle étant du plus grand intérêt pour le sujet que je traite, je crois devoir l'exposer avec quelques détails.

Dans une communication à l'Académie de médecine, que voulut bien présenter le professeur Guyon dans la séance du 20 mars 1900, et dans un travail plus étendu publié dans *Monatsberichte über die Gesamtleistungen auf dem Gebiete der Krankheiten der Harn und sexual Apparatus* la même année, je me suis efforcé d'établir la réalité de l'existence d'un réflexe réno-rénal dans certaines néphrites médicales, à l'exemple de celui qui se produit dans les affections chirurgicales du rein et dont l'importance clinique avait été démontrée depuis longtemps déjà par le professeur Guyon; puis, ce réflexe admis, de montrer la possibilité du développement d'une *néphrite sym-*

pathique. L'étude de cette question a été reprise depuis par plusieurs auteurs, notamment par CASTAIGNE et RAMMERY.

Après avoir rapporté un certain nombre d'observations cliniques, dans lesquelles la suppression d'un rein chroniquement enflammé a retenti heureusement sur les fonctions perturbées de son adelphe, et avoir rappelé une série de faits expérimentaux, où l'on a vu des lésions artificiellement provoquées dans l'un des reins déterminer dans l'autre des troubles d'abord fonctionnels, puis lésionnels, j'essayerai de donner des uns et des autres une juste interprétation.

a. — *Observations cliniques.* — Parmi les faits cliniques propres à démontrer l'existence d'un réflexe partant d'un rein malade pour agir sur le rein sain de manière à diminuer la sécrétion urinaire globale et à abaisser sa teneur en urée, je citerai une observation publiée à un autre point de vue par SABATIER dans la *Revue de chirurgie*, t. IX, Paris, 1889. On y voit qu'aussitôt après la néphrectomie pratiquée pour remédier aux hémorragies profuses et aux douleurs vives éprouvées par la malade, la quantité des urines des vingt-quatre heures, qui oscillait auparavant entre 450 à 750 centimètres cubes, s'élève à 1 000 et à 1 500 centimètres cubes et que le taux de l'urée abaissé à 5 et à 10 grammes remonte à 20 et 22 grammes en même temps que l'albumine diminue considérablement.

Une seconde observation personnelle, que je reproduirai plus loin *in extenso* (obs. 109), est encore plus démonstrative de l'existence du réflexe inhibitoire réno-rénal, car elle prouve péremptoirement que la néphrotomie, qui a relevé le fonctionnement du rein opposé et en a assuré la régularité tant que l'incision est demeurée ouverte, n'a pas empêché le retour des accidents dès que celle-ci a été fermée, tandis que la néphrectomie, en supprimant définitivement le point de départ du réflexe, a mis pour toujours un terme à l'insuffisance fonctionnelle du rein inhibé et a fait cesser les accidents d'empoisonnement urémiques.

GRAPHIQUE N° 1. — NÉPHRITE CHRONIQUE MIXTE UNILATÉRALE (Obs. 109, page 224).
Volume des urines et taux de l'urée avant et après la néphrotomie.

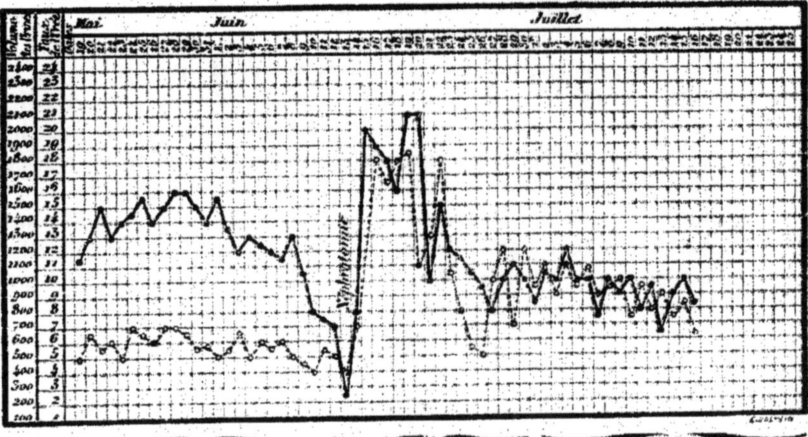

Il s'agit d'une femme atteinte de néphrite unilatérale, très probablement consécutive à la compression de l'uretère par un fibrome utérin, qui peu à peu se plaint de fatigue, d'affaiblissement et d'amaigrissement, d'œdème localisé au bras gauche, en même temps qu'elle accuse une diminution de la quantité des urines (700 grammes), du taux de l'urée (4 à 6 grammes), de l'acide phosphorique (0gr,32), du chlorure de sodium (1gr,90) et avec présence de l'albumine (0gr,25). En face du développement progressif des phénomènes urémiques, je pratique la néphrotomie ; dès le troisième jour la quantité des urines se relève (2000 grammes) ; leur teneur en urée (15gr,60), en acide phosphorique (0gr,77), en chlorure de sodium (3 grammes) augmente parallèlement ; l'albumine reste sensiblement dans les mêmes proportions, mais tous les accidents urémiques disparaissent (graphique 1).

Cette amélioration se maintient pendant une quinzaine de jours, durant lesquels l'incision du rein reste ouverte. A peine est-elle fermée, que se reproduisent les modifications de quantité et de qualité des urines antérieures à l'intervention et réapparaissent les phénomènes d'urémie. Le volume des urines des vingt-quatre heures étant descendu à 500, l'urée à 5,25, l'acide phosphorique à 0,59, le chlorure de sodium à 0,54 et la proportion d'albumine étant de 0,52, je me décide, après avoir soigné médicalement la malade pendant près de six mois, à extirper le rein déjà néphrotomisé. Les signes de l'empoisonnement urémique disparaissent immédiatement et, dès le quatrième jour, le volume des urines des vingt-quatre heures est de 1150 grammes ; l'urée est remontée à 16gr,20, l'acide phosphorique à 1gr,24, le chlorure de sodium à 1gr,70 ; l'albumine est descendue à 0gr,12. A sa sortie de l'hôpital, trente-six jours après la néphrotomie, l'analyse des urines donnait : volume des vingt-quatre heures, 1600 grammes ; urée, 10gr,40 (par litre) ; acide phosphorique, 1gr,30 ; chlorure de sodium, 8gr,80 ; albumine, traces légères. Plus de céphalée, plus de dyspnée, plus de vomissements (graphique 2).

On trouve dans la littérature médicale quelques autres faits analogues à ceux que je viens de rapporter, faits qui ont conduit leurs observateurs à admettre la légitimité de la néphrectomie dans certains cas de néphrite unilatérale avec retentissement sur le rein congénère. C'est ainsi que

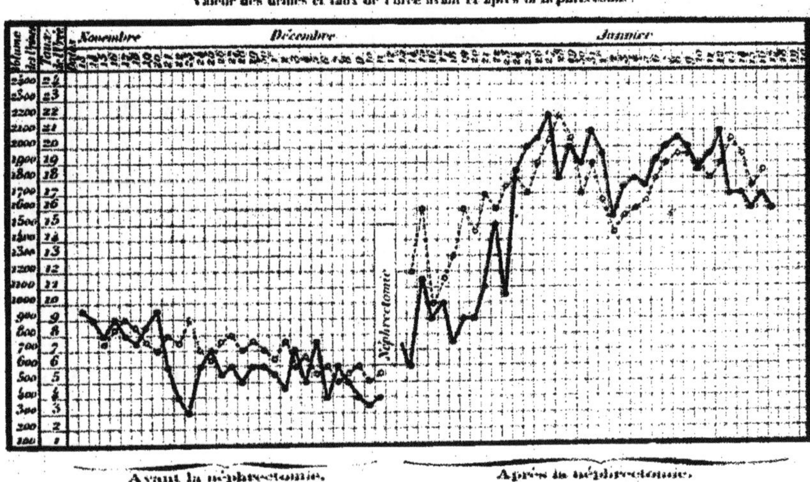

GRAPHIQUE N° 2. — NÉPHRITE CHRONIQUE MIXTE UNILATÉRALE (Obs. 109, page 326).

Valeur des urines et taux de l'urée avant et après la néphrectomie.

SCHEDE aurait vu des troubles urémiques cesser après l'ablation d'un moignon rénal, et que TERRIER, au dire de CASTAIGNE et RATHERY, serait intervenu dans un cas absolument superposable au mien. De son côté, ROVSING, au XXXIᵉ Congrès de la Société allemande de chirurgie, a déclaré que, l'état d'un rein malade exerçant une influence fâcheuse sur le fonctionnement de l'autre, la néphrectomie peut être indiquée pour améliorer la fonction du rein restant.

b. — *Faits expérimentaux.* — Expérimentalement l'influence exercée sur les fonctions d'un rein par les troubles fonctionnels de son adelphe a été démontrée par les recherches d'ISRAËL, ZESTZ et GOLTZ. Ces expérimentateurs, ayant à l'aide d'un dispositif spécial recueilli séparément les urines des deux reins, notent le taux de l'urine excrétée normalement. Élevant alors la pression (150 à 200 millimètres au manomètre à mercure) au niveau de l'un de ces organes en pratiquant des injections d'eau salée à 4 p. 100 dans l'uretère préalablement lié, ils constatent que le rein opposé ne sécrète plus que le quart de la normale ; une fois même ils déterminèrent une anurie de soixante-cinq minutes, qui prit fin dès qu'ils eurent cessé d'élever la pression dans le rein en expérience. Désirant se rapprocher davantage de la clinique, ils lièrent dans un cas simplement l'un des uretères et obtinrent ainsi une pression de 34 millimètres, sous l'influence de laquelle la sécrétion du congénère cessa complètement au bout de vingt minutes, pour reprendre progressivement quand l'obstacle urétéral eut été levé.

CASTAIGNE et RATHERY dans notre pays, par des expériences nombreuses et fort habilement conduites, ont prouvé péremptoirement que des lésions d'un rein peuvent entraîner non seulement des troubles fonctionnels, mais encore des altérations anatomiques du congénère. Ces expériences ont été faites sur un grand nombre d'animaux de différentes espèces, chez lesquels ils provoquaient des lésions mécaniques d'un seul rein soit en liant son artère ou sa veine, ou son uretère, ou encore tous les élé-

ments de son pédicule, soit en le traumatisant par contusion, cautérisations aiguës, injections de grès stérilisé
dans son parenchyme. Plusieurs de leurs animaux succombèrent après avoir présenté des signes d'urémie; mais
tous, morts ou survivants, présentèrent dans le rein opposé
des lésions histologiques. Ayant pratiqué chez quelques-
uns la néphrotomie au moment où le taux urinaire commençait à s'abaisser, ils le virent se relever et les accidents urotoxiques diminuer parallèlement, puis disparaître.
Les animaux, qui survécurent, furent sacrifiés à des
époques variant de quelques jours à plus d'un an après la
mise en expérience, et on put constater à l'examen histologique du rein non expérimenté toute la gamme des
lésions de la néphrite scléreuse, commençant par la cyto-
lyse protoplasmique des épithéliums des tubes contournés
pour aboutir à la formation de fibres conjonctives partant
des parois des artérioles très épaissies et enserrant par
îlots les tubes contournés. Par suite du progrès de toutes
ces lésions, le rein opposé à celui que l'on avait mécaniquement lésé présentait après plus d'un an l'apparence du
petit rein granuleux, avec kystes superficiels et intrapa-
renchymateux et adhérence de sa capsule épaissie. Ces
résultats expérimentaux, ainsi que le font remarquer
Castaigne et Rathery, permettent d'expliquer ces faits
cliniques de malades qui, ayant eu antérieurement un
traumatisme rénal unilatéral, un rein flottant, une hydronéphrose, etc., présentent plusieurs années après des
accidents d'urémie, et à l'autopsie desquels on constate
l'existence d'une néphrite atrophique bilatérale.

c. — *Interprétation physiologico-pathologique du retentissement des lésions d'un rein sur le rein sain opposé.* —
Pour comprendre de quelle manière les lésions d'un rein
peuvent engendrer, dans son adelphe, des désordres anatomiques permanents, il convient que nous rappelions tout
d'abord quelques notions de physiologie normale et pathologique. Bien que l'innervation des reins soit encore très
obscure, on sait, depuis Cl. Bernard et Brown-Séquard,
que l'excitation des nerfs rénaux suspend la sécrétion de

l'organe correspondant et fait pâlir son parenchyme en agissant sur les vaisseaux qu'elle resserre. L'excitation de la muqueuse de l'uretère, du bassinet et de la substance rénale elle-même produit les mêmes effets et détermine l'arrêt de la sécrétion, non seulement du côté sur lequel porte l'excitation, mais encore du côté opposé, de telle sorte qu'on peut voir se produire une anurie complète. Que si, au lieu d'exciter les nerfs du plexus rénal, on vient à les sectionner, le rein se congestionne, devient rouge et turgescent et est animé de battements sans que pour cela sa sécrétion soit augmentée, bien au contraire. Un grand nombre d'affections chirurgicales du rein, mettant en jeu sa sensibilité à la pression et surtout à la distension, genre de sensibilité propre à cet organe et que le professeur GUYON a su démontrer par l'expérimentation de laboratoire et l'observation sur le malade, réalisent précisément en clinique les excitations, points de départ des réflexes circulatoires et sécrétoires agissant soit sur un seul rein, soit sur les deux à la fois. Ainsi s'expliquent les troubles fonctionnels d'oligurie et d'anurie qu'on voit se produire à la suite des traumatismes du rein, de l'obstruction d'un uretère par un calcul, d'une colique néphrétique, des crises d'hydronéphrose intermittente ou d'étranglement dans le rein mobile, etc. etc.

Mais dans ces diverses affections le processus est brusque et réalise bien ainsi la condition première de tout réflexe en surprenant, pour ainsi dire, le rein opposé par une sorte de choc en retour. Il est plus difficile de comprendre le retentissement du rein malade sur le rein sain dans les affections lentes chroniques, et particulièrement dans les néphrites parenchymateuses ou interstitielles. Outre les poussées aiguës et douloureuses qui, survenant encore assez souvent sous l'influence de causes diverses au cours de néphrite chronique du côté du rein principalement atteint, déterminent, du côté opposé, de l'augmentation du volume ou de la douleur (GUYON), ne peut-on pas invoquer aussi l'irritation sourde et constante des nerfs du rein du malade et l'existence de ces névrites du plexus rénal, décrites par KUPFER[1], et plus récemment par C. Falconi (de Florence)[2], dans certains cas? Ces phénomènes passagers ou permanents sont peut-être, pendant longtemps, insuffisants à modifier anatomiquement la structure du parenchyme rénal; mais à la longue les troubles apportés dans le régime circulatoire de l'organe et aussi dans la nutrition de ses éléments anatomiques engendrent *ipso facto* une affection du rein, ou tout au moins créent les conditions qui le mettent en état de réceptivité morbide.

L'importance de ces conditions préalables, sans lesquelles l'infection ne saurait se réaliser, n'est pas moins nécessaire pour le rein que pour tous les autres organes, et c'est précisément ce viscère, qui a été principalement choisi par les expérimentateurs pour étudier la pathogénie des affections déterminées par la pénétration de micro-organismes dans l'intimité des tissus. Le professeur ALBARRAN, après avoir lié un des uretères et injecté, dans la partie de ce conduit sus-jacente à la ligature, une culture de microbes pyogènes, n'a-t-il pas vu le rein opposé s'infecter par la voie hématogène et n'a-t-il pas attribué cette infection à l'hyperhémie résultant du surcroît de travail qui lui est imposé? Dans un rein préparé à l'infection du fait du retentissement réflexe sur sa circulation et sur sa nutrition des lésions du rein opposé, ce sont moins les microbes que leurs toxines qui menacent son intégrité, et il n'est pas irrationnel d'admettre que les produits de sécrétion microbienne, prenant naissance dans un rein infecté, aient sur les éléments anatomiques de son congénère une sorte d'action élective propre à en compromettre le fonctionnement physiologique et même la vitalité. Dans les recherches qu'il a faites après BECKMAN, PERL, LANCEREAUX, sur l'hypertrophie compensatrice d'un rein consécutive à la destruction pathologique de l'autre rein; le professeur ALBARRAN a été amené à porter son attention sur la variabilité de l'hypertrophie suivant l'affection ayant provoqué l'atrophie du rein primordialement atteint. Tandis qu'à la

[1] KUPFER, *Gaz. hebd. de méd. et de chir.*, 1897, p. 445.
[2] FALCONI, *Rivista critica di clinica*, 1907, nos 9, 10 et 11.

suite des processus de destruction rénale aseptiques, comme l'uronéphrose pure, l'hypertrophie est constante et porte sur la totalité des éléments anatomiques du rein sain, cette hypertrophie n'est que partielle et même fait complètement défaut dans les processus septiques, tels que les pyonéphroses, soit que la puissance de l'organisme, épuisé par la résorption des produits toxi-infectieux, n'ait pu faire les frais de ce travail compensateur, soit que l'élimination des toxines ait déterminé, au lieu et place de l'hypertrophie, des îlots plus ou moins étendus de néphrite infectieuse avec ou sans suppuration.

d. — *Néphrite sympathique.* — C'est en m'appuyant sur les données de la physiologie normale et pathologique des reins, que je viens de rappeler, que j'ai été conduit à admettre l'existence d'une *néphrite sympathique* tout à fait analogue à l'ophtalmie sympathique par sa pathogénie, exigeant un double facteur : trouble réflexe de la nutrition du rein d'une part, microbe et toxines de l'autre.

Castaigne et Rathery, qui contestent cette assimilation du rein à l'œil et rejettent l'expression de néphrite sympathique, admettent, comme on a pu le voir, le retentissement d'une lésion d'un rein sur le rein opposé, et en expliquent la pathogénie par une théorie qui se rapproche singulièrement de la mienne. D'après eux, les lésions du second rein seraient uniquement produites par la résorption des déchets épithéliaux du rein malade doués d'une action toxique élective, ainsi que le leur ont prouvé leurs expériences avec le sérum néphrotoxique à doses massives. La diminution de la résistance du rein ou sa suractivité fonctionnelle ne serait nullement nécessaire. Cette manière de voir a été confirmée par les recherches de Pisani, de Lindemann, de Néfedyew, et celles d'Ascoli communiquées au Congrès de la Société italienne de médecine interne de Rome, en octobre 1902 : « En résumé, conclut ce dernier expérimentateur, on doit faire intervenir dans la pathogénie des néphrites, en plus de l'intoxication urinaire, le concours des *néphrolysines*, qui rentrent dans la catégorie des poisons enzymes cellulaires. »

Les expériences publiées par GESSLER FORSSNER, dans *Nord medical Arkiv*, peuvent également servir à interpréter le mécanisme de l'infection d'un rein sain par son congénère altéré. Ces expériences lui ont démontré que l'infection du rein est lié non seulement à son état antérieur et à l'action d'un microbe déterminé, mais encore à une virulence spécialement acquise par ce microbe, laquelle lui permet de se localiser sur le rein plutôt que sur tout autre organe. Elles ont consisté à inoculer à des lapins, par voie intraveineuse, des cultures de streptocoques sur extrait rénal. A la suite de ces inoculations, on trouve dans le rein des animaux expérimentés et dans leurs autres organes de nombreux streptocoques. Mais les reins ainsi infectés ayant été mis à l'étuve et pris ensuite pour milieu de culture ne fournirent que de très rares streptocoques, et ces streptocoques, ayant subi un passage analogue au précédent par une nouvelle série de lapins et de reins, ne produisirent plus que des lésions rénales localisées, tous les autres organes demeurant indemnes. Ces lésions rénales, quelquefois, mais exceptionnellement, unilatérales, consistaient en petits foyers gris jaunâtre, contenant un très grand nombre de streptocoques. Après quelques jours les microbes disparaissaient du rein, mais les altérations produites par eux étaient encore reconnaissables au bout d'un mois ou six semaines.

§ II. — Physiologie pathologique de la néphrotomie.

1° **NÉPHRITES DOULOUREUSES.** — Dans la partie clinique de mon travail, j'aurai à discuter l'existence, encore controversée, des douleurs dans les néphrites chroniques et, en particulier, dans le mal de BRIGHT; je ne dois m'occuper ici que du mode d'action de l'incision du parenchyme rénal dans leur traitement. Ce mode d'action repose sur la pathogénie des phénomènes douloureux.

Parmi les diverses hypothèses qui ont été émises à ce sujet, celle du professeur LE DENTU semble le mieux s'accorder avec les données de l'anatomie pathologique des néphrites douloureuses. D'après lui, les douleurs des néphrites médicales, comme celles de certaines affections chirurgicales du rein, reconnaissent pour cause la compression de l'organe malade par sa capsule sclérosée. FOUET admet le même mécanisme et désigne, sous le nom de pachycapsulite, le processus sclérogène de la capsule propre. C'est à cette opinion que je me rallie; mais, avec HARRISON et ISRAËL, je pense que le rôle de l'enveloppe fibreuse du rein épaissie et indurée est plutôt passif et que le parenchyme rénal est l'agent actif de son étranglement au moment des poussées congestives, auxquelles il est exposé du fait de son inflammation chronique. Ces poussées congestives sont la conséquence des lésions vasculaires, qui tiennent une place toujours importante dans toute néphrite, et qui font que la circulation pouvant encore s'effectuer en temps ordinaire s'embarrasse au moindre trouble. Le rein, à ce moment gorgé de sang par place ou dans toute son étendue, augmente de volume et subit du fait de sa capsule s'opposant à son expansion une compression, qui retentit sur tous ses éléments anatomiques y compris les ramifications nerveuses. Le rôle de la congestion, que j'invoque, s'accorde bien avec la physionomie clinique des douleurs qui, sourdes et continues chez quelques malades, se manifestent chez le plus grand nombre sous forme de crises aiguës, paroxystiques, survenant sous les mêmes influences et parfois à intervalles réguliers. Mais ce qui en confirme l'existence d'une manière irréfutable, ce sont les constatations faites du vivant même des malades, au cours des opérations. Dans plusieurs observations il est dit, en effet, comme on le verra dans la partie clinique, que le rein extrait de sa loge apparaît dur, tendu, congestionné, bleuâtre ou rougeâtre, et qu'à l'incision de la capsule le tissu a tendance à faire hernie par ses lèvres bâillantes.

La genèse des douleurs des néphrites médicales ainsi comprises, il est facile d'expliquer de quelle manière agit l'incision de la capsule propre et, encore mieux, du parenchyme pour les combattre. Cette incision lève l'étranglement des divers éléments du rein à l'étroit dans sa capsule épaissie et inextensible, et, en particulier, celui des ramifications nerveuses.

Mais ce n'est pas seulement sur cette cause statique de la douleur dans les néphrites qu'agit la néphrotomie; par l'émission sanguine qui l'accompagne, elle agit encore sur sa cause dynamique, à savoir les poussées congestives tenant sous leur dépendance les crises qui caractérisent cliniquement les néphrites douloureuses. C'est peut-être plutôt en régularisant la circulation du rein, ainsi que nous allons le voir à propos du traitement des néphrites hématuriques, qu'en débridant sa capsule que l'incision du parenchyme est propre à combattre les douleurs des néphrites.

Tel est le mécanisme de l'action algostatique de la néphrotomie. *A priori*, elle semblerait ne pouvoir être que temporaire; mais en s'appuyant sur les raisons que j'invoquerai pour expliquer la permanence de l'action hémostatique de cette opération dans les néphrites hématuriques, il est possible de comprendre qu'elle puisse devenir définitive.

2° **NÉPHRITES HÉMATURIQUES**. — Comme je l'ai fait pour les néphrites douloureuses, je renvoie à la partie clinique de mon travail les quelques considérations que j'ai à présenter sur l'existence et la fréquence des néphrites hématuriques.

Pour expliquer et comprendre les effets hémostatiques de la néphrotomie dans les néphrites hématuriques, il convient tout d'abord de déterminer quelques points importants de l'anatomie et de la physiologie du rein chroniquement enflammé, de manière à être bien fixé sur la genèse de ce genre de néphrorragies.

Dans les néphrites chroniques doubles ou s'étendant à la plus grande partie du parenchyme d'un rein et s'accompagnant des symptômes de grande ou petite urémie, qui caractérisent le mal de BRIGHT, on peut invoquer pour expliquer les hémorragies soit la diminution des principes albuminoïdes du sang, soit son altération par les toxines qui y sont retenues. La néphrotomie, comme d'ailleurs toute autre intervention, ne saurait avoir qu'une action bien secondaire en pareil cas. Mais la clinique nous apprend que les hématuries rénales surviennent plutôt dans les néphrites chroniques unilatérales et dans celles dont les lésions sont limitées, parcellaires, n'intéressant que quelques systèmes glomérulaires. Dans cette variété de néphrites, les causes de l'hémorragie sont toutes locales et se trouvent dans les altérations anatomiques des vaisseaux du rein et dans la gêne que la sclérose du parenchyme apporte au régime circulatoire.

En effet, quelle que soit l'origine du processus néphrétique, les lésions vasculaires tiennent toujours une place importante dans la désorganisation générale des tissus. Les capillaires de certains glomérules et de la substance corticale par places apparaissent gorgés de sang dans la forme parenchymateuse, et on y voit même des tubuli distendus par des hématies. Ces mêmes vaisseaux sont, au contraire, atrophiés et les artérioles afférentes et efférentes envahies par l'endopériartérite dans la forme interstitielle. On comprend dès lors que la circulation, qui peut encore suffisamment s'effectuer en temps ordinaire dans ce système vasculaire si profondément altéré, s'embarrasse au moindre trouble : de là des poussées congestives, qui aboutissent d'autant plus facilement au raptus hémorragique que les parois vasculaires sont devenues plus fragiles par suite de l'artériosclérose.

A ces lésions, cause primordiale des néphrorragies dans les néphrites chroniques, s'en joignent d'autres sur lesquelles agit encore efficacement l'incision du rein. C'est d'abord l'hypertension sanguine et l'hypertrophie cardiaque, si fréquente chez les porteurs de petit rein contracté. C'est ensuite les troubles de l'innervation des éléments anatomiques du rein, sur laquelle nous ne possédons que des connaissances très rudimentaires. C'est enfin l'altération de la crase du sang, si commune chez les brightiques.

Comment agit la néphrotomie sur ces divers facteurs

de l'hémorragie? Tout d'abord, par la déplétion sanguine qu'elle détermine au niveau du rein lui-même, elle décongestionne son parenchyme et permet ainsi à la circulation rénale de se régulariser et de s'équilibrer également de manière à diminuer l'hypertension vasculaire, et partant l'extravasation sanguine dans certaines portions de son territoire. L'abaissement de la pression dans l'ensemble du système circulatoire réalisé par la saignée, qui suit l'incision du rein, a également pour heureux effet de supprimer les causes d'hémorragie relevant de l'hypertension vasculaire et de l'hypertrophie cardiaque. La néphrotomie agit sans doute aussi efficacement sur l'innervation rénale en décomprimant les filets nerveux étranglés, de même que les autres éléments anatomiques du rein congestionné dans sa capsule inextensible. Enfin, sans prétendre que l'opération puisse avoir une action efficace sur l'altération du sang, on peut bien admettre qu'elle ne reste pas sans effet sur les phénomènes d'intoxication rénale, conséquence de l'irrigation du parenchyme par un sang plus ou moins adultéré.

L'action hémostatique de la simple néphrotomie, qui semblerait ne devoir être que temporaire, s'affirme d'une façon définitive dans nombre d'observations cliniques. Je crois pouvoir en trouver la raison dans ce fait que, le plus souvent, comme je l'ai fait précédemment remarquer, les lésions de néphrite s'accompagnant d'hématuries sont limitées, parcellaires, et que dès lors elles peuvent rétrocéder, ou bien encore évoluer en kystes ou en blocs fibreux invasculaires, tandis que les parties voisines s'hypertrophient par compensation.

3° **NÉPHRITES COMPLIQUÉES D'ACCIDENTS URÉMIQUES.** — Bien des points de la pathogénie des accidents urémiques chez les brightiques nous échappent; mais il n'est pas permis de mettre en doute qu'ils sont directement ou indirectement le résultat de l'insuffisance de la dépuration du sang par les reins. Il suffit, en effet, que ces organes reprennent leurs fonctions pour que se dissipent les phénomènes morbides. On connaît bien la diversité des moyens utilisés par les médecins pour rétablir la capacité physiologique du filtre rénal, mais on sait aussi combien souvent ils échouent. Cet échec tient peut-être à ce que la plupart des médications employées jusqu'à ce jour ne s'attaquent que d'une façon détournée à la cause entravant le fonctionnement rénal, et que celles qui la visent directement, comme les déplétions sanguines au niveau des lombes, agissent insuffisamment. C'est ce *desideratum* que j'ai voulu remplir, en proposant de pratiquer chez les brightiques la néphrotomie. J'y ai été conduit par diverses considérations de physiologie pathologique.

L'incision du parenchyme rénal chez les brightiques en crise urémique a une *action principale* et des *effets accessoires*.

1o *Action principale.* — *Tension intrarénale.* — On sait que Guyon et Albarran, s'appuyant sur l'expérimentation et la clinique, ont démontré, d'une part, les conséquences de la mise en tension du rein sur la perturbation de la sécrétion urinaire, et, d'autre part, les résultats obtenus en pareils cas par l'incision du parenchyme rénal, qui dès lors récupère toutes ses fonctions physiologiques.

Pensant, ainsi que Réginald Harrison l'a fait pour les néphrites aiguës, que les troubles de la sécrétion urinaire dans les néphrites chroniques reconnaissent aussi pour cause un excès de la tension intrarénale, la première indication, que m'a semblé devoir réclamer le traitement des accidents urémiques, est la néphrotomie et le drainage plus ou moins prolongé du bassinet.

Bien que l'existence d'un *glaucome rénal*, qui se comprend aisément dans les inflammations aiguës et subaiguës, soit plus difficile à concevoir dans les inflammations chroniques, j'ai cru poursuivre la comparaison même dans la période d'état du mal de Bright. En effet, dans toute néphrite chronique à la perturbation organique primitive des éléments anatomiques vient s'ajouter l'hypertension retentissant sur les épithéliums pour en troubler le fonctionnement, en diminuer la vitalité et, finalement, en entraîner la mort. Cette hypertension résulte, dans les néphrites parenchymateuses, de l'augmentation de volume du rein en voie de prolifération active au sein de la capsule inextensible, et, dans les néphrites interstitielles, de la rétraction de la capsule propre et du stroma conjonctif. Ainsi sont fortement comprimés, comme dans le glaucome chronique, les vaisseaux et les nerfs du rein, et partant se trouvent profondément modifiés son régime circulatoire et son innervation. Dans de telles conditions, si l'organe peut encore remplir son rôle dépurateur tant que rien ne vient modifier sa circulation si précaire, il faillit à sa tâche au moindre incident susceptible de la troubler. C'est ainsi que s'expliquent les effets des congestions subites, qui, sous l'influence du froid ou de toutes autres causes, se traduisent par une diminution et une altération de la sécrétion urinaire, en même temps qu'éclatent les accidents parfois foudroyants de l'urémie.

Un travail de FRESKEL fournit la confirmation de ce que j'avance. Suivant cet auteur, il suffit du moindre œdème interstitiel pour que, la pression dans les espaces inter-organiques du rein devenant supérieure à la pression dans les artérioles afférentes, l'apport du sang aux glomérules soit entravé et qu'il en résulte de l'oligurie et même de l'anurie. « Ici, dit FRESKEL, l'élément glandulaire n'est donc pas touché organiquement, et il suffit de dégager les espaces interstitiels, péri-artériels et autres, par une large saignée dans le triangle de J.-L. PETIT... pour voir la diurèse se rétablir. » D'autre part, LEUBE et HEIDENHAIN ont démontré depuis longtemps que si l'on vient à diminuer la vitesse du courant sanguin en liant l'artère ou la veine rénale, les épithéliums insuffisamment fournis d'oxygène sont atteints dans leur nutrition, laissent filtrer l'albumine, et deviennent partiellement impropres à éliminer l'urée et les différents sels de l'urine. Plus récemment, H. DE SOUZA a démontré que, conformément à la théorie de LUDWIG, l'écoulement de l'urine suit la vitesse même de l'irrigation sanguine stimulatrice des cellules sécrétantes et que cette vitesse est fonction de la pression artérielle.

Monbourg a bien fait ressortir le mécanisme thérapeutique de l'incision rénale dans les accidents urémiques des brightiques. Faisant remarquer que « si dans certains cas, les plus rares à la vérité, on rencontre à l'autopsie des brightiques des reins scléreux à l'extrême et incapables de toute fonction, on ne s'explique pas la mort rénale dans beaucoup d'autres en présence de la quantité du parenchyme restée saine. C'est qu'alors entre les lésions fixes dégénératives il existe des lésions temporaires mobiles : l'état congestif des glomérules, des hémorragies intratubulaires, des sécrétions muqueuses et des blocs colloïdes oblitérant partiellement les tubes ; la congestion domine tout »,… « le rein chroniquement enflammé se laisse étrangler dans sa capsule inextensible ; l'insuffisance absolue des brightiques, qui ont succombé, est donc la somme d'une insuffisance fixe et d'une insuffisance temporaire susceptible de disparaître. »

Telles sont les idées théoriques et les données expérimentales, qui m'ont conduit à préconiser la néphrotomie pour combattre les crises urémiques survenant au cours des néphrites chroniques. J'indiquerai dans la partie clinique les résultats obtenus ; mais je mettrai de suite sous les yeux du lecteur quelques graphiques se rapportant à des malades que j'ai opérés, montrant, après l'incision rénale, le relèvement rapide du taux de l'urine, de l'urée et des sels, de telle sorte qu'il semble véritablement que l'opération, qu'on me passe l'expression, ait ouvert le *robinet des urines*.

Le graphique 3 se rapporte à une malade de quarante-sept ans, ayant eu à dix-neuf ans, six mois après son mariage, une première attaque d'anasarque avec polyurie et polydipsie, et quelque temps après des accidents pelviens, qui exigèrent une double ovariectomie (voir obs. 110, page 339). A partir de ce moment, elle ne souffrit plus du ventre, mais eut des crises répétées d'urémie l'obligeant à séjourner à différentes reprises à l'hôpital. Admise dans le service des voies urinaires pour une de ces crises, elle se plaint de céphalée, d'éblouissements, de dyspnée, de vomissements. Les deux régions lombaires sont

GRAPHIQUE N° 3. — NÉPHRITE CHRONIQUE MIXTE UNILATÉRALE (Obs. 110, p. 339).

Volume des urines et taux de l'urée, du chlorure de sodium et de l'acide phosphorique avant et après la néphrotomie.

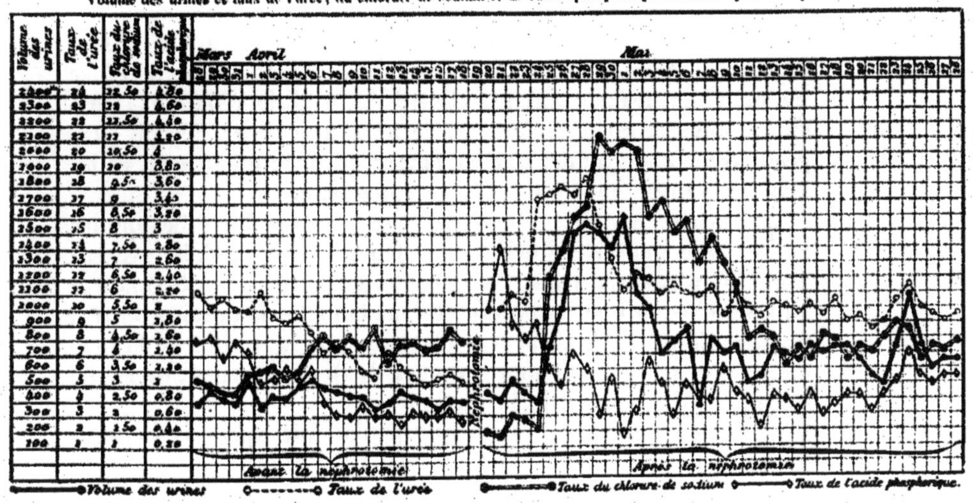

spontanément douloureuses; mais les douleurs ont été long-temps localisées à droite, et actuellement la palpation est moins bien supportée de ce côté. Les urines sont rares (400 centi-mètres cubes) et contiennent peu d'urée (4 grammes en vingt-quatre heures), de chlorures (3 grammes en vingt-quatre heures) et un peu d'albumine. Malgré les divers traitements médicaux, l'oligurie persiste et les accidents urémiques s'aggravent : dou-leurs rénales intolérables.

Pendant les trois premiers jours qui suivent la néphrotomie, la malade demeure affaissée et comateuse et la quantité des urines ne se relève que faiblement; mais le quatrième jour l'état redevient plus satisfaisant, et l'amélioration s'accentue les jours suivants. Les douleurs rénales cessent, les accidents urémiques se dissipent en même temps que la quantité des urines augmente, que le taux de l'urée s'accroît et que la proportion des sels se régularise. Cette amélioration dure une quinzaine de jours ; à ce moment, le drain ayant été chassé de la plaie rénale et l'inci-sion commençant à se fermer, le taux de l'urine décroît pro-gressivement de même que sa teneur en urée et en sels, et les accidents urémiques tendent à réapparaître.

La malade a quitté l'hôpital, rendant dans les vingt-quatre heures une quantité d'urine supérieure à celle qu'elle rendait avant l'opération, mais ne dépassant guère 700 centimètres cubes à 800 centimètres cubes, et dans laquelle la portion d'urée, de phosphates et de chlorures n'atteint pas la moitié de la nor-male. Elle se plaignait moins de ses douleurs rénales, mais elle présentait des signes de brightisme.

Je me suis demandé, ainsi que je l'ai fait après la néphro-tomie pratiquée chez la malade, dont j'ai donné le graphique page 81, si l'amélioration seulement passagère, obtenue chez cette seconde, ne tient pas « à l'insuffisance de mon interven-tion qui, au lieu de se borner à l'incision, aurait dû aller jusqu'à l'extirpation du rein malade », de manière à supprimer son influence morbide réflexe sur son congénère, et à permettre aux légères lésions de ce dernier de rétrocéder.

Dans le graphique 4, il s'agit d'un alcoolique et paludéen présentant le tableau de la néphrite subaiguë diffuse à gros rein blanc : œdème généralisé très prononcé; céphalée, tendance à l'assoupissement, sommeil agité et troublé par des hallucina-tions ; urines rares, fortement albumineuses (6 à 8 grammes par litre), mais sensiblement normales en ce qui concerne la propor-

GRAPHIQUE N° 4. — NÉPHRITE SUBAIGUË (Gros rein blanc) (Obs. 131, page 367).

Volume de l'urine et taux de l'urée, du chlorure de sodium, de l'acide phosphorique, de l'albumine avant et après la néphrotomie.

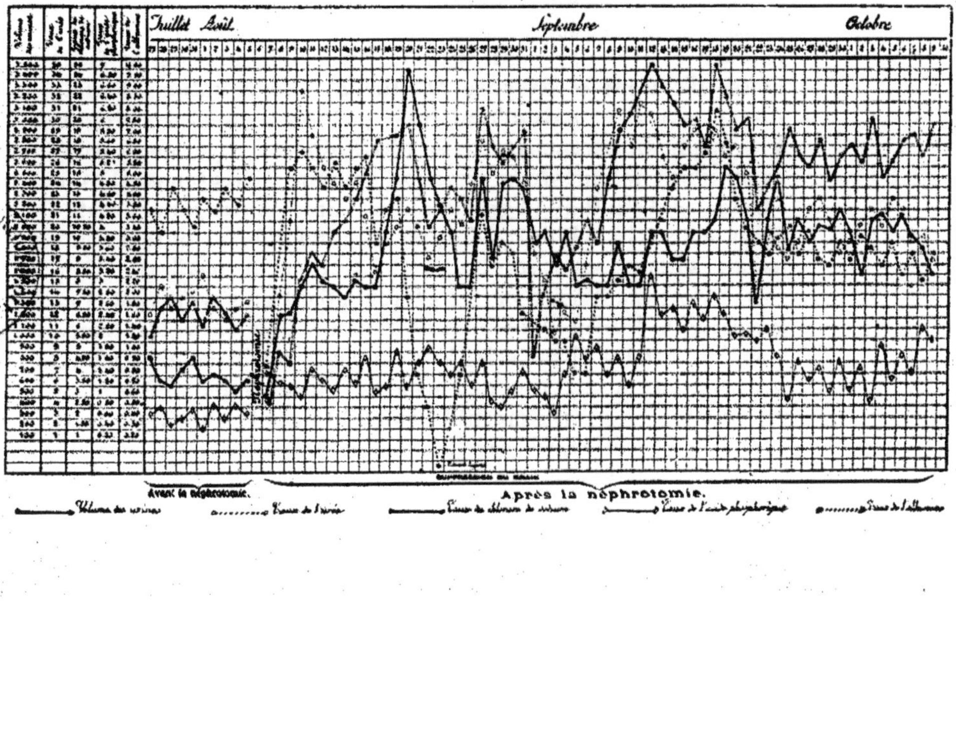

Juillet Août — Septembre — Octobre

Avant la néphrotomie. — Après la néphrotomie.

Suppression du rein.

Volume des urines — Taux de l'urée — Taux du chlorure de sodium — Taux de l'acide phosphorique — Taux de l'albumine

tion des matières extractives. (Voir obs. 131, page 367.) Ces phénomènes ayant résisté à la médication interne, le rein est incisé et drainé. Dès le surlendemain l'urine atteint 1 200 grammes en vingt-quatre heures, avec urée 21 grammes. Les autres sels restent dans les mêmes proportions qu'auparavant. La quantité des urines et leur teneur en matières excrémentitielles augmentent encore les jours suivants ; mais pendant vingt-trois jours, il ne survient aucun changement dans la quantité d'albumine éliminée ; à ce moment et coïncidant avec l'énorme proportion des 3 500 centimètres cubes d'urine évacuée, ce produit descend rapidement de 4 grammes à 2^{gr},80, à 1^{gr},40, à 0^{gr},80 et se réduit enfin à des traces légères.

Le dernier graphique 5 est celui d'un homme de quarante ans, présentant les signes prédominants de la néphrite interstitielle : œdème discret des malléoles, légère bouffissure de la face, crises d'asthme et dyspnée habituelle, expectoration albumineuse, céphalée, mais offrant aussi quelques symptômes propres à la néphrite parenchymateuse : hydrothorax, hydropéricarde, diminution notable de la sécrétion urinaire (300 grammes) avec abaissement du taux (4 grammes) de l'urée et des autres matériaux extractifs (chlorures 3^{gr},50), et une faible quantité d'albumine, soumis sans résultat à un traitement médical. (Voir obs. 111, page 347.) Son état général allant en s'aggravant et la quantité de l'urine diminuant de jour en jour en même temps que l'urée et les divers sels, je pratique la néphrotomie. Quatre jours après, la sécrétion de l'urine se relève en quantité comme en qualité, et parallèlement la santé du malade s'améliore progressivement et régulièrement, au point que lorsqu'il sort de l'hôpital, sept mois après l'intervention, il offre les apparences de la guérison puisque ses urines, normales en ce qui concerne l'élimination des produits excrémentitiels, ne contiennent qu'une faible dose d'albumine (0,10) et nulle trace de cylindres.

Actions accessoires. — Ces effets accessoires s'exercent sur a) l'*urémie rénale;* b) les *œdèmes;* c) l'*hypertrophie du cœur.*

a) *Urémie rénale.* — Pour expliquer la genèse des crises graves de toxémie chez les brightiques, le professeur DIEULAFOY admet, à côté de la congestion du rein entravant ses fonctions, l'hypothèse d'un spasme des petits

GRAPHIQUE N° 5. — NÉPHRITE INTERSTITIELLE (Petit rein contracté) (Obs. 114, p. 347).

Volume de l'urine et taux de l'urée, du chlorure de sodium, de l'acide phosphorique, de l'albumine avant et après la néphrotomie.

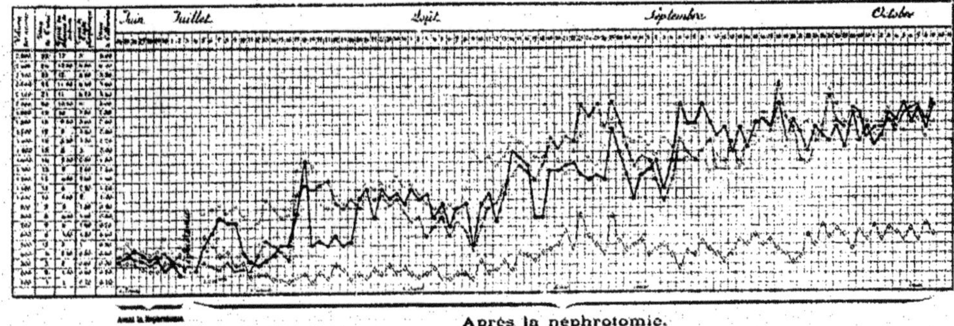

vaisseaux de l'organe, ou encore celle d'une intoxication
de ses éléments sécrétoires par un poison urémique, sorte
d'*urémie rénale*. L'incision large du viscère ne paraît-elle
pas le meilleur moyen de résoudre le spasme supposé et
de débarrasser le parenchyme des toxines qui l'imprègnent ?

b) Œdèmes. — D'un certain nombre de faits qu'il m'a
été donné d'observer, dans lesquels la disparition de
l'anasarque a commencé par le côté correspondant à
l'unique rein incisé pour gagner ensuite le côté opposé,
je crois pouvoir conclure que l'action de la néphrotomie
peut s'étendre à tous les vaisseaux de l'organisme. Ainsi
ce phénomène viendrait confirmer l'une des nombreuses
hypothèses émises sur la pathogénie des œdèmes brightiques. Cette hypothèse est celle de POTAIN, qui attribue
l'infiltration séreuse du tissu cellulaire dans les maladies
des reins à la paralysie des vaisseaux capillaires sous
l'influence d'un réflexe qui, parti de ces organes, leur
serait transmis par l'intermédiaire des nerfs vaso-moteurs.
Comme preuve venant à l'appui de sa théorie, ce maître a
signalé des cas d'œdème localisé à un seul côté du corps,
à la suite de lésions portant sur un seul rein, notamment
à la suite de la contusion rénale. En supprimant le point
de départ du réflexe vaso-moteur, qui dans le mal de
BRIGHT réside dans l'hypertension intra-rénale, l'incision
de la capsule et du parenchyme permet à la circulation de
se faire normalement, et partant à l'infiltration séreuse de
se résorber.

MORGOFF explique d'une autre manière la résorption
rapide de l'œdème du côté opéré. Il suppose l'existence
d'un double courant dans la veine cave inférieure, à
l'exemple de celui qui a été démontré dans la veine porte
par SÉRÉGÉ. « Si le sang veineux, dit-il, qui pénètre le
rein droit, par exemple, ne se mélange pas au sang
veineux qui se répand dans le rein gauche, le retour à la
perméabilité du rein droit entraînera une résorption plus
rapide des œdèmes du segment inférieur correspondant
dans les cas de néphrite bilatérale. » L'existence de ce
double courant dans la veine cave a été prouvée depuis

par Ségéé, mais l'interprétation de Moucoun laisse quelque obscurité dans mon esprit[1].

c) *Hypertrophie du cœur.* — L'état du cœur lui-même peut être favorablement influencé par l'incision rénale. En effet, l'hypertropie de ce viscère, qui paraît bien être dans un grand nombre de cas la conséquence de l'hypertension artérielle, d'après les observations cliniques de Traube, de Potain, de Charcot et les faits expérimentaux de Strauss, ne saurait avoir que de la tendance à s'amender et même à rétrocéder si les lésions du myocarde sont encore réparables, lorsque la tension revient à la normale dans les reins et le réseau des capillaires périphériques[2].

§ III. — Physiologie pathologique de la népholyse ou libération des adhérences périrénales.

1o **Néphrites douloureuses.** — La néphrotomie, ainsi que je l'ai précédemment démontré, agit dans le traitement des néphrites douloureuses en libérant le parenchyme comprimé dans sa capsule inextensible et en faisant cesser l'étranglement des filets nerveux, qui se distribuent à la trame du rein. Rovsing n'admet pas cette genèse des douleurs, et partant rejette le principe de l'incision rénale. Pour le chirurgien danois, les tissus du rein étant dénués de nerfs sensitifs, les malades atteints de néphrite chronique ne souffrent que lorsque la capsule innervée par les nerfs lombaires et dorsaux est elle-même envahie par le processus inflammatoire. Les douleurs résultent du tiraille

[1] Bien d'autres théories que celle de la perturbation vaso-motrice, que j'invoque ici, ont été émises pour expliquer les œdèmes des néphrites chroniques; mais je ne crois pas qu'aucune d'elles, pas même celle de la rétention des chlorures, puisse s'y substituer et la ruiner complétement. Les facteurs de l'hydropisie, tant sous-cutanée que viscérale, sont multiples; voilà, je crois, la conclusion qu'il faut dégager des recherches si nombreuses et si sagaces faites sur ce sujet dans ces derniers temps.

[2] Je crois devoir faire, à propos de la pathogénie de l'hypertrophie du cœur dans le mal de Bright, une remarque analogue à celle que j'ai faite au sujet de la pathogénie des œdèmes. A côté de la cause génératrice toute mécanique s'en placent d'autres d'ordre dyscrasique qui viennent y ajouter leurs effets.

ment des adhérences réunissant le rein aux parois de sa loge; elles sont localisées à la région lombaire et n'ont aucun des caractères de la colique néphrétique. Pour ces raisons, après avoir dans ses premières opérations combiné l'incision du parenchyme du rein à la libération et à la résection de son atmosphère cellulo-fibreuse périphérique, il n'a plus recours actuellement qu'à la destruction des adhérences ou néphrolyse. Cette opération a, selon lui, le grand avantage de ménager pour l'avenir l'intégrité du tissu rénal et de permettre grâce aux modifications survenant dans l'irrigation sanguine, par suite des anastomoses des vaisseaux de la capsule et de ceux des viscères, d'espérer la guérison de la néphrite.

2° NÉPHRITES HÉMATURIQUES. — En étudiant à propos du mode d'action de la néphrotomie dans les néphrorragies les facteurs de cet accident des néphrites, j'ai fait ressortir toute l'importance des lésions vasculaires, en particulier celles des glomérules, mais sans rejeter pour cela l'influence du système nerveux, auquel LANCEREAUX a accordé une part certainement exagérée dans la production des hématuries qu'il a dénommées angionévrotiques.

C'est contre ce facteur secondaire des hématuries qu'agirait la néphrolyse de ROVSING, en déterminant du côté des tissus du rein, et plus spécialement de ses vaisseaux, des actes réflexes propres à régulariser la circulation et à combattre la congestion. Le professeur JABOULAY se range à la manière de voir de ROVSING. Selon lui, toutes les opérations pratiquées sur le rein dans les divers accidents des néphrites chroniques agiraient sur la fonction et la nutrition du tissu de cet organe par l'intermédiaire des modifications apportées à son innervation et à sa circulation par les tiraillements, les malaxations, l'élongation et autres traumatismes des filets nerveux sympathiques de son hile.

3° NÉPHRITES COMPLIQUÉES D'ACCIDENTS URÉMIQUES. — Je ne crois pas que le néphrolyse de ROVSING ait été jamais appliqué au traitement des crises urémiques des néphrétiques. Si on l'y appliquait, on ne pourrait compter en obtenir que les effets résultant des modifications imprimées à son innervation et à sa circulation, effets qu'il y a tout lieu de croire bien inférieurs à ceux fournis par la néphrotomie, que j'ai longuement exposés, et par la décapsulation rénale, que je vais maintenant étudier.

§ IV. — Physiologie pathologique de la décapsulation rénale.

La décapsulation du rein, qui a été imaginée par G. EDEBOHLS dans le but de guérir radicalement les néphrites chroniques, a été aussi recommandée par le chirurgien de New-York dans le traitement des accidents urémiques. Quelques rares opérateurs l'ont également employée pour combattre les douleurs et les hématuries des néphrites chroniques.

1° NÉPHRITES DOULOUREUSES ET HÉMATURIQUES. — Je crois inutile d'insister sur le mode d'action algostatique et hémostatique de la décapsulation, après ce que j'ai dit du mécanisme physiologique de la néphrolyse. Ce mode d'action ne diffère pas sans doute pour l'une et l'autre intervention, et je serais disposé *a priori* à accorder une supériorité à la décapsulation, qui assure plus complètement la rupture des adhérences du rein à sa capsule adipeuse et y ajoute la décompression du parenchyme rénal.

2° NÉPHRITES COMPLIQUÉES D'ACCIDENTS URÉMIQUES. — G. EDEBOHLS, qui, ainsi que nous le verrons, nie l'existence de l'hypertension intrarénale dans les néphrites chroniques à leur période d'état, ne peut pas ne pas l'admettre au moment des poussées congestives déterminant les divers phénomènes des crises d'urémie. La capsulectomie agirait donc d'abord, selon lui, en diminuant la tension intrarénale, et à cette action viendrait se joindre la décongestion de l'organe à la suite des malaxations, auxquelles il est soumis pendant les manœuvres destinées à le séparer des tissus et à l'extraire de sa loge. Pour si réelle que soit cette double action de la capsulectomie, on s'accordera, je pense, avec moi pour reconnaître qu'elle ne satisfait pas à toutes les indications du traitement des crises urémiques et qu'elle semble ainsi bien inférieure à la néphrotomie.

J'aurais voulu, de même que je l'ai fait à la fin du paragraphe consacré à l'étude de la physiologie pathologique de l'incision rénale, donner ici quelques graphiques urologiques montrant le relèvement de la quantité des urines et du taux de l'urée et des sels après la décapsulation; mais j'en suis empêché par la brièveté de rédaction des observations que j'ai recueillies. Je trouve cependant quelques faits expérimentaux et cliniques permettant de juger les effets de l'extirpation de la capsule du rein sur ses fonctions sécrétoires et excrétoires.

Présentant les résultats de leurs expériences de néphro-décapsulation chez le lapin et le chien à la Société de biologie (séance du 21 juin 1902), le professeur ALBARRAN et L. BERNARD ont déclaré que les modifications fonctionnelles, qui suivent cette opération, leur ont semblé bien insignifiantes et tout à fait éphémères. Je reviendrai sur la durée de ces modifications fonctionnelles, lorsque je m'occuperai du traitement radical des néphrites chroniques par la décapsulation.

CLAUDE et BALTHAZARD, devant la même Société de biologie quelques mois auparavant (séance de 1ᵉʳ mars 1902), avaient énoncé à la suite de leurs expériences chez le chien des conclusions plus positives. La quantité des urines diminue, il est vrai, un peu pendant les premières quarante-huit heures qui suivent la décapsulation; mais elle se relève ensuite assez vite. Le taux de l'urée augmente rapidement, et cette augmentation peut être constatée avant même l'augmentation du volume des urines. Ce phénomène, qui s'explique par le retour à l'activité des épithéliums des tubuli contorti alors que la circulation rénale n'a pas encore repris son cours physiologique, est bien propre à démontrer les bons effets de la décapsulation sur la congestion œdémateuse, qui joue le principal rôle dans la genèse des accidents urémiques dans les néphrites chroniques.

A la Société médicale des hôpitaux (séances des 10 et 19 février 1905), CLAUDE et P. DUVAL ont rapporté les observations de deux malades atteints de néphrite scléreuse en crise urémique, chez lesquels la décapsulation unilatérale les ont mis à même d'étudier les effets clinique et physiologique satisfaisants de cette opération. J'en donnerai le résumé.

Homme, cinquante et un ans, artérioscléreux, ayant 1 gramme d'albumine par litre d'urine et présentant divers symptômes d'urémie : céphalée, affaiblissement intellectuel, dyspnée, ambliopie par rétinite toxique, état saburral des voies digestives. Le cœur est résistant, la circulation se fait bien, la pression artérielle est élevée. Il n'y a pas d'œdème. Du côté du rein, la perméabilité est insuffisante, mais le fonctionnement de l'organe n'est pas absolument compromis; les éliminations sont assez abondantes, et l'épreuve de la chlorurie expérimentale montre que la fonction rénale est conservée dans un assez grand nombre des systèmes glomérulaires.

Après la décapsulation, on note d'abord un abaissement de la pression artérielle, qui de 33 tombe à 27,25 pour se maintenir à 22. Cette constatation indique une diminution dans le travail du cœur. Les éliminations appréciées par la cryoscopie et l'analyse chimique augmentèrent considérablement, et l'urée s'éleva jusqu'à 48 grammes par jour, puis peu à peu les éliminations reprirent leur taux normal. Parallèlement à la reprise des fonctions rénales, les accidents toxiques disparurent peu à peu : la céphalée, les étouffements, la torpeur cérébrale cessèrent; l'ambliopie se dissipa; les fonctions digestives devinrent normales.

Homme jeune, atteint de néphrite scléreuse vraisemblablement d'origine saturnine ayant évolué insidieusement jusqu'au jour où l'ambliopie attira l'attention sur les urines, qui furent reconnues albumineuses. Des accidents urémiques se développèrent bientôt, qui furent heureusement combattus par un régime et un traitement appropriés. Mais un jour une série d'imprudences et d'écarts de conduite déterminèrent une poussée aiguë de néphrite, et rapidement l'urémie fit son apparition. Cet état se compliqua d'une péricardite et d'une infection vésicale.

C'est dans ces conditions graves que le malade subit la décapsulation, à laquelle il ne put résister. Il succomba au quatrième jour à l'œdème pulmonaire. Pendant les quatre jours qu'il survécut, le taux de l'urine se releva sensiblement, les éliminations augmentèrent, et la pression artérielle s'abaissa légèrement.

CHAPITRE II

**TRAITEMENT CHIRURGICAL DES NÉPHRITES
CHRONIQUES DOULOUREUSES**

La prépondérance que peuvent prendre, dans le cortège symptomatique des inflammations chroniques des reins, les hémorragies, est actuellement bien connue, et je montrerai dans le chapitre suivant l'importance du groupe nosologique constitué par les néphrites chroniques hématuriques. La douleur, se joignant souvent aux hémorragies dans cette variété de néphrites, leur a fait donner assez communément la dénomination de néphralgies hématuriques.

Mais de même que les hématuries peuvent se rencontrer à l'exclusion de la douleur, la douleur peut-elle se rencontrer à l'exclusion des hématuries, et y a-t-il lieu d'admettre l'existence d'un groupe de néphrites douloureuses susceptible d'absorber à son profit les névralgies rénales et les néphralgies? Je n'ai pas l'intention de résoudre cette question. Les matériaux font du reste défaut pour la solutionner, car les observations publiées sous l'un ou l'autre de ces titres contiennent pour la plupart des renseignements insuffisants sur la composition chimique des urines et l'examen histologique de leurs dépôts, et aucune ne fait mention de l'état anatomique du parenchyme rénal. On peut supposer à la lecture de ces observations que les douleurs rénales, dont se plaignaient certains de ces malades, reconnaissaient pour causes des lésions de néphrite; mais il serait téméraire de l'affirmer.

Mon but est simplement de démontrer l'existence de néphrites chroniques douloureuses et d'attirer sur elles l'attention.

§ I. — Historique.

Dans son immortel mémoire de 1827, RICHARD BRIGHT mentionne précisément les douleurs lombaires au nombre des symptômes qui, avec l'albumine et autres altérations des urines, sont propres à faire distinguer les hydropisies dépendant d'une lésion des reins de celles reconnaissant pour cause une affection du foie et du cœur.

Depuis lors le symptôme « douleurs rénales » est généralement passé sous silence dans la description que donnent nos classiques du mal de BRIGHT à sa période d'état. Tout au plus le signalent-ils dans les épisodes aigus et subaigus de l'affection. Ce sont les chirurgiens qui, consultés par des malades éprouvant dans la région des reins des souffrances ayant résisté aux moyens médicaux, ont été conduits par les constatations faites au cours d'opérations à en attribuer l'origine à une néphrite chronique.

En France le professeur LE DENTU, dont l'attention avait été attirée déjà depuis longtemps sur ces douleurs rénales rebelles, formula au XIIe Congrès de l'Association française de chirurgie, en 1898, son opinion à ce sujet. « Il y a des néphrites, déclara-t-il, même d'ordre médical, totales ou partielles, qui causent des douleurs assez vives, assez tenaces, offrant, avec une ressemblance assez accusée, les caractères des douleurs de la lithiase à grosses concrétions, pour que le diagnostic soit impossible sans l'exploration directe par la main, les yeux, l'aiguille et le bistouri. »

L'année suivante, J. ISRAËL publie dans *Mitteilungen a. d. Grenzgebieten der Med. u. Chir.* un important article, dans lequel il traite des affections inflammatoires des reins, qui se trouvent aux confins des domaines de la médecine et de la chirurgie. S'appuyant sur 14 cas de sa pratique, il entre dans des considérations du plus haut intérêt, qu'il résume en onze propositions, dont je ne veux retenir que la deuxième : « Il existe des coliques néphrétiques dues à la néphrite et identiques à celles qui sont produites par des calculs. » En 1902, Rovsing insiste à son tour dans l'*Hospitalstidente* sur l'importance clinique que peuvent prendre les douleurs lombaires au cours des néphrites chroniques. La même année, Kummel déclare devant le Congrès de la Société allemande de chirurgie avoir été frappé du nombre de cas de néphrites, où certains symptômes, principalement les douleurs et les hématuries, en imposent pour une affection chirurgicale et notamment un calcul.

A côté de cette opinion émise par des chirurgiens éminents, il est juste de rapporter celle de médecins non moins célèbres, tels que Pel (d'Amsterdam), qui affirme que les douleurs rénales s'observent rarement dans les néphrites vraies, et Senator, qui les nie formellement.

Dans mon travail « De l'intervention chirurgicale dans les néphrites médicales », paru dans les *Annales des maladies des organes génito-urinaires* de 1902, j'ai moi-même rapporté quelques cas dans lesquels une douleur continue, fixe dans la région rénale, m'a paru suffisante pour reconnaître le côté atteint de néphrite et m'autoriser à agir sur ce rein.

Dans les cas auxquels je viens de faire allusion, les douleurs étaient modérées, et j'ai été conduit à intervenir chez eux pour des raisons plus urgentes. Mais, depuis, j'ai opéré trois malades, en m'autorisant de l'intensité des souffrances bien plus que du vague soupçon de lithiase rénale, que pouvait faire concevoir leur histoire pathologique. Ce sont ces observations, auxquelles je joindrai celles que j'ai relevées dans la littérature, qui me serviront à établir l'existence des néphrites douloureuses, à en tracer les divers caractères, et enfin à en fixer le traitement.

§ II. — Étiologie et nature des néphrites chroniques douloureuses.

Si, avec le professeur Dieulafoy, on admet que « toute néphrite chronique rentre dans la maladie de Bright », et que « maladie de Bright et néphrite chronique sont synonymes », on conclura, de la lecture des observations que j'ai réunies, que la douleur rénale peut, chez certains malades, l'emporter sur tous les autres symptômes dans la manifestation clinique de cette affection. Par contre si, à l'exemple de Graves et de Semmola, et comme tendent à le démontrer les travaux récents de Achard et de Widal, on réserve le nom du célèbre médecin anglais aux inflammations du rein, qui ne sont que la détermination sur cet organe d'une maladie dyscrasique s'accompagnant de lésions et de troubles morbides des divers tissus, organes et appareils, la réponse à la question, que je cherche à résoudre, ne paraîtra pas tout d'abord devoir être aussi affirmative. En effet, on ne trouve pas toujours dans l'histoire des malades ni les infections et les intoxications qui en sont la cause habituelle, ni les œdèmes sous-cutanés et viscéraux, les épanchements dans les séreuses, les perturbations de la respiration et de la circulation, les troubles encéphaliques, et tous les autres phénomènes formant le cortège symptomatique du mal de Bright.

Dans les faits que j'ai relevés, je crois néanmoins qu'il en est 4 qui peuvent être considérés comme des cas de mal de Bright vrai. Ce sont ceux de Péan, de Le Dentu, de Bloch et de Patel et Cavaillon. Le malade de Péan (obs. 1) est un alcoolique ayant des crises de douleurs lombaires d'une intensité extrême ; quelques-uns des médecins qu'il a consultés le considèrent comme un albuminurique, et l'examen du rein enlevé, pratiqué par le professeur Cornil, conclut à « une glomérulite et un état d'altération des tubes urinifères, comme dans la néphrite albumineuse peu avancée ». Le malade du professeur Le Dentu (obs. 2), après avoir présenté les symptômes douloureux de la lithiase rénale, à l'exception de toute émission de sables et de graviers, subit l'ablation d'un rein volumineux, creusé de plusieurs cavités kystiques, et dont le parenchyme offrait tous les caractères de la néphrite interstitielle; mais il est regrettable que l'examen histologique n'ait pas été fait. Le malade de BLOCH (obs. 8), en même temps que des crises rappelant la colique néphrétique, accusait des désordres gastriques, des maux de tête, des palpitations de cœur, de la dyspnée, rappelant tout à fait le brightisme, bien que l'examen des urines fût négatif, et en effet l'étude microscopique d'un fragment du rein prélevé au cours de la néphrotomie révéla l'existence d'une néphrite légère avec, en certains points, quelques cylindres dans les tubes urinifères. Enfin, le malade de PATEL et CAVAILLON, souffrant depuis trois ans de douleurs dans la fosse lombaire droite, s'exaspérant à certains jours, sans revêtir toutefois les caractères de la colique néphrétique, était albuminurique et éliminait moins de 1 000 centimètres cubes d'urine par jour, renfermant 8 grammes d'urée; la mise à nu du rein entouré d'une atmosphère celluleuse épaisse et densifiée montra qu'il était volumineux, grisâtre, irrégulier à sa surface, que sa capsule propre était déprimée par places, et en ces points fortement adhérente au parenchyme, de sorte que la décortication en fut très difficile.

Dans les 11 autres observations, dont trois m'appartiennent, on ne trouve que quelques vagues linéaments du tableau clinique du mal de BRIGHT; par contre, on y relève, avec la symptomatologie propre aux lésions restant cantonnées dans le rein et ne diffusant pas dans les autres organes et tissus de l'économie, les causes habituelles des néphrites chroniques. Parmi ces causes la lithiase vient en première ligne, car elle est notée 7 fois dans les antécédents morbides des malades. Dans 3 cas, respectivement observés par le professeur LE DENTU (obs. 5), par ROVSING (obs. 11) et par moi-même (obs. 17), il s'agissait de malades ayant rendu antérieurement avec ou sans coliques néphrétiques des gravelles ou de petits calculs. Dans

2 autres, qui me sont personnels (obs. 15 et 16), les malades avaient à diverses reprises émis du sable dans leurs urines. Dans un sixième cas du professeur LE DENTU (obs. 3), il est dit que le malade présentait les « signes nets et frappants d'un calcul du rein droit ». Enfin un dernier cas (obs. 2) du même chirurgien se rapporte à un homme ayant subi six mois auparavant la néphrectomie gauche pour un calcul aseptique, et qui fut néphrotomisé à droite pour des douleurs intolérables, que l'opérateur tend à attribuer, après examen *macroscopique seulement*, à une néphrite sympathique. Le développement de lésions inflammatoires aseptiques au sein du tissu rénal, en dehors de la présence de toutes concrétions, est aujourd'hui bien connu. Elles résultent de l'irritation des éléments anatomiques par les sels uriques ou oxaliques et sans doute aussi d'autres produits éliminés par le rein au cours des dyscrasies.

La genèse de la néphrite des 4 derniers malades est moins banale. Chez une malade d'ISRAËL (obs. 10), ayant présenté à la suite de sept grossesses des symptômes de métro-ovarite, le processus néphrétique douloureux, se traduisant par une très petite proportion d'albumine et la présence dans le dépôt de centrifugation d'un grand nombre d'hématies et de cylindres granuleux et hyalins, est attribué par le chirurgien de Berlin à une localisation métastatique de la paramétrite. C'est à la suite d'un abcès pelvien ouvert par le vagin et guéri seulement après deux ans de suppuration par ce conduit, que le rein droit fut atteint de néphrite chronique douloureuse chez la malade de MAC TIFFANY (obs. 6). C'est une rétroflexion utérine qui engendra la néphrite chez la malade de BLOCH (obs. 9). Si l'on se rappelle les rapports de l'uretère avec les organes génitaux internes de la femme dans son trajet pelvien, on ne sera pas surpris du retentissement que les inflammations unilatérales des annexes et du tissu cellulaire du petit bassin peuvent avoir sur le rein. La grande fréquence de l'unilatéralité de la néphrite chronique chez la femme, qu'EDEBOHLS a rencontrée, ne reconnaît sans doute pas d'autre cause, ainsi que j'ai eu occasion de le faire remarquer avec MORISSET (de Lyon).

Dans le dernier cas, la malade de FOLET vit se développer la néphrite douloureuse à la suite d'une chute dans un escalier sur la région intercosto-iliaque.

De l'examen des causes qui ont présidé au développement des inflammations chroniques douloureuses chez ces quinze malades, je crois pouvoir conclure qu'exceptionnellement ces néphrites rentrent dans la catégorie des néphrites du mal de BRIGHT; ce sont des néphrites de causes locales consécutives le plus souvent à la lithiase, à des inflammations pelviennes ayant retenti sur l'uretère, ou encore au traumatisme.

§ III. — Anatomie pathologique.

De même que les causes des néphrites chroniques douloureuses diffèrent de celles qu'on est habitué à rencontrer dans le mal de BRIGHT, les altérations anatomiques sont aussi quelque peu différentes. Une première différence consiste dans la localisation du processus inflammatoire à une portion du rein notée dans un certain nombre d'observations: mais, à vrai dire, cette localisation ne se retrouve pas chez tous les malades. Ce qui en second lieu caractérise les reins enflammés douloureux, ce sont les lésions de la capsule propre, qui est épaissie au point d'atteindre plusieurs millimètres (4 à 5 millimètres chez la malade de FOLET, obs. 7), fortement sclérosée par places, où elle forme des stries, des plaques laiteuses, des bandes blanchâtres d'aspect cicatriciel, qui enserrent le rein et lui donnent un aspect bosselé et lobulé. La capsule ainsi altérée adhère intimement au tissu rénal, au point de rendre parfois difficile la décortication, comme dans le cas de JABOULAY cité par PATEL et CAVAILLON (obs. 12).

Le processus sclérogène s'étend souvent aussi à la capsule graisseuse qui, au lieu de présenter sa coloration jaunâtre et sa consistance diffluente habituelle, est grisâtre, ferme et dense, parcourue par des tractus fibreux étendus des organes limitant la loge rénale au rein lui-même. Cette périnéphrite existait chez le malade de Péan, chez l'un des opérés du professeur Le Dentu, chez l'une des opérées de Bloch, et elle était particulièrement développée chez les opérées d'Israël, de Rovsing et de Jaboulay.

Ces altérations de la capsule propre du rein et de sa capsule adipeuse permettent d'interpréter d'une façon rationnelle la pathogénie des douleurs des néphrites chroniques. Je l'ai exposée précédemment (V. pages 88 et 101).

A l'exception d'un cas du professeur Le Dentu, le diagnostic de néphrite chronique a été confirmé dans toutes les observations, sept fois par l'examen macroscopique seul (trois cas du professeur Le Dentu, un cas de Mac Tiffany, un cas d'Israël, un cas de Patel et Cavaillon, un cas de Folet), et sept fois par l'examen histologique (un cas de Péan, deux cas de Bloch, un cas de Rovsing, trois cas personnels).

§ IV. — Symptômes et diagnostic.

Est-il possible de reconnaître cliniquement l'existence de la néphrite chronique douloureuse? La lecture des observations dont j'ai pris connaissance et l'étude des faits que j'ai moi-même rencontrés me conduisent à répondre par la négative à cette question.

Dans 10 cas les caractères de la douleur en imposèrent pour la lithiase rénale, avec d'autant plus de force dans 5 d'entre eux, que les malades avaient antérieurement rendu dans leurs urines soit du gravier, soit des sables. Les 5 malades de cette série ont été observés par Le Dentu (deux malades), par Rovsing (un malade) et par moi-même (trois malades). Les 5 malades n'ayant aucun antécédent lithiasique appartiennent à Péan, à Le Dentu (deux malades), à Mac Tiffany. Dans le cas particulier de Folet, les douleurs étant survenues à la suite d'une chute sur la région lombaire et l'exploration révélant une tuméfaction en ce point, on porta le diagnostic d'hématome péri-néphrétique ou sous-capsulaire. Blocu chez ses deux opérées, Israël chez la sienne ne tirent aucun diagnostic. Jaboulay est le seul chirurgien qui eut l'intuition que sa malade pouvait bien être atteinte de néphrite unilatérale, mais il n'osa se prononcer entre cette affection et la lithiase rénale.

L'analyse des symptômes présentés par les malades va montrer les difficultés que présente la reconnaissance de la néphrite chronique douloureuse. Ce sont précisément les caractères de la douleur, qui sont le plus propres à égarer le diagnostic. Ces douleurs sont spontanées ou provoquées. Les douleurs spontanées sont localisées dans la région des lombes, ou bien elles irradient dans les régions voisines. Lorsqu'elles demeurent localisées, elles sont sourdes, profondes, continues, s'exaspérant à certains moments sans qu'il soit toujours possible d'en déterminer la cause, et atteignant parfois une violence extrême. Chez quelques malades, les mouvements de flexion et d'extension du tronc (malade de Jaboulay), la marche (malade de Péan), la simple station debout ou assise, les réveillent et forcent les patients à garder le décubitus dorsal. Chez une opérée de Blocu, les douleurs, cantonnées dans les lombes d'un seul côté, procédaient par crises survenant au début tous les mois, puis à la fin deux fois par semaine; chez une autre d'Israël, les crises se produisaient deux fois par jour. La pression en arrière dans le sinus costo-lombaire accroît ou provoque la douleur; il en est de même de la pression profonde en avant dans la région de l'hypocondre. La percussion en dehors de la masse sacro-lombaire chez deux de mes malades déterminait une douleur des plus nettes.

On voit, par ce que je viens de dire des caractères de la douleur localisée, quelle similitude clinique peut exister à cet égard entre la néphrite douloureuse et les calculs du rein. Lorsque la douleur est irradiée, cette similitude est plus grande encore. Les irradiations se font en effet vers la ligne médiane, mais surtout par en bas, suivant le trajet de l'uretère vers la vessie, l'aine, le testicule, la racine de la cuisse, et rappellent tout à fait la colique néphrétique. Il en était ainsi chez trois malades de LE DESTU, chez une de celles de BLOCH, chez celle de MAC TIFFANY.

Bien que la sclérose de la capsule propre du rein et l'inflammation de son atmosphère adipeuse apparaissent, en raison de leur fréquence, comme le substratum anatomique de la néphrite douloureuse, le rein, chez les malades qui en sont atteints, reste le plus souvent inaccessible à la palpation. Ce n'est que dans les observations de LE DESTU (un malade), de BLOCH (un malade), d'ISRAËL et de PATEL et CAVAILLON, qu'il est noté comme volumineux et abaissé. Dans le cas de FOLET on percevait une induration limitée, constituée par l'extrémité inférieure du rein.

Chez tous les malades, dont les urines ont été soumises à l'analyse, on trouve notées des altérations de ce liquide; mais aucune de ces altérations n'est véritablement caractéristique de la néphrite. Toutefois on relève la présence de cylindres granuleux et hyalins dans les observations d'ISRAËL et de ROVSING; les autres observations sont muettes à cet égard. La recherche de ces éléments faite avec soin chez nos trois malades est demeurée négative. L'albumine constante a été rencontrée le plus souvent en très faible proportion, à l'exception des faits de PÉAN, où sa quantité était de 1gr,29 par litre, et de JABOULAY, où elle était notable. L'urée et les substances salines conservaient leurs taux physiologiques chez la plupart des patients; cependant l'urée se trouvait abaissée au-dessous de 10 grammes par litre chez un malade de LE DESTU et chez celle de JABOULAY. Chez un des miens, l'urée était descendue à 7 grammes par litre, les chlorures à 4gr,50, les phosphates à 70 centigrammes, la quantité d'urine étant de 1400 centimètres cubes par vingt-quatre heures. En général, le volume des urines émises reste dans les limites physiologiques; cependant il était inférieur à 1000 centimètres cubes chez la malade de JABOULAY et .

n'atteignait que 600 à 800 centimètres cubes chez un des malades de Le Dentu.

On le voit, l'étude qualitative et quantitative de l'urine ne peut fournir aucune base solide au diagnostic. L'examen microscopique, ainsi que je vais le démontrer, a une valeur plus grande, quoique encore relative.

Comme je l'ai fait remarquer, les néphrites douloureuses sont exceptionnellement causées par les facteurs habituels du mal de Bright; elles reconnaissent pour origine le plus souvent la lithiase ou des troubles apportés au fonctionnement du rein par des affections des organes du petit bassin en contact avec les uretères. La grande fréquence de la lithiase patente ou larvée dans la genèse des formes d'inflammation douloureuse du rein donne dès lors une grande importance diagnostique à la présence dans les sédiments urinaires de cristaux d'acide urique et d'oxalate de chaux d'une part, de leucocytes et d'hématies d'autre part, ces derniers étant le résultat du passage aggressif des premiers à travers les tissus du rein. C'est ainsi que la présence de ces formations cristallines et de globules blancs et rouges est signalée dans les observations de Péan, de Rovsing et dans les miennes. Mais ces constatations microscopiques faites à l'examen des dépôts de l'urine ne peuvent fournir que des éléments de présomption en faveur de la néphrite, car elles ne diffèrent pas de celles qu'on peut faire dans les dépôts de l'urine des malades porteurs de calcul rénal. Leur valeur clinique n'en est pas moins grande, car elle permet dans les cas obscurs d'affection douloureuse du rein de circonscrire le diagnostic à la lithiase et à la néphrite et d'arriver ainsi à une appréciation suffisamment exacte des causes de la douleur pour justifier une intervention qui, dans l'un et l'autre cas, est susceptible de guérir les malades.

Chez les malades exempts de tous antécédents lithiasiques et ne présentant dans les urines ni dépôts cristallins, ni hématies, ni leucocytes, la recherche de l'existence antérieure d'affections pelviennes ayant pu retentir par l'intermédiaire de l'uretère sur le rein s'impose, puisque ces affections se partagent avec la lithiase l'étiologie habituelle des néphrites revêtant la forme douloureuse.

§ V. — Résultats immédiats et éloignés des interventions et choix entre les diverses opérations.

Malgré l'imprécision du diagnostic dans la plupart des cas que je viens d'analyser, l'intensité des douleurs a conduit les chirurgiens à intervenir, et c'est le résultat de ces interventions qu'il me reste à faire connaître, et le choix entre les diverses opérations mises en œuvre qu'il me reste à déterminer.

1o *Résultats immédiats et éloignés.* — Et tout d'abord, sur les 18 cas que j'ai relevés, en y comprenant mes observations personnelles, je ne trouve qu'une mort opératoire. Il s'agit d'une femme de quarante ans, ayant plusieurs coliques néphrétiques à gauche, dont la première a été accompagnée d'anurie, et souffrant extrêmement du rein gauche. Ce rein mis à nu présentait un grand nombre de kystes conglomérés, qui semblaient devoir en annihiler la fonction; aussi Le Dentu crut-il devoir l'enlever. La malade succomba à l'anurie au bout de trente-six heures, probablement par suite de lésions semblables quoique moins prononcées de l'autre rein, dit l'auteur, qui ne put faire l'autopsie.

Les 17 autres opérés ont survécu à l'intervention, mais pour apprécier les résultats thérapeutiques il faut encore retrancher 1 malade de Le Dentu, qui, non soulagé par l'opération, succomba après plusieurs mois de douleurs intolérables. Sur les 16 survivants, les douleurs cessèrent chez tous après l'opération. Cette cessation fut temporaire, d'une durée de quelques mois seulement chez un malade de Le Dentu, qui souffrit ensuite atrocement jusqu'à sa mort survenue deux ans après; temporaire également, mais d'une durée de un an et demi chez une malade d'Israël, dont les souffrances revinrent ensuite plus intenses. Dans les 14 cas restants, la disparition des douleurs fut définitive; mais la malade de Mac Tiffany fut perdue de vue quelques semaines après, de même celle de Patel et Cavaillon, le malade de Le Dentu ne fut observé que pendant quatre mois, la malade de Folet pendant six mois. Un de mes opérés, dont les souffrances étaient excessives, jouit depuis neuf mois de l'apaisement le plus complet. Deux autres, qui me sont personnels, ne souffrent plus depuis un an et demi et deux ans et demi que je suis intervenu. Bloch a rapporté deux observations de malades guéris, l'un depuis un an et l'autre depuis cinq ans. Enfin, les malades de Péan et de Rovsing n'ont plus vu reparaître leurs douleurs rénales pendant plusieurs années après l'opération.

Le traitement chirurgical a ajouté, à ses heureux effets sur le symptôme douleur des néphrites, celui de relever la quantité des urines abaissée au-dessous de 1 000 centimètres cubes chez la malade de Patel et Cavaillon et de 600 centimètres cubes chez le malade de Le Dentu, et d'augmenter en même temps le taux de l'urée. Le même effet du relèvement de l'urée et des sels de l'urine s'est produit chez un de mes opérés. L'albumine a également disparu des urines chez mon malade et chez celle de Patel et Cavaillon. Est-ce à dire pour cela que le processus néphrétique ait été enrayé chez tous ces malades? Je ne suis pas en mesure de répondre à cette question.

2° *Choix de l'opération.* — Les opérations pratiquées dans les 18 cas de néphrites douloureuses que j'ai réunies ont été : la néphrectomie : 2 fois avec 1 guérison opératoire (Péan), et 1 mort (Le Dentu); la capsulotomie, 2 fois avec 2 guérisons opératoires (Folet, Mac Tiffany); la néphrotomie superficielle : 3 fois avec 3 guérisons opératoires (Le Dentu, 2 cas; Bloch); la néphrotomie profonde jusqu'au bassinet : 5 fois avec 5 guérisons opératoires (Le Dentu, Bloch, Israël, Perez, Grunwell.); la néphrotomie profonde combinée à la capsulectomie : 3 fois avec 3 guérisons opératoires (cas personnels); la libération des adhérences réunissant le rein à son atmosphère graisseuse dans les cas de périnéphrite ou néphrolyse : 1 fois avec 1 guérison opératoire (Rovsing); la néphrolyse combinée à la capsulectomie : 1 fois avec 1 guérison opératoire (Patel et Cavaillon).

La néphrectomie a sur toutes les autres opérations l'avantage de mettre rapidement et définitivement un terme aux douleurs des néphrites quelle qu'en soit l'origine, mais elle est trop grave par elle-même pour qu'on lui donne la préférence. C'est une opération de nécessité à laquelle on ne se résoudra qu'en dernier ressort et seulement lorsqu'on se sera suffisamment renseigné sur la valeur fonctionnelle de l'autre rein.

Bien que la capsulotomie remplisse une des indications tirées de l'interprétation pathogénique des douleurs et qu'elle ait été suivie de la guérison dans les deux cas où elle a été pratiquée, je crois qu'il convient de la réserver aux cas où la capsule très épaissie et très altérée semble être le facteur unique des phénomènes douloureux.

La néphrolyse préconisée par Rovsing, en conséquence du rôle qu'il attribue aux tiraillements des adhérences dans la genèse des souffrances, me paraît ainsi devoir être une opération d'exception.

La néphrotomie superficielle, et mieux la néphrotomie profonde, unissant le débridement de parenchyme rénal à celui de la capsule, a sur les deux précédentes opérations une supériorité d'action considérable, et c'est à elle que doit être donnée selon moi la préférence. L'incision du rein a en outre ce grand avantage de permettre de confirmer ou d'infirmer le diagnostic d'une affection, qui peut rester encore obscure alors même que l'organe découvert a été soumis à la palpation et à l'acupuncture. Enfin, tant pour éviter le retour de l'étranglement du rein par sa capsule que pour assurer les heureux effets de la circulation complémentaire périphérique sur la guérison de la néphrite, suivant les idées défendues par Edebohls, mais contestées par bien des expérimentateurs et des cliniciens, on peut sans danger joindre la capsulectomie à la néphrotomie. C'est ce que j'ai fait chez 3 de mes opérés.

§ VI. — Pièces justificatives.

Obs. 1. — PÉAN (Thèse de Brodeur : *De l'intervention chirurgicale dans les affections des reins*, p. 20. Paris, 1886).

H., quarante ans, sans antécédents héréditaires, souffre depuis plusieurs mois de douleurs excessivement violentes dans la région lombaire gauche que Péan, ne trouvant rien à l'exploration, attribue à une néphrite en raison de 1gr,20 d'albumine par litre d'urine. Après avoir suivi sans résultat un traitement médical sous la direction de Peter, il consulte plusieurs médecins et chirurgiens qui portent des diagnostics divers, mais penchent pour la plupart vers l'idée d'un calcul rénal. Les souffrances allant en augmentant, malgré la morphine, et rendant le malade fou de douleur au point de le pousser au suicide, Péan se décide à intervenir.

NÉPHRECTOMIE. — Le rein déplacé, mais fixé derrière l'estomac en avant de la colonne vertébrale, est entouré d'une zone de périnéphrite. Il est très volumineux, strié de sillons blanchâtres.

L'examen histologique, pratiqué par le professeur Cornil, montre des lésions « de glomérulite et un état d'altération des tubes urinifères comme dans la néphrite albumineuse peu avancée ».

SUITES. — Disparition complète des douleurs.

Obs. 2. — LE DENTU (*Affections chirurgicales des reins, des uretères, etc.* Paris, 1889).

Homme, trente-neuf ans, ayant subi la néphrectomie gauche pour un calcul rénal non suppuré, commence au bout de six mois à souffrir de crises violentes dans la région lombaire droite, revêtant par leurs irradiations vers l'aine et le testicule et la cuisse la forme de la colique néphrétique. Ces crises se produisent surtout le soir et la nuit. Après les crises, il persiste dans la profondeur des lombes et le long de l'uretère une sensibilité très vive accrue par la pression. Les urines, très diminuées (500 à 600 grammes par vingt-quatre heures), ne contiennent que 10 grammes d'urée par litre : traces d'albumine.

OPÉRATION. — Le rein est augmenté de volume, mais ne paraît pas altéré macroscopiquement; sa palpation ne révèle pas la présence de calculs, pas plus que l'acupuncture. La capsule est incisée au galvano-cautère dans la longueur du bord convexe, et le parenchyme est fendu au bistouri à une profondeur de 3 à 4 millimètres.

SUITES. — La quantité des urines se releva de 1 200 à 1 300 grammes, et les douleurs se calmèrent pendant quelques mois, puis elles réapparurent jusqu'à la mort, qui survint deux ans après.

Il n'a pas été prélevé de fragments du rein pour l'examen histologique, mais Le Dentu émet l'idée que les souffrances reconnaissaient pour cause de la néphrite sympathique.

Obs. 3. — LE DENTU (Association française de chirurgie, XIIe Congrès, 1898, p. 36).

Homme, présente tous les signes d'un calcul du rein droit avec une netteté frappante.

OPÉRATION. — Exploration approfondie du rein et néphrotomie superficielle. Il existe « une périnéphrite adhésive, et le rein est volumineux, brun violet, manifestement altéré, certainement transformé par l'inflammation ».

SUITES. — Les douleurs continuèrent, et le malade mourut après plusieurs mois, en proie à des souffrances intolérables.

Obs. 4. — LE DENTU (loc. cit.).

Femme, quarante ans, ayant eu à diverses reprises de violentes coliques néphrétiques à gauche, et dont la première s'était accompagnée d'anurie pendant trois heures. Rein gauche volumineux et abaissé, très douloureux à l'exploration. Bien qu'il n'y ait jamais eu d'émission de graviers ou de sables, on porte le diagnostic de lithiase rénale.

OPÉRATION. — Le rein mis à nu présente à sa surface plusieurs kystes conglomérés. L'acupuncture ne fait pas percevoir de calculs. En raison de son altération profonde, l'organe est enlevé.

Ce rein avait une longueur anormale (16 centimètres) : il était creusé de plusieurs cavités kystiques, et son parenchyme offrait tous les caractères de la néphrite interstitielle ; mais l'examen histologique n'en a pas été fait.

SUITES. — La malade succomba à l'anurie après trente-six heures, par suite, sans doute, de lésions semblables quoique moins prononcées de l'autre rein. L'autopsie n'a pu être faite.

Obs. 5. — LE DENTU (loc. cit.).

Homme, trente ans, souffrant du rein gauche depuis dix-huit ans et ayant eu des crises de gravelle pendant deux ans, qui après avoir cessé durant neuf ans ont réapparu pendant six ans. Il y avait huit mois environ que le malade n'avait pas eu de crises de gravelle, lorsqu'il vint consulter pour des douleurs n'ayant pas cessé de le torturer depuis la dernière crise : continues et toujours intenses, elles affectaient par moments la forme paroxystique, mais sans émission de graviers ni de sables. La palpation déterminait une douleur très vive, en arrière au-dessous de la douzième côte et en avant dans la profondeur de l'hypocondre.

Enfin, à la radiographie, on crut voir une opacité dans le rein. On porta le diagnostic de calcul rénal, mais en faisant quelques réserves.

OPÉRATION. — Le rein mis à nu n'était pas entouré de périnéphrite adhésive; il était plus long que normalement, et son extrémité inférieure était légèrement bosselée et d'un rouge un peu violacé. L'acupuncture exploratrice n'ayant rien révélé, le rein fut fendu jusqu'au bassinet, et chacune de ses tranches fut minutieusement explorée à la piqûre sans résultat. La partie du rein fendu correspondant aux bosselures de la surface avait une coloration gris bleuâtre tranchant sur le reste et occupant un territoire circulaire de près du tiers du parenchyme.

Bien que l'examen histologique d'un fragment du rein n'ait pas été pratiqué, la conviction de M. Le Dentu est qu'il s'agit d'une néphrite localisée ayant sans doute pour cause la lithiase dont le malade a souffert durant plusieurs années.

SUITES. — Malgré de la suppuration de la plaie, le malade guérit sans fistule et les douleurs disparurent complètement et ne s'étaient pas reproduites quatre mois après.

Obs. 6. — MAC LANE TIFFANY (*Annals of Surgery*, 1889).

Femme, quarante-neuf ans, a eu la blennorragie et la syphilis. A eu un abcès dans le bassin qui, ouvert par le vagin, donna naissance à du pus pendant deux ans, mais est guéri depuis quelques années. Depuis deux ans éprouve dans la région lombaire droite une douleur intense faisant songer à un calcul : cette douleur s'irradie vers la ligne médiane, la vessie et l'aine correspondante, et s'accroît par le mouvement. Pas de tumeur, pas de douleur à la pression sur le rein. Quelquefois, mais rarement, un peu de sang dans les urines. Les souffrances se rapprochant de plus en plus et augmentant d'intensité, la malade demande à être soulagée à n'importe quel risque.

OPÉRATION. — Le rein mis à nu présente une cicatrice profonde et étroite au bord antéro-supérieur et est dur au toucher.

Après acupuncture sans résultat, la capsule fut fendue dans une étendue de 3 pouces : les lèvres de l'incision bâillèrent, preuve de l'existence de la tension.

Suites. — Guérison opératoire rapide. Trois semaines après les douleurs existaient encore, mais peu à peu elles diminuèrent, et le malade reprit sa vie accoutumée.

L'auteur émet l'opinion que la dépression d'aspect cicatriciel reconnaît pour cause l'existence d'une néphrite chronique.

Obs. 7. — Folet, rapportée par Lambert (*Annales des malad. des org. génit.-urin.*, 1897).

Femme, trente-deux ans, chute dans un escalier sur l'espace intercosto-iliaque droit. Violente douleur et hématurie abondante pendant cinq jours. Après quelques semaines de repos, les douleurs spontanées s'amendent puis disparaissent; mais la pression au niveau du rein droit demeure douloureuse, et on sent une induration limitée constituée par l'extrémité inférieure du rein. Neuf mois après, les douleurs spontanées étant redevenues très violentes, on constate une augmentation de la tuméfaction de la région rénale et on se décide à intervenir.

Opération. — Le rein découvert a une consistance « dure et anormale »; sa capsule propre, incisée, est remarquablement épaissie et fibreuse, mais au-dessous l'organe paraît sain. On divise au thermo-cautère la capsule épaisse de 4 à 5 millimètres.

Suites. — Guérison sans incident : les douleurs n'ont pas reparu malgré les fatigues de la malade, exerçant la profession de servante. Lambert attribue cette pachy-capsulite à un processus irritatif né du traumatisme.

Obs. 8. — Broca. Résection du tissu rénal au point de vue diagnostique (*Revue de chirurgie*, 1898).

Femme, trente-trois ans, offre depuis un an et demi des symptômes ressemblant à la colique néphrétique, mais en même temps d'autres symptômes divers : difficultés menstruelles, désordres gastriques, maux de tête, palpitation de cœur, dyspnée, quintes de toux, sueurs nocturnes, amaigrissement. Rein droit un peu gros et endolori. Rien dans les urines, malgré analyses réitérées. Pas de diagnostic.

Opération. — Rein est extrait difficilement, bien qu'il n'y ait pas d'adhérences : il est gros et plus long que normalement. La capsule offre de petites ecchymoses et çà et là des bosselures d'aspect bleuâtre et transparent. A la palpation et à l'acupuncture on ne trouve pas de calculs. Le parenchyme incisé dans une profondeur d'un 1/2 à 2 centimètres est d'un rouge gris et un peu opaque. On réséque un morceau de la substance corticale. La plaie est fermée au catgut.

SUITES. — Guérison rapide. Disparition totale des douleurs. La malade, revue cinq ans après, se portait très bien.

L'examen du fragment prélevé montra l'existence d'une néphrite légère avec microbes en certains points ; dans d'autres, on trouva quelques cylindres dans les tubes urinifères.

Obs. 9. — BLOCH (*loc. cit.*).

Femme, trente-cinq ans, a depuis huit ans des douleurs dans la région rénale survenant par crises au début tous les mois, maintenant deux fois par semaine et qui l'empêche de travailler. Elle a subi l'opération d'Emmet il y a trois ans, et porte depuis un pessaire à cause d'une rétroflexion utérine. Pas de tumeur rénale. Urines normales avec seulement quelques cellules pavimenteuses épithéliales. Pas de diagnostic.

OPÉRATION. — Le rein est difficile à extraire, parce qu'il adhère à l'enveloppe cellulo-graisseuse. Il est allongé, bleuâtre, en un seul point très foncé. Ne trouvant rien par la palpation et la ponction, on fend l'enveloppe fibreuse, puis le parenchyme jusqu'au bassinet, qui ne renferme ni liquide ni calcul. On excise un morceau du parenchyme.

SUITES. — Guérison rapide. La malade ne souffre pas du côté opéré, mais ressent quelques douleurs dans l'extrémité inférieure du rein opposé. Un an après, elle continue à aller très bien et à vaquer à ses affaires.

L'examen du fragment excisé fait « par un anatomo-pathologiste distingué », dit l'observation, montre des lésions de néphrite parenchymateuse et interstitielle.

Obs. 10. — ISRAEL (*Mitt. a. d. Grenzg. d. Med. u. Chir.*, 1899).

Femme, quarante-deux ans, sept grossesses, dont la dernière date de huit ans : un enfant mort tuberculeux. Métrorragie depuis quelques semaines ; annexes très douloureuses à gauche ; utérus immobile, fixé dans le cul-de-sac latéral gauche. Reins perceptibles des deux côtés, un peu abaissés, le droit légèrement douloureux. Rien d'anormal dans les urines. Après amélioration de la métro-ovarite, au bout d'un mois environ, se déclarent de fortes douleurs dans l'hypocondre droit avec propagation vers les lombes. Les accès reviennent deux fois par jour : le rein droit est très sensible à la pression et abaissé. L'urine est claire, acide, contenant quelques globules sanguins et quelques cellules dégénérées, très peu d'albumine : à la centrifugation, beaucoup d'hématies et des cylindres granuleux et hyalins.

OPÉRATION. — L'opération, rendue urgente par l'intensité des douleurs, montre de très fortes adhérences du rein à la capsule adipeuse : rien du côté de l'uretère. L'incision du rein ne révèle rien d'anormal. Néphropexie.

SUITES. — Guérison et cessation des douleurs pendant un an et demi, qui redeviennent de plus en plus fortes, bien que le rein demeure bien fixé.

Israël discutant la cause des douleurs l'attribue non à la mobilité du rein, puisque celles-ci ont réapparu malgré la fixation de l'organe, mais à un processus néphrétique se traduisant par les altérations de l'urine et engendré par localisation métastatique de la paramétrite.

Obs. 11. — ROVSING (*Mitt. a. d. Grenzg. d. Med.*
u. Chir., 1902).

Homme, trente-quatre ans, fièvre typhoïde il y a huit ans ; quatre semaines après, douleurs dans la région lombaire droite s'accompagnant, au dire du malade (?), d'urines troubles et graveleuses. Trois ans après accès très douloureux au niveau du rein droit, et depuis lors sensations douloureuses variées dans ce même rein. Jamais d'hématuries macroscopiques, mais une fois on aurait constaté du sang au microscope et porté le diagnostic de lithiase rénale. A son entrée, malade robuste ; urines claires, stériles, mais renfermant des traces d'albumine ; dans le dépôt au microscope, cristaux d'acide urique, cellules épithéliales, quelques leucocytes et cylindres granuleux.

OPÉRATION. — L'incision lombaire droite montre le rein un peu gros ; son pôle supérieur est adhérent, cyanotique, un peu mou. On ne peut libérer le rein qu'après avoir détruit les adhérences entre la capsule adipeuse et la capsule fibreuse. L'acupuncture et l'exploration par la palpation étant négatives, on excise un morceau du rein rouge, violacé, très congestionné.

SUITES. — Très simples. Disparition des douleurs et de l'albumine ; mais plus tard l'albumine réapparut, et on constata la présence de leucocytes et de quelques cylindres.

L'examen histologique du fragment excisé montra de la glomérulo-néphrite et de la prolifération du tissu interstitiel.

Obs. 12. — PATEL et CAVAILLON (*Annales des mal. des org. génit.-urin.*, 1903, p. 1360).

Femme, quarante-quatre ans, sans antécédents héréditaires ou personnels, jamais d'infection grave. Mariée, quatre enfants après grossesses régulières. Depuis trois ans, douleurs dans la fosse rénale droite réveillée par les mouvements de flexion et d'extension ; à certains jours, ces douleurs sont plus violentes, sans revêtir le caractère de la colique néphrétique. Jamais de calculs, ni sables, ni hématurie, mais albumine depuis dix-huit mois. Depuis un an, douleurs constantes dans la station debout et assise, seul le décubitus dorsal les calme. A son entrée à l'hôpital, très bonne santé apparente. Dans la fosse rénale droite on sent le rein abaissé, ne se déplaçant pas sous la pression de la main, mais douloureux, gros, ballottant. Urines au-dessous de 1000 centimètres cubes avec 8 grammes d'urée seulement : notable proportion d'albumine.

OPÉRATION. — L'atmosphère cellulo-adipeuse du rein est épaissie, densifiée, adhérente en arrière aux plans pariétaux ; en avant elle envoie à la capsule fibreuse de la glande une série de tractus vasculaires qu'on doit sectionner entre deux pinces. Le rein est volumineux, grisâtre, irrégulier à sa surface. Sa capsule fibreuse déprimée par places est fortement fixée au parenchyme en ces points ; en d'autres points, la capsule présente des cordons épaissis dessinant un élégant treillis. A l'incision on constate que la capsule est très épaisse, peu souple. La décortication s'opère non sans difficulté, en raison des adhérences cicatricielles ; néanmoins la capsule est réséquée en totalité. La surface du rein, peu vasculaire, saigne peu. Bassinet et uretère sains.

SUITES. — Simples. Disparition de l'albumine en quinze jours : relèvement de la quantité des urines et du taux de l'urée. Cessation complète des douleurs lombaires.

Obs. 13. — G. PEREZ (*Il Policlinico*, nos 1 et 3, 1904).

Femme, vingt-deux ans, réglée depuis l'âge de douze ans et ayant toujours souffert surtout dans le flanc gauche à chacune de ses époques. Il y a quatre ans, à la suite d'un arrêt temporaire des règles, crises extrêmement douloureuses dans le flanc gauche avec irradiation à l'épigastre, au nerf sciatique et à la colonne vertébrale. D'abord survenant tous les deux ou trois mois, ces crises devinrent ensuite plus fréquentes. Le ventre augmenta notablement; à certains moments, émission d'une grande quantité d'urine coïncidant avec la diminution de la tuméfaction abdominale. Ni albumine, ni sucre dans l'urine. L'urée oscille entre 19,56 et 20 p. 0/0.

Diagnostic : hydronéphrose calculeuse.

NÉPHROTOMIE. — Pas de calcul, mais volumineux lipome capsulaire, qui est enlevé.

GUÉRISON définitive.

Obs. 14. — GRUNWELL (*Medical Record*, New-York, 26 mars 1904).

Maître d'armes de marine, très robuste, se plaint de douleurs violentes dans la région du rein gauche, d'abord intermittentes et devenues constantes avec des paroxysmes. Ces crises revêtent la physionomie de la colique néphrétique avec vomissements et oligurie. A son entrée, légère altération de l'état général : vomissements, diarrhée, contractions nerveuses spasmodiques; douleurs de tête intenses, vertiges; œdème des paupières. Pas d'hypertrophie du cœur. État grave.

Urines : Volume quotidien très variable, depuis un maximum de 1055 centimètres cubes jusqu'à une anurie presque absolue : albumine, traces à peine visibles; pas de sang.

Les rayons de Rœntgen n'ayant rien donné à cause de l'épaisseur des parois abdominales, le diagnostic de calcul du rein demeure incertain.

NÉPHROTOMIE sous le chloroforme. — Rein très augmenté de volume, consistance plus grande que normalement, très congestionné. A l'incision il saigne très abondamment : ni pus, ni calcul dans le bassinet.

Schock obligeant à interrompre l'opération et à bourrer la plaie du rein avec une mèche de gaze.

Le lendemain néphrectomie du même rein sans anesthésie.

SUITES. — Simples : cessation rapide des douleurs, des vomissements et des autres symptômes.

Les urines renfermèrent du sang pendant quelques jours, mais après une semaine elles redevinrent normales en quantité et en qualité.

Deux mois et demi après l'opération, le malade n'éprouvait plus aucun des symptômes de sa maladie antérieure.

Obs. 15. — Personnelle, publiée in Thèse de Monié, Bordeaux 1901 (*Physiologie pathologique de l'incision rénale*).

Femme, vingt-sept ans, entre à l'hôpital le 3 mai 1900, pour des douleurs intolérables dans la région lombaire gauche.

ANTÉCÉDENTS. — Père bien portant ; mère atteinte d'un épithélioma inopérable de l'utérus. Affection pulmonaire de nature inconnue à douze ans ; incontinence d'urine de treize à quatorze ans ; fièvre typhoïde à quinze ans. Réglée à dix-huit ans seulement ; depuis lors très régulièrement : pas de grossesse.

Il y a cinq ans, première crise de colique néphrétique qui se sont renouvelées depuis très souvent. Il y a deux ans, calcul vésical assez volumineux, pour lequel la lithotritie a été pratiquée.

A la suite de la lithotritie les douleurs lombaires disparaissent pour quelque temps, puis réapparaissent et persistent depuis, moins marquées dans le décubitus dorsal, exagérées par le mouvement et la fatigue. La miction n'était pas fréquente, mais les urines étaient troubles, quelquefois avec un dépôt assez abondant ; leur quantité était absolument normale.

La malade entre à nouveau à l'hôpital le 3 mai 1900 ; la douleur dans la région lombaire gauche est réveillée par la pression, mais seulement lorsque celle-ci s'exerce dans la partie postérieure ; la pression en avant au-dessous des fausses côtes ne la produit pas ; on ne sent pas par l'examen bimanuel de masse mobile dans cette région.

Depuis son entrée, la malade n'urine seulement que deux fois en vingt-quatre heures, 700 à 800 centimètres cubes d'urines assez claires ; elle ressent quelques douleurs après la miction ; leur examen clinique, pratiqué à ce moment, donne peu de résultats à cause de l'état de fermentation de l'urine ; on y trouve des cristaux d'urate de soude.

Étant donné le passé lithiasique de la malade, et cette douleur lombaire persistante, on soupçonne l'existence d'un calcul rénal à gauche, et on décide une intervention. L'examen cystoscopique ne révèle rien de spécial.

NÉPHROTOMIE LE 16 MAI. — Incision lombaire recto-curviligne parallèle à la masse sacro-lombaire et légèrement incurvée au-dessus de la crête iliaque ; on arrive rapidement sur l'atmosphère adipeuse du rein, très épaisse, et, celle-ci dissociée, le rein est attiré au dehors avec une certaine difficulté. Il apparaît volumineux, bosselé, avec par places la capsule épaissie et très adhérente ; ayant pincé le pédicule, on fend le rein suivant son bord convexe ; le doigt introduit jusque dans le bassinet ne rencontre pas de calcul, mais ce dernier paraît un peu dilaté. Bien qu'à l'œil nu ce rein paraisse altéré sur la tranche de section, on décide néanmoins de le conserver ; on le suture par des points séparés au catgut, et on le réduit dans sa loge. Sa section a été suivie d'une émission abondante de sang. Suture des divers plans musculaires. Mèche dans l'angle inférieur de la plaie.

SUITES. — Les suites de l'opération sont bonnes. Pas de fièvre. Les urines restent troubles, sont un peu sanguinolentes et se maintiennent comme quantité entre 700 et 1 000 grammes par vingt-quatre heures. Mais presque aussitôt après l'opération, les douleurs si violentes du côté gauche disparaissent ; seules, persistent quelques légères douleurs à la fin de la miction. Le 14 juin, la plaie cicatrisée, la malade quitte l'hôpital complètement guérie.

Obs. 16. — (Personnelle, inédite.)

R..., trente-huit ans, employé, sans antécédents lithiasiques dans sa famille, n'a jamais eu aucune maladie grave.

DÉBUT ET ÉVOLUTION DE L'AFFECTION. — Depuis trois ou quatre ans, il souffre du rein gauche. Ces douleurs survenant d'abord par crises espacées de plusieurs mois avaient par leurs irradiations tous les caractères de la colique néphrétique, mais elles n'en ont jamais eu l'intensité. Jamais elles n'ont été suivies de l'expulsion de graviers ; toutefois le malade dit qu'à diverses reprises, dans l'intervalle des crises, il a constaté la présence de sables dans son vase. Depuis un an les crises sont beaucoup plus rares, mais elles ont fait place à un état douloureux habituel de la région lombaire gauche. C'est une sensation d'endolorissement profond, qui s'atténue mais ne cesse pas complètement par le repos et dans le décubitus dorsal, et qui s'accroît pour revêtir les caractères d'une vive douleur dans certains mouvements du tronc et à la suite de la marche. Les urines sont claires, limpides et n'ont jamais contenu de sang.

ÉTAT ACTUEL. — A son entrée à l'hôpital, le 18 février 1905, R... a l'aspect de la meilleure santé, il se plaint uniquement du côté gauche. L'examen de l'appareil génital et urinaire inférieur est négatif. La pression en avant sur l'uretère droit à travers la paroi abdominale et en arrière sur le rein correspondant en dehors de la masse sacro-lombaire ne provoque aucune douleur ; le rein de ce côté n'est pas perceptible. La pression sur l'uretère gauche n'est pas non plus douloureuse, mais celle qu'on exerce sur le rein de ce côté dans le sinus costo-lombaire détermine une vive douleur, qui augmente encore si on pratique l'exploration bimanuelle. Cette exploration ne permet pas de sentir le rein. En percutant la région rénale gauche on provoque une douleur des plus nettes, et cette exploration répétée à plusieurs reprises est constamment positive.

Pendant les quelques jours que le malade est soumis à l'observation, l'urine est claire, ayant tous ses caractères physiques normaux, sans dépôt sauf un jour où elle contient des sables uriques en assez grande quantité. Son volume des vingt-quatre heures oscille entre 1 300 et 1 600 centimètres cubes. L'analyse, pratiquée le 21 février, donne :

Volume des 24 heures	1,500	
Densité	1,018	
Réaction	hypo-acide.	
Couleur	jaune rouge.	
Aspect	louche.	
Sédiment	assez abondant.	
Urée	21 gr.	
Acide phosphorique total	2gr,50	par litre.
Chlorure de sodium	5gr,60	
Albumine	0gr,20	
Acide urique	ass. f° prop.	

Quelques hématies et leucocytes. Absence de cylindres.

Le diagnostic probable est calcul du rein gauche, et la néphrotomie proposée est acceptée.

OPÉRATION. — Le 25 février, après chloroformisation, incision oblique de la dernière côte à 2 centimètres au-dessus de l'épine iliaque antéro-supérieure. L'atmosphère adipeuse du rein est peu développée, pas de périnéphrite. Le rein facilement extrait est plus volumineux que normalement ; il est surtout plus épais principalement à son pôle inférieur et tend ainsi à affecter une forme globuleuse. La consistance, partout plus ferme que normalement, est très résistante à ce même pôle inférieur, où les tissus pressés entre les doigts donnent par leur dureté la sensation d'un calcul. Ces tissus incisés crient sous le bistouri, et leur résistance est telle qu'il semble à un moment donné que la pointe se met en contact avec un gravier. Cependant le doigt introduit par l'incision ne trouve aucune concrétion. L'incision est alors agrandie et le rein fendu le long de son bord convexe du pôle supérieur au pôle inférieur, mais l'exploration des calices et du bassinet ne fait pas davantage découvrir de calcul. L'inspection des deux tranches rénales, après hémostase par compression de l'artère, montre que tandis que les deux couches corticale et médullaire sont distinctes dans les deux tiers supérieurs et ont leur aspect physiologique, elles sont confondues dans le tiers inférieur, où le tissu aussi bien au centre qu'à la périphérie est uniformément pâle et grisâtre. La capsule propre, qui se détache assez facilement dans la partie supérieure de l'organe, adhère fortement au pôle inférieur, et le parenchyme se déchire et saigne à la suite de son ablation. Une sonde de Pezzer ayant été placée dans le bassinet, les deux valves du rein sont suturées ensemble à l'aide de cinq points profonds au catgut nº 3 et de quatre points superficiels au catgut nº 2. L'organe est alors réintégré dans sa loge, et après avoir placé une compresse au-dessous de son pôle inférieur de manière à le soutenir et à drainer la loge, on ferme la paroi lombaire par une suture à étages.

SUITES. — Aucun incident ne se produisit à la suite de l'opération. Les urines rendues par l'urètre, après avoir été assez fortement chargées de sang pendant deux jours, redevinrent exsangues dès le quatrième jour. Les urines émises par la sonde rénale subirent les mêmes modifications. Leur écoulement par la sonde fut d'ailleurs peu abondant, la plus grande partie suivant le chemin de l'urètère. La sonde fut supprimée le neuvième jour. La compresse avait été enlevée au quatrième jour, et à ce moment la réunion par première intention était obtenue. Le malade n'eut pendant vingt jours aucune élévation de température; mais à ce moment le thermomètre s'éleva rapidement à 39º,3 en même temps qu'une douleur se déclara dans la jambe gauche traduisant le début d'une phlébite. Cette complication bientôt enrayée n'eut aucune suite grave.

Pendant quelques jours après l'opération le malade se plaignit de la région rénale, mais les douleurs lui semblèrent moins profondes et d'une autre nature. Peu à peu elles s'atténuèrent et disparurent complètement vers la fin de la deuxième semaine. Depuis lors le malade n'a plus souffert de son rein. J'ai eu occasion de le voir plusieurs fois et de m'assurer que non seulement le rein n'était pas douloureux spontanément, mais qu'il était également insensible à la palpation et à la percussion. Le malade a été vu pour la dernière fois à la fin de décembre.

EXAMEN HISTOLOGIQUE DES FRAGMENTS DU REIN NÉPHROTOMISÉ. — Les cellules de la capsule de Bowmann sont en partie détruites ou tombées dans sa cavité. Les glomérules sont un peu dilatés. Dans les tubes contournés et la branche montante, il existe une tuméfaction trouble des épithéliums : les cellules sont abrasées et, dans la lumière de ces tubes, on voit des débris cellulaires et des cellules globuleuses sans caractère, à bâtonnets. La lumière des artères est remplie d'hématies avec quelques rares polynucléaires. En résumé, néphrite épithéliale et congestion vasculaire légère.

Obs. 17. — (Personnelle, inédite.)

François O...., trente-deux ans, cultivateur, sans aucun antécédent morbide familial ou personnel. Entré à l'hôpital le 3 janvier 1904 pour de vives douleurs lombaires droites l'empêchant de travailler depuis le mois de juin dernier.

ÉVOLUTION DE L'AFFECTION. — Ces douleurs, qui ont débuté brusquement et sans cause par une crise violente, consistent en une sensation habituelle d'endolorissement profond et diffus, qui s'exalte à la suite d'une fatigue, d'un exercice prolongé, et quelquefois même d'un simple mouvement. Au moment des crises aiguës les besoins d'uriner sont un peu plus fréquents, cependant les urines ne paraissent pas altérées, et elles n'ont jamais contenu de sang; mais le malade dit qu'il lui a semblé avoir vu une fois du sable gris foncé dans le fond du vase.

ÉTAT ACTUEL. — A son entrée dans les salles le malade paraît jouir de la meilleure santé, toutefois il dit qu'il a légèrement maigri. Il ne se plaint que de souffrir de la région lombaire droite, mais accuse aussi quelques douleurs irradiées dans la région lombaire gauche. La paroi lombaire droite est à l'état de défense musculaire; aussi est-il difficile d'interroger la sensibilité du rein en déprimant cette paroi au niveau du sinus costo-lombaire. On y parvient cependant en détournant l'attention du patient, et on réveille alors une douleur très violente. La percussion de la région lombaire provoque également une douleur irradiant vers l'épine iliaque antérieure et supérieure. La pression en avant sur le bassinet et sur le trajet de l'uretère est indolente. L'exploration par la palpation du rein et de l'uretère gauche est absolument négative.

La vessie est insensible à la pression sur l'hypogastre, de même qu'au contact des instruments introduits dans sa cavité. Sa capacité physiologique est conservée.

L'examen des urines globales donne :

Quantité émise dans les 24 heures. .	1 200ᶜᶜ
Densité à + 15°	1 023
Réaction	hyperacide.
Couleur	normale.
Sédiment.	peu abondant.

Urée	31 gr.	
Acide phosphorique total (en P^2O^5) .	2gr,15	par litre.
Chlorure de sodium	15gr,80	
Albumine	traces.	

Hématies ; nombreux cristaux d'oxalate de chaux ; pas de cylindres.

La division des urines donne :

	Rein gauche.		Rein droit.	
Urée	26 gr.		25gr,70	
Chlorure de sodium . .	11gr,62	par litre.	18gr,90	par litre.
Albumine	0gr,30		0gr,10	
	très rares cristaux d'oxalate de chaux.		très nombreux petits cristaux d'oxalate de chaux.	

On porte le diagnostic de calcul du rein droit, et on propose la néphrotomie exploratrice.

OPÉRATION. — Le 6 janvier, après chloroformisation, la loge rénale est ouverte par une incision oblique. Pas de périnéphrite ; le rein, rapidement séparé de son atmosphère adipeuse, est amené au dehors avec quelques difficultés en raison de son volume. Il est fortement congestionné, de couleur noirâtre, lisse à sa surface, présentant, disséminées sur ses deux faces, des plaques laiteuses de sa capsule propre. Sa palpation attentive ne donne lieu à aucune sensation pouvant indiquer la présence d'un calcul dans son parenchyme : il en est de même de la palpation des calices et du bassinet. L'incision pratiquée suivant le bord convexe jusqu'au bassinet s'accompagne d'un abondant écoulement de sang qu'on arrête par la compression de l'artère rénale. Les deux tranches rénales sont foncées de couleur, mais on distingue bien les deux couches : corticale et médullaire. La palpation des deux valves ne fait pas découvrir de calculs dans leur épaisseur : les calices et le bassinet n'en contiennent pas non plus. La capsule propre ayant été réséquée et deux petits fragments prélevés sur chacune des tranches rénales pour l'examen histologique, on suture les deux valves à l'aide de cinq points de catgut profonds et d'un nombre égal de points superficiels intermédiaires. Le rein est alors réintégré dans sa loge et, après avoir placé une compresse au-dessous de son pôle inférieur comme drain, on ferme la plaie pariétale au catgut dans sa partie musculaire profonde et aux crins superficiellement.

SUITES. — Elles furent des plus simples. La température ne dépassa pas 37°,5 et la réunion par première intention se fit en quelques jours.

Les urines restèrent hématiques pendant près de trois semaines, mais sauf les trois ou quatre premiers jours il n'y eut pas d'hématurie proprement dite. Chose digne d'être notée, pendant huit jours l'analyse révéla dans les urines de nombreux cristaux d'acide oxalique et d'acide urique, et de plus quelques cylindres granuleux, puis tout cela disparut.

Dès le lendemain de l'opération, les douleurs lombaires cessèrent et n'ont pas reparu depuis. Au bout de quelques mois de repos chez lui, le malade a pu reprendre ses travaux de cultivateur. Les dernières nouvelles qu'il m'a données remontent à quatre mois, son état continue à être très satisfaisant.

Examen histologique des fragments du rein opéré. — Les glomérules sont dilatés et à cellules plates nombreuses. Les cellules de la capsule de Bowmann sont partiellement détachées. Les tubes contournés et les anses ont leurs cellules abrasées, à débris versés dans la lumière des tubes. Les vaisseaux sont congestionnés, à parois épaissies. Il existe de l'infiltration intertubulaire légère avec petits ilots de globules blancs. En définitive, néphrite épithéliale et congestion.

Obs. 18. — (Personnelle, inédite.)

M. D..., soixante-dix ans, ayant mené la vie de bureau depuis sa jeunesse, a toujours eu une hygiène défectueuse et souffre de crises gastralgiques depuis l'âge de trente ans. A quarante-six ans, il dit avoir été atteint d'hémorragies intestinales, qui ont cessé à la suite d'un traitement interne.

Évolution de l'affection. — Vers le milieu de l'année 1902, c'est-à-dire il y a trois ans et demi, il a eu des crises de coliques néphrétiques sans issue de sables ni de graviers. A partir de cette époque il a été pris de troubles nerveux intenses consistant en hyperexcitabilité, inaptitude au travail, douleurs erratiques dans les membres, sensation de fatigue générale, insomnies, cauchemars. Les divers traitements employés restèrent sans effet. Le malade, qui souffrait de partout à ce moment, ne se rappelle pas s'il souffrait plus dans la région rénale que dans les autres régions de l'abdomen.

En juillet 1903, il a été atteint de phlébite variqueuse de la jambe gauche, qui l'a obligé à garder le lit pendant un mois.

Quelque temps après ce séjour à la chambre, il a rendu à quelques jours d'intervalle, sans colique néphrétique et sans autre douleur que celle déterminée par leur passage dans l'urètre, deux petits graviers uriques assez irréguliers à leur surface.

En septembre 1901, les crises de gastralgie, qui n'ont jamais cessé de tourmenter le malade, deviennent plus intenses. La douleur ne reste pas localisée à l'estomac, mais elle s'irradie à tout l'intestin et s'accompagne de hoquet persistant. L'ingestion de tout aliment, de tout liquide, y compris le lait, augmente les douleurs et provoque des vomissements. L'alimentation devient presque impossible ; le malade maigrit et perd ses forces. Pour le soutenir on pratique des injections de lécithine. La troisième de ces injections faites à la fesse détermine un phlegmon très étendu qu'on ouvre au thermocautère et dont la cicatrisation est très lente à se faire. Les frais de la suppuration augmentant la faiblesse du malade rendent les douleurs de l'estomac encore plus violentes et plus pénibles. Les souffrances, que rien ne parvient à calmer, se généralisent à tout l'abdomen, et de temps en temps le malade, à la suite de crises plus douloureuses, rend des fausses membranes et du sang dans ses selles.

Vers la fin de 1904, M. D... tout en continuant à souffrir de gastralgie et d'entéralgie commence à ressentir des douleurs localisées dans la région lombaire droite, s'irradiant vers la fosse iliaque et jusque dans l'aine. Ces douleurs surviennent par crises spontanément, sans provocation ; elles ont une intensité excessive et affectent les caractères de la colique néphrétique la plus intolérable. Cependant le malade n'observe rien de particulier du côté de ses urines au moment des crises : ni oligurie, ni hématurie, aucune altération macroscopique, les besoins sont seulement un peu plus fréquents.

Les douleurs lombaires semblant prendre le pas sur les douleurs abdominales, le professeur A. Moussous, médecin habituel du malade, me fait appeler en consultation le 9 février 1905.

ÉTAT ACTUEL. — Malgré le défaut d'alimentation et le manque de sommeil, M. D... n'est ni considérablement amaigri ni très affaibli. La nuit précédente, il a eu une crise de douleur lombo-abdominale de plusieurs heures ; mais il est relativement calme au moment de mon examen. La palpation du ventre est indolente et la paroi abdominale se laisse facilement déprimer dans tous ses points, sauf au niveau de l'hypocondre, du flanc et de la fosse iliaque à droite. Dans ces régions, les muscles sont en état de défense et la pression à leur niveau est douloureuse. Les doigts placés en arrière dans le sinus costo-lombaire déterminent à la pression une douleur violente, qui augmente encore si on repousse avec l'autre main placée à plat sur l'hypocondre la paroi antérieure de l'abdomen. Le rein n'est pas perceptible à la palpation, et le ballottement ne peut être recherché en raison de la rigidité de la paroi. La percussion au niveau du rein n'augmente pas les douleurs.

Prié de décrire le genre de douleurs qu'il éprouve, leur siége et leur direction, le malade dit qu'elles sont de deux sortes ; les unes occupent tout le ventre et s'accompagnent de troubles de l'estomac et de l'intestin : hoquet, éructation, émission de gaz par l'anus ; les autres sont localisées dans le côté droit en arrière et s'irradient vers l'aine et la racine de la cuisse. Tandis que les premières sont presque constantes, mais relativement modérées, les secondes surviennent par crises, à intervalles irréguliers, plutôt la nuit, et ont une acuité qui les rend intolérables. Ces dernières douleurs ne s'accompagnent d'aucun trouble fonctionnel de la miction, d'aucune altération apparente des urines. L'analyse des urines faite la veille de mon examen donne :

Quantité des 24 heures	1 500
Densité à + 15°	1 009
Réaction	moyenne acide.
Couleur	jaune pâle.
Urée	7 gr.
Acide urique	0gr,18
Chlorures (en ClNa)	14gr,60
Phosphates (en P²O⁵)	0gr,70
Sulfates (en SO³)	0gr,60
Indican	normal.
Albumine	0gr,20

par litre.

Le dépôt, extrêmement faible, renferme de très longs tractus de mucine, quelques cellules de l'uretère et de rares hématies ; mais malgré une centrifugation très soignée on n'a pu y déceler aucune trace d'oxalate de chaux ni d'acide urique.

En présence des phénomènes douloureux si nets du côté du rein, je porte le diagnostic de calcul rénal, diagnostic qui, s'il ne trouve pas sa confirmation dans l'analyse des urines pauvres en acide urique et dépourvues de cristallisations uratiques et oxaliques, a en sa faveur l'expulsion des petites concrétions antérieurement rendues par le malade. En conséquence, je prescris une cuillerée de glycérine à prendre matin et soir, de l'urotropine et un traitement prolongé au carbonate de lithine alternant avec des eaux minérales naturelles lithinées.

Le malade n'éprouve aucune amélioration de ce traitement continué pendant deux mois. Les crises lombaires, sans augmenter, ne diminuent tout au moins pas d'intensité ; mais les douleurs gastro-intestinales vont en s'accentuant malgré un traitement approprié. Il suit alors pendant tout le mois de juin un traitement par l'électricité dont il ne ressent aucune amélioration. Après cela, on lui conseille de faire une cure aéro et hydrothérapique à Bagnères-de-Bigorre. Loin de le soulager, le séjour dans cette station aggrave plutôt son état, et il rentre à Bordeaux dans un état presque lamentable : souffrant continuellement de tout l'abdomen, mais surtout dans la région lombaire droite, ayant perdu le sommeil et l'appétit et ayant considérablement maigri.

Appelé de nouveau auprès du malade par le professeur A. Moussous, je fais sensiblement les mêmes constatations que lors de mon premier examen du côté du rein, et mon diagnostic, que je maintiens, se fortifie de ce fait que le mouvement, et en particulier le transport en voiture et en chemin de fer, a exagéré les douleurs lombaires.

Je propose la néphrotomie, en prévenant la famille et le malade lui-même que si l'incision du rein ne me fait trouver de gravier, elle sera suivie très vraisemblablement quand même de la cessation des douleurs.

Opération. — Le 13 septembre 1905, après chloroformisation, j'ouvre la loge lombaire par une incision oblique. L'atmosphère adipeuse est très développée; pas de périnéphrite. Le rein, très rapidement extrait, est légèrement plus petit que normalement : il est grisâtre, de consistance dure, bosselé. Sa capsule propre, un peu épaissie, présente quelques plaques laiteuses. La palpation du parenchyme et celle du bassinet ne révélant pas la présence de calcul, j'incise l'organe sur son bord convexe jusqu'au bassinet. L'exploration des deux valves et celle des calices et du bassinet ne me fait pas davantage découvrir de calculs. La coloration du tissu rénal sur ses deux tranches est foncée, et on distingue mal la substance corticale de la substance médullaire. Après avoir réséqué un petit fragment lamellaire de tissu sur chacune des valves, je les rapproche l'une de l'autre après avoir placé une sonde de Pezzer dans le bassinet, en les suturant à l'aide de quatre points profonds de catgut et de cinq autres superficiels. Avant de réintégrer le rein dans sa loge je réséque complètement sa capsule propre, et je termine l'opération en suturant la paroi lombaire.

Suites. — Guérison par première intention, sans élévation de température, sauf le sixième jour, où elle atteignit, sans que j'en puisse déterminer la cause, 38°,6.

Le dixième jour j'enlevai la sonde de Pezzer du bassinet. Ce jour-là et les trois jours suivants, il ne passa qu'une très petite quantité d'urine par la plaie rénale; mais le quatrième jour l'urine sembla ne plus prendre le chemin de l'uretère, et le malade fut inondé. Cela dura neuf jours, puis brusquement l'urine cessa de passer, et en quelques jours la plaie du rein et de la paroi fut complètement cicatrisée.

Quant aux douleurs, elles disparurent aussitôt après l'opération. Non seulement le malade n'eut plus aucune crise lombaire, mais les crises gastralgiques et entéralgiques cessèrent également. Après avoir été maintenu au régime lacté pendant une quinzaine de jours, il reprit peu à peu le régime habituel sans éprouver la plus petite douleur, le moindre trouble de la digestion.

A l'heure actuelle, deux ans et demi après l'opération, M. D... a recouvré complètement la santé. La région rénale n'est pas plus douloureuse à la pression qu'elle l'est spontanément.

L'analyse des urines pratiquée le 14 janvier 1907 a donné :

Volume des 24 heures	1500cc
Densité à + 15°	1025
Couleur	jaune clair.
Aspect	limpide.
Sédiment	peu abondant.
Urée	21gr,50
Phosphates	2gr,70 } par litre.
Chlorure de sodium	9gr,25
Albumine	0

Le dépôt est constitué par de nombreux leucocytes, avec rares hématies; quelques spermatozoïdes, nombreux cristaux d'oxalate de chaux et d'acide urique; quelques cristaux de phosphate ammoniaco-magnésien.

EXAMEN HISTOLOGIQUE DU FRAGMENT PRÉLEVÉ. — Néphrite mixte.

CHAPITRE III

TRAITEMENT CHIRURGICAL DES NÉPHRITES CHRONIQUES HÉMATURIQUES

On connaissait depuis longtemps l'existence des hématuries survenant au cours des néphrites aiguës; mais, sans les ignorer complètement, puisque RICHARD BRIGHT lui-même les avait signalées, on n'attachait qu'une importance secondaire à celles des néphrites chroniques, lorsque dans ces dernières années l'étude d'un certain nombre de faits étudiés avec soin et interprétés avec sagacité a permis d'ériger en un groupe nosologique les néphrites chroniques hématuriques.

§ I. — Historique.

C'est à la suite d'une leçon du professeur ALBARRAN sur le diagnostic des hématuries rénales, publiée dans les *Annales des maladies des organes génito-urinaires en mai 1898*, et d'une communication que je fis quelques semaines après, le 1er juin, à la *Société de chirurgie* « SUR LE RÔLE DES PHÉNOMÈNES CONGESTIFS DANS LA PATHOGÉNIE DES HÉMORRAGIES RÉNALES », que l'attention des cliniciens fut attirée sur cet accident, parfois alarmant, des inflammations chroniques des reins.

Les observations du professeur POIRIER, de NIMIER, de POTHERAT, se joignant à la mienne, servirent d'abord de base à une courte discussion au sein de la Société de chirurgie sur le traitement chirurgical de cette complication des néphrites. Quelques mois après, le professeur DEMONS, à l'occasion d'un cas pour lequel il me pria de faire le diagnostic cystoscopique, présenta à la *XIIe Session de l'Association française de chirurgie* quelques remarques sur cette nouvelle question de thérapeutique.

L'année suivante, l'*Association française d'urologie* ayant mis à l'ordre du jour de ses discussions « Des hématuries essentielles », MALHERBE et LEGUEU, dans leur remarquable rapport, s'attachèrent à démontrer le rôle pathogénique que joue la sclérose dans la grande majorité des néphrorragies rangées sous la rubrique *sine materia*. En effet, soumettant à un contrôle anatomique sévère les cas d'hématurie rénale attribuée par leurs auteurs soit à l'hémophilie suivant la doctrine de KLEMPERER et de SENATOR en Allemagne, soit à une influence nerveuse retentissant sur les vaisseaux du rein suivant celle de LANCEREAUX et de RENAUT en France, ils ont montré qu'en réalité toutes les fois que l'examen histologique de ces reins a pu être pratiqué il a décelé l'existence de lésions néphrétiques, parfois très limitées, mais qu'on parvient toujours à découvrir en multipliant les coupes du parenchyme suspect. C'est à la démonstration de cette vérité, déjà abordée par lui en 1898, que le professeur ALBARRAN a consacré en 1904 une nouvelle leçon « Sur les néphrites hématuriques », dans les *Annales des maladies des organes génito-urinaires*.

A l'étranger, comme dans notre pays, la doctrine des néphrites hématuriques a rencontré quelque opposition de la part des médecins. C'est ainsi que KLEMPERER et SENATOR en Allemagne, PEL et ROFF en Hollande, nient que les inflammations chroniques des reins soient susceptibles de déterminer des hématuries. Par contre, des chirurgiens, à la tête desquels se placent ISRAËL, NAUNYN et ROVSING, acceptent cette manière de voir et recommandent l'intervention opératoire, lorsque les pertes de sang ne cédant pas aux soins médicaux menacent l'existence.

§ II. — Nature des néphrites chroniques hématuriques.

En étudiant les observations des 37 cas de néphrite s'accompagnant d'hématurie que j'ai réunis, on voit que quelques malades seulement présentaient les signes du mal de Bright proprement dit, de sorte que la remarque que j'ai faite à propos des néphrites douloureuses s'applique aux néphrites hématuriques.

Un certain nombre de cas peuvent bien être désignés sous la dénomination de mal de Bright, en donnant à cette expression la signification que lui attribuent Graves et Semmola, Achard et Vidal; mais beaucoup ne sont que de simples néphrites. Si pour classer dans l'une de ces deux catégories mes cas j'en pratique le dépouillement, je ne vois que les faits de Poirier, de Pothérat, de Loumeau, d'Israël, de Legueu, d'Roebolls, de Crile, de Foisy, qui puissent être considérés comme des maux de Bright. Tous les autres faits me paraissent être des inflammations chroniques des reins à manifestations exclusivement locales.

L'étude de la répartition des lésions anatomiques fournit un argument à cette manière de voir. En effet, bien que le processus inflammatoire puisse être cantonné dans un seul rein dans le mal de Bright, ainsi que je le démontrerai à propos du traitement des accidents urémiques, le plus souvent il occupe les deux organes. La bilatéralité peut donc être considérée comme une preuve, non certaine, mais probable, du caractère brightique de l'affection rénale. Or, si je retranche des néphrites hémat..iques, dont l'étude attentive des observations me permet d'admettre la bilatéralité, les 8 faits que je viens de citer comme étant des maux de Bright avérés, je n'en trouve plus que 5 dans lesquels, quoique les lésions fussent bilatérales, on ne relève aucun des signes du brightisme. Ce sont les faits de Nimier, de Legueu (1 cas), d'Albarran (1 cas), de Giordano, de Francisco Gentil. Tous les autres cas, tant par les constatations cliniques faites par leurs observateurs que par l'évolution même de l'affection, me paraissent bien être des néphrites unilatérales, et dans aucun on ne trouve notés les signes propres au mal de Bright.

On sait qu'un certain nombre de recherches expérimentales entreprises il y a déjà longtemps par Charcot et Gombault, puis par Germont, Cornil et Brault, et reprises dans ces derniers temps par Castaigne et Rathery, sur la distribution des lésions du tissu rénal dans les néphrites subaiguës et chroniques, ont démontré qu'au lieu d'être globales et de s'étendre à tous les systèmes glomérulaires, dont la réunion forme le rein, elles étaient souvent partielles et limitées à quelques-uns de ces systèmes, les systèmes voisins conservant leur intégrité parfaite. Cette limitation du processus lésionnel se voit dans toutes les néphrites; mais elle s'accuse encore davantage dans les néphrites hématuriques, qui dans bon nombre de cas méritent bien la dénomination de néphrites partielles et même parcellaires.

Dans un certain nombre de reins saignant très abondamment, les lésions sont si limitées qu'elles peuvent passer inaperçues non seulement au cours de la néphrotomie, alors qu'en ayant soin de comprimer l'artère rénale on peut à loisir examiner les tranches du tissu, mais même après la néphrectomie, si l'on n'a pas le soin de multiplier, comme à l'infini, les coupes histologiques. L'histoire d'une des opérées de Nicolich est à cet égard des plus démonstratives. Le rein gauche, ayant été enlevé pour une hématurie prolongée mettant les jours en danger, paraissait absolument sain macroscopiquement, et un premier examen histologique, pratiqué par un histologiste des plus compétents de Vienne, ne fit découvrir aucune lésion; mais des examens ultérieurs répétés sur de nouvelles coupes montrèrent au professeur Albarran des lésions manifestes de glomérulo-néphrite rares et discrètes.

A côté de cet exemple de néphrite parcellaire hématurique, on en trouvera d'autres dans les observations que j'ai rapportées. Tel est, par exemple, le cas de Senator, dont la malade considérée par lui comme atteinte d'hématurie hémophilique fut, après échec du traitement médical, néphrectomisée par Sonnenburg d'un rein paraissant sain macroscopiquement, mais dans lequel l'examen histologique pratiqué par Israël démontra l'existence de quelques petits îlots profonds et limités de néoplasie inflammatoire interstitielle. Tel celui d'Albarran, dans lequel la néphrectomie pratiquée pour une hématurie abondante montra d'abord un rein en apparence sain, mais fit découvrir à un examen plus attentif à la base d'une pyramide un petit noyau grisâtre, gros comme un grain de mil, présentant au microscope les caractères d'une granulation de néphrite chronique. Tel celui de Nimier, dans lequel le rein enlevé offrait, disséminés à la surface de sa coupe, des noyaux indurés, pris d'abord pour une dégénérescence néoplasique et qui, histologiquement, étaient constitués par du tissu sclérosé.

§ III. — Caractères symptomatiques.

Parmi les observations que j'ai réunies, certaines, comme celles de Stavely, d'Oliver, ne peuvent être utilisées que pour la statistique opératoire; mais le plus grand nombre sont rapportées avec assez de détails pour en dégager les particularités cliniques, qui caractérisent les néphrites hématuriques.

a) *Hématuries.* — La plus importante de ces particularités réside dans l'allure que revêtent les hématuries. Le plus souvent elles surviennent sans causes et disparaissent de même, d'une façon subite, à la manière de toutes les autres hémorragies du tractus urinaire d'origine congestive. Parfois, cependant, elles semblent très nettement influencées par la marche, la fatigue, un exercice violent, ainsi que cela est noté dans une observation d'Albarran, dans une de Nimier et une d'Israël. Chez une malade de Legueu, l'hématurie à répétition survenait toutes les fois que la malade subissait un refroidissement et était prise d'angine.

Comme toutes les hématuries rénales, les hématuries des néphrites sont totales toujours, et profuses dans le plus grand nombre des cas. Elles durent plusieurs jours, plusieurs semaines, et se prolongent même pendant des mois et des années : dix-huit mois chez une malade de POTHERAT, deux ans chez une malade de HAUFRAUER, deux ans et demi chez deux malades de SENATOR et de DE KEERS-MACKER, trois ans chez deux malades d'ISRAËL et de POUSSON, quatre ans chez trois malades de NIMIER, ALBARRAN, LEGUEU. Lorsqu'elles occupent un si long espace de temps, il est exceptionnel qu'elles soient continues; mais elles sont le plus souvent séparées par des périodes d'interruption de durée très variable. C'est ainsi que la malade de SENATOR, après avoir eu sa première hématurie en décembre 1887, reste deux ans sans uriner de sang; puis l'hématurie réapparaît intense, avec de courtes interruptions pendant plus d'un an, déterminant une anémie profonde, qui conduit à une intervention en avril 1890. Un malade de NIMIER ayant uriné du sang, en mars 1893, pendant quinze jours, vit réapparaître son hématurie trois semaines après, et celle-ci persister, mais avec des interruptions et des paroxysmes sous l'influence du repos et de la fatigue, pendant quatre ans. pour devenir continue pendant quelques mois, jusqu'au moment de l'opération. Une malade de LEGUEU a une première hématurie en mars 1900, à la suite d'un léger mal de gorge, qui dure trois à quatre jours; depuis lors, et pendant quatre ans, les crises se répètent toutes les fois que la malade se refroidit. Un de mes opérés rend pour la première fois, sans cause, du sang dans ses urines pendant cinq à six jours, et voit ces hématuries se reproduire avec les mêmes caractères et sans aucune provocation, d'une façon presque régulière, tous les deux ou trois mois pendant trois ans.

En général, les hématuries des néphrites chroniques deviennent de plus en plus abondantes au fur et à mesure qu'elles se répètent; mais parfois elles sont d'emblée très intenses et menaçantes pour la vie du malade. Par exemple. la malade de DEMONS perdit de suite et sans discontinuer une quantité de sang mélangé à ses urines, pendant plusieurs semaines, au point de tomber dans une anémie profonde et inquiétante; le malade de POIRIER urina du sang pendant trois mois; la malade de LOUMEAU eut une hématurie qui se prolongea sans interruption pendant quatre mois, malgré le régime lacté et un traitement médical rigoureusement suivi, et elle présentait un état de faiblesse extrême lorsqu'elle fut opérée; enfin la malade de POTHERAT rendit, en urinant, pendant dix-huit mois et d'une manière continue, du sang, de sorte qu'elle était dans un état d'anémie telle, qu'elle ne pouvait plus guère quitter le lit.

b) *Douleur.* — La douleur est la compagne, habituelle mais non constante, des néphrites chroniques hématuriques. Sur les 36 observations servant de base à mon travail, je la trouve notée 20 fois, et il est probable qu'elle existait dans plusieurs autres cas succinctement rapportés. Je crois, cependant, devoir faire remarquer que chez deux des trois malades qu'il m'a été donné d'observer la douleur faisait défaut. Cette grande fréquence de ce symptôme chez les individus dont le rein saigne justifie l'expression de néphralgie hématurique, dont on s'est si longtemps servi pour dénommer leur affection, avant qu'on ait reconnu l'existence des lésions de néphrite qui en constituent le substractum anatomique.

Dans la grande majorité des cas les douleurs accompagnent l'hématurie, et elles reconnaissent alors pour cause l'étranglement en quelque sorte aigu des éléments anatomiques du rein, et notamment de ses nerfs, dans sa capsule inextensible au moment des poussées congestives provoquant le raptus hémorragique. Je me suis déjà expliqué suffisamment sur cette pathogénie des douleurs, pour ne pas y insister davantage. Ces douleurs, plus ou moins violentes, occupent la région lombaire, et elles peuvent aussi s'irradier le long de l'uretère, du côté de l'aine, vers le testicule, à la racine de la cuisse, revêtant dans ces cas tous les caractères de la colique néphrétique. On pourrait être conduit à attribuer la cause de ces irradiations douloureuses à la migration de caillots dans l'uretère. Sans nier qu'il puisse en être ainsi dans certains cas, je crois que c'est là l'exception, car presque tous ceux qui ont observé le liquide rendu au moment des crises hématuriques font précisément remarquer que le sang est intimement mélangé à l'urine et fluide. Mais si l'existence de caillots migrateurs ne peut être invoquée pour expliquer les douleurs irradiées, il est infiniment probable que le passage seul du sang dans l'uretère suffit à les provoquer. Ne sait-on pas qu'une simple altération de la composition des urines, et en particulier son hyper-acidité, peut déterminer chez certains sujets les contractions réflexes douloureuses de l'uretère?

Chez quelques rares malades, les douleurs, après avoir fait défaut dans les premières crises d'hématurie, n'apparaissent que dans les crises subséquentes. Il en était ainsi chez une jeune femme observée par LEGUEU, qui pendant deux ans rendit à diverses reprises du sang dans ses urines sans éprouver le moindre phénomène douloureux du côté du rein, et qui, au bout de ce temps, éprouva à chaque crise, dans la région lombaire gauche, une sensation de pesanteur, de tension sans irradiations sur le trajet de l'uretère.

A côté des douleurs semblant étroitement liées à la néphrorragie, s'en placent d'autres affectant les malades plusieurs mois et même plusieurs années avant les crises hématuriques, ou ne se montrant que dans les jours qui précèdent. Dans le premier cas, elles traduisent l'existence de ces inflammations chroniques douloureuses des reins, que j'ai décrites dans le chapitre précédent, et dont le processus à tendance congestive, d'abord modéré, finit à la longue par aboutir à l'extravasation sanguine. Comme exemple de ces néphrites douloureuses se transformant en néphrites hématuriques, je citerai l'histoire d'une malade de ROVSING ayant présenté des crises douloureuses du côté droit, que l'on attribua à une appendicite pendant quatre ans, époque à laquelle elle eut sa première hématurie révélatrice, et celle d'un malade d'ALBARRAN, souffrant depuis quatre ans également de douleurs lombaires droites, avec exacerbations à certaines heures de la journée, prises pour une névralgie lombo-iliaque, lorsqu'il fut pris tout à coup d'une abondante hématurie spontanée.

Dans les cas où les douleurs précèdent de quelques heures ou de quelques jours l'hématurie, c'est encore l'exaltation des phénomènes congestifs, préparant le saignement du rein, qui en fournit l'explication. Les douleurs lombaires sont alors comme les avant-coureurs du pissement de sang. Il en était ainsi chez un malade d'ALBARRAN, dont toutes les crises hématuriques étaient précédées de douleurs rappelant la colique néphrétique, mais sans irradiation; de même chez un des miens, dont toutes les hématuries, qui survinrent périodiquement tous les deux ou trois mois pendant trois ans, étaient annoncées par des douleurs lombaires droites se faisant sentir pendant deux à trois jours. Chez ce malade, l'émission sanguine était suivie de la cessation des douleurs. Ce phénomène de détente, que je n'ai pas relevé dans les observations que j'ai lues, n'a rien qui doive surprendre, et peut-être est-il fréquent.

En outre des douleurs spontanées dont je viens de décrire les caractères, les malades accusent une grande sensibilité du rein saignant, lorsqu'on vient à le palper par les procédés connus. Cette sensibilité s'exagère au moment des crises hématuriques.

L'augmentation du volume de l'organe perçue par la palpation est très fréquente, et elle serait peut-être la règle, s'il était possible de pratiquer son exploration dans des conditions propices.

Les renseignements fournis par l'existence et le siège des douleurs spontanées et provoquées du rein et par son augmentation de volume sont bons à retenir; mais ils ont perdu beaucoup de leur intérêt clinique depuis que la cystoscopie, la séparation des urines et le cathétérisme des uretères, ainsi que nous le verrons, permettent de préciser avec sûreté la source de l'hématurie.

c) *Altération des urines.* — Les caractères présentés par les urines hématiques des malades atteints de néphrite chronique ne m'arrêteront pas. Je rappellerai seulement, ainsi que je l'ai déjà fait observer, que le sang intimement mélangé à l'urine n'a en général aucune tendance à se coaguler, ni dans les organes qu'il traverse, ni dans le vase où il est conservé. Mais je devrais insister sur la composition chimique des urines et la présence d'éléments figurés dans leur dépôt qui, au moment et surtout dans l'intervalle des crises hématiques, peuvent servir à reconnaître l'existence de la néphrite. Malheureusement les observations sont souvent muettes à cet égard, ou ne contiennent que des renseignements vagues. Celles que j'ai pu utiliser, et qui appartiennent à ALBARRAN, à POIRIER, à LEGUEU, à EDEBOHLS, à CRILE, à GIORDANO, à FRANCISCO GENTIL, à moi-même, apprennent que les urines renferment le plus souvent une petite quantité d'albumine, des cylindres granuleux et granulo-graisseux; que leur teneur en urée et en produits excrémentiels est un peu au-dessous de la normale; que leur quantité dépasse le taux physiologique des vingt-quatre heures de quelques centimètres cubes. En un mot, ces résultats analytiques sont ceux des urines des néphrites interstitielles en général. Toutefois il importe de faire remarquer que, dans quelques cas bien étudiés, l'examen des urines a été négatif au point de vue des cylindres et même de l'albumine.

c) *Accidents généraux.* — Le plus grand nombre des malades opérés pour néphrite hématurique, dont j'ai relevé les observations, avaient conservé un état de santé satisfaisant. Cependant ceux de POIRIER, de POTHERAT, de DEMONS, de LOUMEAU, étaient plongés dans une anémie profonde, du fait des pertes de sang qu'ils éprouvaient, sans discontinuer, depuis plusieurs mois.

§ IV. — Diagnostic.

L'examen cystoscopique, la séparation des urines et le cathétérisme urétéral, nous fournissent les moyens de faire le diagnostic d'hématurie rénale d'une façon certaine; mais dans les cas où ces divers modes d'exploration sont impraticables, comme chez le jeune garçon de onze ans observé par Legueu, les renseignements subjectifs donnés par les malades, et objectifs recueillis par le chirurgien ont une valeur précieuse. Les douleurs spontanées ou provoquées dans l'une des fosses lombaires, l'augmentation de volume du rein, sont alors des signes de présomption pour attribuer, à l'organe qui en est le siège, la source de l'hématurie. A défaut de toutes indications on pourra, si la gravité des circonstances l'exige, avoir recours à la lombotomie exploratrice, bien supérieure, à mon avis, à la cystotomie conseillée par quelques-uns, car elle permet à la fois de reconnaître le point de départ de l'hémorragie et sa cause, et de la combattre de front s'il y a lieu. Je ne crois pas devoir insister davantage sur ce premier point du diagnostic, qu'il est facile de solutionner dans le plus grand nombre des cas.

Le second qu'il me reste à traiter, à savoir la nature de la lésion hémorragipare, est autrement difficile à résoudre et parfois même impossible. Le dépouillement des 36 observations que j'ai recueillies montre, en effet, que 15 fois aucun diagnostic n'a pu être porté, 11 fois il a été erroné, 4 fois l'existence de la néphrite a été seulement soupçonnée, 6 fois elle a pu être affirmée. L'un des cas dans lesquels la néphrite a été soupçonnée appartient à Albarran; les trois autres cas m'appartiennent, et l'un d'eux a fait l'objet d'une leçon clinique publiée sous le titre : *Sur un cas de néphrorragie. Cancer ou néphrite?* Les six cas dans lesquels le diagnostic de la cause de l'hématurie rénale a été porté sont ceux de Edebohls, de Freeman, de Crile, d'Albarran, de Giordano et de Francisco Gentil.

L'existence de néphrites hématuriques étant aujourd'hui connue de tous les chirurgiens et leur histoire clinique bien qu'encore fruste contenant quelques traits saillants, il est permis de penser que désormais leur diagnostic pourra être fait plus souvent. Les affections susceptibles de provoquer des néphrorragies sont très nombreuses.

Laissant de côté celles qui, reconnaissant pour cause diverses intoxications et infections, sont passagères, aiguës en quelque sorte, et presque toujours reconnues par l'anamnèse, et aussi celles consécutives aux traumatismes également faciles à déterminer, on peut, pour mettre quelque ordre dans la discussion du diagnostic étiologique des autres hématuries, les classer en deux grandes catégories : les unes fréquentes, auxquelles viennent se joindre le plus ordinairement les douleurs lombaires et l'augmentation du volume du rein ; les autres plus rares, constituant à elles seules toute l'expression symptomatique.

Dans la première classe se placent l'hydronéphrose, la néphroptose, la tuberculose, le cancer et la lithiase. Les deux premières affections, hydronéphrose et néphroptose, donnent exceptionnellement lieu à l'hématurie, et les autres signes et symptômes, qui les accompagnent, sont suffisamment caractéristiques pour ne pas laisser longtemps le diagnostic en suspens. Il n'en est pas de même des trois autres affections.

Ce n'est pas à la période d'état, lorsqu'il existe de la tuméfaction du rein, des douleurs lombaires, de la pyurie, que les hématuries de la tuberculose rénale peuvent donner le change avec celles des néphrites chroniques, d'autant qu'elles sont exceptionnelles à cette période ; mais au début l'erreur peut être et a été commise dans les observations de Legueu et de Loumeau. En effet, on connaît bien aujourd'hui, après les travaux des professeurs Brissaud et Dieulafoy, de Tuffier, l'existence des hématuries précoces de la tuberculose rénale primitive ou hématogène. Je me suis personnellement efforcé de déterminer la valeur clinique de ce symptôme, et d'en préciser les conditions pathogéniques, que j'ai cru trouver dans l'ensemencement des bacilles dans la zone glomérulaire et labyrinthique essentiellement vasculaire du parenchyme rénal. Ces hématuries d'ordre congestif, qu'on a comparées aux hémoptysies de la première période de la tuberculose pulmonaire, apparaissant et disparaissant sans cause, sont, en général, peu abondantes, transitoires et de courte durée; mais elles peuvent aussi être considérables et se prolonger des semaines et des mois, mettant la vie en danger, comme dans les cas de Czerny, d'Habershonn, de Mac Cormac, de Tuffier, de Routier et dans l'un des miens. En l'absence de tous signes d'infiltration tuberculeuse dans les autres départements de l'appareil génito-urinaire, en particulier dans les épididymes, la prostate et les vésicules, on comprend que ces hématuries puissent en imposer pour celles des néphrites. Dans ces cas, la recherche des bacilles de Koch dans les urines est un moyen de diagnostic précieux, mais qui n'a de valeur que si elle est positive, car ces éléments microbiens en suspension dans les urines hématiques échappent souvent à l'investigation la plus minutieuse. L'inoculation aux animaux reste alors la dernière ressource pour reconnaître la nature bacillaire de la néphrorragie.

Tous les cliniciens savent que le cancer du rein n'est pas toujours une affection à symptômes bruyants, telles que douleurs lombaires plus ou moins violentes, tumeur rénale plus ou moins volumineuse, hémorragies abondantes. Si, dans un bon nombre de cas, cette triade symptomatique existe, souvent aussi elle fait défaut. Le plus constant de ces trois symptômes est l'hématurie, qui se présente avec tous les caractères de l'hématurie des néphrites chroniques. Mais alors que dans la tuberculose l'examen bactériologique des urines permet presque toujours de faire le diagnostic étiologique, on ne trouve dans le cancer aucun élément de diagnose, car il ne faut guère compter, surtout à la période de début, avec les cylindres épithéliaux, les cellules en raquettes et en massues en suspension dans les urines, éléments figurés auxquels on a voulu attribuer, d'ailleurs, une signification qu'ils ne sauraient avoir. C'est ainsi que, faute de signes suffisants, Pothérat et Rovsing pensèrent avoir affaire à un néoplasme du rein chez leurs malades, en raison de la gravité de l'hématurie.

La lithiase urinaire, on le sait, donne lieu à deux sortes d'hémorragie : l'une, de beaucoup la plus fréquente, provoquée par la marche, l'exercice, le mouvement sous toutes ses formes, et l'autre, plus rare, survenant sans cause, au repos comme après la fatigue. Ce sont surtout ces dernières hémorragies que l'on pourrait confondre avec celles des néphrites. Cette confusion fut faite chez le malade de Poirier. Chez le jeune homme opéré par Nimier, ainsi que je l'ai précédemment rappelé, l'hématurie s'apaisait dès que le malade gardait la chambre et reparaissait à la reprise de son travail; cette influence de la marche et de l'exercice était aussi des plus nettes chez un des malades d'Albarran. En pareils cas, l'erreur de diagnostic devient presque inévitable. Cependant, même en l'absence de tous antécédents lithiasiques héréditaires ou personnels, l'analyse des dépôts urinaires peut restreindre les chances d'erreur. On sait, en effet, que dans les urines calculeuses on trouve, en général, une grande quantité d'acide urique, d'urate de soude, d'oxalate de chaux, et que les cristaux uratiques, suivant la remarque de Méhu, au lieu d'affecter la forme géométrique en losange, présentent des configurations irrégulières et variées, en clous, en massues, en sphères épineuses, etc.

Le second groupe d'hématuries du rein ne s'accompagnant ni de douleurs ni de tuméfaction sont d'abord les hématuries parasitaires endémiques dans les pays chauds, et avec lesquelles il n'y a guère à compter en Europe. Viennent ensuite les hématuries hémophiliques, dont l'existence, affirmée par des médecins de l'expérience de Senator et de Klemperer, ne saurait être niée, mais qui sont exceptionnelles au point de n'avoir été observées que deux fois par le professeur Guyon. Chez les malades qui en sont atteints, on trouve toujours dans les antécédents héréditaires et personnels des traces de cette singulière diathèse, beaucoup plus rare dans notre pays que dans les pays du Nord, et en particulier en Allemagne, qui à elle seule compterait 48 p. 100 des cas observés. Signalons enfin les hématuries angio-névrotiques de Lancereaux, dont les cas déclarés tels après critique se réduisent à deux ou trois.

Dans la grande majorité des cas, le diagnostic de néphrite chronique hématurique ne peut être fait qu'indirectement, après élimination des diverses affections hémorragipares, que je viens de passer en revue; cependant, on trouve parfois dans l'examen urologique des indices qui peuvent conduire à reconnaître directement la maladie. C'est d'abord la polyurie, qui, sans être constante, se rencontre chez un certain nombre de malades; puis la diminution du taux de l'urée et des sels; enfin, la présence d'une petite quantité d'albumine. La recherche des cylindres, et en particulier des cylindres granuleux, a une grande valeur lorsque ses résultats sont positifs; mais elle n'en a aucune lorsqu'ils sont négatifs, car la néphrite chronique peut exister sans que l'on trouve ces formations dans les urines. On pourrait songer, pour déceler la sclérose rénale hémorragique, à recourir à l'épreuve de la phloridzine et du bleu de méthylène; mais il est à craindre que la limitation des lésions, qui peuvent n'affecter que quelques très rares systèmes glomérulaires, soit insuffisante à troubler l'élimination de ces substances. J'ai pratiqué l'épreuve du bleu chez un de mes malades sans en obtenir le moindre renseignement, l'élimination s'étant faite dans les délais normaux et avec son rythme habituel, malgré l'existence de lésions néphrétiques constatées sur deux fragments prélevés au cours de la néphrotomie.

§ V. — Résultats immédiats et éloignés des interventions.

1o *Résultats immédiats.* — Je ne relève que 3 morts opératoires sur les 37 interventions pour néphrite chronique hématurique, soit une mortalité de 8,3 p. 100.

L'un de ces décès est survenu après la néphrotomie chez un malade d'Oliver, dont je n'ai pu me procurer l'observation *in extenso*, de sorte que j'ignore l'état du sujet au moment de l'opération et la cause de l'issue funeste de cette dernière. Un autre s'est produit par affaiblissement progressif au dix-huitième jour après la néphrectomie chez un malade que LOUMEAU opéra dans un état d'adynamie profonde consécutive à des hématuries profuses durant depuis plus de cinq mois. Le troisième emporta au septième jour également par affaiblissement progressif un malade, auquel LEGUEU avait pratiqué la décapsulation combinée à la néphrotomie du rein droit pour des néphrorragies s'accompagnant de symptômes graves du mal de BRIGHT.

Parmi les malades qui échappèrent aux risques opératoires de l'incision et de l'extirpation du rein, quelques-uns étaient dans un état véritablement alarmant. Telle était la malade de DE KEERSMOECKER, qui avait, depuis deux ans et demi, des hématuries considérables ; celle de DEMONS, qui, perdant du sang en abondance depuis quelques semaines, présentait une anémie profonde et inquiétante ; celle de POTHERAT, qui, pissant du sang sans discontinuer depuis dix-huit mois, était si faible qu'elle ne pouvait guère plus quitter le lit.

A côté de ces faits, bien propres à démontrer le peu de gravité des interventions dans les néphrites chroniques hématuriques, je puis en rapporter un plus démonstratif encore, qui appartient à NICOLICH. Une femme de trente-sept ans, néphrectomisée, en 1899, pour une néphrite hématurique gauche, se porte bien pendant sept mois. En 1900, des douleurs rénales se déclarent dans le côté droit, et des hématuries réapparaissent, plongeant la malade dans un état misérable. L'incision lombaire jusqu'à la capsule du rein fait cesser ces symptômes, et la malade quitte l'hôpital au bout de cinq semaines, ayant gagné douze kilogrammes de poids. Elle se porte très bien pendant trois ans : mais en décembre 1903 elle entre de nouveau à l'hôpital parce qu'elle souffre de son rein restant qui est gros, très flottant, et qu'elle rend des urines troubles. On pratique la néphrotomie et la néphropexie ; la santé se rétablit et se maintient bonne jusqu'en avril 1905, époque à laquelle surviennent de nouvelles douleurs rénales et de nouvelles hématuries. Admise à l'hôpital en mai, elle présente un état très grave. La décapsulation est effectuée sans difficulté, malgré la fixation antérieure, et le rein apparaît rouge, bosselé. Pendant un peu plus de deux mois, les urines contiennent encore du sang par intermittence; mais quelques semaines après la malade quitte l'hôpital dans un excellent état, ne souffrant plus, n'urinant plus de sang, et deux mois après elle continuait à se bien porter.

2° Résultats éloignés. — Avant d'indiquer les résultats thérapeutiques éloignés, il convient que je signale trois décès retardés, tous les trois consécutifs à la néphrectomie pratiquée chez des malades ayant très probablement des lésions bilatérales. Le premier de ces cas appartient à POIRIER et concerne un malade ayant maigri très rapidement depuis trois mois et perdu ses forces sans présenter d'autres symptômes qu'une polyurie forte, beaucoup d'albumine (1gr,23 par litre) et du sang dans ses urines. Il supporta très bien l'opération, mais succomba, au commencement du troisième mois, « à des attaques d'asthme avec congestion pulmonaire. » Le second cas, observé par POTHERAT, a trait à une femme de cinquante-deux ans, présentant une anémie extrême déterminée par des hématuries persistant depuis dix-huit mois. Après avoir eu à la suite de la néphrectomie pendant quelques jours une anurie presque complète, elle vit, sous l'influence de la théobromine, le taux de ses urines se relever; mais, alors que la plaie était cicatrisée, la sécrétion urinaire se tarit progressivement, et la mort survint par urémie. Le troisième cas, rapporté par FOISY, a pour sujet un homme de cinquante-sept ans, ayant depuis trois ans des signes nets de brightisme et qui fut pris à la suite d'un refroidissement de douleurs dans la région lombaire gauche et d'hématuries très abondantes. La néphrectomie fut suivie de guérison opératoire, mais le malade succomba trois mois après en quatre jours à des accidents urémiques.

Sur les 31 malades qui restent après défalcation des 6 morts que je viens de signaler, 4 appartenant à DE KEERSMOECKER, STAVELY, ROVSING et PÉREZ, étaient opérés depuis un temps non déterminé; 4 appartenant à ALBARRAN (2 cas), CRILE et LEGUEU, ne l'étaient que depuis moins d'un mois. Ces 8 faits ne peuvent ainsi servir à apprécier le résultat thérapeutique des interventions pour néphrite hématurique, mais j'en puis retenir 23 à cet effet.

De ces 23 malades, 8 continuèrent à saigner ou virent réapparaître le sang dans leurs urines après un délai variable. Un des malades, dont l'hématurie ne fut pas enrayée même momentanément par l'intervertion, est un jeune médecin opéré par EDEBOHLS d'une double décapsulation; cependant les pertes de sang se reproduisirent moins fréquentes et moins abondantes. Deux ans après, le malade donnait de ses nouvelles dans les termes suivants : « A l'exception de douleurs dorsales, qui, de temps en temps seulement, deviennent très gênantes, je suis bien portant et je puis exercer ma profession. Ma santé est meilleure qu'avant l'opération, bien qu'au moment où j'écris je sois un peu affaibli, ce que j'attribue en grande partie au manque d'exercice. Un travail physique ou mental semble provoquer l'hématurie. » Chez deux autres malades opérés par LEGUEU, le sang ne disparut pas complètement des urines, mais diminua dans de notables proportions. L'hématurie était bilatérale dans un de ces cas, et la néphrotomie combinée à la décapsulation n'avait été pratiquée que sur le rein gauche; or quinze mois après l'examen cystoscopique montra que le rein droit seul donnait du sang. Je ne sais si l'observation a été suivie et s'il a été constaté que le rein gauche opéré a définitivement cessé de saigner; mais si cette constatation avait pu être faite, elle fournirait une preuve péremptoire de l'efficacité de l'intervention. Ce n'est point à une modification de l'état général du sujet que l'on devrait, en effet, attribuer la cessation de l'hématurie, mais bien à l'action de l'incision et de la décapsulation du rein, son congénère non opéré continuant à saigner. Dans le second cas, ayant pour sujet un enfant de onze ans, le sang provenait également des deux reins, qui furent l'un et l'autre décapsulés et incisés dans la même séance, et présentaient, sur les fragments prélevés au cours de l'opération, des lésions scléreuses anciennes entourées de lésions congestives récentes. L'hématurie persista pendant environ un mois, puis les urines devinrent claires par intermittence d'abord et ensuite d'une façon continue, et l'enfant pâle, souffreteux, maigre, reprit bonne mine et engraissa. Macroscopiquement l'urine ne contenait plus de sang huit mois après l'opération, mais au microscope on y voyait de nombreuses hématies.

Un homme de trente-cinq ans, opéré par Rosvixe d'une néphrotomie, fut pris au quatorzième jour d'une hémorragie secondaire formidable, qui obligea à pratiquer d'urgence la néphrectomie de ce même rein. Un malade de Nimier cessa de saigner pendant trois semaines après la néphrectomie, puis se mit à rendre du sang comme auparavant. Albarran obtint une suspension des hématuries pendant un an et demi chez un malade néphrotomisé du rein droit, mais elles reprirent un an et demi après et venaient peut-être du rein non opéré. Le doute à ce sujet n'est pas possible chez un malade d'Israël, qui, après être resté deux ans à la suite de la néphrotomie gauche sans uriner du sang, se mit à souffrir du rein droit et à avoir des hématuries.

Après avoir distrait du bloc des 31 malades ayant survécu à l'intervention les 15 cas que je viens de rapidement analyser, il m'en reste 16 suivis pendant un temps suffisamment prolongé pour apprécier la valeur thérapeutique des opérations dirigées contre les néphrites hématuriques. Ce sont le cas de Freeman, opéré depuis un mois; et demi; ceux de Giordano et Nicolich, opérés depuis deux mois; celui d'Albarran, opéré depuis trois mois, celui de Nicolich, opéré depuis cinq mois; un personnel opéré depuis six mois; celui de Senator, opéré depuis neuf mois; ceux de Hoffbauer et de Francisco Gentil, opéré depuis dix mois. A vrai dire, le délai écoulé entre l'opération et la constatation du maintien de la guérison est court dans les cas précédents; il est plus long et autorise à conclure à la guérison définitive dans les cas suivants. Ce délai était de un an dans le cas d'Israël, de quatorze mois dans un cas personnel, de deux ans dans un cas d'EDEBOHLS et dans un autre qui m'est personnel, de quatre ans dans un cas de ROVSING, enfin de neuf chez une opérée de DEMONS et chez une des miennes.

§ VI. — Résultats fournis par les diverses variétés d'opérations et choix entre elles.

Ayant indiqué les résultats immédiats et éloignés des interventions en général dans les néphrites chroniques hématuriques, je dois maintenant faire connaître les résultats donnés par les diverses variétés d'opérations employées de manière à mettre le chirurgien en mesure de faire un choix judicieux entre elles. Ces opérations sont :

La néphrectomie . . . . 12 fois.
La néphrotomie seule et unilatérale . . . . . . 9 fois.
La rénipuncture après lombotomie. . . . . 1 fois.
La néphrotomie combinée à la décapsulation. 6 fois.
La néphrotomie combinée à la néphrolyse . . 1 fois.
La néphrolyse. . . . . 1 fois.
La décapsulation bilatérale ou unilatérale. . . 6 fois.
La néphrectomie, puis la néphrotomie et la
    néphropsie combinées, et enfin la décapsu-
    lation . . . . 1 fois.

a) *La néphrectomie* pratiquée 12 fois a donné lieu à un décès opératoire (cas de LOUMEAU) par affaiblissement progressif au dix-huitième jour, et trois décès retardés, l'un (cas de POTHERAT) au bout de quelques semaines, et les deux autres (cas de POIRIER et de FOISY) au troisième mois, à la suite d'accidents urémiques, conséquence des lésions inflammatoires de l'autre rein. Par crainte de cette terminaison, contre laquelle les moyens actuels d'exploration de la fonction rénale ne sauraient toujours mettre en garde, la presque unanimité des chirurgiens rejette l'extirpation du rein dans le traitement des néphrites chroniques hématuriques. C'était l'opinion déjà émise par POIRIER, MONOD, POTHERAT et les autres orateurs, qui prirent la parole à la suite de ma communication à la *Société de chirurgie* en juin 1890 et que MALHERBE et LEGUEU confirmèrent, l'année suivante, dans leur rapport à la IVe Session de l'*Association française d'urologie*. Cependant le professeur DEMONS accorde la préférence à la néphrectomie. Sans rejeter absolument cette opération radicale, je crois qu'elle ne trouvera son indication que dans des cas tout à fait exceptionnels, par exemple lorsque l'examen du rein saignant, mis à découvert et incisé, montrera l'existence de lésions étendues de néphrite. C'est ce qui me détermina à enlever chez un de mes malades le rein droit, qui présentait plusieurs kystes de différents volumes, séparés par un parenchyme paraissant macroscopiquement très altéré. Ce malade, opéré depuis plus d'un an, jouit actuellement de la meilleure santé. Des autres malades qui survécurent à la néphrectomie, l'un, opéré par NIMIER, vit réapparaître le sang dans ses urines quelques semaines après, preuve de l'altération du rein restant ; mais les six autres vivaient encore et se portaient bien cinq mois (cas de NICOLICH), neuf mois (cas de SENATOR), dix mois (cas de HOFFBAUER), quatorze mois (cas personnel), neuf ans (cas de DEMONS et cas personnel) après l'intervention. La malade opérée par DE KEERSMAECKER ne fut pas suivie.

b) *La néphrotomie seule et unilatérale* pratiquée 9 fois a été suivie d'un seul décès opératoire, dont la cause m'échappe, car je n'ai pu me procurer qu'un extrait de l'observation d'OLIVER, qui la rapporte ; tous les autres malades qui l'ont subie ont survécu. Le résultat thérapeutique a été temporaire chez deux d'entre eux. En effet, un opéré d'ALBARRAN, après avoir cessé d'uriner du sang pendant un an et demi, se mit à en rendre de nouveau ; mais l'observation étant muette sur le rein donnant lieu à cette nouvelle hématurie, on peut se demander si elle ne provenait pas du côté non néphrotomisé. Il en était certainement ainsi chez une opérée d'ISRAËL, qui, à la suite d'une néphrotomie du rein gauche, resta guérie deux ans, puis se mit à souffrir et à saigner du rein droit. En exceptant une malade d'ALBARRAN, opérée seulement depuis douze jours, et un de STAVELY, dont l'observation ne comporte pas d'indications à cet égard, la durée de la guérison constatée chez les trois autres a été de un an (deux cas d'ISRAËL) et de deux ans (cas personnel). Pour en finir avec l'appréciation des résultats fournis par la néphrotomie seule, unilatérale, je rapporterai le cas de ROVSING, dont la malade néphrotomisée eut, au quatorzième jour, une hématurie abondante du rein incisé, qui obligea de pratiquer d'urgence la néphrectomie. La guérison suivit.

c) *La rénipuncture après lombotomie* n'a été mise à contribution qu'une fois par J. PÉREZ, chez un jeune homme de vingt-sept ans, souffrant depuis quatre ans de paroxysmes douloureux dans la région rénale droite accompagnés d'hématurie. Les douleurs et les hématuries cessèrent aussitôt après l'opération, mais le malade ne fut pas suivi.

d) *La néphrotomie combinée à la décapsulation* a été employée 4 fois par LEGUEU, une fois par ALBARRAN, une fois par moi-même. Ces 6 interventions ont donné 1 mort opératoire (1 cas de LEGUEU) et 5 survies, parmi lesquelles 3 améliorations et 2 guérisons, dont l'une fut constatée un mois après l'intervention (1 cas de LEGUEU) et l'autre six mois après (cas personnel).

Les trois malades améliorés furent opérés deux par LEGUEU et un par ALBARRAN. L'une des malades de LEGUEU fut seulement opérée d'un côté, alors que ses deux reins saignaient. Au bout de quinze mois, le rein décapsulé et incisé paraissait avoir cessé de donner du sang, tandis que le congénère en laissait encore transsuder. L'autre, néphrotomisée et décapsulée dans la même séance des deux côtés, vit ses néphrorragies, persistant sans interruption depuis trois mois, disparaître, mais très lentement, car huit mois après le microscope y montrait encore de nombreuses hématies. Dans le cas d'ALBARRAN, l'opération ne fut suivie de la cessation des hématuries que pour une période de quelques semaines.

e) *La néphrotomie combinée à la néphrolyse* n'a été

employée qu'une seule fois. Cette unique intervention a donné, entre les mains de ROVSING, une guérison se maintenant encore quatre ans après.

f) La néphrolyse, dont je ne connais qu'une opération appartenant à ROVSING, a été suivie de la cessation des hématuries pendant un temps dont la durée demeure inconnue.

g) La décapsulation a été pratiquée 6 fois. Elle n'a donné qu'une légère amélioration chez le jeune médecin où elle fut employée par EDEBOHLS lui-même. Chez un opéré d'ALBARRAN, les urines étaient brunes mais non sanglantes (?), dit ERTZBISCHOFF six mois après l'intervention.

Le malade de CRILE décapsulé seulement depuis vingt-quatre jours, lors de la publication de son observation, ne peut servir à juger la valeur-hémostatique de l'opération d'EDEBOHLS. Il n'existe, jusqu'à ce jour, pour porter ce jugement que les faits de GIORDANO, de FREEMAN, de FRANCISCO GENTIL, dont les malades étaient opérés depuis deux mois, deux mois et demi et dix mois : laps de temps bien insuffisant.

En terminant cette analyse des observations touchant les résultats opératoires et thérapeutiques, je mentionnerai seulement pour mémoire les opérations multiples : néphrectomie, néphrotomie et néphropexie, décapsulation, faites successivement chez une même malade par NICOLICH, dans un espace de six ans, qui aboutirent à un état très satisfaisant se maintenant deux mois après la dernière de ces interventions.

De l'étude des résultats des diverses opérations appliquées au traitement des néphrites hématuriques, que je viens d'exposer, je crois pouvoir conclure que la néphrectomie ayant à son passif, sur 12 cas, 1 décès opératoire et 3 décès retardés, doit, au point de vue de sa gravité, céder le pas à la néphrotomie seule ou combinée à la décapsulation et à la néphrolyse, qui, pratiquée 17 fois, n'a donné lieu qu'à 2 décès opératoires, à 1 décès retardé, et aussi à la néphrolyse seule et à la décap-

sulation seule, qui n'ont jamais été suivies de mort dans les
7 cas où elles ont été pratiquées. La néphrectomie ne
peut donc être envisagée que comme une opération d'exception réservée aux cas que j'ai précédemment indiqués.

Si l'on considère les résultats thérapeutiques, on voit
que l'ablation du rein ne rachète pas ses risques par la
constance de la guérison, puisqu'un malade privé de l'un
de ses reins eut, quelques semaines après, des hématuries
provenant du congénère. La néphrotomie simple ou combinée à la décapsulation et à la néphrolyse a été, elle
aussi, suivie de retour de néphrorragies chez 5 malades;
mais si, chez l'un d'entre eux, l'opération avait été
bilatérale, elle n'avait porté que sur un rein chez les
4 autres; or chez 3 le sang était fourni par l'adelphe
non opéré. Cette récidive ne saurait donc être imputée à
l'impuissance de l'opération, et en pareil cas il reste toujours la ressource de néphrotomiser le second rein. A cet
avantage, l'incision rénale joint celui de permettre de
contrôler le diagnostic si souvent indécis, on l'a vu, sur
la cause de la néphrorragie. C'est pour la même raison
que la néphrotomie doit être préférée à la néphrolyse et à
la décapsulation.

§ VII. — Pièces justificatives.

Observations de néphrites chroniques hématuriques traitées par la néphrectomie.

Obs. 1. — Senator. *Berlin. klinik. Woch.*, 5 juin 1891,
t. XXVII, p. 1.

Femme, dix-neuf ans, ayant eu une première hématurie en
décembre 1887 suivie d'une période d'arrêt de deux ans. En septembre 1889, l'hématurie réapparaît intense avec de courtes
interruptions, et au bout d'une année la malade est pâle, anémiée, mais non amaigrie. Senator porte le diagnostic d'hémophilie en raison d'antécédents héréditaires paternels très nets.
Cependant l'hémorragie continuant en dépit du traitement médical et la cystoscopie ayant montré l'issue du sang par l'uretère
droit, on se décide à intervenir.

Néphrectomie pratiquée par Sonnenburg en avril 1890.

Guérison et cessation des hématuries, qui ne s'étaient pas reproduites encore neuf mois après l'intervention.

Examen histologique du rein. — Pratiqué par Israël, il démontra l'existence de quelques petits îlots profonds et limités de néphrite interstitielle.

Obs. 2. — De Keersmoecker. *Annales de la Soc. belge de chirurgie*, 15 déc. 1897.

Femme, ayant, depuis deux ans et demi, des hématuries considérables. Le rein n'est ni perceptible, ni douloureux. Les urines contenaient des globules rouges, des globules blancs, des cylindres hématiques et des cellules épithéliales, mais pas de cylindres.

Néphrectomie.

Guérison.

A l'examen histologique : néphrite mixte.

Obs. 3. — Poirier. *Bull. Soc. de chir.*, 4 mai 1898, p. 462.

Homme, quarante-huit ans, grand et fort, mais maigrissant depuis trois mois très rapidement sans autres symptômes qu'une lassitude générale.

Polyurie (3 litres), albumine 1gr,23 par litre, grande quantité d'hématies.

L'examen cystoscopique montre l'issue par l'uretère droit de sang presque pur.

On porte le diagnostic probable d'affection calculeuse du rein droit.

Néphrectomie. — L'incision lombaire montra un rein d'un volume normal, à surface mamelonnée, granuleuse, présentant çà et là de petits kystes. Plusieurs de ces kystes ayant été ouverts en cours de la décortication rendue laborieuse par la périnéphrite, le rein fut enlevé.

Suites. — L'opéré guérit sans fièvre, mais ayant présenté un peu d'abaissement de la température (36,8 et 36,6) les deux premiers jours.

Il n'émit que 140 centimètres cubes dans les premières vingt-quatre heures et 45 centimètres cubes le second jour; la fonction urinaire ne se rétablit qu'à la fin du quatrième jour, 600 centimètres cubes, et en trois jours la quantité s'éleva à 2500 centimètres cubes; les jours suivants elle oscilla entre

2 500 et 3 000 centimètres cubes. L'albumine tomba à 0,28 par litre, et toute trace d'éléments figurés du sang disparut.

Le malade succomba trois mois après l'opération à des attaques d'asthme avec congestion pulmonaire. Poirier pense que les deux reins étaient malades.

EXAMEN DU REIN. — Macroscopiquement la muqueuse des calices et du bassinet présentait de nombreuses ecchymoses. Microscopiquement LETULLE découvrit les lésions ordinaires de la néphrite chronique.

Obs. 4. — POTHERAT. *Bull. de la Soc. de chir.*, 8 juin 1898, p. 634.

Femme, cinquante-deux ans, perdant depuis dix-huit mois constamment et abondamment du sang par les urines, d'où anémie profonde. A diverses reprises troubles dyspnéiques et gastro intestinaux heureusement influencés par le régime lacté.

Le rein gauche n'est pas perceptible, mais le rein droit est appréciable à l'exploration lombaire : gros, abaissé, légèrement mamelonné.

Les urines renferment une petite quantité d'albumine. On pense à un néoplasme du rein et on propose la néphrectomie.

NÉPHRECTOMIE. — Le rein droit extrait de sa loge apparut rouge foncé, mamelonné, trois fois plus gros que normalement ; caractères semblant bien confirmer le diagnostic porté, aussi l'organe fut-il enlevé.

SUITES. — Pendant quatre jours anurie presque complète ; le cinquième jour après l'absorption de 3 grammes de théobromine la malade rendit 400 centimètres cubes d'urine, et cette quantité s'éleva à 500, 800 et 1 200 grammes les jours suivants. Mais ce résultat ne se maintint pas, et alors que la guérison opératoire était complète, la malade urina de moins en moins et succomba à l'urémie.

EXAMEN DU REIN. — Le rein enlevé ne présentait pas de néoplasme : les canalicules et le bassinet contenaient du sang et des caillots fibrineux ; la substance corticale était très hypertrophiée et très congestionnée ; la substance médullaire présentait des espaces interpyramidaux blanc mat, au milieu desquels les pyramides tranchaient très nettement.

L'examen histologique ne fut pas pratiqué ; mais il n'est pas douteux, dit Potherat, qu'il existait une néphrite interstitielle plus marquée à gauche, masquée à droite par une hypertrophie compensatrice avec hématurie par congestion.

Obs. 5. — NIMIER. *Bull. Soc. de chir.*, juin 1898.

Homme, vingt et un ans, a subi à l'âge de dix-sept ans un traumatisme violent de la région antérieure gauche de l'abdomen, à la suite duquel il fut pris huit jours après d'une hématurie totale avec pollakiurie nocturne, qui dura une quinzaine de jours.

Trois semaines après, le malade ayant repris son travail, le sang reparut dans les urines.

Pendant quatre ans, l'hématurie a persisté avec des interruptions, mais sans retour complet à l'état normal et avec des exacerbations sous l'influence du travail.

Depuis six mois, l'hématurie est persistante, et à son entrée au Val-de-Grâce le malade est bouffi et faible; il se plaint de temps en temps de quelques coliques urétérales gauche; la palpation réveille des douleurs le long de ce conduit; le rein n'est pas augmenté de volume. L'examen cystoscopique ne fournit aucune indication, mais l'auteur dit ne s'être pas rendu compte si les deux uretères déversaient du sang.

Les urines sont d'un rouge noirâtre uniforme du début à la fin : dépôt glaireux contenant des globules rouges déformés très nombreux ; peu de leucocytes; pas de microbes. Moyenne des urines, 2 litres. L'examen chimique n'a pas été fait.

Le repos au lit ne faisant pas cesser l'hémorragie, on se décide à intervenir.

NÉPHRECTOMIE. — Le 3 février 1898, le rein extrait présente à la palpation une induration de son pôle supérieur ; à l'incision classique il saigne peu. Son tissu, d'un gris jaunâtre, présente en plusieurs points de la coupe et au niveau d'une papille des noyaux indurés. Soupçonnant une néoplasie, le chirurgien pratique la néphrectomie.

SUITES. — Simples; mais le sang, après avoir diminué, réapparaît dans les urines en quantité sensiblement égale à celle existant avant l'opération, et deux mois et demi après le malade est renvoyé dans ses foyers à peu près dans le même état qu'à son entrée.

EXAMEN HISTOLOGIQUE. — Sclérose rénale.

Obs. 6. — DEMONS. *Associat. franç. de chirurgie*, XII⁰ Congrès, 1898, C. R., p. 410.

Femme, vingt-quatre ans, ayant eu deux ans auparavant une douleur très vive dans le flanc gauche prise pour une colique néphrétique, mais sans expulsion de graviers ou de sables.

Depuis quelques semaines, hématuries très abondantes ayant déterminé une anémie profonde et inquiétante.

A la palpation profonde douleur légère au niveau du rein gauche en avant, pas de tuméfaction ni déplacement du rein.

Les urines ne contiennent ni pus, ni cylindres, ni bacilles de Koch.

Au cystoscope on voit que le sang vient uniquement du rein gauche. La vessie est saine.

NÉPHRECTOMIE. — Le rein mis à nu par une incision lombaire présente sous sa capsule des ecchymoses assez étendues et de petites dépressions d'aspect cicatriciel, gaufrées, rouges, avec quelques vaisseaux dilatés. Après l'incision classique, on voit que la substance corticale est plus dense qu'à l'état normal et offre une teinte jaune chamois. En présence de ces lésions, on pratique la néphrectomie.

SUITES. — Simples. Guérison. Disparition définitive des hématuries. (J'ai eu en avril 1907, c'est-à-dire neuf ans après l'opération, des nouvelles de cette malade, par son médecin habituel, qui m'a dit que la guérison ne s'était pas démentie et que la malade avait eu un enfant qu'elle avait nourri.)

EXAMEN HISTOLOGIQUE DU REIN pratiqué par SABRAZÈS. — Sclérose avec prédominance des lésions dans les glomérules et le long des tubes collecteurs. Sur les préparations on peut se rendre compte que les hémorragies résultent de la rupture des glomérules.

Obs. 7. — LUDWIG HOFFBAUER (cité par ISRAËL). *In Mitt. a. d. Grenzg. d. Medez. u. Chir.*, 1899.

Fillette, treize ans, présentant des hématuries depuis deux ans. La cystoscopie et le cathétérisme des uretères indiquent que le sang vient du rein gauche.

NÉPHRECTOMIE. — Au cours des manœuvres opératoires pour explorer le rein, le pédicule se rompt et on est obligé de faire la néphrectomie.

GUÉRISON. — Dix mois après, l'état général est très bon. Les urines sont claires, sans albumine, mais traces de nucléines, quelques cellules épithéliales et un peu de mucine.

A L'EXAMEN HISTOLOGIQUE, le rein enlevé est atteint de glomérulo-néphrite avec nécrose et desquamation de l'épithélium glomérulaire.

Obs. 8. — LOUMEAU. *Communicat. à l'Association franç. d'urologie*, 4e session, 1899, C. R., p. 127.

Femme, trente-quatre ans, sans antécédents héréditaires, a toujours été chétive. Le 20 août 1898, première hématurie accompagnée d'endolorissement dans le rein gauche propagé à l'uretère correspondant. Cette hématurie persiste sans interruption pendant quatre mois, troubles de la miction. Le rein gauche toujours endolori est légèrement perceptible et surtout très sensible à la palpation. L'exploration du rein droit est négative. A la cystoscopie, vessie saine ; l'uretère droit laisse sourdre une urine incolore, l'uretère gauche donne une urine sanglante.

Les hématuries continuent, malgré le régime lacté et un traitement médical : la malade tombe dans un état d'anémie profonde : pâleur cadavérique, voix imperceptible, pouls filiforme, syncope au moindre mouvement. C'est alors que la malade accepte une opération qu'on lui propose depuis plusieurs mois. Le diagnostic probable est tuberculose rénale, bien que l'examen des urines ait été toujours négatif au point de vue des bacilles.

NÉPHRECTOMIE. — Le rein apparaît augmenté de volume, congestionné, avec suffusions sanguines sous-capsulaires. Dans le but d'éviter la perte de sang, il est enlevé sans incision exploratrice préalable.

SUITES. — Aussitôt après l'opération, le sang disparaît des urines ; mais la malade s'affaiblit progressivement et, après avoir présenté une période d'excitation, succombe à la prostration le dix-huitième jour.

EXAMEN DU REIN. — Histologiquement le rein présentait dans toute son étendue les lésions de la néphrite parenchymateuse.

Obs. 9. — NICOLICH. *Communicat. à l'Associat. franç. d'urologie*, Ve Session, 1901, C. R., p. 517.

Femme, quarante ans, mère de quatre enfants, de constitution faible, bien réglée, aucune maladie importante.

Il y a quatre mois, après une maladie fébrile qui dura trois jours, début de l'hématurie, qui n'a pas cessé, sans aucun autre phénomène qu'une faiblesse progressive.

A son entrée à l'hôpital, le 8 mai 1901, la malade est très faible, pâle, sans fièvre ni autres symptômes. Examen gynécologique négatif, rein gauche perceptible non douloureux, rein droit non perceptible.

Urines 1 600 centimètres cubes en vingt-quatre heures, couleur rouge sombre, acide, hématies en grande quantité, ni pus, ni cellules épithéliales.

Au cystoscope, vessie normale ; sang sort de l'uretère gauche. A la séparation : rein droit, urines très claires avec traces d'albumine ; rein gauche, urines très rouges, presque du sang pur.

Néphrectomie. — Le 13 mai, le rein gauche, quoique ayant un aspect macroscopique normal à l'incision, est enlevé.

Suites opératoires des plus favorables. L'urine émise en quantité de 500 centimètres cubes le jour même de l'opération ne contenait pas de sang, pour la première fois après quatre mois d'hématurie.

Depuis cinq mois la malade se porte bien ; son urine est parfaitement claire, sans traces d'albumine.

Examen histologique du rein enlevé. — Un premier examen histologique pratiqué à Vienne ne montra aucune lésion, mais des examens ultérieurs répétés sur plusieurs coupes révélèrent à Albarran des lésions manifestes de glomérule-néphrite interstitielle.

Obs. 10. — Foisy. *Annales médico-chirurg. du Centre,*
25 nov. 1906.

Homme, cinquante-sept ans. Pollakiurie depuis trois ans ; parfois mictions douloureuses à la fin. De temps en temps céphalée durant plusieurs jours, et la nuit crampes dans les jambes. Toutes les trois semaines saignement de nez abondant. Essoufflement. De temps en temps œdème fugace des malléoles. Malgré cela continue à travailler.

Il y a trois semaines, à la suite d'un refroidissement par une tourmente de neige, douleur très vive dans la région lombaire gauche et quelques heures après urine un plein vase de sang. Depuis l'hématurie a continué, parfois caillots longs vermiformes.

Dans ces huit derniers jours, les caillots noirâtres sont devenus plus nombreux, en même temps que les besoins plus fréquents, douloureux, avec effort. Aucun traitement, ni l'ergotine, ni le chlorure de calcium n'a pu arrêter l'hématurie.

Région lombaire gauche douloureuse à la pression en arrière ; rein difficile à sentir, il semble cependant qu'on perçoit le pôle inférieur. Le diagnostic probable est cancer du rein.

Néphrectomie gauche après taille hypogastrique. — La vessie remplie de caillots ne pouvant être évacuée complètement même à l'aide de la sonde aspiratrice et de l'aspirateur, on l'ouvre par l'hypogastre et on retire à pleine main des caillots, dont quelques-uns sont blanchâtres, fibrineux et durs. Au cours de l'opération on voit trois ou quatre éjaculations urétérales de sang pur à gauche.

Séance tenante, incision de la paroi lombaire gauche. La loge ouverte, on sent le rein volumineux et aplati. Sa libération est difficile à cause de la périnéphrite. L'organe apparaît violacé, très ecchymotique, lie de vin, avec des ecchymoses sous-capsulaires. Le rein paraissant très malade, on l'extirpe. Anesthésie à la stovaïne lombaire.

Suites. — D'abord mauvaises et inquiétantes : délire violent pendant une dizaine de jours, puis peu à peu la guérison de la plaie hypogastrique et de l'incision lombaire survient. Du côté de la fonction rénale, tout, par contre, marche assez régulièrement : pas d'oligurie, la quantité des urines reste plutôt au-dessus de la normale.

Le 5 mai, deux mois après l'opération, le malade sort de l'hôpital dans un état très satisfaisant; cependant il subsiste un peu d'œdème de la verge et des pieds.

Le malade ayant abandonné le lait, l'œdème réapparaît, les urines deviennent rares, et un mois après sa sortie il meurt en quatre jours d'urémie.

Examen histologique du rein enlevé. — Néphrite chronique scléreuse.

Obs. 11. — Personnelle, in Bulletin de la Société
de chirurgie de Paris, 1er juin 1898.

Femme, vingt-cinq ans, adressée par son médecin pour des hématuries profuses s'accompagnant de rétention vésicale de caillots avec douleurs et ténesme violent s'irradiant au rein droit.

Aucuns antécédents familiaux morbides. La malade s'est toujours bien portée jusqu'à dix-sept ans, âge auquel elle eut une fièvre typhoïde sans complications.

Toujours bien réglée, n'a jamais souffert des organes génito-urinaires, sauf quelques troubles de fréquence et de douleurs de la miction vers dix-huit ans, qui ont cédé à l'emploi des diurétiques. Mariée à dix-neuf ans, a accouché à vingt et un ans après une grossesse normale d'un enfant qu'elle a nourri.

Il y a trois mois s'est mise tout à coup et sans cause à uriner du sang à intervalles de plus en plus rapprochés et en quantité de plus en plus abondante. Ces crises hématuriques répétées, s'accompagnant de douleurs et de ténesme, ont profondément altéré sa santé.

Lorsqu'elle entre dans mon service le 17 avril 1898, elle est épuisée par trois jours de souffrances atroces et réclame une intervention.

L'examen de l'appareil urinaire me conduit aux constatations suivantes. La vessie, débarrassée de ses caillots, présente des parois épaisses et est sensible à la pression bimanuelle. La cystoscopie montre dans le bas-fond quelques caillots noirâtres comme adhérents à la paroi, mais le reste de la muqueuse est plutôt pâle avec quelques fines arborisations vasculaires, sans saillies papillaires, sans traces de végétations néoplasiques. La région du méat urétéral gauche est normale et projette par intermittence un jet d'urine claire et limpide ; la région du méat urétéral droit est légèrement vascularisée, ses lèvres sont turgescentes, comme œdématiées, et il s'en écoule un jet d'urine fortement teinté en rose.

La quantité d'urine des vingt-quatre heures varie de 1 500 à 2 000 centimètres cubes ; leur teneur en urée et en sels est normale, mais elles contiennent après filtration 60 grammes d'albumine. Au microscope on y trouve de nombreuses hématies, quelques leucocytes et cylindres rénaux.

Le diagnostic hésite entre une tuberculose rénale primitive (bien que la recherche des bacilles de Koch ait été négative) et un épithélioma du bassinet.

NÉPHRECTOMIE le 27 avril. — La loge lombaire ouverte par une incision curvo-rectiligne, le rein est amené à l'extérieur. Il est un peu volumineux, très congestionné, couleur lie de vin, sans bosselure ni irrégularité. Incisé suivant son bord convexe, il saigne très abondamment. L'hémostase faite par le pincement de l'artère rénale, la coupe de la zone corticale est de coloration non uniforme, d'un rouge foncé, comme ecchymotique par places, pâle et anémiée en d'autres endroits ; de plus au niveau du bassinet existe un pointillé rougeâtre d'aspect pétéchial des plus nets. Après un moment d'hésitation, je me décide à pratiquer la néphrectomie.

SUITES. — Très simples ; la plus forte élévation de température fut de 38°,4 le troisième jour.

Dès le soir de l'opération les urines ne contenaient plus de sang, et leur volume s'éleva rapidement à 1 400 et 1 600 centimètres cubes.

Le jour de la sortie du malade, l'analyse donnait : urée,

18gr,50 par litre; acide phosphorique, 1gr,8; chlorures, 9gr,70; traces impondérables d'albumine; au microscope, quelques leucocytes et cellules épithéliales pavimenteuses; pas de cylindres.

EXAMEN HISTOLOGIQUE. — Les fragments prélevés dans les régions pâles et foncées présentaient, les premiers une abondante prolifération conjonctive étouffant les vaisseaux et l'appareil glomérulaire, qui lui-même présente de l'endo-périartérite; les seconds montraient les glomérules gorgés d'hématies dont quelques-unes, ayant rompu les vaisseaux, se sont répandues dans la capsule de Bowmann.

Cette malade opérée depuis neuf ans vit encore et jouit d'une bonne santé.

Obs. 12. — *Néphrite kystique hématurique. Néphrectomie. Guérison.* (Notes de M. Calmette, interne du service.)

M. Joseph, relieur, entre dans le service le 9 février 1905, pour des hématuries profuses.

ANTÉCÉDENTS HÉRÉDITAIRES. — Père mort d'accident, mère bien portante; un frère mort au Tonkin, un autre mort à quarante-deux ans, probablement de bronchite bacillaire.

ANTÉCÉDENTS PERSONNELS. — Le malade a toujours joui d'une excellente santé : il ne tousse pas, ne crache pas; n'a jamais eu d'adénite ni d'abcès froid. Une simple rougeole est son seul antécédent morbide. Jamais de blennorragie ni aucune autre affection de l'appareil génito-urinaire.

HISTOIRE DE LA MALADIE. — A trente ans, c'est-à-dire il y a trois ans, sans cause connue, sans fatigue, sans refroidissement, le malade a été pris tout à coup d'une douleur dans la région lombaire droite s'irradiant en avant du côté de l'abdomen, mais non du côté de l'aine, de la racine des cuisses ou de la vessie. Cette douleur, après avoir duré deux ou trois jours, a été suivie de l'émission d'urine sanguinolente pendant cinq à six jours.

Depuis cette première crise, M... en a présenté plusieurs autres revenant avec une certaine régularité quatre ou cinq fois par an, c'est-à-dire environ tous les deux ou trois mois. Elles surviennent sans cause provocatrice. Le malade a même remarqué qu'elles se produisent le dimanche, jour de repos. Elles ne cessent pas lorsqu'il garde le repos au lit. Elles débutent toujours par des douleurs lombaires droites, et après deux ou trois jours le sang apparaît dans les urines, et les souffrances disparaissent immédiatement. L'hématurie est totale; elle ne s'accompagne d'aucune douleur des mictions, qui ne sont pas plus fréquentes que normalement. Sitôt l'hématurie passée, les urines redeviennent claires et limpides, comme elles le sont habituellement sans jamais renfermer de pus.

Malgré ces pertes répétées de sang, M... a conservé l'apparence de la meilleure santé. Toutes ses fonctions se font normalement ; il ne se plaint de rien, mais il commence à s'inquiéter de ce symptôme.

ÉTAT ACTUEL. — A son entrée à l'hôpital, il est en pleine crise d'hématurie. L'exploration du rein gauche est négative, mais à droite la palpation au niveau de la région lombaire et de l'hypocondre révèle un état de tension et de défense musculaire ; cependant, en insistant avec douceur, on arrive à percevoir le rein et à provoquer le ballottement ; en déprimant profondément et brusquement dans l'angle costo-lombaire, on détermine une légère douleur. L'uretère correspondant n'est ni perceptible ni douloureux. La vessie a conservé sa capacité, et son exploration ne révèle rien d'anormal dans l'état de ce viscère. Uretère et prostate sains.

Trois jours après l'admission du malade à l'hôpital, l'hématurie cesse brusquement comme dans les crises précédentes, et les urines reprennent leur limpidité et leur coloration normales.

La séparation de l'urine est tentée en vain, le malade indocile déclare ne pouvoir tolérer l'instrument. Il ne veut même pas laisser introduire le cystoscope. On doit se contenter pour apprécier la valeur fonctionnelle des reins de l'épreuve du bleu de méthylène, dont l'élimination commencée une heure après l'injection est lente, prolongée et intermittente, durant cinq jours.

L'analyse des urines globales pratiquée à diverses reprises indique que la sécrétion de l'urine se fait dans des conditions à peu près physiologiques. Voici, par exemple, une analyse pratiquée le 18 février :

Volume des vingt-quatre heures . .	1600 cm³.
Densité à + 15°	1019 cm³.
Réaction	hyperacide.
Couleur.	jaune.
Aspect.	limpide.
Sédiment	très peu abondant.
Urée	19 gr. par litre.
Acide phosphorique total (en P²O⁵).	1ᵍʳ,25 par litre.
Chlorure de sodium..	9ᵍʳ,35 —
Δ = 1°30.	
Albumine.	0,15 par litre.

Le dépôt contient quelques leucocytes et hématies, pas de cylindres, pas de bacilles de Koch. Le diagnostic est hésitant entre une tuberculose rénale et une néphrite hématurique. Pour élucider le diagnostic et prévoir les hématuries à venir, on se décide à faire une néphrotomie exploratrice.

NÉPHRECTOMIE. — Le 20 février, anesthésie chloroformique. Ouverture de la loge lombaire par une incision oblique de la dernière côte à 1 centimètre en avant de l'épine iliaque antéro-supérieure. Il existe une périnéphrite scléroadipeuse très prononcée, qui rend très difficile l'isolement et l'extraction du rein. Il est lui-même très volumineux et bosselé. Au cours des manœuvres, on crève une de ses bosselures, et il s'écoule un flot de liquide limpide qu'on ne peut recueillir. Le pôle supérieur très adhérent ne peut être que très imparfaitement détaché, et le parenchyme est déchiré à ce niveau. Il est aussi très difficile d'isoler les éléments du pédicule, et on est obligé de le lier un peu au hasard en deux faisceaux; par prudence, une pince est laissée à demeure.

SUITES OPÉRATOIRES. — Le malade, qui a perdu beaucoup de sang, est pâle; son pouls est rapide, 130 pulsations, mais sa tension est assez forte; néanmoins on pratique une injection de spartéine et de sérum.

Soir : température 38°,6, pouls 120. Le pansement imbibé de sang est changé. Le malade a rendu 125 grammes d'urine un peu sanguinolente.

21. Nuit assez bonne, température 37°, pouls 100, plein, bien frappé. Urine à peine teintée, 180 grammes. Pansement non souillé de sang.

22. Bon état. On enlève les pinces. Urines 1250 centimètres cubes, dont l'analyse donne :

Densité à + 15°	1026.
Réaction	très hyperacide.
Couleur.	jaune vert.
Aspect	limpide.
Sédiment	peu abondant.
Urée.	38 gr.
Acide phosphorique total (en P^2O^5)	3gr,70 par litre.
Chlorure de sodium	7gr,20 —
Albumine	0.

Présence du bleu de méthylène, dont l'injection remonte pourtant à six jours.

Dans le dépôt, très nombreux cristaux d'acide urique, leucocytes et quelques hématies.

Les jours suivants la guérison suit son cours sans incident; toutefois on note à chaque pansement que ses pièces sont fortement imbibées d'un liquide à odeur urineuse. Ce suintement, que l'on attribue d'abord à l'exhalation de la surface de la plaie, va en augmentant d'abondance, et on se rend compte par l'analyse chimique du liquide qu'il s'agit bien d'urine. On pense alors qu'un fragment de rein est resté dans la plaie.

Le 20 mars, après avoir ouvert la cicatrice de la première incision, on essaye de reconnaître le fragment du rein; mais cela est impossible en raison de la profondeur de la plaie, et on est obligé de faire une longue incision transversale parallèle au rebord des fausses côtes. En pratiquant cette incision, on ouvre le péritoine, qui aussitôt est refermé par un surjet au catgut. On reconnaît, en faisant bien écarter les lèvres de la plaie, une lame de tissu rénale de 1 centimètre d'épaisseur adhérent au-dessous du foie, et qui représente le pôle supérieur du rein déchiré au cours de la première opération. L'ablation de ce fragment rénal saigne abondamment, et on est obligé de laisser deux pinces à demeure dans la profondeur de la plaie.

Cette opération itérative a été longue et laborieuse, aussi le malade est-il très affaissé lorsqu'il se réveille; cependant, sous influence d'une injection de sérum et de caféine, son pouls se relève.

Soir : hoquet, vomissement, état inquiétant, hypothermie 36,2, pouls très petit, incomptable.

21 mars. La première partie de la nuit a été mauvaise, mais ce matin l'état s'est beaucoup amélioré : temps 37,1; pouls, 120. Urines très limpides, 350 centimètres cubes.

Les jours suivants l'amélioration va en s'accentuant. Le pansement n'est plus mouillé que par la sérosité de toute plaie guérissant par seconde intention; cependant celle-ci ne se cicatrise pas complètement, et à la sortie de l'hôpital le malade conserve encore un petit trajet fistuleux caniculaire de 8 à 10 centimètres de profondeur, qui laisse suinter une toute petite quantité de liquide séro-purulent.

Ce malade a été revu quatorze mois après la néphrectomie. Sa santé est parfaite.

EXAMEN DU REIN. — Macroscopiquement le rein volumineux présente à sa surface et dans son parenchyme lui-même, mais plus particulièrement dans la zone corticale, un grand nombre de kystes dont le volume varie de celui d'un petit pois à celui d'une grosse noix. Le plus grand nombre de ces kystes saillant à la surface du rein ont une paroi mince, membraneuse, transparente, bleutée ou nacrée; les autres, plongés dans le parenchyme, semblent avoir pour paroi le tissu rénal lui-même. A l'œil nu ce tissu rénal est pâle, de consistance dure, mais sain en apparence.

A l'examen histologique, sur une coupe passant par la surface du rein et la surface d'un grand kyste, on constate que, au niveau de la zone glomérulaire, ce qui prédomine, c'est la néphrite épithéliale.

Au fur et à mesure que l'on se rapproche du kyste, les tubes deviennent de plus en plus rares, étouffés par la sclérose.

Par-ci, par-là, existent des cavités plus larges tapissées d'un épithélium cubique tassé à l: périphérie et dont la lumière est libre. A leur niveau, la néphrite interstitielle est plus évidente. Elle atteint son maximum au pourtour du grand kyste où l'on ne trouve plus presque exclusivement que du tissu fibreux présentant, par places, une infiltration embryonnaire assez marquée.

La paroi du kyste est formée elle-même par du tissu fibreux, dense, tapissé d'un épithélium cubique très difficilement visible et en certains points seulement.

Sur des coupes passant en plusieurs points éloignés des grands kystes, on trouve les lésions banales de la néphrite épithéliale.

Observations de néphrites chroniques hématuriques traitées par la néphrotomie.

Obs. 13. — STAVELY. *Bull. Johns Hopkins Hospital*, 1873, IV, n° 29, cité par LEGUEU et MALHERBE.

Malade saignant depuis longtemps.

NÉPHROTOMIE et prélèvement d'un fragment.

Ce fragment, examiné par HEXSEN, présente de la sclérose des tubes et de l'atrophie des glomérules.

GUÉRISON.

Obs. 14. — OLIVER. *International Clinics*, oct. 1895, p. 59, cité par LEGUEU et MALHERBE.

Malade saignant depuis quatre ans.

NÉPHROTOMIE. — Au cours de l'opération le rein est trouvé sain, à part un tout petit kyste du volume d'un pois.

MORT par l'opération.

A L'EXAMEN HISTOLOGIQUE, lésions manifestes de néphrite interstitielle.

Obs. 15. — ALBARRAN. *Diagnostic des hématuries rénales.*
(*Annales des mal. des org. genit. urin.*, 1898, p. 1645.)

Homme, trente-cinq ans, sans aucun antécédent morbide, est pris il y a trois ans après une marche un peu longue d'une miction sanglante et de quelques douleurs dans le rein gauche. Deux mois après, sans cause, nouvelle hématurie durant plusieurs mictions, se renouvelant un mois après. L'examen du malade pratiqué à ce moment ne révèle rien autre qu'un peu de douleur à la pression sur le rein gauche : vessie saine au cystoscope; urine normale au microscope, sauf des hématies, pas d'albumine.

Quatre mois après, pendant la nuit, violente douleur dans le rein droit ressemblant à une colique néphrétique, mais sans irradiations, qui dura huit heures. Quatre jours après, à la suite d'une marche, hématurie durant une journée, puis un mois après à plusieurs reprises les urines sont sanglantes. A ce moment le rein droit est augmenté de volume, et au cystoscope on voit sortir le sang par l'uretère droit. Dans l'urine, rares cylindres; albumine 0gr,20 par litre (2 litres par jour).

NÉPHROTOMIE. — Rein droit très gros, hyperémié; fendu sur son bord convexe, il ne présente aucune lésion appréciable, sauf quelques adhérences de la capsule propre.

GUÉRISON. — Cessation des hématuries pendant un an et demi : à cette époque, le malade urine abondamment du sang pendant deux ou trois jours.

Ce malade, revu à diverses reprises, continue à rendre des urines renfermant des cylindres granuleux plus nombreux qu'autrefois et de l'albumine (0gr,30 à 0gr,40 par litre).

Bien que L'EXAMEN HISTOLOGIQUE du rein n'ait pas été pratiqué, Albarran admet l'existence d'une néphrite chronique, en se basant sur les adhérences capsulaires, sur la légère polyurie, sur l'existence des cylindres et de l'albumine dans les urines.

Obs. 16. — ISRAËL. *Mitt. a. d. Grenzg. d. Medez. u. Chir.*, 1899.

Femme, trente ans, sans antécédents héréditaires, a eu la diphtérie et des attaques de rhumatisme fébrile, deux accouchements normaux. En 1893, au cours d'une attaque de rhumatisme, hématurie qui se prolonge toute l'année. L'année suivante, pendant une grossesse, colique néphrétique gauche avec hématurie, fièvre, vomissements, mal de tête : ces accès se renouvellent plusieurs fois pendant sa grossesse. Deux ans après ils éclatent de nouveau, en janvier, mars, juillet, toujours à gauche.

Le 11 novembre 1896, la malade est très anémiée. On sent le pôle inférieur du rein gauche, très douloureux. Urine acide, albumine, beaucoup de globules rouges.

NÉPHROTOMIE. — Le rein gauche mis à nu, on trouve de nombreuses adhérences entre la capsule adipeuse et la capsule propre. Le rein décortiqué est tout à fait blanc; fendu, il saigne peu et 'e tissu est d'une couleur blanc jaunâtre inaccoutumée.

SUITES. — Pendant deux ans la malade ne saigne plus et ne souffre plus. Au bout de ce temps, peu après un accouchement, le rein droit devient à son tour douloureux et saigne. Les urines contiennent de l'albumine et des cylindres. La malade demande une intervention sur le rein droit, qui n'est pas pratiquée.

La même année les maux de tête deviennent plus fréquents : de temps en temps œdème des paupières et des membres inférieurs; l'albumine augmente. La douleur reste absente du côté opéré, tandis qu'elle se fait sentir à droite de temps en temps avec ou sans hématurie.

Israël conclut à l'existence d'une néphrite hématurique avec accès de colique. L'évolution ultérieure de la maladie, œdèmes, etc., est pour lui une preuve irréfutable de la néphrite ayant très probablement pour cause le rhumatisme aigu.

Obs. 17. — ISRAËL (loc. cit.).

Homme, quarante ans, issu de père et de mère goutteux, a eu la variole à un an, et une kératite guérie par le traitement antisyphilitique à dix-neuf ans (le malade nie la syphilis).

Le 9 janvier 1898, hématurie d'une miction sans signe précurseur. Le 10 mars suivant deuxième hématurie, qui dura deux jours, et s'accompagna de douleurs à droite avec irradiation vers le dos et le testicule droit. Depuis, légères douleurs dans le rein droit sans hématurie. Celle-ci réapparaît le 1er mai et dure une journée.

Le rein droit est augmenté de volume, et le flanc droit un peu sensible.

Dans les urines peu d'albumine, quelques leucocytes, globules rouges crénelés peu nombreux, un cylindre.

NÉPHROTOMIE. — Le 10 mai. Le rein est fortement adhérent à sa capsule adipeuse, et sa décortication est très difficile.

Il est notablement épaissi et d'un quart plus long que normalement : coloration habituelle, consistance molle à l'exception du pôle inférieur très résistant. Artères petites. La surface de section du tiers inférieur est d'une couleur jaune blanchâtre, le tissu est de consistance dure; dans les autres points, caractères normaux. Résection d'un fragment au niveau des points malades pour l'examen.

SUITES. — Les hématuries ne s'étaient pas reproduites un an après et les douleurs avaient disparu; les urines contenaient des traces d'albumine, mais aucun élément morphologique.

EXAMEN DU FRAGMENT RÉSÉQUÉ. — Il existe de la glomérulite et de la périglomérulite. La lumière des tubuli contorti est effacée et leur épithélium est altéré; il en est de même des tubes droits. Hyperplasie vasculaire et périvasculaire.

Obs. 18. — ISRAËL (loc. cit.).

Homme, trente ans, de souche tuberculeuse, atteint de blennorragie avec catarrhe vésical il y a deux ans. A commencé à souffrir il y a un an dans la région rénale droite, avec propagation vers l'épaule en haut et en bas vers le pénis et le testicule : ces premières douleurs se sont accompagnées de frisson et de vomissements; en même temps que ces douleurs l'urine était rouge; mictions toutes les deux minutes. Cet accès dura trois jours, puis les urines et les mictions redevinrent normales : le malade ne rendit ni sables, ni concrétions d'aucune sorte.

Un an après, deuxième accès avec les mêmes symptômes d'une durée de trois semaines. Un mois après, nouvel accès durant deux jours. Enfin au bout de quatre mois, quatrième accès rappelant de tous points les premiers.

Le sang disparaissait de l'urine dès que le malade gardait le repos, pour réapparaître dès qu'il se levait. Dans les intervalles, il persistait une douleur sourde dans la région rénale droite.

A la pression sur le rein droit à l'entrée du malade, douleur sur la ligne ombilico-vertébrale droite.

Urines acides, avec 1 gramme d'albumine par litre; très petite quantité de globules de pus, globules rouges, pas de cylindres.

NÉPHROTOMIE. — Le rein est trouvé à sa place habituelle; pas d'adhérences : à l'incision, ni calculs, ni rien autre.

SUITES. — Guérison se maintenait un an après l'opération : dans cet intervalle le malade a eu par deux fois des douleurs insignifiantes dans le rein sans hématurie. Dans l'urine, traces d'albumine et rares globules blancs. Avant l'opération on inclinait à penser à l'existence d'une tuberculose rénale.

Obs. 19. — ALBARRAN. *Communication à l'Association française d'urologie*, IVe Session, 1899, C. R., p. 105,

Homme, cinquante-trois ans, souffrant depuis quatre ans de douleurs rénales droites s'irradiant parfois le long de l'uretère. Un peu d'albumine dans les urines et quelquefois de rares globules rouges.

Depuis un an les douleurs sont devenues plus vives, et il y a un mois, pendant un de leurs accès, une violente hématurie se déclara qui dura trois jours.

La cystoscopie montra l'issue du sang par l'uretère droit, et le diagnostic probable fut hématurie par néphrite.

NÉPHROTOMIE. — Rein fortement augmenté de volume, violacé, turgescent, avec quelques adhérences. Fendu jusqu'au bassinet, il paraissait sain; mais en examinant attentivement la coupe on aperçut à la base d'une pyramide un très petit noyau grisâtre qu'on réséqua.

SUITES. — Les douleurs et les hématuries disparurent, mais le malade n'était opéré que depuis douze jours au moment de la publication de l'observation.

EXAMEN DU FRAGMENT ENLEVÉ. — Sur les coupes on voit une série de tubes urinifères avec des cellules mal limitées, grenues, dégénérées; entre les tubes un développement exagéré du tissu conjonctif; il s'agit bien, conclut Albarran, d'une granulation de néphrite chronique.

Obs. 20. — ROVSING. *Mitt. a. Grenzg. der Med. u. Chir.*, 1902.

Homme, trente-cinq ans, sans antécédents, depuis six mois douleurs ininterrompues au niveau du rein gauche; hématuries abondantes; mictions fréquentes et douloureuses.

A son entrée malade affaibli, apyrétique, sans œdème. Rein gauche douloureux à la pression et tuméfié. Urine très sanglante, faiblement ammoniacale, renferme des cylindres épithéliaux et granuleux, des globules blancs et rouges, des cristaux de phosphates et des staphylocoques.

La cystoscopie montre de la cystite et une hémorragie du rein gauche.

On pense à un calcul du rein.

NÉPHROTOMIE. — L'incision lombaire montre un gros rein blanc sans adhérences. Sur la coupe le tissu est régulier, lardacé, comme dans la néphrite parenchymenteuse. Pas de calcul.

SUITES. — Fièvre. Au quatorzième jour hématurie abondante

suivie de collapsus, qui oblige à faire la cystotomie : le sang provient du rein gauche.

LE REIN GAUCHE EST EXTIRPÉ. Guérison.

EXAMEN DU REIN ENLEVÉ. — Il montre deux petites cavernes nécrotiques avec des artères érodées d'où provenait l'hémorragie, siégeant au niveau de l'incision primitive entre la zone corticale et médullaire.

Au microscope, lésions de néphrite diffuse parenchymateuse, avec infiltration interstitielle de cellules rondes.

Obs. 21. — G. PÉREZ, *Il Policlinico*, nᵒˢ 1 et 3, 1906.

Homme, vingt-sept ans, sans antécédents héréditaires. Il y a dix ans, fièvre quarte pendant onze mois environ.

Depuis quatre ans douleurs dans la région lombaire droite : survenant par paroxysmes et s'accompagnant de vomissements et d'hématurie.

La cryoscopie du sérum du sang donne 0,60 comme point de congélation.

Urines : volume 1 800 centimètres cubes; densité 1014; alcalines; rosées laissant un abondant sédiment composé de cristaux phosphatiques, de globules blancs et de globules rouges; urée 0,2 p. 100; albumine 1/4 p. 100.

Diagnostic : calcul rénal.

LOMBOTOMIE. — Rénipuncture, pas de calcul.

SUITES. — Au bout de cinq jours disparition des hématuries, puis des douleurs rénales.

Obs. 22. — Personnelle, inédite (notes recueillies par
M. Blanc, interne du service).

Ch. Jean, trente-cinq ans, charretier, entre dans le service des maladies des voies urinaires, le 6 mars 1901.

ANTÉCÉDENTS. — Aucun antécédent héréditaire à signaler. Lui-même, d'une très bonne santé habituelle, n'a jamais eu de maladies infectieuses dans son enfance ni plus tard ; jamais de blennorragie ; aucune affection génito-urinaire.

HISTOIRE DE LA MALADIE. — Le 7 février dernier au matin, après s'être livré la veille à son travail habituel, il est tout étonné de voir en urinant à son réveil ses urines absolument rouges. Cette hématurie profuse dura, malgré tous les hémostatiques administrés, une quinzaine de jours. Elle ne s'accompagna pendant tout ce temps d'aucun phénomène vésical : ni fréquence, ni douleur des mictions, tout au plus légère sensation douloureuse au passage des caillots. Ces derniers furent d'ailleurs rares : au dire du malade ils étaient moulés, cylindriques, mais il ne peut fournir de renseignements sur leur longueur. Après une quinzaine de jours le pissement de sang de continu devint intermittent, et dans l'intervalle des hématuries l'urine reprenait tous ses caractères de liquide clair, limpide, ambré. Les alternatives de mictions sanglantes et non sanglantes étaient très irrégulières, et ni la marche et l'exercice, ni le repos et l'immobilité n'avaient d'influence sur elles. Le changement d'aspect de l'urine d'une miction à l'autre était absolu ; rouge ou brune à une miction, elle n'était plus teintée à la miction suivante.

À son entrée à l'hôpital, malgré la quantité de sang rendu depuis le début de l'affection remontant à deux mois, la santé générale du malade est aussi bonne que possible. Il n'a ni pâli, ni maigri ; il a conservé son appétit, et ne se plaint de rien. Tout ce qu'il accuse, c'est une diminution de ses forces.

L'exploration externe de l'appareil génito-urinaire est absolument négative. Les testicules, les épididymes, les déférents et les cordons, la prostate et les vésicules sont sains ; l'urètre souple et libre ; la vessie, non douloureuse au contact des instruments introduits dans sa cavité, se laisse distendre à l'extrême sans révolte ; enfin les uretères et les reins ne sont ni perceptibles ni sensibles à la palpation.

Comme il a été dit, le malade n'éprouve ni douleurs ni fréquence des mictions. Il émet de 1 200 à 1 500 centimètres cubes d'urines dans les vingt-quatre heures, dont l'analyse globale, pratiquée le 8 mars, donne :

Volume des 24 heures	1 350cc	
Densité à + 15.	1 025	
Réaction	acide.	
Couleur	jaune rougeâtre.	
Aspect	trouble.	
Sédiment	assez abondant.	
Urée	15gr,50	
Acide phosphorique total (en P²O⁵)	0gr,95	par litre.
Chlorure de sodium	18gr,50	
Albumine	0gr,80	

Hématies nombreuses, quelques leucocytes.

À l'examen cystoscopique on constate que la vessie est saine ; les embouchures des uretères sont normales, mais tandis que l'uretère droit laisse écouler une urine sanguinolente, l'uretère gauche laisse écouler une urine incolore.

La séparation des urines faite le 10 mars a donné ce résultat surprenant d'un rein saignant et partant malade, dont la fonction excrétoire n'est en rien troublée, tandis que celle du congénère paraissant cliniquement sain est notablement atteinte. Cette analyse, faite dans le laboratoire du professeur Denigès et par lui-même, ne saurait être entachée d'erreur. En voici le résultat :

	R. D.		R. G.	
Urée.	16gr,00	} par litre.	7gr,80	} par litre.
Chlorures	22gr,20		11gr,10	
Albumine	très notable quantité		aucune trace.	
Hématies.	nombreuses		absentes.	
Cylindres	absents		absents.	

L'injection de bleu de méthylène est suivie de son apparition au bout de trois quarts d'heure ; elle va en croissant pendant huit heures, puis commence à décliner et cesse complétement à la quarantième heure.

Le diagnostic est hésitant entre un néoplasme rénal à ses débuts et une néphrite chronique à droite.

NÉPHROTOMIE. — Le 15 mars, sous le chloroforme, ouverture de la loge rénale droite par une incision oblique.

L'étroitesse de l'échancrure costo-iliaque rend difficile l'extériorisation du rein caché profondément sous les fausses côtes. Il est petit, dur, avec quelques plaques gaufrées à sa surface. Il saigne relativement peu à l'incision ; ses tranches sont très légèrement grisâtres par places, et on distingue mal la substance médullaire de la corticale.

Après avoir prélevé un petit fragment sur chacune des valves pour l'examen microscopique, on place une sonde de Pezzer dans le bassinet et on suture au catgut les deux valves du rein. Celui-ci réintégré dans sa loge, on met une mèche de gaze au-dessous de son pôle inférieur et on suture la paroi lombaire par étages.

SUITES. — Le malade a rendu le soir de l'opération 250 centimètres cubes d'urine assez fortement teintée en rouge. Pas de vomissements, pas de douleur. Température 36°,8 ; pouls 88.

16 mars. — Nuit bonne, bien qu'il ait eu deux vomissements chloroformiques. Température 37°,2 ; pouls 84. Urine 550 centimètres cubes depuis l'opération. Ce matin l'urine rendue est encore rouge.

17 mars. — Toujours très bon état général : apyrexie. Urines beaucoup moins rouges : celles rendues au moment de la visite sont à peine teintées ; 800 centimètres cubes.

18 *mars*. — Urines rosées avec léger dépôt : 950 centimètres cubes.

19 *mars*. — Suppression de la mèche placée au-dessous du rein : il s'écoule par son trajet environ une cuillerée de liquide séro-purulent. Urine jaune foncé : 1 100 centimètres cubes.

20 *mars*. — Le malade, qui a eu 38°,2 hier soir, a ce matin 37°,8 ; pouls 92 ; cependant la plaie n'est ni rouge ni douloureuse : la pression ne fait pas sortir de liquide par l'orifice de la mèche. Urines très légèrement rosées, 1 200 centimètres cubes.

21 *mars*. — La température qui s'est élevée hier soir à 38°,4 est ce matin à 37°,8 : la plaie est un peu douloureuse, et la douleur s'étend au flanc et jusque dans la fosse iliaque.

L'analyse des urines donne :

Quantité émise dans les 24 heures	1 100 c
Densité à + 15°	1 021
Réaction	leg^t hypoacide.
Couleur	jaune rouge.
Aspect	leg^t trouble.
Sédiment	assez abondant.
Urée	37 gr.
Acide phosphorique total (P^2O^5)	2^{gr},05
Chlorure de sodium	1^{gr},50
Albumine	0^{gr},10
Urobiline	quantité notable.

par litre.

Très nombreux leucocytes et hématies, pas de cylindres.

22 *mars*. — La température hier soir à 38°,4 est à 37°,6 ce matin. En pressant au niveau du flanc, on fait sourdre une petite quantité de pus par l'orifice de la mèche. Les urines, dont la quantité est de 1 350 centimètres cubes, sont jaunes et ne contiennent plus de sang.

Les jours suivants le petit phlegmon développé dans la paroi évolue et se vide sans incision par la suture désunie au niveau du point livrant passage à la mèche. Cette petite complication, qui retarde un peu la guérison, n'a d'ailleurs aucune conséquence.

Les urines ne contiennent plus de sang jusqu'à la sortie du malade de l'hôpital le 5 mai.

EXAMEN HISTOLOGIQUE. — Sur deux petits fragments prélevés sur chacune des valves du rein incisé on a constaté les lésions caractéristiques de la néphrite mixte.

Depuis l'opération le malade a donné plusieurs fois de ces nouvelles, et tout récemment encore, deux ans après l'intervention. Il n'a plus vu réapparaître de sang dans les urines, et sa santé est aussi parfaite que possible.

Observations de néphrites chroniques hématuriques traitées par la néphrotomie combinée à la décapsulation.

Obs. 23. — Legueu. *Communication à l'Association française d'urologie*, VIIIe Session, 1904, C. R., p. 680.

Femme, vingt et un ans, a commencé à uriner du sang il y a quatre ans à la suite d'un refroidissement et d'un mal de gorge. Pendant deux ans les crises hématuriques, d'une durée de quatre à cinq jours, se reproduisent toutes les fois que la malade se refroidit et a mal de gorge, mais sans trouble de la miction, sans douleur ni du côté de la vessie ni du côté des reins.

Après ce laps de temps les hématuries, survenues toujours à la suite d'une angine, s'accompagnent de douleurs au niveau du rein gauche, peu intenses et ne s'irradiant pas le long de l'uretère. Ces hématuries continuant à se produire et à augmenter d'intensité, la malade vient consulter le 27 mai 1903.

État général bon ; pas d'affaiblissement malgré les pertes de sang, mais nervosité et irascibilité très grandes : appétit diminué, un peu d'amaigrissement. S'enrhume facilement, cependant rien aux poumons. Vessie n'est pas sensible, capacité 250 grammes. Rein droit mobile ; rein gauche gros et un peu douloureux.

L'analyse globale des urines montre qu'elles sont sensiblement normales en quantité comme en qualité ; faibles traces d'albumine, mais au microscope beaucoup d'hématies et de leucocytes, pas de cylindres.

A la cystoscopie uretère droit large ne donne pas de sang ; uretère gauche donne éjaculation sanglante. Par le cathétérisme urétéral gauche, urines hématiques ; mais le cathétérisme urétéral droit en donne également.

La séparation des urines confirme ces données. L'analyse chimique indique la même composition normale des urines des deux côtés.

Ainsi l'hématurie était bilatérale ; mais l'abondance plus grande du sang à gauche conduit à attribuer à ce rein le maximum d'altération.

Néphrotomie et décapsulation. — Le 8 juillet 1903, le rein gauche mis à nu ne présente pas de périnéphrite ; lisse, non bosselé à sa surface, non congestionné, il paraît sain. Fendu, il n'offre aucune lésion appréciable à l'œil nu. La décapsulation se fait très facilement, et le rein est ensuite suturé complètement.

SUITES OPÉRATOIRES. — Le sang persista pendant quelque temps très abondant dans les urines, puis diminua peu à peu. Un mois après les deux reins saignent encore, et la division montre polyurie à gauche. Trois mois après l'hématurie est très minime, et un mois plus tard elle est presque insignifiante, survenant par intermittence. État général très amélioré.

En mars 1904, huit mois après l'opération, la malade n'urine plus de sang, même quand elle se refroidit; santé bonne, a beaucoup engraissé.

En juin de la même année, les hématuries ont reparu provoquées par la fatigue et non plus par le refroidissement. A l'examen cystoscopique, on constate que le rein gauche opéré ne saigne pas et que le rein droit seul donne du sang.

Obs. 21. — LEGUEU (*loc. cit.*).

Enfant de onze ans, père phtisique, un frère mort de méningite. En novembre 1903, fièvre légère, douleurs dans le ventre surtout à l'hypogastre, brûlures en urinant et urines sanglantes. Quinze jours après grande pâleur, figure bouffie, mais à ce moment urines à peine colorées. Quelques jours plus tard les urines redeviennent franchement hématiques, et ces hématuries abondantes persistent sans interruption pendant trois mois, sans douleurs ni fréquence des mictions.

L'examen pratiqué à ce moment ne révèle ni sensibilité ni augmentation de volume des deux reins. La vessie est également insensible; rien à noter du côté des vésicules séminales, de la prostate et des testicules.

Les urines troubles, brunâtres, nettement hématiques, centrifugées, présentent une grande quantité de globules rouges plus ou moins altérés, de nombreux leucocytes, de très rares polynucléaires, quelques cellules épithéliales de la vessie, pas de cristaux, pas de cylindres, pas de bactéries ni de bacilles de Koch.

Le diagnostic probable en raison de la lymphocytose est tuberculose rénale.

L'abondance et la persistance de l'hématurie réclamaient une intervention; mais l'emploi de la cystoscopie et de la séparation étant impraticables chez cet enfant, et partant l'unilatéralité ou la bilatéralité des lésions étant impossibles à déterminer, le chirurgien décide d'explorer d'abord le rein gauche par l'incision, et, s'il ne trouve rien de ce côté, de faire la même opération sur le rein droit.

DOUBLE NÉPHROTOMIE ET DOUBLE DÉCAPSULATION. — Le 12 février

1904. Le rein gauche découvert et incisé ne présente aucune lésion à sa surface, ni dans son intérieur; sa capsule est réséquée. La même opération est pratiquée séance tenante sur le rein droit, qui n'offre non plus aucune lésion macroscopique.

SUITES SIMPLES. — L'enfant quitte l'hôpital au bout de trois semaines, mais urinant encore du sang.

Pendant quelques mois le petit malade resta pâle, amaigri, sans appétit; puis petit à petit il reprit bonne mine et un teint rosé, tout en restant maigre.

Les urines, d'abord claires par intermittence, le devinrent ensuite d'une façon continue; cependant l'hématurie très discrète se produit de temps en temps.

EXAMEN HISTOLOGIQUE DES FRAGMENTS DU REIN ENLEVÉ AU COURS DE L'OPÉRATION. — On ne trouve pas de lésions tuberculeuses, mais des lésions scléreuses anciennes entourées de lésions congestives nouvelles.

Obs. 25. — LEGUEU (*loc. cit.*).

Fillette, quinze ans, délicate, mais n'ayant eu aucune des maladies de l'enfance, sans antécédents familiaux.

En mars 1901, pour la première fois hématuries totales et spontanées; depuis lors n'ont pas cessé. Pas de douleurs, pas de fréquence des mictions.

A la palpation le rein droit est un peu gros, douloureux, abaissé. Le rein gauche un peu abaissé également est indolore et de volume normal.

L'examen des urines montre qu'elles sont éliminées en proportion physiologique (plutôt légère polyurie); leur teneur en urée et en sels est un peu au-dessous de la normale, 2gr,03 d'albumine par vingt-quatre heures. Après centrifugation, l'examen du dépôt montre : beaucoup de globules rouges libres; quelques cylindres hématiques mêlés de globules blancs; peu de cylindres granuleux; de rares cylindres granulo-graisseux. Pas de bacilles de Koch.

La cystoscopie indique que le rein droit saigne, tandis que le gauche laisse sourdre une urine non teintée. Le cathétérisme urétéral tenté dans des conditions défavorables ne donne aucun renseignement net.

NÉPHROTOMIE ET DÉCORTICATION DU REIN DROIT. — Le 19 mai 1901, le rein droit mis à nu est considérablement augmenté de volume, pâle et moucheté à la coupe; mais l'incision ne permet pas de déceler des lésions évidentes. Décapsulation.

Suites opératoires excellentes. — Les urines, très sanglantes dans les premières heures qui suivirent l'intervention, devinrent de plus en plus limpides. Dix jours après elles ne contenaient plus trace de sang.

Le 12 juin, la malade quitte l'hôpital, ne souffrant pas, ayant engraissé, ne présentant plus d'hématurie.

Examen du fragment enlevé au cours de l'opération. — Lésions congestives.

Obs. 26. — Legueu (rapportée par Ertzbischoff). Thèse Paris, 1906.

Alfred T..., quarante ans.

État avant l'opération. — Néphrite double subaiguë parenchymateuse avec hématuries profuses et œdème généralisé depuis six mois. Face pâle, bouffie, lèvres cyanosées. Œdème prononcé des membres inférieurs, du scrotum, de l'abdomen et des membres supérieurs. Orthopnée. Bruits du cœur assourdis, souffle au premier temps à la pointe. Pouls régulier, mal frappé. État général mauvais.

Reins difficiles à palper.

Urines. — 1 250 centimètres cubes, très hémorragiques ; cylindres.

Décortication et néphrotomie du rein droit. — Capsule adipeuse très infiltrée. Capsule propre soulevée par places par du liquide. Gros rein blanc.

Suites. — Dès le lendemain, les urines sont claires, mais la quantité recueillie diminue dans les jours qui suivent l'opération ; cependant, si l'on tient compte de celle qui souille le pansement, il y a lieu de croire qu'elle a plutôt augmenté. Les œdèmes diminuent considérablement, mais la malade s'affaiblit progressivement et succombe dans la prostration au septième jour.

A l'autopsie. — Endocardite végétante. Gros reins blancs œdémateux présentant histologiquement les lésions de néphrite chronique avec glomérulite.

Obs. 27. — Albarran, in Thèse d'Ertzbischoff, Paris, 1906, p. 135.

M. Ch..., trente-trois ans, pas de maladies antérieures ; peut-être scarlatine dans l'enfance.

Il y a huit ans : troubles intestinaux, douleurs péri-ombilicales et épigastriques avec vomissements bilieux. La crise dure vingt-quatre heures et est suivie d'hématurie pendant deux jours. Nouvelle crise analogue trois ans après, s'accompagnant également d'hématurie. En 1904, les crises deviennent plus fréquentes : deux ou trois en trois mois ; elles sont déterminées par l'absorption de boissons froides et par la fatigue.

Au moment de l'examen : urine claire des deux côtés ; les deux reins ont leur fonctionnement troublé (cathétérisme de l'uretère gauche) ; le gauche est cependant plus malade.

Albumine de 0gr,10 à 0gr,80 par litre.

NÉPHROTOMIE ET DÉCAPSULATION DU REIN GAUCHE, le 6 juillet. — Rein rouge, brun, capsule peu adhérente.

SUITES. — Tout va bien jusqu'au 15 août ; ce jour-là forte hémorragie par la vessie d'une demi-heure de durée.

1er *octobre*. — Une seule ébauche de crise depuis l'intervention ; état général très amélioré.

13 *décembre*. — Malade bien, mais les urines contenant toujours un peu de sang.

Obs. 28. — Personnelle, inédite.

M. X..., cinquante-deux ans, m'est adressé par son médecin, le 1er mars 1907, parce qu'il urine constamment et en très grande abondance du sang depuis plus de trois semaines. C'est un homme très vigoureux, quoique pâli et un peu affaibli par les pertes de sang. Il dit n'avoir jamais été malade ; ni syphilis, ni alcoolisme, aucune infection aiguë. Pas d'antécédents morbides du côté de sa famille.

Sans avoir jamais rien éprouvé antérieurement du côté des voies urinaires, sans avoir jamais ressenti aucun des troubles si nombreux du brightisme, il a été tout étonné un jour de voir qu'il rendait des urines absolument rouges du commencement à la fin. Cette émission n'était nullement pénible, ni douloureuse ; le liquide sanguinolent était parfaitement fluide, sauf à de certains moments où, de coloration très foncée, noirâtre, il renfermait des caillots informes. Parfois, sans que rien ne le fit prévoir, les urines redevenaient tout à fait incolores pendant une, deux ou trois mictions. Jamais aucune douleur spontanée du côté des reins. L'exploration de ces organes, de même que celle des uretères, par la palpation est absolument négative. Il en est de même du côté de la vessie par la palpation hypogastrique et le toucher rectal combinés.

En présence de ces hématuries constituant l'unique symptôme morbide je pense, comme le médecin du malade, à un néoplasme vésical. Mais le cystoscope montre une vessie saine en tous ses points, et l'issue par le méat urétéral gauche d'un liquide rouge vif, tandis que de l'uretère droit sort de l'urine incolore.

La séparation des urines donne à droite de l'urine offrant à la vue tous ses caractères physiologiques, et à gauche un liquide paraissant du sang pur, se coagulant dans la burette au point qu'on peut la retourner après l'opération sans qu'il en coule une goutte.

L'analyse des urines séparées donne :

R. D. 16ᶜᶜ en 20 minutes.   R. G. Sang presque pur.
    Claires-limpides.
    Urée : 22 gr. par litre.
    Chlorures : 11 gr. par litre.
    Albumine : traces infinitésimales.
    Quelques très rares hématies : pas de leu-
      cocytes.
    Ni cylindres, ni aucun élément du rein.

Élimination du bleu de méthylène normale.

NÉPHROTOMIE ET DÉCAPSULATION. — Le 6 mars, après chloroformisation, j'incise obliquement la région lombaire et ouvre la loge rénale gauche. Très légère périnéphrite n'apportant aucune entrave à l'extraction du rein, qui apparaît un peu plus volumineux qu'à l'état normal, recouvert d'une capsule épaissie, avec plaques blanches par places. La décapsulation se fait avec quelques difficultés au niveau des plaques blanches sclérosées, et le parenchyme déchiré en ces points saigne un peu. La capsule enlevée, le rein est granuleux, comme chagriné et très rouge à sa surface. Incisé suivant son bord convexe, de pôle à pôle, il saigne très abondamment ; la surface de chacune de ses valves, rendue exsangue par la compression de l'artère rénale, a une coloration rosée à peu près uniforme pour la couche corticale et la couche médullaire ; on y voit par place, particulièrement au niveau des deux pôles, des îlots grisâtres. Après avoir prélevé deux petits fragments pour analyse histologique à chacun de ces pôles, je place une sonde de Pezzer dans le bassinet, et je ferme à l'aide de quatre points de suture au catgut le rein, que je fixe ensuite à la paroi lombaire. Suture à étage de cette paroi, y compris les téguments.

SUITES. — Le malade, malgré la perte assez grande de sang subie au cours de l'opération, est peu déprimé. Soir, pas de température ; pouls plein, bien frappé, 88. Pas de vomissements. Il a rendu environ 150 grammes d'urine noirâtre, avec quelques caillots ; son pansement est fortement imbibé d'un liquide très rouge.

7 mars. — Nuit un peu agitée ; trois vomissements bilieux. Température, 37,3 ; pouls, 84.

Urines : 260 centimètres cubes, très rouges. Pansement très mouillé, mais moins rouge.

Soir : température, 37,4 ; pouls, 92. Pas de vomissements. Malade a bu environ 1/2 litre de lait.

Urines : toujours rouges; 160 centimètres cubes ; pansement moins imbibé.

8 mars. — État général toujours très satisfaisant.

Urines : dans la nuit, 260 centimètres cubes, bien moins rouges que les jours précédents. Pansement toujours très mouillé est imbibé d'un liquide moins coloré.

12 mars. — Rien à noter les jours précédents; la guérison suit son cours régulier. Aucune élévation de température.

Urines : leur quantité par vingt-quatre heures s'est élevée progressivement à 700, 880, 1150 et 1500 centimètres cubes, en même temps que le pansement a été de moins en moins souillé.

Le sang a également peu à peu disparu, et aujourd'hui les urines sont incolores, transparentes, sans dépôt.

Suppression du drainage rénal, et ablation des points de suture.

16 mars. — Le malade se lève. La plaie donne à peine quelques gouttelettes de sérosité au niveau du passage du drain.

Le volume des urines, claires, limpides, ambrées, oscille entre 1500 et 1800 centimètres cubes.

Le malade sort de la maison de santé le 28 mars.

L'analyse de ses urines totales faite la veille de sa sortie donne :

Volume des 24 heures.	1620cc
Densité à + 15°	1021
Réaction.	acide.
Couleur	jaune clair.
Aspect.	transparent.
Sédiment.	nul.
Urée	11 gr.
Acide phosphorique total (en P^2O^5) .	0gr,85 } par litre.
Chlorure de sodium en (NaO)	11gr.
Albumine	traces impondérables.

Quelques très rares leucocytes, pas d'hématies; ni cylindres, ni éléments cellulaires rénaux.

J'ai eu depuis lors, à diverses reprises, des nouvelles du malade. Sa santé générale, comme celle de ses reins, demeure excellente depuis six mois.

EXAMEN HISTOLOGIQUE DES FRAGMENTS ENLEVÉS. — Néphrite épithéliale diffuse.

Observations de néphrites chroniques hématuriques traitées par la néphrolyse simple ou combinée à la néphrotomie.

Obs. 29. — Rovsing. *Mitt. a   g. der Med. u. Chir.*, 1902.

Femme, vingt et un a   cale, sans antécédents héréditaires, présente des   oureuses du rein droit depuis l'âge de seize ans, ac   s depuis un an d'hématurie.

La palpation ne révèle rien, et la cystoscopie montre que le sang vient de l'uretère droit.

Le diagnostic hésite entre la lithiase et un néoplasme, et l'hématurie persistant on intervient.

NÉPHROLYSE ET NÉPHROTOMIE COMBINÉES DU REIN DROIT. — La loge lombaire ouverte, on trouva le foie déformé par le corset, et la portion du rein située au-dessous du sillon du corset était tuméfiée, violette, ramollie, fortement adhérente aux parties voisines : la douzième côte s'était imprimée dans le parenchyme rénal.

On fit la néphrolyse et la néphrotomie d'un pôle à l'autre. Les altérations du rein siégeaient sur son tiers supérieur, d'un bleu violacé et tellement mou que les sutures déchirant les tissus ne purent être faites.

SUITES. — Bonnes. Douleurs et hémorragies cessent et n'avaient pas reparu quatre ans après.

EXAMEN MICROSCOPIQUE. — Il montre de la stase dans les veines et les capillaires et quelques foyers nécrotiques. Dans les *arteriæ rectæ* on voit des thrombus récents. Dans la capsule de Bowmann se trouvent des exsudats sanguins, et dans les canalicules des cylindres hyalins.

L'auteur fait rentrer ces lésions dans le groupe des néphrites chroniques et en attribue la cause à la compression énergique et prolongée du rein par le corset.

Obs. 30. — Rovsing (*loc. cit.*).

Homme, dix-huit ans. Au décours d'une blennorragie avec prostatite, vives douleurs au niveau du rein droit et malaise général. Ces symptômes s'amendent, mais pendant deux ans endolorissement au niveau des lombes, douleurs au niveau du rein droit et de temps en temps hématurie.

A l'entrée, les urines renferment de l'albumine, du sang, des leucocytes, des hématies, des cylindres épithéliaux, des cris taux de phosphate ammoniaco-magnésien, des staphylocoques, mais ni gonocoques ni bacilles de Koch.

NÉPHROLYSE DU REIN DROIT. — L'incision lombaire montre que le pôle inférieur du rein est le siège d'une néphrite infectieuse avec adhérences. Ces adhérences sont détruites, mais le rein n'est pas incisé.

SUITES. — Guérison. Douleurs et hématuries disparaissent, de même que l'albumine, et l'urine devient stérile.

Observations de néphrites chroniques hématuriques traitées par la décapsulation bilatérale ou unilatérale.

Obs. 31. — EDEBOHLS. *Surg. treatment of Bright's disease,* New-York, 1904, p. 186.

Homme, vingt-six ans, médecin.

Mère morte des suites d'une opération abdominale à quarante-quatre ans. Trois parents du côté paternel sont morts d'hématurie, et trois autres également du côté maternel ont eu des hématuries dont ils ont guéri. La cause de toutes ces hématuries a été la malaria.

Le malade lui-même a eu une ou deux attaques de malaria, mais peu graves. Influenza pendant cinq hivers consécutifs, de 1896 à 1900. En décembre 1900, très grave hématurie, accompagnant l'influenza et depuis toujours un peu de sang dans les urines. Douleurs constantes dans le dos, fréquents maux de tête; perte des forces. Jamais d'œdème. L'examen de la rétine toujours négatif. Pâleur, apparence cachectique. Hypertrophie modérée du cœur; battements forts; pouls très tendu. Léger emphysème pulmonaire. Les deux reins sont en place : le droit est perceptible et gros; le gauche est difficilement senti.

URINES. — Quantité : urée, 3 grammes p. 100; albumine, forte proportion. Cylindres épithéliaux, granuleux et hyalins nombreux; parfois cylindres hématiques.

DÉCAPSULATION BILATÉRALE. — Rein droit est entouré de périnéphrite chronique, avec induration de la capsule graisseuse. Les deux reins sont volumineux, augmentés en long et en large, gras en apparence. Les capsules sont facilement enlevées; la surface dépouillée est rouge.

SUITES. — Les hématuries ne disparurent pas complètement, mais se reproduisirent moins graves et toutes les fois à l'occasion d'un refroidissement. Deux ans après, il donnait de ses nouvelles en ces termes : « A l'exception de douleurs dorsales, qui de temps en temps seulement deviennent très gênantes, je suis bien portant et je puis exercer ma profession. Ma santé est meilleure qu'avant l'opération, bien qu'au moment où j'écris je sois un peu affaibli, ce que j'attribue en grande partie au manque d'exercice. Un travail physique ou mental excessif semble provoquer l'hématurie. »

Urines examinées deux ans et demi après opération : volume, 1 650 centimètres cubes ; urée, 21 grammes en vingt-quatre heures ; traces notables d'albumine ; quelques cylindres hyalins et granuleux ; quelques hématies et leucocytes.

Obs. 32. — Caine (Cleveland), cité par Guiteras, in *New-York Med. Journ. and Philad. Med. Journ. consolidated*, nov. 1903.

Homme, dix-neuf ans. Œdème généralisé ; bouffissure des paupières. Affaiblissement de la vue. Vertiges fréquents. Défaillances de temps en temps ; sueurs froides. Pâleur.

Urines. — Sécrétions fréquentes et de temps en temps hématuries. A l'analyse : densité, 1010, très acide ; urée, 36 grammes en vingt-quatre heures ; albumine, 9 p. 100. Nombreux cylindres hyalins et granuleux ; nombreux leucocytes et hématies.

Décapsulation bilatérale sous le chloroforme.

Suites. — Sort de l'hôpital vingt-quatre jours après l'opération.

Urines. — Au bout de vingt-quatre heures : 1 500 centimètres cubes, couleur pâle, sombre ; urée, 28^{gr},5 par vingt-quatre heures ; albumine, 4 grammes p. 100. Pas de dépôt. Quelques cylindres hyalins, leucocytes, cellules épithéliales. Cristaux d'oxalate de chaux.

Obs. 33. — David Giordano (cité par Francisco Gentil), in *Tratam. cirurg. do mal de Bright*, Lisbonne, oct. 1901.

Femme, trente-trois ans. Douleurs lombaires se propageant au coccyx et s'accompagnant d'envies d'uriner impérieuses et fréquentes depuis quelques années. Dans ces derniers temps, ces phénomènes se sont accentués et le sang s'est montré abondant dans les urines.

A son entrée à l'hôpital, un peu d'amaigrissement.

Rein droit augmenté de volume et perceptible. Rein gauche non perceptible. Douleur à la pression sur la région lombaire droite, de même sur l'uretère correspondant. La vessie n'est sensible ni à la palpation hypogastrique ni au toucher bimanuel : capacité, 300 centimètres cubes. Ni calculs, ni tumeur.

URINE. — Rouge, légèrement acide; volume, 300 à 350 centimètres cubes en vingt-quatre heures ; densité, 1014 ; urée, 12,28 par litre ; phosphates abondants ; albumine, 0gr,12 par litre. Nombreux leucocytes et hématies ; nombreuses cellules épithéliales ; quelques cylindres hyalins et granuleux.

La division montre que le rein droit sécrète dans le même temps trois fois plus que le gauche. L'urine a la même composition des deux côtés et contient la même quantité de sang.

DÉCAPSULATION BILATÉRALE. — On pratique d'abord la laparotomie latérale droite sous-ombilicale exploratrice, et l'on résèque l'appendice. Puis, dans la même séance, on procède à la décapsulation du rein gauche et à la décapsulation et la fixation du rein droit.

SUITES. — Le jour de l'opération la malade est algide et ne sécrète que 350 centimètres cubes d'urine. Sous l'influence d'une injection de sérum abondante, le cœur se relève et la quantité des urines augmente progressivement pour atteindre en trois jours 1 000 centimètres cubes, et le sang disparaît.

A sa sortie, deux mois après l'opération, l'urine est limpide, incolore, son volume oscille entre 1 200 et 1 500 centimètres cubes ; urée, 18gr,14 p. 100 ; ni albumine ni hémoglobine. Pas d'hématies ; pas de cylindres ; quelques rares leucocytes.

EXAMEN HISTOLOGIQUE des fragments des deux reins enlevés pendant l'opération. — Dégénérescence des épithéliums des tubes contournés et infiltration du tissu interstitiel.

Obs. 31. — L. FREEMAN. *Med. Times*, mars 1901.

Homme, cinquante-neuf ans, a constaté pour la première fois du sang dans ses urines il y a vingt ans; depuis, à diverses reprises, il a eu des crises d'hématurie d'une durée de quelques jours à quelques semaines. L'année avant l'opération l'hématurie a été constante, profuse, et a déterminé une anémie et un amaigrissement considérables. Pas de douleurs des reins ni des uretères. Aucun symptôme d'urémie.

La division des urines indique que le sang provient du rein gauche, et que l'urine du droit est claire et normale.

DÉCAPSULATION DU REIN GAUCHE SOUS LE CHLOROFORME. — Adhérence à la capsule graisseuse rendant son extraction laborieuse. Le rein est granuleux, sa capsule propre très adhérente : hémorragie considérable du cortex qu'on arrête difficilement par la pression prolongée.

SUITES. — Pendant les premières vingt-quatre heures 810 centimètres cubes d'urine, et pendant le second jour 1 200 centimètres cubes : le sang disparaît rapidement des urines, qui sont exsangues au bout de dix heures, et n'a plus reparu. Dans les dix semaines qui suivent l'opération, le malade a augmenté de quatre kilogrammes et a récupéré ses forces et son énergie d'une manière extraordinaire.

URINES. — Examinées cinq mois après l'opération, parfaitement claires ; absence d'hématies, de cylindres et d'albumine.

EXAMEN DU REIN OPÉRÉ. — Un petit fragment prélevé au cours de l'opération a montré une glomérulo-néphrite accentuée avec une abondante infiltration cellulaire intertubulaire. Quelques glomérules sont complètement remplacés par du tissu conjonctif. Les artères sont sclérosées.

Obs. 35. — FRANCISCO GENTIL, *Trat. cirug. do mal de Bright,* oct. 1904, p. 268.

Femme, quarante-cinq ans ; de très bonne santé habituelle. Depuis deux ans trois crises de douleur dans la région rénale gauche accompagnées d'hématurie. Depuis un mois les hématuries sont abondantes, totales et continues. Amaigrissement, pâleur. Œdème des jambes, céphalée, cryesthésie.

Rein gauche augmenté de volume, pôle inférieur perceptible ; ni mobile, ni sensible. Rein droit n'est ni sensible, ni douloureux.

URINES : 700 à 800 centimètres cubes en vingt-quatre heures ; très rouges ; densité, 1022, légèrement acide ; urée, 18 grammes par litre ; albumine, 0,20 p. 100. Hématies, leucocytes, cylindres hyalins et granuleux.

À la division R. G., urine très rouge ; R. D., urine légèrement rosée. R. G., 8gr,6 p. 100 d'urée ; 0,65 p. 100 d'albumine, grande quantité d'hématies, de globules blancs, de cylindres hyalins et granuleux. R. D..., 13gr,36 urée, 0gr,25 p. 100 albumine ; quelques hématies, globules blancs, cylindres hyalins.

DÉCAPSULATION DU REIN GAUCHE SOUS LE CHLOROFORME. — L'organe est un peu augmenté de volume, de consistance à peu près normale, rouge avec des parties plus claires, lobulé. Légère hémorragie à la suite de la décapsulation.

GUÉRISON. — Dix mois après l'opération, la malade était très bien : elle n'avait plus de douleurs, plus d'hématurie.

URINES. — Dès les premières vingt-quatre heures leur quantité fut de 860 centimètres cubes, et elle s'éleva rapidement à 1 000 le cinquième jour et oscillait entre 1 000 et 1 200 un mois après l'opération.

L'analyse pratiquée le 3 octobre donnait : 1 100 centimètres cubes en vingt-quatre heures; densité, 1 018; acide; urée, 20 grammes p. 100; traces d'albumines; rares hématies et leucocytes.

Obs. 36. — ALBARRAN, in Thèse d'ENTZMISCHOFF,
Paris, 1906, p. 134.

M. B..., trente-six ans, sans maladies infectieuses antérieures; depuis deux ans malaises, maux de tête fréquents; il y a six mois constatation dans les urines d'albumine, de cylindres granuleux et hyalins.

En juin les urines deviennent sanglantes; en même temps douleurs vagues dans les reins, maux de tête continus, nausées, intolérance gastrique. Pas d'œdème, mais légère bouffissure des paupières.

Dans les premiers jours de mai, exploration de l'appareil urinaire négative sauf sensibilité des deux reins. Au cystoscope on voit le sang sourdre des deux uretères, mais en plus grande quantité à droite.

Urines 20 mai : volume, 3000; sanglantes, avec cylindres granuleux.

DÉCAPSULATION DU REIN DROIT. — A peine augmenté de volume : fortes adhérences de la capsule au parenchyme.

SUITES. — Réunion par première intention.

Trois jours après l'hématurie cesse. Trois mois après le malade reprend son travail, toujours un peu souffrant; céphalées. Six mois après, maux de tête s'accentuent, quantité des urines diminue; elles deviennent brunes, mais non sanglantes.

Observation de néphrite chronique hématurique traitée par diverses opérations successives.

Obs. 37. — NICOLICH. Communicat. à l'Associat. franç.
d'urologie, IXe Session, 1905. C. R., p. 584.

Femme, trente-sept ans, néphrectomisée en 1889, pour néphrite hématurique gauche; se porte bien pendant sept mois. En 1900, douleur rénale et hématurie; on pratique l'inc[illegible]n lombaire jusqu'à la capsule du rein restant, et les douleurs et les hématuries cessent.

La malade se porte bien jusqu'en 1903; à cette époque l'urine est trouble, le rein est gros et flottant : néphrotomie et néphropexie.

Bonne santé jusqu'en avril 1905; en mai de la même année elle entre à l'hôpital pour des hématuries totales et dans un état misérable.

DÉCORTICATION DU REIN le 20 mai; le 2 juillet, l'urine ne contient plus de sang.

SUITES. — La malade quitte l'hôpital en excellent état, et deux mois après elle continue à se bien porter.

CHAPITRE IV

TRAITEMENT CHIRURGICAL DES CRISES AIGUES DES NÉPHRITES CHRONIQUES — HISTORIQUE

Il y a moins de dix ans qu'a germé l'idée de traiter par une opération chirurgicale les accidents divers résultant de l'accumulation dans l'organisme des matériaux de désassimilation par suite de l'insuffisance dépuratrice des reins dans les néphrites chroniques, et déjà presque innombrables sont les travaux qu'a suscités cette intéressante question. Dans l'historique que je me propose de tracer, ne pouvant citer tous les médecins et chirurgiens qui, par leurs observations, ont contribué à fournir la moisson abondante de documents dont je me servirai pour apprécier la valeur de cette nouvelle méthode de traitement, je me contenterai de signaler ceux qui, par leur expérience personnelle, ont fait progresser son étude, et ceux qui, par leurs écrits s'inspirant des travaux d'autrui, ont marqué ses étapes.

Le problème du traitement curatif des néphrites, que je n'aborderai que dans la deuxième section de cette partie de mon livre, se trouvant étroitement lié à celui du traitement palliatif, je ne saurais séparer l'histoire du premier de celle du second. C'est donc l'évolution historique de ce double problème thérapeutique que je vais résumer.

HISTORIQUE

1898 à 1902. — George M. Edebohls (de New-York) a eu le premier l'idée de guérir par une intervention chirurgicale le mal de Bright. Sa première opération faite de propos délibéré fut pratiquée le 10 janvier 1898 chez une jeune femme de vingt ans ayant les deux reins déplacés, dont la pâleur, la bouffissure de la face, le gonflement des chevilles joints à la présence dans les urines d'albumine et de cylindres hyalins et granuleux ne pouvaient laisser aucun doute sur l'existence de la néphrite, qui fut d'ailleurs confirmée par les lésions constatées sur le rein gauche au cours de l'opération. L'année suivante le chirurgien américain formula nettement, dans le *Medical News* du 22 avril 1899, la proposition de traiter chirurgicalement les néphrites chroniques accompagnant le rein mobile par la néphropexie, et deux ans après, dans le *Medical Record* du 4 mai 1901, il préconisa d'agir dans le même but par l'excision de la capsule propre du rein dans les cas où l'organe chroniquement enflammée n'est pas déplacé. « *When the inflamed kidney is not movable, and operative fixation of the organ is, therefore, non indicated, I shall content myself with entirely denuding the kidney of its capsule proper, and thus affording free opportunity for the formation of new vascular connections, on a large scale, between the blood vessels of the kidney and those of its fatty capsule.* » Dans le numéro du 21 décembre du même *Journal*, il rapporte en détail dix-huit cas, au nombre desquels huit lui paraissent devoir être considérés comme des cas de guérisons complètes et définitives.

Pendant qu'Edebohls poursuivait ses travaux et avant qu'ils fussent parvenus à ma connaissance, je me préoccupais de mon côté non de guérir radicalement par une opération les néphrites chroniques, mais de remédier tout au moins temporairement aux accidents graves des crises urémiques. Je ne m'adressai pas tout d'abord directement au rein malade; mais, pensant que les lésions d'un de ces organes peuvent retentir sur le congénère pour en troubler le fonctionnement et même y déterminer des altérations anatomiques, je proposai à la quatrième session du *Congrès français d'urologie*, le 21 octobre 1899, dans les cas de néphrite unilatérale compliquée d'accidents urémiques, de pratiquer la néphrotomie et même la néphrectomie du rein enflammé pour faire cesser son influence nocive sur le rein sain et permettre à ce dernier de récupérer l'intégrité de ses fonctions physiologiques. A l'appui de ma proposition je rapportai l'observation de ma première malade, opérée le 13 juin 1897.

Au cours des années 1900 et 1901, je publiai une série de travaux destinés à justifier le bien fondé de ma manière de voir. Qu'il me soit permis de les rappeler. Ce sont d'abord une note à l'*Académie de médecine* le 20 mars 1900, *Sur l'existence d'un réflexe réno-rénal dans certaines néphrites médicales et sur la possibilité du développement d'une néphrite sympathique;* un travail sur le même sujet publié dans *Monatsberichte über die Gesamtleistungen auf dem Gebiete der Krankheiten des Harn und sexal Apparatus,* du mois d'août de la même année; une communication à la *Société de chirurgie,* le 2 juin 1901; un article dans les *Annales des maladies des organes génito-urinaires* de septembre 1901, et enfin une communication à la cinquième session de l'*Association française d'urologie Sur la physiologie pathologique de l'incision et de l'extirpation du rein,* accompagnée de graphiques urologiques montrant le relèvement du taux de l'urine après la néphrotomie chez les néphrétiques oliguriques, l'augmentation de sa teneur en urée, en chlorures et en phosphates, et la diminution de l'albumine. « Dans une assemblée où la doctrine de l'influence des états viscéraux sur le pronostic des traumatismes opératoires a eu des défenseurs si autorisés, ainsi m'exprimai-je devant la Société de chirurgie, je me garderai bien de nier que la diminution de la sécrétion de l'urine, l'abaissement du taux de l'urée et des autres sels, la présence de l'albumine ne soient d'une façon générale une contre-indication aux interventions chirurgicales; mais m'appuyant sur les faits cliniques que je viens de vous soumettre, je crois que dans certaines affections l'insuffisance de la dépuration rénale devient une indication formelle de la néphrotomie ou de la néphrectomie. Sans se départir des règles d'une sage prudence, la chirurgie des reins semble pouvoir prétendre à l'extension de son domaine, ainsi que l'a fait celle du foie, qui depuis plusieurs années déjà s'attaque victorieusement aux affections aiguës de ce viscère et compte aussi des résultats encourageants dans ses affections chroniques, telles que les cirrhoses. »

Aux objections que fit à ma proposition le professeur ALBARRAN, se déclarant « sceptique en ce qui regarde le traitement du mal de BRIGHT par la néphrotomie » et avouant son « peu de confiance dans cette opération pour remédier aux poussées aiguës des néphrites chroniques », je répondis en ces termes : « Il est évident que d'ici longtemps on ne pratiquera pas, de parti pris, l'incision et la fistulisation rénale chez les brightiques dont la santé se maintient en équilibre, mais je crois que cette opération devra trouver ses indications dans ces épisodes aigus d'urémie si fréquents au cours du mal de BRIGHT. » Ce n'est pas sans éprouver une certaine satisfaction que j'ai vu mon éminent ami ALBARRAN accepter ultérieurement ma manière de voir et la mettre en pratique chez plusieurs malades. C'est en s'appuyant sur ses observations que son élève ERTZBISCHOFF a pu écrire dans les conclusions de sa thèse récente que, dans « les épisodes aigus des néphrites chroniques urémigènes ou hydropigènes, il faut associer à la décortication la néphrotomie ».

Jusqu'à la fin de l'année 1901, les publications d'EDE-BOHLS préconisant la décapsulation rénale à la période d'état du mal de BRIGHT dans le but d'en obtenir la cure radicale, et les miennes recommandant la néphrotomie pour combattre les accidents urémiques sont les seuls travaux se rapportant au traitement chirurgical des néphrites chroniques, en dehors des hématuries et des douleurs qui peuvent les accompagner. Il est juste en effet de faire remarquer qu'ISRAËL, dans un important article de 1899 intitulé : *Influence de l'incision du rein sur les processus aigus ou chroniques de cet organe*, avait indiqué les ressources qu'offre dans le traitement des douleurs et des hémorragies rénales d'origine inflammatoire chronique l'incision du rein, qui non seulement met un terme à ces deux phénomènes symptomatiques, mais encore peut agir heureusement sur la pollakiurie, l'oligurie et l'albuminurie.

1902. — A partir de 1902, cette nouvelle question de thérapeutique opératoire force l'attention des médecins et des chirurgiens, et un grand nombre de travaux se succèdent dans tous les pays.

En Allemagne d'abord s'ouvre un important débat occupant les séances des 13 et 20 janvier 1902 de la *Société de médecine interne de Berlin*, soulevé par SENATOR, et auquel prennent part ISRAËL, KLEMPERER et CASPER. De la discussion se dégage cette conclusion que l'intervention chirurgicale, c'est-à-dire la néphrotomie, seule opération visée par les orateurs, est seulement justifiée dans les néphrites douloureuses et hématuriques. ISRAËL répond à l'argumentation de SENATOR, qui le trouve trop interventionniste, en ces termes : « Je n'ai jamais essayé de guérir par l'incision aucune forme de néphrite quelconque. Au contraire, mon intervention a eu pour seul objectif de remédier aux symptômes graves et dangereux des douleurs et des hémorragies profuses survenant au cours des néphrites. » Nos collègues allemands, on le voit, se montrèrent plutôt hostiles au traitement opératoire des néphrites à la période d'état comme à la période des crises urémiques. « Beaucoup ont pensé, dit ISRAËL, que je voulais inaugurer l'ère du traitement chirurgical du mal de BRIGHT. Bien loin de là a été mon intention. »

La question reçut un meilleur accueil en France. TALAMON analysant et discutant, dans le numéro du 15 janvier 1902 de la *Médecine moderne*, les observations d'EDEBOHLS rappelle aussi mes tentatives et se montre favorable à l'intervention, en concluant que si les résultats se confirmaient, « il ne faudrait pas hésiter à substituer ce nouveau traitement, si audacieux qu'il paraisse et si chirurgical qu'il soit, à l'éternel régime lacté. » Le 31 janvier, je rapporte devant la *Société de médecine et de chirurgie de Bordeaux* les observations de mes six premiers opérés en pleins accidents urémiques avec une seule mort, et mon collègue

Moncour, qui avait suivi le plus grand nombre de mes malades, prend après moi la parole pour discuter la légitimité de l'intervention dans les néphrites chroniques, sa physiologie pathologique et ses indications. Claude et Balthazard communiquent deux mois après, le 1er mars, à la *Société de biologie*, les résultats de leurs expériences sur la décapsulation rénale chez les chiens, qui d'après eux viennent à l'appui des idées émises par Edebohls. Les recherches expérimentales d'Albarran et de L. Bernard sur le même sujet, exposées le 21 juin devant la même société, sont au contraire opposées à la manière de voir du chirurgien américain. Me tenant toujours sur le terrain de la clinique, je fais paraître dans les numéros de mai, juin, juillet des *Annales des maladies des organes génito-urinaires* un travail ayant pour base huit opérations pratiquées chez des brightiques, dans lequel je m'efforce de légitimer l'intervention, de préconiser la néphrotomie et de discuter le mode d'action de cette dernière opération et de la décapsulation d'Edebohls. Dans le numéro du 20 août de la *Semaine médicale*, Castaigne et Rathery, étudiant un des côtés de la question que j'avais moi-même abordé en 1900 dans mon travail : *Sur l'existence d'un réflexe réno-rénal dans certaines néphrites médicales et sur la possibilité du développement d'une néphrite sympathique,* admettent aussi qu'il peut y avoir des néphrites primitivement unilatérales susceptibles de retentir sur le rein opposé pour y déterminer des lésions consécutives. Un article publié dans le numéro du 2 décembre 1902, dans lequel le professeur Lépine, après avoir fait la critique de la décapsulation au point de vue de la physiologie pathologique, se déclare partisan en principe de l'intervention chirurgicale dans les néphrites chroniques, mais se montre très réservé en ce qui concerne son application, termine la série des travaux publiés dans notre pays sur la question pendant l'année 1902.

En Amérique, défendant opiniâtrément ses idées, Edebohls publie cette année une série de travaux dans lesquels il envisage la question sous ses divers aspects. C'est ainsi que dans *the Annals of surgery*, numéro 2, il décrit la technique de la néphrotomie et en donne un procédé qui permet, par la même incision lombaire, d'extirper l'appendice cæcal enflammé et d'explorer les voies biliaires. Dans un assez grand nombre de ses opérations, le chirurgien américain profite en effet de l'incision, qui lui a permis de décapsuler et fixer le rein, pour pratiquer l'appendicectomie. Dans le *Medical Record* du 26 avril, il revendique la priorité du traitement chirurgical du mal de Bright et analyse et discute tous les travaux parus sur ce sujet jusqu'à ce moment. Il compare, dans le *British Medical Journal* du 8 novembre, la décapsulation, la néphrotomie, la néphrectomie, au point de vue de leur manuel opératoire, de leurs dangers et de leurs résultats, et donne une très courte mention des quarante opérations faites chez des malades atteints de mal de Bright. Ramon Guiteras, dans *the New York Medical Journal* du 17 mai, à propos de deux observations personnelles de mal de Bright, dans lesquelles il a eu recours à la double décapsulation chez un malade et à la décapsulation partielle et fixation du rein droit chez l'autre, tout en se montrant favorable aux idées soutenues par Edebohls, déclare ne pouvoir encore formuler de conclusions sur la valeur et les indications de l'intervention opératoire. Schmitt, dans *the Medical Record* du 13 septembre, se montre plutôt hostile aux opérations chez les brightiques à la période d'état; mais il reconnaît qu'elles peuvent trouver leurs indications dans les crises urémiques. Dans le numéro du 27 septembre du même journal, Henry Porter, établissant un parallèle entre le traitement rationnel et diététique du mal de Bright et son traitement opératoire, repousse ce dernier. Parmi les autres chirurgiens américains qui publièrent, au cours de l'année 1902, leurs observations d'intervention dans les néphrites chroniques, je citerai Cabot, Elliot, Lyman, Primrose, Hanchett, Caillé, Ries.

1903. — L'année 1903 ne voit éclore qu'un petit nombre de travaux en Allemagne. Israël, Kummel, Casper et Kapsammer continuent à étudier les moyens de préciser le diagnostic des affections rénales, mais ne publient aucun fait se rapportant directement au traitement chirurgical du mal de Bright. Cependant, d'après les indications de Kocher et de Tavel, Asakura étudie expérimentalement chez les lapins et les chiens la décapsulation rénale et publie dans *Mitteilungen aus den Grenzgeb. der Med. u. Chir.* ses résultats qui sont en faveur de l'opération d'Edebohls. On trouve dans le même recueil les conclusions des recherches expérimentales de Strassberg (de Bonn), entreprises sur les conseils de Schultze, également confirmatives de l'influence heureuse que la néphrocapsulectomie peut exercer sur le processus morbide des néphrites. Rangeons encore dans les publications allemandes, car elles ont été publiées dans *Münchener medizinische Wochensch.*, les recherches de Boncz Osnolowsky faites à l'Institut anatomo-pathologique de Pétersbourg, qui fournissent des données en opposition avec les affirmations d'Edebohls.

En France, la question est étudiée par un certain nombre d'auteurs sous ses divers aspects cliniques et expérimentaux. Claude discute devant la Société médicale des hôpitaux le 1er mai les effets de la décapsulation, et s'appuyant sur des expériences encore en cours, il pense que l'opération d'Edebohls peut donner des résultats immédiats et éloignés utiles. Le 5 mars, Le Noyese soutient devant la Faculté de Paris sa thèse de doctorat *Du traitement chirugical des néphrites*, et quinze jours après Bassan présente la sienne, *Contribution à l'étude de l'intervention chirurgicale dans les néphrites médicales*, au jugement de la Faculté de Lyon. Ces deux mémoires, inspirés le premier par Robert Sorel (du Havre), le second par Jaboulay (de Lyon), envisagent sous tous ses aspects le traitement des néphrites aiguës et chroniques. Outre des documents cliniques importants, la thèse de Bassan contient des expériences probantes exécutées en commun par l'auteur avec Gallois et Gayet en faveur de la décapsulation. Deux autres élèves de Jaboulay, Patel et Cavaillon, défendent, en s'appuyant sur une nouvelle observation de leur maître, le principe de l'intervention chirurgicale chez les brightiques dans le numéro du 15 septembre des *Annales des maladies des organes génito-urinaires*. A la septième session du *Congrès français d'urologie*, SOBEL vient plaider la cause de la décapsulation. Je fais moi-même cette année une communication à la *Section de médecine et de chirurgie des voies urinaires du XIVe Congrès international de médecine*, et je présente une étude didactique complète de la question dans un des petits volumes des *Actualités médicales*.

Si l'on en excepte un travail de CIUTI paru dans *Rivista critica de clinica medica*, du 31 mai 1902, sur l'intervention chirurgicale dans les néphrites, ce nouveau sujet n'avait été l'objet d'aucune étude en Italie jusqu'à l'année 1903. Cette année paraissent dans ce pays trois travaux expérimentaux importants d'ANZILOTTI (de Pise), de FRANCESCO FABRIS, de FERRARINI, et un travail clinique de LUXARDO. Les deux premiers de ces expérimentateurs concluent dans la *Clinica moderna*, nᵒˢ 41 et 42, et dans la *Clinica chirurgica*, nᵒ 9, à la formation d'une nouvelle capsule vasculaire après la décapsulation; le troisième étudie dans la *Clinica chirurgica* l'influence de la capsule fibreuse du rein sur l'état inflammatoire de cet organe. LUXARDO, dans la *Gazetta degli Ospedali e delle Cliniche*, rapporte quelques cas d'intervention soit par la néphrotomie, soit par la capsulectomie dans les néphrites dystopiques opérées par GIORDANO (de Venise). Citons encore un travail de MARAGLIANO paru dans le même recueil périodique.

Mais c'est en Amérique que l'on trouve les plus nombreuses publications pendant cette année 1903. EDEBOHLS lit devant *the Medical Association of the greater City of New York*, à la séance du 9 février, un nouveau travail dans lequel il analyse cinquante et un cas personnels d'intervention pour mal de BRIGHT. BLAKE, COE, CUTLER, DARKE, ELLIOT, FERGUSON, FRAZIER, GIBBONS, GORDON, ROTCH, SUTCLIFFE, WALKER, WHITACRE, WISHARD et plusieurs autres opérateurs, dont on trouvera les noms dans l'index bibliographique, rapportent leurs observations en les accompagnant le plus souvent de réflexions favorables à l'intervention. GUITERAS, dans un très important mémoire, basé sur cent vingt cas empruntés à la littérature médicale, parmi lesquels six lui sont personnels, discute devant la *Section génito-urinaire du Congrès des médecins et chirurgiens américains*, tenu à Washington le 11 mai, les questions suivantes : Qu'est-ce que la néphrite chronique (mal de BRIGHT)? en quoi consiste l'opération entreprise pour guérir ou pallier l'affection? arguments pour et contre ce traitement; symptômes ayant déterminé les divers chirurgiens à intervenir; résultats obtenus. A côté de ce mémoire, je signalerai une communication de GEORGE GOODFELLOW et de G.-L. EATON à la trente troisième réunion de la *California State Society*, et la courte discussion qui suivit. Outre ces travaux cliniques, il convient de relever les recherches anatomiques sur la capsule du rein, qui font l'objet de deux articles d'EMERSON et de MELTZER dans le *Medical Record*, et les expériences sur la décapsulation rénale chez les chiens de HAROLD, A. JOHNSON (de San Francisco), publiées dans les *Annals of Surgery* en avril.

1904. — Jusqu'alors le problème de l'intervention chirurgicale dans les néphrites chroniques, exposé dans les périodiques et discuté dans les sociétés locales, n'avait pas été posé devant les grandes réunions de médecins et de chirurgiens. En 1904, la question est portée à la tribune du XXXIIIe Congrès de la Société allemande de chirurgie, et à celle du VIIIe Congrès de l'Association française d'urologie.

STERN, qui dans le *Centralbl. für die Krankheiten der Harn und sexual Organ* de janvier avait déjà présenté des considérations intéressantes sur la décapsulation rénale, rapporte devant la *Société allemande de chirurgie* le résultat de ses expériences, ainsi que les données de l'autopsie de deux malades morts deux mois après avoir subi l'opération d'EDEBOHLS, et conclut que l'opération, absolument contre-indiquée lorsqu'il y a tendance à la formation de tissu conjonctif dans le rein, n'est peut-être pas non plus utile dans les autres variétés de néphrite. ZONDEK, après expérimentation sur les lapins, condamne la néphrocapsectomie. ROSENSTEIN, ayant relaté six observations de décapsulations pratiquées par ISRAËL sans résultats, déclare que c'est une opération dangereuse, n'ayant jamais guéri un mal de BRIGHT. RIEDEL, KUMMEL, FRANK et KAPSAMMER disent partager la même opinion. Dans la même assemblée, BAKÈS décrit son procédé d'enveloppement du rein décapsulé dans le péritoine pour obtenir plus sûrement sa vascularisation.

EHRHARDT, dans *Mitteilungen aus den Grenzgebieten der Medizin und Chirurgie*, rapporte ses expériences négatives sur la néoformation vasculaire anastomotique après décapsulation, et THIELEMAN dans *Deutsche med. Woch.*, expose les siennes, qui sont plutôt positives. GELPKE enfin, pour en finir avec les travaux allemands, publie dans *Correspondenz-Blatt für schweizer Aertze*, le résultat de ses recherches sur la greffe du rein décortiqué dans les replis du péritoine.

En France, ce sont d'abord des articles critiques que nous trouvons. CAVAILLON et TRILLAT exposent le traitement du mal de BRIGHT par la décapsulation d'EDEBOHLS dans la *Presse médicale* du 9 janvier. ORAISON, dans la *Revue pratique des maladies des organes génito-urinaires* du 1er mai, compare les différentes opérations préconisées dans le traitement des néphrites médicales et donne la préférence dans les crises aiguës du brightisme à la néphrotomie, et dans sa période d'état à la néphrocapsulectomie. SEGUY résume l'état de la question dans la *Revue internationale de médecine et de chirurgie* du 15 juillet. YVERT fait un compte rendu raisonné et très substantiel de tout ce qui a été publié relativement à l'intervention opératoire dans les néphrites dans la *Revue de chirurgie* du 10 septembre. LACROIX, dans le *Concours médical* des 5 et 26 novembre, écrit un article sur le traitement actuel du mal de BRIGHT. A côté de ces travaux, rangeons la thèse de LAMER, soutenue devant la Faculté de Paris. Rappelons également les notes de ROMME, de TUFFIER, de ROUVILLE, parues dans la *Presse médicale*, relativement aux résultats fournis par la greffe du rein au grand épiploon.

Comme travail clinique original, je signalerai la présentation de cinq observations de décapsulation pour néphrites chroniques en crises aiguës suivies de résultats encourageants par PASTEAU à la VIIIe Session du *Congrès français d'urologie*. Je mentionnerai également un article de MONGOUR, qui, après avoir rapporté dans le *Bulletin médical* du 12 mars l'examen des pièces d'autopsie d'un de mes malades opérés deux ans auparavant, conclut que l'opération dans le mal de BRIGHT est une opération de nécessité applicable au traitement des complications.

Aussitôt après les publications françaises, j'attirerai l'attention sur un travail de CATTERMAN (d'Anvers) sur *les fonctions du rein et l'insuffisance rénale*, suivie du résumé de deux observations d'intervention pour néphrite BRIGHTIQUE.

Bien que CECCHERELLI (de Parme) ait rapporté les résultats de ses recherches expérimentales et cliniques à la XVIIe Session de l'*Association française de chirurgie*, il convient d'inscrire son nom dans la littérature italienne, car le détail des expériences faites dans son laboratoire par CARDERO et ROSSI a été publié dans la *Clinica chirurgica*, n° 1. En juin, à la *Société lancisienne des Hôpitaux de Rome*, QUATROCIOCCHI donne une appréciation en faveur de l'intervention des néphrites; mais, par contre, GAUDIANI, à la suite de deux échecs personnels, les condamne. PARLAVECCHIO, devant la même assemblée, relate ses expériences relatives à l'enveloppement du rein décapsulé dans le péritoine, qui lui ont donné des résultats des plus positifs.

Une mention toute spéciale doit être faite du mémoire très important publié en octobre à Lisbonne par FRANCISCO GENTIL sous le titre : *Traitement chirurgical du mal de Bright*. On y trouve une étude complète du sujet. A l'exposition et à la critique de tous les travaux parus jusqu'alors l'auteur y a joint des recherches habilement conduites et des faits cliniques très bien observés.

L'Amérique continue à tenir la tête au point de vue des publications. EDEBOHLS, empruntant les colonnes du *Centralblatt für Chirurgie*, répond à ROVSING, qui, dans un numéro précédent du même journal, a voulu établir une similitude entre la néphrolyse et la décapsulation, que cette dernière poursuit un tout autre but que la première. Dans *the New York Medical Journal* du 12 mai, il étudie l'anatomie et la physiologie de la décapsulation, ainsi que ses indications et ses contre-indications. Dans le *Medical Record* du 12 mai, il rapporte un cas de redécapsulation. Enfin il fait paraitre un ouvrage très important contenant la réédition de tous ses travaux antérieurs et l'analyse raisonnée des observations des soixante-douze malades atteints du mal de BRIGHT qu'il a opérés et suivis. BERG, DOR, ELLIOT, GOLTMAN, GRUNWELD, KEYES, NEWMAN, WRIGHT publient des articles dans lesquels ils commentent soit leurs observations personnelles, soit celles d'autres opérateurs. GIFFORD rapporte dans le *Boston Med. and Surg. Journ.* des expériences de décapsulation dont les conclusions sont négatives. Deux articles de SUKER, envisageant les complications oculaires dans leur rapport avec le traitement chirurgical des néphrites, méritent une mention bien à part. L'un de ces articles a été publié dans *New York Med. Journ.*, n° 23, et l'autre dans *Journ. American Med. Associat. Chicago.* WALKER HALL et HERXHEIMER rapportent dans *British Medical Journ.* leurs expériences de décapsulation sur des reins artificiellement enflammés, et dont ils n'ont obtenu aucun résultat au point de vue du rétablissement de la circulation.

1905. — En Allemagne, STERN, dans un compendieux mémoire du *Mitteilungen am den Grenzgebieten der Mediz. und Chir.*, revient sur la question qu'il a étudiée l'année précédente et apporte des faits nouveaux expérimentaux et cliniques favorables à l'intervention dans les néphrites chroniques, bien que plusieurs de ses malades présentant de graves symptômes au moment de l'opération aient succombé. SNEBES, dans *Munch. und Wochenschr.*, fournit une contribution de trois cas, dont un terminé par la mort, à l'étude de l'opération d'Edebohls. En dehors de ces deux travaux, je n'ai rien trouvé dans la littérature allemande pendant l'année 1905. Je laisse en effet de côté un travail de Lowenhardt et un autre de Schmitt concernant, le premier une intervention pour néphrite hématurique, le second une décapsulation pour anurie scarlatineuse.

En France, Claude et Duval ayant décapsulé deux malades atteints de néphrite scléreuse compliquée d'accidents urémiques, et suivi chez l'un d'eux, qui survécut, les effets cliniques et physiologiques de l'opération, déclarent devant la *Société médicale des hôpitaux* (10 février) être partisans de l'intervention dans le cas d'insuffisance rénale chez les brightiques sous l'influence des poussées congestives et œdémateuses. Pauchet, dans la *Revue pratique des maladies des organes génito-urinaires*, après avoir rapporté deux opérations personnelles, se montre partisan de la décapsulation dans les néphrites chroniques à la période d'état et à la phase urémique. Un article très documenté d'Yvert dans le même recueil expose l'état de la question à la fin de l'année 1904. Robert Sorel publie un court article sur la décapsulation dans les *Archives provinciales de chirurgie*. Boinet, dans les *Archives générales de médecine*, étudiant les pièces anatomiques d'un malade mort d'urémie dans son service deux ans et demi après que je lui avais pratiqué une double capsulectomie, ne trouve pas l'existence de la circulation complémentaire recherchée par Edebohls; mais il reconnaît néanmoins que l'opération est indiquée dans le cas d'échec de la thérapeutique médicale, surtout en face des crises d'urémie. Une mention particulière doit être faite pour une leçon du professeur Le Dentu, publiée dans la *Presse médicale*. Après avoir tracé à grands traits l'évolution de la question à laquelle il a pris indirectement part, il analyse les faits expérimentaux et cliniques et se déclare partisan de l'intervention chirurgicale, et en particulier de l'opération d'Edebohls, dont les résultats lui paraissent échapper aux critiques, dont ils ont été l'objet.

Les Italiens et les Espagnols contribuent cette année largement à l'étude du sujet par des articles de vulgarisation et quelques bons travaux de laboratoire et de clinique. Au delà des Alpes, je citerai les recherches de ROVIGHI, de CESARI, de CAPUNAO, de MARTINI, et au delà des Pyrénées celles de RIBAS Y RIBAS, de RAMON TORRES CASANOVZAS.

En Amérique, sans doute parce que l'intervention chirurgicale dans le mal de BRIGHT a définitivement conquis droit de cité, on ne relève qu'un petit nombre de travaux. Ce sont ceux de THORNDIKE, de THOMAS, de CROFTAN, de BARBAT.

1906. — Pour être moins nombreux, les travaux publiés au cours de cette année n'ont pas une importance moindre que ceux des années précédentes. Utilisant les matériaux de plus en plus nombreux se rapportant à la question, leurs auteurs les discutent et en dégagent les enseignements. Je citerai en premier lieu une étude documentée de GUITERAS dans *Saint-Louis médical*, puis les rapports de REGINALD HARRISON, de DAVID GIORDANO, et celui que j'ai moi-même présenté au *XVe Congrès international de médecine* tenu à Lisbonne. Ces rapports ont été le point de départ d'une discussion à laquelle ont pris part KAPSAMMER, ALBARRAN, PASTEAU, TÉDENAT. Dans sa thèse inaugurale, EHTZBISCHOFF, s'appuyant sur un grand nombre d'observations et sur les faits de la pratique d'ALBARRAN, exprime les idées de son maitre sur ce sujet. Enfin GIUSEPPE QUATTROCIOCCHI résume dans une monographie l'histoire de cette question de thérapeutique chirurgicale.

CHAPITRE V

VALEUR THÉRAPEUTIQUE DE L'INTERVENTION DANS LES ÉPISODES AIGUS DES NÉPHRITES CHRONIQUES

Parmi les multiples symptômes des néphrites chroniques il en est trois qui se détachent de tous les autres et créent, lorsqu'ils atteignent leur maximum d'intensité, ces crises redoutables qui mettent la vie en danger. Ces symptômes sont les œdèmes, l'urémie, l'oligurie. Ils peuvent d'ailleurs exister isolément ou se combiner entre eux de diverses façons; mais leur existence isolée est rare, et c'est sur la prédominance de l'un d'entre eux que j'ai établi le classement des observations que j'ai recueillies.

Ce classement est le suivant :

1o Néphrites avec œdèmes sans oligurie;
2o Néphrites avec urémie sans oligurie;
3o Néphrites avec œdèmes et urémie sans oligurie;
4o Néphrites avec œdèmes et oligurie;
5o Néphrites avec urémie et oligurie;
6o Néphrites avec œdèmes, urémie et oligurie.

J'aurai toujours en vue cette division dans toutes les considérations, que je développerai ultérieurement au sujet des divers points ressortissant au traitement opératoire des épisodes aigus des néphrites chroniques.

Si j'ai pris pour base de ma division l'abaissement de la sécrétion des urines, c'est que cet accident tient en grande partie tous les autres sous sa dépendance, et que c'est surtout lui que vise l'intervention chirurgicale.

L'analyse de 153 observations me permettra d'apprécier dans ce chapitre, d'après les données de la pratique d'un grand nombre de chirurgiens de tous les pays, la valeur de l'intervention dans le traitement des crises aiguës des néphrites chroniques.

J'envisagerai successivement : 1° les *résultats immédiats*; 2° *les résultats retardés*; 3° *les résultats éloignés*.

1° Résultats immédiats.

Sur les 153 malades opérés, 36 ont succombé dans un délai de vingt jours, donnant ainsi **une mortalité brute de 23,53 p. 100**. Sans doute plusieurs de ces décès sont attribuables à l'acte chirurgical, mais plusieurs aussi n'en relèvent aucunement, de sorte qu'il serait injuste de désigner sous le nom de mortalité opératoire ce pourcentage de 23,53 p. 100. Mais ce chiffre lui-même, ne pût-il pas être réduit, ne paraîtra pas excessif à ceux qui se rendront compte, par la lecture des observations, de l'état alarmant de certains opérés.

Le tableau suivant, qui indique les causes et la date de la mort après l'opération, me servira à évaluer à sa juste valeur la gravité de l'intervention.

Malades atteints d'œdèmes.

Obs. 20. — CATTERMAN.	Anasarque	Mort par infection de la plaie au 7e jour.
Obs. 21. — EDEBOHLS.	Énorme hydropisie avec ascite	Mort de pneumonie fibrineuse au 6e jour.
Obs. 22. — DURCMENT.	Anasarque, ascite	Mort de syncope au moment où l'on terminait l'opération.

Malades atteints d'urémie.

Obs. 13. — EDEBOHLS.	Graves manifestations urémiques	Mort d'urémie au 15e j.
Obs. 14. — EDEBOHLS.	Graves manifestations urémiques	Mort d'urémie comateuse au 8e jour.

Obs. 15. — Edebohls.	Graves manifestations urémiques	Mort d'urémie comateuse 64 heures après.
Obs. 16. — Baudet.	Crise urémique	Mort d'urémie 48 heures après.
Obs. 17. — Mackenzie.	Encéphalopathie urémique	Mort subitement 24 h. après.
Obs. 18. — Edebohls.	Urémie légère	Mort subitement par dilatation aiguë du cœur et par embolie cérébrale 12 heures après.

Malades atteints d'œdèmes et d'urémie.

Obs. 79. — H. Bastos.	Anasarque, nausées, vomissements	Mort par affaiblissement progressif au 10e jour.
Obs. 80. — Ogussen.		Mort d'urémie au 8e jour.
Obs. 81. — Pasteau.	État extrèmement grave	Mort d'affaiblissement progressif et de prostration au 4e jour.
Obs. 82. — Blake.	Anasarque, nausées, vomissements	Mort d'affaiblissement progressif au 4e jour.
Obs. 83. — Thorndike.	Œdème et urémie légère	Mort d'urémie 48 heures après.
Obs. 84. — Le Nouène.		Mort subite au bout de 15 heures.

Malades atteints d'œdèmes et d'oligurie.

Obs. 85. — Poisson.	Anasarque et oligurie	Mort subite au 11e jour.
Obs. 104. — Cesuiso.	Ascite et forte oligurie	Mort d'œdème pulmonaire au 19e jour.
Obs. 105. — Whitacre.	Ascite ponctionnée 8 fois	Mort de thrombose cardiaque au 15e jour.
Obs. 106. — Goltman.	Anasarque	Mort de péritonite par perforation de l'appendice au 13e jour.
Obs. 107. — Rockey.	Anasarque, ascite ponctionnée	Mort d'affaiblissement progressif au 9e jour.
Obs. 108. — Steen.	Anasarque, ascite	Mort par continuation des accidents au 6e jour.

Malades atteints d'urémie et d'oligurie.

Obs. 112. — Poisson.	Coma profond, état désespéré	Mort par continuation des accidents au 6e jour.
Obs. 113. — Poisson.	Coma profond, état très grave	Mort par continuation des accidents et anurie 36 h. après.
Obs. 123. — Edebohls.	Urémie imminente	Mort de dilatation aiguë du cœur et d'œdème pulmonaire 6 h. après.
Obs. 124. — Edebohls.	Urémie convulsive et comateuse, anurie, malade moribond	Mort dans le coma 5 h. après.
Obs. 125. — Michon.	Urémie convulsive, anurie	Mort le soir de l'opération.

Obs. 126. — Freeman.	Urémie grave	Mort d'anurie 18 h. après.
Obs. 127. — Stern.	Urémie grave	Mort d'urémie après 4 j.
Obs. 128. — Gibbons.	Urémie gastrique et cérébrale.	Mort d'anurie au 5e jour.
Obs. 129. — Claude et Duval.		Mort après quelques jours par défaillance du cœur.

Malades atteints d'œdème, d'urémie et d'oligurie.

Obs. 130. — Poussox.	Anasarque, hydrothorax, hydropéricarde, dyspnée intense, dilatation du cœur droit.	Mort d'affaiblissement progressif au bout de 60 heures.
Obs. 132. — Poussox.	Œdèmes prononcés, hydrothorax double, dyspnée, orthopnée	Mort de collapsus avec anurie au bout de 30 h.
Obs. 133. — Poussox.	Anasarque monstre, oligurie forte	Mort par reprise des accidents au 7e jour.
Obs. 151. — Edwards.	Anasarque, orthopnée	Mort par défaillance du cœur et œdème pulmonaire au 20e jour.
Obs. 152. — Mac Gowan.	Hydropisie, urémie intense	Mort de purpura après quelques jours.
Obs. 153. — Whaley.	Anasarque, dyspnée considérable	Mort d'œdème pulmonaire au 3e jour.

Afin d'établir équitablement la part de responsabilité, qui revient dans les cas mortels résumés dans ce tableau à l'opération elle-même et à l'état de l'opéré, je les répartirai dans l'analyse rapide que je vais en faire en trois groupes : a) *malades décédés dans les cinq jours ayant suivi l'intervention*; b) *malades décédés du cinquième au dixième jour*; c) *malades décédés du dixième au vingtième jour.*

a) Les malades du premier groupe sont au nombre de 21. La cause de la mort, accusée dans leurs observations, est :

1 fois la syncope : Obs. 22.
1 fois l'œdème pulmonaire : Obs. 153.
1 fois le purpura : Obs. 152.
4 fois la mort subite : Obs. 47, 48, 84. 123.
4 fois l'affaiblissement progressif : Obs. 81, 82, 127, 130.
4 fois l'urémie : Obs. 45, 46, 83, 127.
6 fois l'anurie : Obs. 113, 124, 125, 126, 128, 132.

Peut-être pourrait-on trouver dans la situation grave du jeune opéré de Daubert (obs. 22), qui fut emporté

par syncope au moment où l'on terminait une double décapsulation, et dans celle des opérés de WHALEY (obs. 153)
et de MAC GOWAN (obs. 152), qui succombèrent le premier
à l'œdème pulmonaire au troisième jour, et le second au
purpura après quelques jours, des circonstances atténuantes
en faveur de l'opération; mais je ne veux pas les invoquer. Je renonce également à leur bénéfice en ce qui concerne les cas de MACKENSIE (obs. 47), celui de LE NOUÈNE
(obs. 84) et les deux d'EDEBOHLS (obs. 48 et 124), dont les
malades moururent de mort subite dans les quelques
heures qui suivirent l'intervention.

Mais je ne saurais mettre au passif de l'opération tous
les décès dont la cause mentionnée dans les observations
est attribuée à l'affaiblissement progressif, à l'urémie, à
l'anurie. Qu'on lise en effet les observations de la malade
de PASTEAU (obs. 81) et des deux miens (obs. 130 et 132),
et l'on s'accordera à penser, avec moi, que ces opérés sont
morts dans la prostration malgré l'intervention et non par
elle. C'est ainsi que la femme opérée par PASTEAU présentait au plus haut point les signes du petit brightisme et de
l'urémie avec œdème considérable s'étendant jusqu'à l'abdomen, et ce fut *in extremis* que la réno-décortication fut
pratiquée. Malgré cet état très grave, la malade ne succomba que le quatrième jour. Mes deux opérés, en proie
à des accidents urémiques intenses, avaient en outre de
l'anasarque généralisée et des épanchements dans les
plèvres et le péricarde, accidents qui, mieux que la néphrotomie unilatérale que je leur pratiquai, expliquent leur
mort trente heures et soixante heures après l'intervention.
Seul dans cette série de malades ayant été emportés par
affaiblissement progressif, le décès de l'opéré de BLAKE
(obs. 82) paraît devoir être imputé à la décapsulation bilatérale. J'y joindrai cependant celui du jeune homme décapsulé par CLAUDE et DUVAL (obs. 129), au cours d'une
crise aiguë de brightisme avec oligurie, qui, après avoir
vu le taux de l'urine se relever, succomba au bout de
quelques jours par défaillance du muscle cardiaque.

Des six malades morts d'urémie, trois seulement qui

appartiennent à EDEBOHLS (obs. 45), à THORNDIKE (obs. 83), à STERN (obs. 127), ont peut-être succombé aux conséquences de l'opération, et bien qu'ils présentassent des signes d'urémie profonde au moment de l'intervention, j'inscrirai ces cas à son passif. Mais il serait injuste d'y comprendre les cas de BAUDET (ob. 46), d'EDEBOHLS (obs. 124) et de MICHON (obs. 125). Le malade de BAUDET, opéré en pleine crise urémique, mourut quarante-huit heures après. Celui d'EDEBOHLS, qui avait été décapsulé une première fois vingt-deux mois auparavant, offrait des symptômes de la plus haute gravité : céphalée atroce, convulsions séparées par un coma profond, anurie complète, et avait été traité sans succès par les sudorifiques, les purgatifs, la saignée. Il était ainsi *in a moribund condition* lorsqu'il subit la redécapsulation bilatérale à la suite de laquelle il s'éteignit dans le coma au bout de cinq heures. Enfin le malade de MICHON, qui mourut le soir même de l'intervention, était en proie depuis plusieurs jours à de grandes attaques convulsives avec état intercalaire semi-comateux et anurie.

Je veux bien admettre que les deux malades de FREEMAN (obs. 126) et de GIBBONS (obs. 128), urémiques et oliguriques avant l'opération, aient vu la sécrétion urinaire se supprimer du fait de cette dernière, qui supporte ainsi le poids de leurs décès; mais je ne puis mettre sur le compte de la décapsulation la mort d'un de mes opérés survenue trente-six heures après dans le coma accompagné d'anurie (obs. 132). Cet homme, entré dans un service de médecine pour des accidents d'intoxication urémique graves avec forte oligurie, y avait été traité par une médication interne énergique destinée à relever la sécrétion des urines et à remédier à l'insuffisance cardiaque. C'est à ce moment-là qu'il me fut livré, ayant les battements du cœur très faibles, le pouls fuyant, de l'hypothermie et se trouvant plongé dans un coma tel que je l'opérai sans anesthésie.

En résumé, sur les vingt et un opérés dont je viens d'analyser les observations, quatorze ont succombé aux suites de l'intervention et sont morts malgré elle. **La mortalité opératoire** dans ce premier groupe de malades décédés dans les cinq jours ayant suivi l'opération est donc de **14 sur 153 malades, soit 9,2 p. 100.**

b) Le groupe des malades morts du cinquième au dixième jour après l'opération comprend 9 unités. La cause indiquée de leur décès est :

> 1 fois la pneumonie : Obs. 21.
> 1 fois l'infection de la plaie lombaire : Obs. 20.
> 2 fois l'affaiblissement progressif : Obs. 79, 107.
> 2 fois l'urémie : Obs. 11, 80.
> 2 fois continuation des accidents : Obs. 108 , 112.
> 1 fois reprise des accidents : Obs. 133.

Serait-il équitable de ranger parmi les décès opératoires celui de la jeune malade de vingt-deux ans, opérée par EDEBOHLS (obs. 21), alors qu'elle était atteinte d'une énorme hydropisie avec ascite ponctionnée le matin même, et qui, après avoir semblé aller mieux, fut prise tout à coup d'une pneumonie fibrineuse aiguë gauche, qui l'emporta au sixième jour? Je ne le pense pas. Par contre, c'est bien aux conséquences de la décapsulation et de la néphrectomie que le malade de CAUTERMAN (obs. 20) mourut, la plaie lombaire gauche s'étant infectée au moment où les bénéfices de l'intervention commençaient à s'accuser par l'atténuation des œdèmes, l'abaissement de la tension artérielle, la diminution de l'hypertrophie du cœur.

Des deux malades morts par affaiblissement progressif, celui de HENRIQUE BASTOS (obs. 79) peut être considéré comme ayant succombé aux conséquences de la décapsulation au dixième jour; mais il n'en saurait être ainsi de la jeune malade de vingt-huit ans décapsulée par ROCKEY (obs. 107). Cette femme avait, en effet, une anasarque énorme avec ascite ayant nécessité une paracentèse la veille de l'opération, qui fut pratiquée *in extremis*. Elle était dans un état tel, qu'elle tomba dans le collapsus après avoir respiré quelques bouffées d'éther. Cependant l'œdème diminua à la suite de sa décapsulation, la quantité des urines se releva très légèrement; mais l'affaiblissement alla en augmentant, et la mort survint au neuvième jour.

Je crois devoir compter au nombre des décès opératoires celui du jeune homme de vingt ans, décapsulé une première fois avec bénéfice par Ocusner (obs. 80) pour des œdèmes et des phénomènes urémiques, mais qui succomba à l'urémie huit jours après la décapsulation de l'autre rein.

Un malade de Stern (obs. 108) ayant une infiltration œdémateuse très prononcée des membres inférieurs, de la verge et du scrotum, de l'ascite, de l'oligurie et une très grande quantité d'albumine, meurt six jours après la décapsulation du rein droit, après augmentation des œdèmes. Bien que le peu de détails que j'ai de ce fait ne me permettent pas de juger la part qui incombe à l'opération, je le rangerai dans les morts opératoires. Mais je ne puis y faire rentrer les cas suivants, dont l'un appartient à Edebohls (obs. 44) et l'autre m'est personnel (obs. 112). Le malade d'Edebohls, atteint d'amaurose brightique, d'hypertrophie cardiaque avec tachycardie, était profondément urémique lorsqu'il fut décapsulé. Les accidents urémiques s'aggravèrent après l'opération, des épistaxis abondantes se déclarèrent, et la mort survint dans le coma au huitième jour. Ma malade, trouvée sans connaissance sur la voie publique, était dans un coma profond avec oligurie très prononcée lorsque je lui pratiquai la décortication et la néphrotomie droite. L'incision du rein rétablit en partie la sécrétion urinaire, mais malgré cela la malade meurt au sixième jour sans être sortie de son état comateux.

Enfin, l'un de mes opérés (obs. 133), qui présentait une anasarque véritablement monstrueuse avec ascite, dyspnée urémique, palpitations cardiaques, diminution considérable de la sécrétion urinaire, ne peut pas être considéré comme une victime de l'intervention. En effet, après avoir subi la néphrectomie droite, il vit d'abord la dyspnée diminuer, le taux urinaire se relever, les œdèmes rétrocéder, et son état semblait présager la guérison lorsqu'il s'aggrava subitement le septième jour au point de déterminer la mort en quelques heures.

De l'étude des observations que je viens de faire, je conclus que sur les 9 malades morts du cinquième au dixième jour après l'opération, quatre y ont directement succombé. Calculée **sur 187 opérés,** car il est juste de retrancher les vingt et un patients décédés dans les cinq jours ayant suivi l'intervention, **la mortalité opératoire est donc de 8 p. 100.**

c) Je compte 6 malades dans le groupe des opérés morts du dixième au vingtième jour après l'intervention. La cause de leur mort est :

1 fois la péritonite par perforation de l'appendice : Obs. 106.
1 fois la thrombose cardiaque : Obs. 105.
1 fois l'œdème pulmonaire : Obs. 104.
1 fois la défaillance du cœur : Obs. 151.
1 fois l'urémie : Obs. 43.
1 fois la mort subite : Obs. 85.

La péritonite par perforation de l'appendice, qui détermina la mort au treizième jour du malade de GOLTMAN (obs. 106), ne peut être regardée comme la conséquence de la décortication du rein gauche, pas plus que la thrombose cardiaque, qui emporta le malade de WHITACRE (obs. 105) au quinzième jour. Ces accidents mortels furent d'autant plus regrettables, que les opérés étaient en bonne voie d'amélioration lorsqu'ils se produisirent. Il en fut de même de l'œdème pulmonaire auquel succomba subitement au dix-neuvième jour l'opéré de CESMISC (obs. 104), et je ne crois pas que ce décès puisse être mis au passif de l'intervention. Un malade d'EDEBOHLS (obs. 151), à la fois hydropique, urémique et oligurique, présentait au moment de l'opération de la dégénérescence graisseuse avec dilatation du cœur, et c'est à une défaillance de cet organe, dit l'observation, qu'il mourut vingt jours après. Ce ne saurait être là un décès opératoire. Le malade d'EDEBOHLS (obs. 43), mort d'urémie quinze jours après l'intervention, se trouvait dans des conditions particulièrement graves tant au point de vue des symptômes généraux de l'anémie que de l'état de ses reins. En effet, le rein gauche reconnu atteint d'hydronéphrose au cours de l'opération fut extirpé, et le rein droit atteint de néphrite chronique interstitielle décapsulé ne put suffire à la dépuration urinaire. Malgré ces circonstances, je compterai ce décès au nombre des décès imputable à l'opération. Je ne puis rendre l'intervention responsable de la mort d'un de mes opérés (obs. 85) qui succomba inopinément au onzième jour, alors qu'oligurique et fortement œdématié au moment de la néphrectomie unilatérale et de la double décapsulation que je lui pratiquai, il avait vu la sécrétion des urines se rétablir et les œdèmes presque entièrement disparaître, et se préparait déjà à quitter la maison de santé.

Alors que dans les deux groupes précédents la mortalité opératoire était de 9,2 p. 100 et de 3 p. 100, **elle n'est plus que de 0,81 p. 100** dans ce dernier groupe des malades ayant succombé du dixième au vingtième jour après l'intervention. Le décès de l'opéré d'Edebohls est, en effet, le seul imputable à l'opération, sur les 123 opérés restants.

Après avoir indiqué le pourcentage de la mortalité opératoire pour chacun des trois groupes entre lesquels j'ai réparti les trente-six malades ayant succombé après l'intervention, je dois maintenant faire connaître ce pourcentage pour l'ensemble des trois groupes. Il est de 19 opérés sur 153, soit 13 p. 100.

Ce chiffre, représentant la léthalité opératoire des malades décédés dans les vingt jours ayant suivi l'intervention, était utile à établir, car il me permettra de comparer les résultats de la statistique que j'ai dressée avec ceux des auteurs qui, ayant écrit sur cette question, n'ont pas précisé la date du décès des malades qui la composent, et l'ont approximativement fixée à deux ou trois semaines après l'opération.

Ces statistiques sont peu nombreuses, car elles se réduisent à deux. C'est d'abord celle que j'ai établie pour la rédaction de ma monographie des *Actualités médicales* en 1903, et qui comprend soixante-dix-neuf opérations ayant été suivies de seize décès, soit une mortalité brute de 20,28 p. 100, qu'il convient de réduire après défalcation des cinq malades, dont la mort ne saurait être imputée à l'acte opératoire, à 13,92 p. 100. C'est ensuite celle de GUITERAS, qui, portant sur cent vingt cas appartenant tous à des chirurgiens américains et parmi eux EDEBOHLS, donne une léthalité globale de 33 p. 100, qui tombe à 11 p. 100 si l'on ne compte que les décès survenus dans les dix jours ayant suivi l'intervention. Mais, comme le fait remarquer ORAISON, ce chiffre de 11 p. 100 ne saurait représenter la mortalité opératoire réelle des opérations pour néphrite chronique, car sur les cent vingt cas réunis par GUITERAS on trouve vingt-neuf néphroptoses dans lesquelles les reins, bien que les urines présentassent le plus souvent les altérations propres aux néphrites, n'étaient probablement pas atteints du processus chronique du mal de BRIGHT. Ainsi expurgée, la statistique de GUITERAS comprend quatre-vingt-onze opérations ayant été suivie de quatorze décès dans les dix jours, soit une mortalité de 15,38 p. 100.

De la discussion fastidieuse, mais nécessaire, que je viens de faire des causes de la mort des malades ayant succombé dans les vingt jours qui ont suivi l'intervention, se dégagent les conclusions suivantes relativement aux résultats immédiats.

1° Mortalité opératoire des malades décédés dans les cinq jours ayant suivi l'intervention. . . . . 9,2 p. 100

2° Mortalité opératoire des malades décédés du cinquième au dixième jour après l'intervention. . . . . . 3 p. 100

3° Mortalité opératoire des malades décédés du dixième au vingtième jour après l'intervention. . . . . . 0,81 p. 100

Mortalité opératoire de l'ensemble des trois groupes. . . . . 13 p. 100

2° **Résultats retardés.**

Sous cette rubrique, je range les 24 malades qui ont été perdus de vue ou qui sont morts dans les trois mois qui ont suivi l'intervention.

Malades décédés. — Les malades décédés dans ce laps de temps sont au nombre de 8. Le résultat obtenu par l'opération, l'époque et la cause de leur mort sont indiqués dans le tableau suivant :

Obs. 12. — Cabot.	Grande amélioration	Mort subite à la 7e sem.
Obs. 78. — Edebohls.	Aucune amélioration	Mort par hémorragie cérébrale à la 8e semaine.
Obs. 18. — Stern.	Aucune amélioration	Mort cause? à la 9e sem.
Obs. 115. — Pasteau.	Grande amélioration pendant 5 sem., puis retour des accidents	Mort subite au 51e jour.
Obs. 119. — Stern.	Amélioration passagère	Mort au bout de 2 mois.
Obs. 150. — Stern.	Aucune amélioration	Mort d'urémie au bout de 2 mois.
Obs. 103. — Edebohls.	Amélioration	Mort de pyélonéphrite droite au bout de 2 mois.
Obs. 102. — Stern.	Amélioration	Mort cause? au bout de 2 mois et demi.

Comme on peut le voir, aucun des décès de cette série de malades ne saurait être attribué à l'influence de l'opération. La pyélonéphrite droite, qui emporta la malade décapsulée par Edebohls au bout de deux mois (obs. 103), se déclara cinquante jours après l'intervention, alors que l'état demeuré critique pendant quelques jours s'était considérablement amélioré, que l'hydropisie générale s'était résorbée, que l'œdème pulmonaire avait disparu ; qu'il n'existait plus qu'un peu d'ascite attribuable à l'existence d'une cirrhose hépatique concomitante du mal de Bright. L'intervention n'est donc pour rien dans ce décès. L'hémorragie cérébrale à laquelle succomba à la huitième semaine une autre opérée d'Edebohls (obs. 78) est la conséquence de l'évolution de la toxémie brightique, qui ne fut nullement enrayée par la double décapsulation. Il en est de même des accidents urémiques, qui continuèrent à se dérouler et terrassèrent le petit garçon de quatorze ans, malgré la décapsulation du rein gauche pratiquée par STERN (obs. 150). La mort subite de l'opéré de CABOT (obs. 42) à la fin de la septième semaine trouva à l'autopsie son explication dans l'existence d'un cœur dilaté et adhérent au péricarde par suite d'une ancienne péricardite adhésive. La nécropsie ne fut pas pratiquée chez l'officier de quarante-cinq ans décapsulé du côté droit par PASTEAU (obs. 145), et décédé tout à coup au cinquième jour, après avoir éprouvé une très notable amélioration des trois syndromes hydropisie, urémie, oligurie qu'il présentait ; mais il est probable que sa mort résulta de la rétention dans le sang de produits toxiques, qui, à un moment donné, concentrant leur action sur le bulbe, déterminent la mort par arrêt du cœur. C'est ainsi que j'ai cru pouvoir interpréter la cause de la mort chez un de mes opérés, que j'ai précédemment classé dans le groupe des malades décédés du dixième au vingtième jour après l'opération.

Cette intoxication bulbaire à la suite des perturbations fonctionnelles des reins peut être rapprochée de ce que l'on voit se produire dans certaines toxémies consécutives à de graves infections de l'organisme, par exemple la diphtérie. Le décès brusque, inopiné, des anuriques calculeux ou autres, au milieu de l'euphorie la plus rassurante pour tous ceux qui n'ont pas l'expérience de telles affections, n'a pas pour moi d'autre cause que cette décharge sur le bulbe de poisons organiques encore physiquement et chimiquement inconnus.

J'ignore la cause de la mort des trois opérés de STERN, survenue respectivement à la neuvième semaine (obs. 18), au bout de deux mois (obs. 149) et de deux mois et demi (obs. 102) ; mais la date relativement éloignée de sa production doit faire penser que l'opération n'a joué aucun rôle.

Ainsi, aucun de ces 8 décès retardés n'est imputable à l'intervention, et si trois de ces opérés n'ont éprouvé aucune amélioration, cinq en ont retiré un bénéfice incontestable.

Malades ayant survécu. — Des 16 opérés perdus de vue dans les trois mois ayant suivi l'intervention, 2, ainsi qu'on peut le voir dans le tableau suivant, continuaient à bénéficier d'une très grande amélioration quelques semaines et six semaines après l'intervention.

Obs. 4. — WISHARD	Très grande amélioration, atténuation des lésions rénales	6 semaines.
Obs. 84. — FRAZIER	Très grande amélioration, atténuation des lésions rénales	quelques semaines.
Obs. 31. — EDEBOHLS	Grande amélioration, atténuation des lésions rénales	3 semaines.
Obs. 92. — GOODFELLOW	Grande amélioration, atténuation des lésions rénales	3 semaines.
Obs. 59. — FRANCISCO GENTIL	Grande amélioration, persistance des lésions rénales	1 mois.
Obs. 96. — Mc ARTHUR	Grande amélioration, atténuation des lésions rénales.	40 jours.
Obs. 60. — ELLIOT	Grande amélioration	quelques semaines.
Obs. 8. — SUTCLIFFE	Amélioration	quelques semaines.
Obs. 66. — FERGUSON	Amélioration, persistance des lésions rénales	3 semaines.
Obs. 63. — PAUCHET	Amélioration, atténuation des lésions rénales	2 mois.
Obs. 67. — SUMMERS	Amélioration, très légère atténuation des lésions rénales, *delirium tremens*	quelques semaines.
Obs. 120. — MIGNON	Très faible amélioration	quelques semaines.
Obs. 13. — BELL	Aucune amélioration	2 mois.
Obs. 35. — ALBARRAN	Aucune amélioration	quelques semaines.
Obs. 141. — WILLIS ANDREWS	Pas d'amélioration	5 semaines.
Obs. 142. — WILLIS ANDREWS	Pas d'amélioration	5 semaines.

L'analyse des urines pratiquée à ce moment indiquait de plus une tendance à la rétrocession des lésions rénales. C'est ainsi que le malade de WISHARD (obs. 4), qui avant l'opération avait 0,15 à 0,30 p. 100 d'albumine et de nombreux cylindres granuleux et hyalins, n'avait plus que 0,10 p. 100 d'albumine et plus de cylindres quand il fut perdu de vue. La malade de FRAZIER (obs. 89), dont la moyenne de l'urine émise dans les vingt-quatre heures était de 650 centimètres cubes avec 0,10 p. 100 d'albumine et cylindres hyalins et granuleux, rendait après l'intervention 1 000 à 1500 centimètres cubes avec une très faible proportion d'albumine et presque plus de cylindres. Son état, mentionne l'observation, était considéré comme désespéré (*hopeless*), et tous les moyens médicaux avaient été essayés sans résultat.

Une grande amélioration existait chez 5 autres, et chez 3 d'entre eux les lésions rénales étaient en voie d'atténuation, mais elles persistaient chez l'un d'eux. La malade d'EDEBOHLS (obs. 31), qui trois ans auparavant avait subi la décapsulation partielle et la fixation des deux reins, et dont les résultats avaient été contrariés par des infections générales multiples, comme la diphtérie et la grippe, présentait des symptômes accusés d'urémie avec abaissement de la sécrétion urinaire et du taux de l'urée et des sels, albuminurie et cylindrurie, lorsqu'elle fut décapsulée des deux côtés. Les phénomènes urémiques disparurent dans les trois semaines, la sécrétion urinaire se rétablit avec relèvement de l'urée, et la malade se trouva mieux qu'elle n'avait jamais été.

L'opéré de GOODFELLOW (obs. 92), et celle de Mc ARTHUR (obs. 96), étaient également oliguriques, hypoazoturiques, albuminuriques et cylindruriques, et tous ces troubles de la fonction rénale s'amendèrent dans les trois ou cinq semaines qui suivirent l'opération. L'observation du malade d'ELLIOT (obs. 60) est muette en ce qui concerne les renseignements urologiques; mais l'œdème, les convulsions et les vomissements, qui existaient avant la décapsulation bilatérale, disparurent en deux semaines après cette opération.

Le malade de FRANCISCO GENTIL (obs. 59) était atteint d'œdème généralisé, de dyspnée, de troubles gastriques, de cryesthésie et de chorio-rétinite lorsqu'il fut décapsulé du côté droit. Il éprouva une grande amélioration à la suite de cette opération; mais la composition de ses urines, qui renfermaient de l'albumine et des cylindres hyalins et granuleux, ne fut pas modifiée.

Les quatre opérés de SUTCLIFFE (obs. 8), de FERGUSON

(obs. 66), de PAUCHET (obs. 65), de SUMMERS (obs. 67), furent améliorés au point de vue des symptômes généraux ; mais les deux derniers seuls éprouvèrent une légère atténuation des lésions rénales. Le malade de SUMMERS ayant été pris de *delirium tremens* dut être interné quelques semaines après l'opération.

L'opérée de MICHON (obs. 120), qui depuis plusieurs mois éprouvait de la céphalée, des vomissements, de la rareté des urines avec albuminurie, ne retira de la double décapsulation qu'une légère augmentation de la sécrétion urinaire sans grande amélioration des symptômes généraux.

Le malade de BULL (obs. 13), présentant une anasarque généralisée avec ascite douze fois ponctionnée ; celle d'ALBAR-RAN (obs. 35), profondément urémique ; les deux de WILLIS ANDREWS (obs. 141 et 142), ayant la triade symptomatique du mal de BRIGHT, toxémie, œdème, oligurie, ne bénéficièrent en quoi que ce soit de l'opération.

En définitive, sur cette série de 16 malades perdus de vue dans les trois mois qui suivirent l'intervention, je relève :

2 fois très grande amélioration.
5 fois grande amélioration.
3 fois amélioration.
2 fois très légère amélioration.
4 fois aucune amélioration.

3° Résultats éloignés.

J'ai relevé 92 observations de malades ayant survécu au delà de trois mois après l'intervention. Sur ces 92, 25 succombèrent ultérieurement et 67 étaient encore vivants au moment de la publication de leur observation.

Malades ayant succombé. Parmi ces 25 opérés :

3 n'éprouvèrent aucun bénéfice de l'intervention.
3 éprouvèrent   une légère amélioration.
11   —   une amélioration notable.
8   —   une grande amélioration.

L'analyse des observations des malades de chacun de ces quatre groupes va nous indiquer la durée de la survie post-opératoire et la cause de la mort.

a) Sur les trois malades dont l'état ne fut nullement modifié par l'intervention, malades qui appartiennent à EDEBOHLS, un (obs. 76) mourut d'urémie au bout de trois mois; un autre (obs. 17) succomba subitement à une dilatation aiguë du cœur un peu plus de quatre mois après; la troisième (obs. 148) fut atteinte de coxalgie suppurée et emportée par une pneumonie septique au quatrième mois. En résumé, **une seule fois le mal de BRIGHT fut la cause directe de la mort par urémie dans cette première série d'opérés, et la survie de l'unique malade qui y succomba fut de trois mois.**

b) Dans la seconde série, comprenant les trois malades qui ne bénéficièrent que d'une légère amélioration après l'opération, la mort fut déterminée par le retour des accidents au bout de trois mois et demi chez le malade de SUEREX (obs. 41), de quatre mois chez celle de CARL. HAMANN (obs. 16), de treize mois chez celui de NYDIGGER (obs. 15).

Ainsi tous ces malades succombèrent aux progrès de leur néphrite, dont les symptômes furent enrayés momentanément. La moyenne de leur survie fut de six mois et trois quarts.

c) Parmi les 11 opérés dont l'état fut sensiblement amélioré par l'intervention, la malade de BLAKE (obs. 146) est la seule qui ne soit pas morte du retour des accidents. En effet, cette femme, qui, au moment où on lui pratiqua la décapsulation bilatérale, était atteinte de tuberculose du rectum et du poumon, mourut au bout de six mois par suite du progrès de ces lésions bacillaires qui s'étaient peut-être aussi localisées sur le rein. Les 10 autres opérés, après avoir joui d'une amélioration dont la durée est indiquée dans le tableau suivant, succombèrent à la reprise des accidents brightiques dans les délais indiqués dans ce même tableau.

Obs. 99. — Beyd et Beattie.	Amélioration pendant 2 mois.	Mort après	4 mois.
Obs. 77. — Edebohls.	—	2 mois	— 5 mois.
Obs. 75. — Edebohls.	—	3 mois	— 5 mois.
Obs. 117. — Ocassen.	—	quelques mois	— 6 mois.
Obs. 74. — Edebohls.	—	4 mois	— 7 mois.
Obs. 100. — Edebohls.	—	5 mois	— 9 mois.
Obs. 122. — Gordos.	—	plusieurs mois	9 mois.
Obs. 39. — Edebohls.	—	6 mois	— 1 an.
Obs. 38. — Guiteras.	—	3 mois	— 1 an.
Obs. 27. — Edebohls.		8 à 9 mois	— 1 an et 7 m.

En totalisant ces résultats, je trouve que **la moyenne de la durée de l'amélioration après ces 10 interventions a été d'environ cinq mois, et celle de la survie de sept mois quatre dixièmes.**

d) Dans le dernier groupe comprenant 8 malades ayant éprouvé une grande amélioration à la suite de l'opération, je note que 3 opérés moururent d'hémorragie cérébrale, 1 fut emporté par une embolie cérébrale, 1 autre par une endocardite; les trois derniers succombèrent à la reprise des accidents brightiques. Le tableau suivant indique la durée de l'amélioration et le temps écoulé entre l'intervention et la mort.

Obs. 14. — Edebohls.	Grande amélioration (*astonishing well*) se maintenant jusqu'à la mort	Mort par embolie cérébrale au bout d'un an et 3 mois.
Obs. 40. — Claude et Duval.	—	Mort d'hémorragie cérébrale au bout de plusieurs mois.
Obs. 72. — Edebohls.	—	Mort d'hémorragie cérébrale au bout de 2 ans.
Obs. 111. — Poisson.	—	Mort d'hémorragie cérébrale au bout d'un an et 11 mois.
Obs. 73. — Edebohls.	Grande amélioration pendant plusieurs mois	Mort d'endocardite au bout d'un an.
Obs. 19. — Poisson.	Grande amélioration pendant un an	Mort d'urémie au bout de 2 ans et 2 mois.
Obs. 100. — Edebohls.	Grande amélioration pendant 5 mois	Mort par reprise des accidents au bout de 9 mois.
Obs. 111. — Pasteau.	Grande amélioration pendant 4 mois.	Mort par reprise des accidents au bout de 5 mois.

Bien que les 2 malades d'Edebohls (obs. 14 et 72), celui de Claude et Duval (obs. 40) et le mien (obs. 111) jouirent pendant une longue période dépassant une année et même deux d'une atténuation considérable des troubles symptomatiques de la néphrite, sinon même d'une cessation complète, aucun ne pouvait être considéré comme définitivement guéri, car les urines révélaient encore l'existence de lésions rénales, lorsque survint l'affection cérébrale qui les emporta. Cette affection terminale elle-même n'était sans doute pas sans rapport avec le mal de Bright. La femme profondément alcoolique, décapsulée par Edebohls (obs. 73), qui mourut d'endocardite au bout d'un an, resta considérablement améliorée pendant toute la durée de son séjour à l'hôpital ; mais ayant repris ses habitudes d'ébriété, elle retomba malade aussitôt après sa sortie. Les opérés de Pasteau (obs. 43), d'Edebohls (obs. 100) et le mien (obs. 49), comme on peut le voir sur le tableau précédent, bénéficièrent largement de l'opération pendant quatre mois, cinq mois et un an et moururent de la reprise des accidents urémiques au bout de deux ans et deux mois, neuf mois et six mois.

En résumé, **la moyenne de la durée de la grande amélioration obtenue chez ces 8 malades opérés est d'environ dix-sept mois.** Quant à la moyenne de la survie, elle ne peut être calculée que d'après 3 d'entre eux, car les 5 autres, morts d'accidents cérébraux et d'endocardite, ne me paraissent pas devoir entrer en ligne de compte dans cette supputation. **Cette survie est de treize mois.**

Malades survivants. — Sur les 63 malades encore vivants, lorsque leur observation fut publiée :

1 après avoir été amélioré avait été repris d'accidents.
6 n'avaient obtenu aucune amélioration.
3 jouissaient d'une amélioration légère.
15   —   d'une amélioration.
23   —   d'une amélioration grande.
11   —   d'une amélioration très grande.
8 paraissaient guéris.

a) Le malade de Coates (obs. 143), à la fois toxémique, hydropique et fortement oligurique, vit très rapidement après la décapsulation bilatérale tous ces accidents rétrocéder et la sécrétion urinaire notamment passer de 56 à 2 000 centimètres cubes dès le lendemain de l'opération ;

mais après quelques mois cette amélioration cessa, et l'état redevint sensiblement le même qu'auparavant.

b) Les 6 malades, qui ne retirèrent aucun bénéfice de l'opération, ne subirent tout au moins de son fait aucune aggravation dans leur état. En outre, la marche de leur néphrite, si l'on s'en rapporte à l'époque relativement éloignée de l'opération à laquelle ils finirent par succomber, ne paraît pas avoir été précipitée par elle. Le laps de temps écoulé entre l'intervention et la mort de ces malades, qui reste inconnue, mais dépasse quelques mois dans les observations de NYDIGGER (obs. 36) et de WEIR (obs. 71), est de cinq et six mois dans les deux cas de ROSENSTEIN (obs. 69 et 70), de un an et trois mois dans un autre cas de Rosenstein (obs. 72), et de un an et six mois dans un cas d'ALBARRAN (obs. 68).

c) Des 3 malades ayant obtenu une amélioration légère, celle de MARKOE (obs. 98) vit d'abord son anasarque, sa céphalée et ses troubles gastriques s'amender immédiatement; puis ils eurent quelque tendance à réapparaître, mais au moment où la malade fut perdue de vue après quelques mois, ils étaient de nouveau en voie de rétrocession. L'opérée d'ALBARRAN (obs. 34), ayant subi sans résultat la décapsulation du rein gauche, eut une amélioration légère aussitôt après la décapsulation du rein droit, amélioration qui se continuait encore quelques mois après. En même temps que son état général, les lésions rénales s'étaient elles-mêmes heureusement modifiées, car il n'y avait plus d'albumine dans les urines. Il est vrai que la malade était au régime; mais ce régime, longtemps suivi avant l'opération, était demeuré sans effet. Enfin la malade de PASTEAU (obs. 14), obèse, essoufflée, ayant de l'œdème des jambes et un cœur fortement arythmique, avec une très forte quantité d'albumine, avait été soumise sans résultat pendant plusieurs semaines à un traitement médical, lorsqu'elle fut décapsulée du rein droit. Peu à peu ses étouffements disparurent, son œdème se résorba, et elle sortit de l'hôpital trois mois après, très améliorée. Revue deux ans et trois mois après, son état général était encore bon; mais son œdème des jambes était revenu, elle était essoufflée et ne pouvait se livrer à aucun travail pénible. Ajoutons que l'analyse des urines indiquait la persistance des lésions rénales.

d) Sur les 15 opérés dont les observations portent simplement amélioration, 9 furent suivis pendant un temps dont la durée n'est pas indiquée. Ce sont les malades de Monro (obs. 9), de Bartkiewicz (obs. 10), de Guiteras (obs. 32), de Sexton (obs. 33), de Tyson et Frazier (obs. 97), de Guiteras (obs. 119), de Cabot (obs. 138), de Whaley (obs. 139 et 140). Le malade de Blake (obs. 137) fut soumis à l'observation pendant trois mois; celui de Edebohls (obs. 64), pendant huit mois; celui de Carl Hamann (obs. 95), pendant dix mois; celui de Edebohls, pendant un an et quatre mois; les deux malades (femmes) de Mc Arthur (obs. 62) et de Pacchet (obs. 63), pendant un an. Les observations des malades de Monro, de Sexton, de Pacchet étant muettes sur l'état des urines lorsqu'elles furent perdues de vue, nous ne savons quel effet eut l'intervention sur les lésions rénales. Celles-ci persistaient chez le malade de Edebohls, de Carl. Hamann, de Blake; elles avaient subi une légère atténuation chez ceux de Bartkiewicz, de Guiteras, de Whaley (obs. 140), et une atténuation sensible chez ceux de Mc Arthur, de Tyson et Frazier, de Guiteras, de Edebohls, de Cabot, de Whaley (obs. 139).

e) L'analyse de 23 observations de malades ayant éprouvé une grande amélioration à la suite de l'intervention fournit des renseignements précieux sur sa valeur, car 6 seulement furent perdus de vue à une date inconnue, et les 17 restants furent suivis pendant un laps de temps dépassant pour 8 d'entre eux un an.

Les 6 malades, qui échappèrent à l'intervention après un temps non déterminé, sont ceux de Rockey (obs. 7), de Parkins (obs. 61), de Primrose (obs. 93), de Ochsner (obs. 94), de Whaley (obs. 117 et 136). Chez tous, à l'exception de celui de Rockey, dont l'analyse des urines révélait un état stationnaire des lésions rénales, l'opération avait

été suivie d'une légère atténuation du processus néphrétique.

Je présente dans le tableau suivant, avec la durée du
temps pendant lequel ils furent soumis à l'observation,
l'état des lésions rénales des 17 autres opérés.

Obs. 58. — Wright. Malade suivi pendant 3 mois		Persistance des lésions rénales.
Obs. 57. — Rosenstein.	— 6 mois	Persistance.
Obs. 117. — Pacchet.	— 6 mois	?
Obs. 6. — Bakes.	— 8 mois	Persistance.
Obs. 131. — Poisson.	— 8 mois	Atténuation sensible.
Obs. 56. — Gibbons.	— 8 mois	?
Obs. 5. — Rumpel.	— 9 mois	Légère atténuation.
Obs. 55. — Edebohls.	— 9 mois	Légère atténuation.
Obs. 135. — Kummel et Rumpel.	— 9 mois	Atténuation très sensible.
Obs. 131. — Guiteras.	— 1 an	?
Obs. 116. — Pasteau.	— 1 an	Légère atténuation.
Obs. 51. — Gibbons.	— 1 an	Atténuation.
Obs. 30. — Edebohls.	— 1 an 6 m.	Atténuation.
Obs. 29. — Edebohls.	— 1 an 8 m.	Atténuation.
Obs. 28. — Edebohls.	— 2 ans	Atténuation.
Obs. 91. — Harris.	— 2 ans	Atténuation.
Obs. 27. — Edebohls.	— 2ans2m.	Persistance.

Ainsi chez 17 malades grandement améliorés, le bénéfice de l'intervention se continuait encore au delà d'un
an pour 5 d'entre eux, et au delà de deux ans pour 3.
Quant aux lésions rénales appréciées par l'examen histo-
chimique des urines dans tous les cas à l'exception de 3,
elles persistaient chez 4, s'étaient légèrement atténuées
chez 4, et s'étaient notablement atténuées chez 7.

Sans rapporter toutes les observations de ces opérés,
j'en résumerai ici quelques-unes très succinctement. La
femme de cinquante-deux ans décapsulée par Gibbons
(obs. 54) était atteinte d'urémie nerveuse et d'œdème de
la face et des extrémités, et présentait une diminution
considérable de l'urée en même temps que de l'albumine,
des cylindres hyalins et épithéliaux. Un an après, les
œdèmes avaient complètement disparu; il persistait quelques symptômes nerveux, mais pas de céphalée; les
urines ne contenaient plus que de très faibles traces d'albumine et quelques rares cylindres. L'opérée de Edebohls

(obs. 30) présentait de l'œdème généralisé, de la bouffissure de la face, et un état cachectique; sa respiration était difficile, son cœur hypertrophié avec insuffisance mitrale; ses urines, hypoazoturiques et albumineuses (0,20 p. 100), renfermaient d'innombrables cylindres de toutes espèces, principalement granuleux et hyalins. Un an et demi après la décapsulation bilatérale, la malade n'avait plus d'œdème, plus de dyspnée, aucune manifestation urémique; ses urines éliminaient 35 grammes d'urée en vingt-quatre heures, avec des traces d'albumine, quelques cylindres hyalins et quelques rares granuleux. Le jeune Chinois de vingt ans, décapsulé par HARRIS (obs. 91) pour une néphrite parenchymateuse s'accompagnant d'œdème généralisé, traitée médicalement sans résultat pendant six mois, était oligurique, fortement albuminurique et avait dans ses urines une grande quantité de cylindres hyalins, granulo-graisseux et de cellules épithéliales. Sa situation mit d'abord un certain temps à s'améliorer, puis les progrès se firent rapidement, et au bout d'un an la quantité d'urine des vingt-quatre heures était de 1250 centimètres cubes, avec 17 grammes d'urée par litre, traces d'albumine, plus de cylindres, quelques cellules épithéliales.

f) Les 11 malades, qui retirèrent une très grande amélioration de l'intervention, furent suivis pendant le laps de temps indiqué dans le tableau suivant :

Obs. 90. — GOLTMAN, Malade suivi pendant	?		Atténuation marquée des lésions rénales.
Obs. 3. — GOLTMAN.	—	1 mois	Guérison.
Obs. 88. — C. HAMANN.	—	4 mois	Atténuation.
Obs. 2. — C. HAMANN.	—	5 mois	?
Obs. 1. — ROCKEY.	—	6 mois	Atténuation sensible.
Obs. 87. — FERGUSON.	—	7 mois	Atténuation.
Obs. 26. — EDEBOHLS.	—	1 an 2 m.	Persistance.
Obs. 115. — EDEBOHLS.	—	1 an 5 m.	Atténuation sensible.
Obs. 53. — EDEBOHLS.	—	1 an 6 m.	Persistance.
Obs. 23. — EDEBOHLS.	—	2 ans 2 m.	Guérison.
Obs. 110. — POUSSON.	—	6 ans	Très grande atténuation.

Alors que, dans nos autres séries d'opérés, nous n'avons

relevé à côté de l'amélioration des symptômes plus ou moins graves de la néphrite aucun retour à l'état normal de la fonction rénale, nous trouvons pour la première fois dans cette série la mention de guérison des lésions du rein. La persistance de ces lésions n'est notée que 2 fois, et leur atténuation sensible est marquée et indiquée 4 fois. C'est sans doute à la régression presque complète des lésions néphrétiques que les malades durent leur très grande amélioration se maintenant chez 3 d'entre eux plus d'un an après l'intervention ; chez un deux ans et deux mois après, et chez un dernier six ans après.

Certains de ces sujets étaient profondément atteints, ainsi que l'enseignent quelques observations que nous rapportons ici. Le malade de GOLTMAN (obs. 3), dont les lésions rénales étaient considérées comme guéries en raison de l'absence d'albumine et de cylindres dans les urines au moment de la publication de l'observation, était pourtant dans un état fort alarmant lorsqu'il fut décapsulé : ses œdèmes généralisés, sa céphalée, sa tachycardie, son irrégularité du pouls, joints à une forte albuminurie et à de nombreux cylindres hyalins et granulo-graisseux, le faisaient considérer comme perdu. Le peu de temps pendant lequel ce malade fut suivi, un mois seulement, enlève beaucoup de valeur à cette observation, qui toutefois mérite d'être retenue.

Le fait d'EDEBOHLS (obs. 15) est plus démonstratif, car sa malade fut observée pendant deux ans et deux mois. Il s'agit d'une femme de trente-quatre ans, ayant de l'œdème des extrémités inférieures, parfois de la bouffissure de la face, de la céphalée et des photopsies avec rétinite albuminurique. Les urines au-dessous de la normale (990 centimètres cubes par vingt-quatre heures) ne contenaient que 8gr.71 d'urée par litre, avec 0gr.32 d'albumine ; cylindres hyalins et granuleux nombreux. L'amélioration après la décapsulation bilatérale fut rapide et se maintint ; en effet, deux ans et deux mois après la malade se trouvait très bien, ne conservant comme phénomènes morbides que quelques symptômes nerveux. Les urines normales au point de vue de la quantité et de la composition chimique présentaient quelques traces d'albumine, mais les cylindres hyalins et granuleux avaient complètement disparu. Bien que chez un autre des opérés d'Edebohls (obs. 53) les lésions rénales n'aient été en rien modifiées par la décapsulation, car dix-huit mois après celles-ci contenaient encore une assez grande quantité d'albumine, de nombreux cylindres hyalins, granuleux et graisseux, la santé générale s'était améliorée dans des proportions considérables. En effet, avant l'opération, le malade était dans un état d'anémie profonde et présentait un léger œdème généralisé, une dyspnée extrême, une hypertrophie avec battements tumultueux du cœur et bruit systolique à la pointe. Trois mois après il reprenait son travail pour le continuer depuis; un an et demi après il allait très bien, se plaignant seulement de quelques légères douleurs dorsales; il n'avait plus eu jamais de crises urémiques, ni de troubles de l'estomac, ni d'œdème. L'hypertrophie du cœur même était moindre et les battements plus réguliers.

Après ces faits empruntés à la pratique d'autrui, j'en citerai un qui m'est personnel et dont l'intérêt réside surtout dans la longue période pendant laquelle la malade est demeurée jouissant d'une amélioration que je serais tenté de caractériser de guérison, si ses urines ne contenaient encore une petite quantité d'albumine. Il s'agit d'une femme de quarante-six ans (obs. 110), qui, à la suite d'accidents pelviens ayant nécessité une double ovariectomie, vit se développer une néphrite l'obligeant à séjourner à différentes reprises à l'hôpital pour des crises urémiques. Entrée dans mon service pour une de ces crises, elle se plaint de céphalée, d'éblouissements, de vomissements, de dyspnée. Ses urines sont rares (400 centimètres cubes dans les vingt-quatre heures) et contiennent 11 gr. 20 d'urée par litre, 2 gr. 88 de chlorure de sodium, 1 gr. 56 d'acide phosphorique et de l'albumine. La médication interne demeurant sans effet, je pratique la néphrectomie unilatérale. Au bout de quelques jours, les accidents urémiques se dissipent en même temps que la quantité des urines augmente, et que le taux de l'urée et la proportion des sels se relèvent. Cette amélioration persiste pendant une quinzaine de jours, puis les accidents urémiques reparaissent, et je me demande si je ne serai pas obligé d'intervenir à nouveau. Cependant la quantité des urines, sans atteindre la normale, a doublé. Peu à peu elle augmente encore, et les crises urémiques s'éloignent et finissent par disparaître. J'ai revu cette malade le 9 janvier 1907, c'est-à-dire cinq ans et neuf mois après mon intervention ; elle se sentait très bien, ne présentait plus aucun accident de toxémie, mais ses urines renfermaient encore des traces d'albumine.

g) Le dernier lot d'observations qu'il me reste à analyser comprend 8 faits, dont les résultats portent la mention guérison. Cette mention, qui ne se justifie pas dans tous les cas en ce qui concerne la rétrocession complète et définitive des lésions rénales, peut être regardée comme exacte si l'on considère seulement la disparition des accidents brightiques, se maintenant chez plusieurs depuis un long laps de temps, comme on peut s'en rendre compte par le tableau suivant :

Obs. 52. — Gibson.	Malade suivi pendant 3 mois		Guérison des lésions rénales.
Obs. 51. — Edebohls.	—	2 ans	Atténuation.
Obs. 86. — Edebohls.	—	2ans3m	Très grande atténuation.
Obs. 21. — Edebohls.	—	3 ans	Guérison.
Obs. 111. — Ferguson.	—	4 ans	Guérison.
Obs. 21. — Edebohls.	—	7 ans	Atténuation.
Obs. 50. — Edebohls.	—	8ans1m	Guérison.
Obs. 109. — Poisson.	—	8ans8m	Guérison.

Le lecteur appréciera lui-même la valeur du bénéfice conféré par l'opération en lisant les observations dans le chapitre des pièces justificatives, dont je donne les indications bibliographiques.

Je résumerai seulement les trois dernières, dont deux appartiennent à Edebohls, et dont l'une m'est personnelle. Dans la première du chirurgien américain (obs. 24), il s'agit d'une femme de quarante-deux ans, ayant autrefois beaucoup souffert de troubles de la menstruation et ayant été atteinte de pelvi-péritonite. Depuis dix ans elle a été traitée d'une néphrite sans résultats par tous les moyens. Au moment de l'opération, elle a de la pâleur et de la bouffissure de la face, de l'œdème des chevilles, des signes nets d'urémie. Son cœur est légèrement hypertrophié et son pouls tendu. Son urine renferme 1 gr. 4 p. 100 d'urée, 0,025 p. 100 d'albumine, de nombreux cylindres hyalins et granuleux. Après décapsulation et fixation du rein droit, les symptômes subjectifs disparaissent rapidement; mais la néphrite persiste encore pendant longtemps. La malade, revue sept ans après, jouissait d'un état général de santé parfait : ses urines, dont la quantité était de 1500 centimètres cubes en vingt-quatre heures, renfermaient 10 grammes d'urée, très faibles traces d'albumine, quelques cylindres hyalins et de temps en temps quelques hématies et leucocytes.

La seconde observation (obs. 50) a également pour sujet une femme ayant eu dans son enfance successivement la rougeole, la coqueluche et la scarlatine accompagnée d'hydropisie. Depuis de longues années, elle éprouve des maux de tête, des palpitations; elle est dyspeptique et nerveuse, elle a un léger œdème des pieds. Ses urines sont albumineuses et contiennent des cylindres granuleux et hyalins abondants. Les deux reins ayant été décapsulés et fixés, la malade éprouve de suite une grande amélioration et peut être opérée deux et trois ans après d'appendicite et de salpingo-ovarite. Sa santé est actuellement, huit ans et quatre mois après l'opération, parfaite. L'albumine et les cylindres, à l'exception de quelques rares hyalins, avaient disparu au bout de quatre mois, et la dernière analyse révélait une proportion normale d'urée et des sels, l'absence d'albumine et seulement la présence de quelques rares cylindres hyalins.

C'est encore d'une femme qu'il s'agit dans mon observation personnelle (obs. 109). Après avoir subi l'hystéro-ovariectomie pour un fibrome qui, comprimant l'uretère gauche, avait déterminé une néphrite de ce côté, la malade se mit à se plaindre de fatigue, d'affaiblissement et d'amaigrissement, d'œdème localisé au bras gauche, en même temps que la quantité des urines diminua, que le taux de l'urée, des chlorures et des phosphates s'abaissa et que l'albumine apparut. En présence du développement progressif de ces phénomènes, je pratiquai la néphrectomie gauche. Aussitôt, la quantité des urines se releva au-dessus de la normale; leur teneur en urée, en phosphates et surtout en chlorures, augmenta parallèlement : l'albumine resta sensiblement dans les mêmes proportions, mais tous les accidents urémiques disparurent. Cet état satisfaisant se maintint jusqu'à la fermeture de la plaie rénale, puis tous les troubles d'excrétion urinaire et les accidents urémiques réapparurent. Après avoir essayé sans résultat un traitement médical, je fis la néphrectomie gauche. A la suite de cette intervention, les urines augmentèrent rapidement de quantité, l'urée revint à la normale et les phosphates et les chlorures subirent une ascension proportionnelle, en même temps que cessèrent les vomissements, la céphalée, la dyspnée et les autres manifestations de l'empoisonnement urémique. Cette malade, opérée depuis huit ans et huit mois, continue à se bien porter; quelques légères traces d'albumine sont les seuls troubles qu'elle présente du côté des urines.

CHAPITRE VI

LÉGITIMITÉ DE L'INTERVENTION DANS LES ÉPISODES AIGUS
DES NÉPHRITES CHRONIQUES
ET RÉFUTATION DES OBJECTIONS QUI LUI ONT ÉTÉ FAITES.

Si le lecteur veut bien se reporter au chapitre précédent, dans lequel j'ai analysé en toute impartialité les résultats immédiats et éloignés des interventions dans les crises aiguës des néphrites chroniques, et prendre la peine de méditer les détails des observations, que je résume dans mon chapitre IX, il se convaincra que les chirurgiens étaient bien en droit d'intervenir chez ces malades, qui pour la plupart n'avaient retiré aucun bénéfice du traitement médical prolongé et se trouvaient dans un état grave.

Cet enseignement des faits, qui justifie toutes les tentatives opératoires, fournit des arguments permettant de répondre victorieusement aux objections qu'on leur a faites.

a) *La première de ces objections,* qui s'est tout d'abord présentée à ma pensée et que ne manqueront pas de soulever tous les praticiens encore imbus des idées de Verneuil et de son école sur l'influence des diathèses et des affections viscérales sur le pronostic des traumatismes accidentels ou chirurgicaux, est le *danger de toutes les interventions chez les individus atteints de lésions rénales.* C'est guidé par ces idées que le professeur Lépine, tout en admettant le principe des opérations proposées dans les crises aiguës des néphrites chroniques, déclare « que dans l'état actuel de la science, on n'est pas autorisé à traiter chirurgicalement un brightique, car si la mise à nu du rein et sa décortication sont des opérations bénignes chez un animal sain, il n'en est pas de même chez un malade plus ou moins affaibli et qui est peut-être sur le chemin de l'urémie. Chez un tel sujet, le schock traumatique a, comme on le conçoit, une gravité particulière ». Loin de moi la pensée de saper la doctrine de VERNEUIL. Les grandes lois qu'a formulées l'illustre pathologiste sont vraies, mais une judicieuse interprétation de la pathogénie des accidents post-opératoires permet de s'y soustraire le plus souvent. En ce qui concerne les altérations des reins en particulier, il est certain que tout traumatisme septique déversant dans la circulation des microbes et des toxines mettra ces émonctoires en danger sérieux d'insuffisance, tandis que si la plaie est aseptique, ces organes, même malades, suffiront presque toujours à la dépuration du sang à peine troublé dans sa composition physiologique. L'emploi inconsidéré des antiseptiques, il y a quelque vingt ans, a fourni les arguments les plus précieux à la doctrine de VERNEUIL, jusqu'au jour où le professeur BOUCHARD démontra « que les maladies des reins rendent toxiques les médicaments administrés même à petites doses ». A l'infection que l'acide phénique, l'iodoforme, le sublimé, pour ne parler que des agents le plus communément employés à cette époque, ne parvenaient d'ailleurs par toujours à combattre dans les plaies anfractueuses, venait se joindre l'intoxication pour mettre les reins en échec. L'asepsie, qui de nos jours s'est heureusement substituée à l'antisepsie dans la chirurgie générale, a fait disparaître cette cause fréquente de décès inopinés, et c'est en grande partie à elle que nous devons d'agir sur les reins, même malades, avec une égale sécurité que sur les autres viscères. Il y a plus selon moi : l'incision du parenchyme rénal par le mécanisme, que j'ai déjà indiqué à propos du traitement chirurgical des néphrites toxi-infectieuses aiguës, rend chez le même sujet les opérations, faites directement sur le rein altéré, moins redoutables que celles que l'on serait appelé à faire sur un autre point de l'économie.

Quelle que soit d'ailleurs l'explication qu'on puisse en donner, les faits sont là pour démontrer le peu de gravité des opérations portant sur les reins atteints de néphrite. Sans doute, au nombre des causes qui déterminèrent la mort dans les premiers jours qui suivirent l'intervention, on trouve relevés un assez grand nombre de fois d'abord l'affaiblissement progressif et la prostration, c'est-à-dire cet ensemble de symptômes qu'on désigne sous le nom de schock, puis l'urémie, et enfin l'anurie; mais il suffit de lire les observations pour exonérer le traumatisme opératoire de la responsabilité de ces accidents. J'ai suffisamment commenté à ce point de vue les faits, que j'ai analysés dans le chapitre précédent, pour ne pas y revenir.

A ces preuves indirectes de l'innocuité relative des interventions chirurgicales sur les reins des brightiques, j'en ajouterai ici de plus péremptoires, en rapportant quelques-unes des observations dans lesquelles les malades, quoique présentant des symptômes graves de dépression générale, d'uro-toxémie, d'oligurie, non seulement n'ont pas succombé aux suites de l'opération, mais encore ont vu tous ces symptômes disparaître et leur état s'améliorer.

Un malade de CABOT (obs. 42) avait eu la semaine d'avant six attaques convulsives et était plongé dans un état de stupeur avec délire de temps en temps, lorsqu'il subit la décapsulation bilatérale. Le soir de l'opération il eut encore quelques courtes convulsions, puis tous ces accidents se dissipèrent et l'amélioration se maintint jusqu'à la mort, qui survint brusquement à la fin de la septième semaine, et qui s'expliqua à l'autopsie par l'existence d'une dilatation du cœur adhérent au péricarde en raison d'une vieille péricardite adhésive. Dans un cas de GIBBONS (obs. 56), il s'agit d'une femme de trente-trois ans, présentant une intoxication urémique profonde avec assoupissement, céphalée, nausées, vomissements, troubles de la vue, et ayant, en outre, un œdème généralisé. On pratique la décapsulation et la fixation du rein droit, et au bout de six semaines tous les symptômes ont disparu. Un malade d'ELLIOT (obs. 60) avait des convulsions, des vomissements, des œdèmes, lorsqu'il subit la décapsulation bilatérale. Les convulsions cessèrent rapidement, de même que la céphalée, et les œdèmes se résorbèrent, au point que l'état s'améliora considérablement en quelques semaines. Un malade de FERGUSON (obs. 66), souffrant de céphalée, de troubles visuels, et plongé dans le coma, vit après la décapsulation bilatérale tous ces phénomènes morbides disparaître et sa santé revenir à la normale. TYSON et FRAZIER (obs. 97) rapportent l'observation d'un enfant de neuf ans, atteint d'une néphrite consécutive à une scarlatine avec œdème considérable des extrémités, ascite et forte oligurie faisant craindre la mort à brève échéance. La décapsulation du rein droit fut suivie de la disparition des œdèmes et de l'ascite, et du relèvement du taux des urines qui dépassa en quelques jours la normale. Deux mois après, la décapsulation du rein gauche accentua encore l'amélioration de l'état général. Le fait suivant d'EDEBOHLS (obs. 103) est encore plus démonstratif que les précédents. Une femme de trente-trois ans, demeurant albuminurique depuis cinq ans malgré tous les traitements employés, présentait de la pâleur et de la bouffissure de la face, un œdème généralisé ayant nécessité des mouchetures, une ascite qui ponctionnée avait donné 9600 centimètres cubes de liquide; la respiration était impossible dans la position couchée, les deux poumons étaient œdémateux, le pouls à 120 dépressible; dans les deux dernières semaines, les urines oscillaient entre 350 et 300 centimètres cubes. Il était évident que la fin était proche (*her end was fast approaching*). C'est dans ces conditions alarmantes que la décapsulation bilatérale fut pratiquée. Pendant quelques jours la situation fut des plus critiques, puis lentement mais progressivement tous les phénomènes s'amendèrent. Pendant dix jours la quantité des urines varia entre 60 et 460 centimètres cubes; le onzième jour elle commença à se relever rapidement et atteignit 1320 centimètres cubes le vingtième jour et 1650 centimètres cubes le trente-sixième jour. Ce volume se maintint sensiblement jusqu'à la mort, qui fut déterminée par une pyélonéphrite droite deux mois après la décapsulation.

Je pourrais citer encore bien d'autres observations, empruntées plus particulièrement aux groupes 4, 5 et 6 du classement que j'ai adopté, et qui contiennent les faits de néphrites avec œdèmes et oligurie, néphrites avec urémie et oligurie, néphrites avec œdèmes, urémie et oligurie.

b) Comme on le verra dans le chapitre où je traiterai des diverses opérations dirigées contre les accidents aigus des néphrites chroniques, chez le plus grand nombre des opérés l'intervention a porté sur les deux reins dans la même séance ou dans deux séances séparées par quelques semaines d'intervalle, sans que la gravité opératoire en ait été accrue. Ainsi tombe devant l'enseignement de la clinique *la seconde objection tirée de la bilatéralité des néphrites chroniques.*

Cette bilatéralité ne peut plus être d'ailleurs considérée comme un dogme intangible. Mais, si grande que soit l'innocuité des interventions sur les deux reins, il est toujours prudent de réduire au minimum le traumatisme opératoire, et partant de n'agir que sur le rein malade au cas d'unilatéralité des lésions, voilà pourquoi je crois devoir exposer ici les arguments qui plaident en faveur de la possibilité de cette unilatéralité.

Néphrites unilatérales. — Pour les mêmes raisons que j'ai invoquées à propos des néphrites toxi-infectieuses aiguës, la localisation à un seul rein du mal de Bright n'a rien de contraire aux lois de la pathologie générale. Puisque l'on admet que dans un même rein un certain nombre de départements organiques peuvent être atteints alors que les départements voisins demeurent sains et subissent même une hypertrophie compensatrice, pourquoi l'un des deux reins n'échapperait-il pas complètement aux agents pathogènes? L'existence aujourd'hui reconnue des néphrites chroniques partielles de CUFFER et GASTON, parcellaires des auteurs, doit avoir pour corollaire celle des néphrites unilatérales.

Si les autopsies mentionnent régulièrement que les lésions inflammatoires chroniques frappent les deux reins, la raison en est dans l'ancienneté de l'affection, qui n'entraîne d'accidents mortels que lorsque la presque totalité de l'appareil dépurateur du sang a été détruite. C'est ainsi que RAMON GUITERAS, ayant dépouillé cinq cents rapports d'autopsie de sujets ayant succombé au mal de BRIGHT, déclare qu'il n'y en a pas un seul dans lequel les lésions puissent être véritablement considérées comme unilatérales, et que dans quatorze seulement il est noté que le processus était plus avancé dans un rein que dans l'autre. KUMMEL, de son côté, dit que dans les nombreuses autopsies pratiquées à l'hôpital de Hambourg on n'a jamais trouvé un seul cas de néphrite unilatérale. Le même auteur affirme que le cathétérisme unilatéral lui a invariablement montré la bilatéralité des néphrites chroniques. Mais en face de l'opinion du chirurgien de Hambourg se dresse, en Allemagne, celle d'ISRAËL, qui, s'appuyant sur les constatations faites sur le vivant même, à la suite d'opération sur le rein, déclare qu'on ne saurait révoquer en doute l'existence des néphrites chroniques unilatérales. Dans une discussion sur ce sujet, qui eut lieu à la Société de médecine de Berlin, plusieurs de ses collègues partagèrent la manière de voir d'ISRAËL, notamment SENATOR et KLEMPERER. « L'inflammation rénale, dit ce dernier, n'est pas forcément localisée; mais il faut pourtant savoir que le mal de BRIGHT n'est pas toujours bilatéral. »

Invoquant les faits cliniques d'EDEBOHLS et les miens propres, j'ai un des premiers soutenu en France que les lésions des néphrites chroniques pouvaient se cantonner, à leur début du moins, sur l'un des reins, comme celles des néphrites aiguës, mais moins fréquemment toutefois.

Depuis CASTAIGNE et RATHERY, qui, dans de nombreuses

recherches entreprises pour élucider cette question, n'ont jamais trouvé de néphrite chronique strictement unilatérale, ont souvent constaté, par contre, une grande différence dans l'extension et l'intensité des lésions des deux reins. C'est ainsi qu'ils ont vu des cas dans lesquels un rein était complètement sclérosé alors que son congénère était à peine altéré : « On peut presque dire alors, écrivent ces auteurs, qu'il s'agit de néphrite unilatérale; mais ces faits constituent l'exception. » Ultérieurement à la publication de l'ouvrage où se trouve la phrase que je viens de citer, un de ces auteurs, RATHERY, a rapporté à la Société anatomique de Paris, en collaboration avec LEENHARDT, un cas de néphrite chronique unilatérale ne pouvant laisser place à aucun doute. Il s'agit d'une femme de trente-trois ans morte de pneumonie, chez laquelle le rein gauche fut trouvé petit, ratatiné, dur, très adhérent, pesant seulement 25 grammes, tandis que le rein droit était volumineux, blanchâtre, pesant 125 grammes. Histologiquement le premier présentait toutes les altérations caractéristiques de la sclérose totale, et le second offrait seulement des lésions de néphrite subaiguë récente attribuée par les présentateurs à la pneumonie, cause de la mort de la malade.

Le professeur DIEULAFOY, dans la dernière édition de son *Manuel de Pathologie interne*, dans le chapitre qu'il consacre au traitement chirurgical des néphrites chroniques, admet la possibilité de leur unilatéralité. « ... Rien ne dit même, écrit-il, que certaines formes de mal de BRIGHT ne soient primitivement cantonnées à un seul rein, la lésion passant plus tard à l'autre rein. » Dans son importante thèse reflétant les idées du professeur ALBARRAN, A. ERTZBISCHOFF termine un assez long paragraphe sur les néphrites parcellaires et les néphrites unilatérales par cette phrase : « On ne peut donc plus admettre d'une façon absolue la constante bilatéralité des néphrites, au moins à leur début. »

Après avoir rappelé ces opinions autorisées touchant la limitation à un seul rein du processus inflammatoire chronique, je dois faire connaître ce que nous enseigne à ce sujet la pratique des interventions dans les néphrites chroniques.

EDEBOHLS, s'appuyant comme moi sur les arguments tirés de l'ancienneté de l'affection pour expliquer la bilatéralité constante des néphrites à une période avancée de leur évolution, croit que pendant un certain temps les lésions restent cantonnées dans un seul rein. Tandis que dans son premier travail, comprenant nombre de cas dans lesquels l'intervention a été précoce, ce chirurgien relève huit fois l'existence d'une néphrite unilatérale sur dix-neuf observations, il n'en trouve plus aucun cas chez trente-deux malades figurant dans un travail ultérieur parce qu'il est intervenu tardivement; et sur l'ensemble de ses interventions atteignant à la fin de l'année 1903 le chiffre de soixante-douze cas, il en relève onze. Sur les quatorze malades que j'ai opérés sous la pression d'accidents aigus graves, je crois pouvoir affirmer que deux présentaient des lésions limitées à un seul rein.

A mon grand regret, je n'ai pu, faute de détails précis dans beaucoup des cent cinquante-trois observations, qui servent de base à cet ouvrage, établir la proportion des néphrites unilatérales et bilatérales; mais si je considère que les cas dans lesquels les opérateurs sont intervenus sur un seul rein étaient des cas où les lésions s'étaient cantonnées ou tout au moins prédominaient d'un côté, je puis donner une idée de la fréquence approximative des néphrites chimiquement unilatérales. Cette fréquence s'exprime par le chiffre trente sur les cent cinquante-trois observations que j'ai recueillies.

Pathogénie des néphrites unilatérales. — Sur ces trente malades dix-huit appartenaient au sexe féminin et douze au sexe masculin. Cette remarque n'est pas sans importance pour la solution du problème pathogénique. En effet, ainsi que je l'ai noté dans un de mes premiers travaux sur ce sujet, et comme l'a fait également remarquer MOUISSET (de Lyon), l'existence d'affections pelviennes antérieures localisées à un seul côté, retentissant sur l'uretère correspondant pour l'infecter directement ou préparer indirectement l'infection du rein, peut donner la raison de l'unilatéralité du processus inflammatoire rénal. Chez deux de mes opérés (obs. 109 et 110), c'est à des accidents infectieux de l'appareil utéro-ovarien, limité à un seul côté, que je me suis cru en droit d'attribuer la détermination à un seul rein de l'inflammation. Chez une malade de PASTEAU (obs. 11), chez une autre d'EDEBOHLS (obs. 23), on relève également une pelvi-péritonite dans leur passé.

Une autre circonstance, qui me semble aussi propre à expliquer l'unilatéralité de la néphrite chronique, est l'existence d'une appendicite antérieure, agissant sur l'uretère et le rein par le même mécanisme que les inflammations des organes et du tissu cellulaire pelviens. Sur les soixante-douze malades opérés par EDEBOHLS, quatre avaient été antérieurement opérés d'appendicite et treize le furent dans la même séance où l'on pratiqua la décapsulation. Mais il est juste de dire que, sur ces dix-sept cas, la néphrite paraissait localisée au rein droit seulement chez six malades.

Bien que je n'aie par devers moi aucun fait précis de néphrite chronique unilatérale consécutive à la côlite, je pense que cette origine pathogénique est parfaitement admissible. Cette hypothèse trouve d'ailleurs sa justification dans l'opinion émise par POTAIN sur le rôle de la côlite muco-membraneuse dans la pathogénie de la néphroptose. Suivant l'illustre clinicien, l'abaissement du rein peut être la conséquence de la propagation de l'inflammation de l'intestin au tissu périrénal. Si l'inflammation envahit ainsi l'atmosphère graisseuse, ne peut-elle pas aussi atteindre par voie de continuité le rein ou le prédisposer tout au moins à une inflammation secondaire par la voie sanguine ?

Diagnostic des néphrites unilatérales. — L'unilatéralité des néphrites chroniques étant admise, la difficulté de la reconnaître cliniquement a été objectée par ceux qui, tout en admettant le principe de l'intervention, ne reconnaissent comme légitime son application que dans les cas où l'un des reins fonctionne encore normalement.

Quelques phénomènes symptomatiques peuvent parfois conduire à ce diagnostic. Le premier est la douleur spontanée ou provoquée correspondant au côté malade. Faisant habituellement défaut dans le cours ordinaire du mal de Bright, on peut la surprendre au moment de ses épisodes aigus en interrogeant avec soin les patients et en pratiquant méthodiquement l'exploration des fosses lombaires par la palpation profonde et par la percussion. Chez deux de mes malades, ce phénomène était nettement marqué. Il en était de même chez quatre des malades opérés par Pasteau.

A côté de la douleur se place l'augmentation de volume de rein, qui existait par exemple chez la malade de Pasteau.

L'existence ou la prédominance de l'œdème d'un côté du corps fournit aussi un renseignement de quelque valeur. J'ai observé ce symptôme chez deux de mes opérés, et j'en ai donné précédemment l'explication en m'appuyant sur l'hypothèse de Potain, touchant la pathogénie de l'œdème dans le mal de Bright.

Je suis le premier à reconnaître que tous ces signes n'ont qu'une valeur relative, mais ils peuvent rendre des services qu'on ne saurait négliger en clinique. Le cathétérisme des uretères qui, contrairement à ce qui a lieu dans les néphrites aiguës, ne présente aucun danger dans les néphrites chroniques, et la séparation des urines combinées ou non à l'épreuve de la perméabilité rénale au bleu de méthylène, de la glycosurie phloridzique, de la cyoscopie sont des moyens plus certains de reconnaître l'intégrité de l'autre rein.

Ce que nous savons aujourd'hui de la physiologie pathologique des opérations, destinées à remédier aux accidents aigus des néphrites chroniques, et du retentissement réflexe des lésions d'un rein sur le rein opposé permet de saisir toute la portée pratique de la notion de l'existence de néphrites chroniques unilatérales. Intervenir sur le rein notoirement malade, n'est-ce pas lui permettre de reprendre ses fonctions, s'il en est encore capable, et de faire cesser le réflexe morbigène, qui menace son congénère, qu'il soit sain ou légèrement lésé?

L'influence fâcheuse que peut avoir sur l'épithélium du rein l'administration des anesthésiques est une dernière objection que l'on a faite à l'intervention chirurgicale dans les néphrites chroniques. J'espère faire justice de cette objection dans le chapitre consacré à la technique opératoire.

CHAPITRE VII

Comme on a pu s'en rendre compte en lisant l'historique de la question, si un certain nombre de médecins et chirurgiens se montrent irréductiblement hostiles à toute intervention opératoire dans les crises aiguës du mal de Bright, un grand nombre d'autres s'en déclarent partisans.

Quelques-uns parmi ces derniers, à la tête desquels se placent Edebohls et plusieurs de ses compatriotes, semblent tendre à substituer le traitement chirurgical à la médication interne; mais en Europe, et particulièrement en France, l'attaque directe du rein par une des diverses opérations proposées n'est considérée par la plupart que comme une ressource ultime, trouvant son application dans les accidents ayant résisté à l'emploi des moyens médicaux. C'est l'opinion exprimée par Talamon, Claude et Duval, Boinet, Le Dentu, Castaigne, Balthazard; c'est celle que j'ai toujours soutenue. Mais à quels signes reconnaîtra-t-on l'impuissance de la thérapeutique médicale? Faudra-t-il attendre, pour se résoudre à prendre le bistouri, que la situation alarmante sinon désespérée du patient témoigne de cette impuissance? Agir ainsi serait jeter sur l'opération un discrédit aussi certain que celui qui rejaillirait sur elle, si on y avait recours au début de la crise avant tout essai de médication interne.

Cette question d'opportunité, qui se pose dans toute chirurgie, s'impose encore avec plus de force en chirurgie rénale, et de sa solution découlent tous les progrès qu'on est en droit d'attendre de cette nouvelle thérapeutique.

Sans me dissimuler les difficultés que présente la détermination des indications et des contre-indications opératoires dans les crises aiguës des néphrites chroniques, je m'efforcerai de dégager de l'étude attentive des observations que j'ai recueillies tous les enseignements qu'elles comportent à cet égard.

Le traitement médical des épisodes aigus des néphrites chroniques a largement profité des notions acquises dans ces dernières années touchant l'étiologie des lésions rénales et la physiologie pathologique des accidents, qui en sont la conséquence. Si l'efficacité de certains médicaments destinés à agir sur les altérations des éléments anatomiques, et en particulier des épithéliums, est contestable, nous pouvons, par contre, opposer une médication pathogénique des plus puissantes à l'oligurie, aux œdèmes, à l'urémie, tous phénomènes morbides qui, isolés ou groupés chez le même individu, créent tous les dangers du mal de Bright. Au nombre des agents de cette médication, l'opothérapie, sous ses différentes formes, offrirait, suivant d'éminents cliniciens, les plus précieuses ressources, car elle aurait le grand avantage de s'attaquer à tous les facteurs de l'affection.

Tout en rendant aux progrès de la thérapeutique médicale le tribut qui lui est dû, il est juste de reconnaître, avec les praticiens les plus expérimentés, que chez certains malades l'anasarque est réfractaire aux régimes lacté et déchloruré le plus judicieusement administrés; que l'oligurie résiste aux diurétiques agissant directement sur le rein ou par l'intermédiaire de l'appareil cardio-vasculaire; que l'urémie n'est nullement enrayée par la saignée soit locale, soit générale, la diète hydrique, les lavages de l'estomac et de l'intestin, voire même du sang. La macération de rein cru, son extrait glycériné ou néphrine, le sérum sanguin de la veine rénale, c'est-à-dire l'opothérapie elle-même peut rester sans effet et parfois même n'est pas sans danger.

C'est l'impuissance de ces divers moyens médicaux loyalement essayés, qui constitue la justification de l'intervention chirurgicale. Les diverses opérations dont elle dispose ont précisément pour effet d'agir par le mécanisme de physiologie pathologique, qui a été exposé au chapitre I, sur les divers troubles organiques, qui engendrent les accidents constitutifs des crises aiguës des néphrites chroniques. Par l'analyse des résultats que ces opérations ont fournis dans chacune des formes cliniques entre lesquelles j'ai réparti les observations que j'ai réunies, je m'efforcerai de dégager quelques éléments permettant de déterminer les cas dans lesquels elles ont le plus de chances de succès.

a) Indications chirurgicales fournies par l'étude de la mortalité post-opératoire. — Dans le chapitre V, appréciant les résultats des interventions chirurgicales dans les crises aiguës des néphrites chroniques, j'ai enregistré 36 décès survenus dans les vingt jours qui ont suivi l'opération. Ces décès se répartissent ainsi, suivant les six catégories de malades entre lesquelles j'ai divisé mes 153 observations.

1° Malades atteints d'œdèmes,	22 cas,	3 décès.	Mortalité	13,6 %.
2° — d'urémie,	26 —	6 —	—	23 %.
3° — d'œdèmes et d'urémie,	36 —	6 —	—	16,6 %.
4° — d'œdèmes et d'oligurie,	24 —	6 —	—	25 %.
5° — d'urémie et d'oligurie,	21 —	9 —	—	42,8 %.
6° — d'œdèmes, d'urémie et d'oligurie,	26 —	6 —	—	23 %.

Il résulte de ce relevé que la mortalité qui a suivi l'opération, mais qui ne lui est pas pour cela toujours attribuable, présente son minimum chez les malades atteints d'œdèmes seuls, qu'elle augmente d'un tiers chez ceux ayant à la fois des œdèmes et de l'urémie, qu'elle s'accroît approximativement du double dans les cas d'urémie seule, d'œdèmes et d'oligurie associés, d'œdèmes, d'urémie et d'oligurie combinés, et qu'enfin elle acquiert son maximum dans ceux où coexistent l'urémie et l'oligurie sans œdèmes.

Ainsi **l'urémie, venant s'ajouter aux autres manifestations des crises aiguës des brightiques, assombrit singulièrement l'issue des interventions; elle l'assombrit au plus haut point lorsqu'elle s'accompagne de la diminution de la sécrétion urinaire sans œdème.** Dans ces cas, en effet, la mortalité post-opératoire n'est pas moindre de 42,8 p. 100, tandis qu'elle n'est que de 25 p. 100 chez les malades ayant en même temps que de l'urémie des œdèmes, ou des œdèmes et de l'oligurie simultanément. Le don, que possède en quelque sorte l'infiltration séreuse du tissu cellulaire d'atténuer les risques opératoires dans les épisodes aigus des néphrites chroniques, s'explique par le rôle que cette infiltration joue dans la préservation de l'économie contre les poisons organiques qu'elle soustrait au sang en les emmagasinant temporairement.

Chez ces malades atteints de néphrites hydropigènes, les tissus, et en particulier le tissu nerveux, qui n'ont subi qu'une intoxication légère, sont en bien meilleure posture pour résister aux perturbations organiques, que détermine toute opération, qu'ils le sont chez les sujets dont tous les éléments anatomiques sont imprégnés des poisons urinaires.

Si graves que soient les interventions chez les brightiques présentant en même temps que de l'urémie de l'oligurie avec ou sans œdème, elles fournissent encore des résultats dont le praticien ne doit pas hésiter à courir les chances dans les cas désespérés. En effet, après avoir retranché du tableau précédent les observations dans lesquelles la mort ne relève pas de l'acte opératoire lui-même, je puis rectifier comme suit le pourcentage de la mortalité opératoire :

1° Malades atteints d'œdèmes,	22 cas,	2 décès imputables à l'opération.		9,0 %
2° — d'urémie,	26 —	4	—	15,4 %
3° — d'œdèmes et d'urémie,	36 —	5	—	13,8 %
4° — d'œdèmes et d'oligurie,	24 —	1	—	4,1 %
5° — d'urémie et d'oligurie,	21 —	4	—	19 %
6° — d'œdèmes, d'urémie et d'oligurie,	24 —	3	—	12,5 %

Ce tableau modifie un peu l'ordre dans lequel j'ai classé précédemment les diverses formes cliniques des crises aiguës des néphrites chroniques au point de vue de la gravité des opérations.

S'il montre que c'est toujours dans les cas d'urémie et d'oligurie associées que les interventions ont le moins de chances de succès, il indique, par contre, que les meilleurs résultats sont obtenus dans les cas d'œdèmes et d'oligurie coexistants; viennent ensuite par ordre de chances décroissantes les cas d'œdèmes seuls, les cas d'œdèmes, d'urémie et d'oligurie simultanés, les cas d'œdèmes et d'urémie combinés, et enfin les cas d'urémie simple.

Cet ordre, qui indique que les interventions sont surtout suivies de succès chez les malades ne présentant pas de phénomènes d'intoxication urémique, ou chez lesquels cette intoxication est entravée en quelque sorte par l'existence des œdèmes, s'accorde bien avec ce que nous savons de la physiologie pathologique des opérations dirigées sur les reins des brightiques en crise aiguë. Ayant principalement pour effet de restaurer les fonctions mécaniques du filtre rénal, elles combattent d'abord les œdèmes et l'oligurie en provoquant une diurèse abondante et n'agissent que secondairement sur l'urémie en débarrassant le sang de ses poisons par l'hémorragie accompagnant l'incision du rein, et en permettant ultérieurement aux épithéliums des tubes contournés de reprendre leur rôle sécréteur s'ils le peuvent encore.

Tandis qu'il est jusqu'à un certain point possible par

l'examen de l'état du cœur et de la pression vasculaire d'apprécier les chances de succès qu'offrent au rétablissement de la sécrétion urinaire et à la diurèse la décapsulation et la néphrotomie, il est impossible, dans l'état actuel de nos investigations cliniques, de se rendre compte de l'extension des lésions aux différents systèmes glomérulaires composant le rein, et du degré d'altération des épithéliums. Sans doute les méthodes et procédés nombreux ont vu le jour dans ces dernières années, qui permettent d'apprécier l'état des fonctions rénales et de déterminer la valeur séméiologique et pronostique de tels ou tels symptômes; mais ces recherches ne peuvent être de quelque utilité que dans la période d'état du mal de BRIGHT. Elles perdent toute leur signification dans les crises aiguës qui, surajoutant des lésions nouvelles et transitoires aux lésions préexistantes, amènent une perturbation complète dans la composition chimique et cytologique des urines, dans leur cryoscopie, dans leur toxicité, et aussi dans la perméabilité du filtre rénal. L'intervention chirurgicale chez les brightiques, et en particulier chez les brightiques urémiques, comporte pour ces raisons des aléas, dont il sera probablement de longtemps difficile de s'affranchir. Mais, si incertains que soient ces résultats, les faits sont là qui démontrent que, même chez des malades profondément intoxiqués, l'intervention chirurgicale peut réaliser de véritables résurrections. Que le lecteur se reporte à la page 228 et suivantes du chapitre V, dans lequel je résume les observations de malades opérés, pour ainsi dire, en désespoir de cause ; mieux, qu'il lise dans les originaux mêmes, dont je donne les indications bibliographiques au chapitre des pièces justificatives, les observations 24, 49, 54, 56, 60, 66, 111, 116, 135, 138, 145, et il se persuadera lui-même de ce que le chirurgien est en droit d'oser après ces résultats inespérés.

b) *Indications opératoires fournies par les résultats retardés.* — Sur les 24 malades dont j'ai analysé les observations dans le chapitre V au point de vue des résultats retardés, 8 sont morts dans les trois mois ayant suivi l'intervention, et 16 ont été perdus de vue au bout du même laps de temps.

Les observations des 8 premiers se répartissent comme suit au point de vue des résultats dans chacune des formes cliniques de la crise aiguë qu'ils présentaient :

1 malade atteint d'œdèmes, aucune amélioration, mort (?) à la 9ᵉ semaine.
1 — d'urémie, grande amélioration, mort subite à la 7ᵉ semaine.

1 malade atteint d'œdèmes et d'urémie, aucune amélioration, mort par hémorragie cérébrale à la 8ᵉ semaine.

2 malades atteints d'œdèmes et d'oligurie, amélioration, { 1 mort de pyélonéphrite au bout de 2 mois. 1 mort (?) au bout de 2 mois et demi.

3 malades atteints d'urémie, d'œdème et d'oligurie, { 1 grande amélioration, puis retour des accidents et mort au 51ᵉ jour. 1 amélioration passagère et mort au bout de 2 mois. 1 aucune amélioration ; mort d'urémie au bout de 2 mois.

Je ne puis de ce petit nombre de faits, appartenant à chacune des catégories cliniques d'épisodes aigus des néphrites, tirer des conclusions sur les résultats de l'opération dans chacune de ces catégories. Qu'il me suffise de faire remarquer que, contrairement à ce que nous a enseigné au paragraphe précédent l'observation au point de vue de la mortalité post-opératoire, **les malades atteints d'urémie, d'œdèmes et d'oligurie, ont retiré plus de bénéfice de l'opération que ceux atteints d'œdèmes seuls et d'œdèmes et d'urémie.** Quant à la mort, elle a été déterminée chez tous, à l'exception de 2, par la reprise des accidents.

Des 16 malades perdus de vue au bout de trois mois :

3 atteints d'œdèmes   ont éprouvé   { 1 très grande amélioration. 1 amélioration. 1 aucune amélioration.

2 — d'urémie   —   { 1 grande amélioration, 1 aucune amélioration.

5 — d'œdèmes et d'urémie   —   { 2 grande amélioration, 3 amélioration.

2 atteints d'œdèmes et d'oligurie	ont éprouvé	{ 1 très grande amélioration. { 1 grande amélioration.
1 — d'urémie et d'oligurie	—	1 très faible amélioration.
3 — d'urémie, d'œdème et d'oligurie	—	3 aucune amélioration.

Comme on le voit, à l'égard des bénéfices obtenus par l'intervention chirurgicale, les formes œdémateuses des néphrites avec urémie ou oligurie se classent au premier rang; en second lieu se classent les formes urémiques, puis en troisième les formes urémiques et oliguriques, et enfin en quatrième, offrant bien peu de chances d'amélioration dans l'état des malades, les formes urémiques, œdémateuses et urémiques associées. **Ainsi, de même que nous avons vu que l'urémie seule ou accompagnée d'oligurie aggravait le pronostic opératoire** *quoad vitam,* **ces mêmes expressions cliniques rendent moins constants et moins bons les résultats en ce qui concerne la reprise des fonctions rénales, qui sont plus fréquemment et plus durablement obtenues lorsqu'on a affaire à des œdèmes accompagnant l'urémie et l'oligurie.**

c) *Indications opératoires fournies par les résultats éloignés.* — Un total de 92 observations de malades, ayant été suivis pendant un temps prolongé après l'intervention, me permettra de tirer quelques indications opératoires fondées sur les résultats éloignés. Sur ces 92 opérés, 25 succombèrent dans un délai variant de trois mois à deux ans, et 67 vivaient encore au moment de la publication de leurs observations.

Je résume, dans le tableau suivant, les effets obtenus par l'intervention et les causes de mort chez 25 malades de la première série, comprenant les sujets décédés dans un délai excédant trois mois.

Malades présentant des œdèmes.

Obs. 14. — Grande amélioration.	Mort subite par embolie cérébrale au bout de 15 mois.
Obs. 15. — Légère amélioration.	Mort par reprise des accidents au bout de 13 mois.

Obs. 16. — Légère amélioration.	Mort par reprise des accidents au bout de 4 mois.
Obs. 17. — Aucune amélioration.	Mort par dilatation aiguë du cœur au bout de 5 mois.

Malades atteints d'urémie.

Obs. 37. — Amélioration pendant 8 à 9 mois.	Mort par urémie au bout de 1 an 7 mois.
Obs. 38. — Amélioration pendant 3 mois.	Mort par hémorragie cérébrale au bout de 1 an.
Obs. 39. — Amélioration pendant un temps non indiqué.	Mort par urémie au bout de 1 an.
Obs. 40. — Amélioration pendant 8 à 9 mois.	Mort par hémorragie cérébrale.
Obs. 41. — Légère amélioration.	Mort par (?) au bout de 3 mois $\frac{1}{2}$.

Malades atteints d'œdème et d'urémie.

Obs. 73. — Grande amélioration pendant un an.	Mort d'endocardite au bout de 1 an.
Obs. 72. — Amélioration pendant 1 an.	Mort par hémorragie cérébrale au bout de 2 ans.
Obs. 74. — Amélioration pendant 4 mois.	Mort par épuisement au bout de 7 mois.
Obs. 75. — Amélioration pendant 3 mois.	Mort par urémie au bout de 5 mois.
Obs. 77. — Amélioration pendant 2 mois.	Mort par épuisement au bout de 5 mois.
Obs. 76. — Aucune amélioration.	Mort par urémie au bout de 3 mois.

Malades atteints d'œdèmes et d'oligurie.

Obs. 100. — Grande amélioration pendant 5 mois.	Mort par reprise des accidents au bout de 9 mois.
Obs. 101. — Amélioration pendant 7 mois.	Mort par coma urémique au bout de 9 mois.
Obs. 99. — Légère amélioration pendant quelques mois.	Mort par retour des accidents au bout de 4 mois.

Malades atteints d'urémie et d'oligurie.

Obs. 122. — Amélioration pendant plusieurs mois.	Mort d'hydropisie au bout de 9 mois.
Obs. 111. — Amélioration pendant ???	Mort par hémorragie cérébrale au bout de 2 ans et 6 mois.

Malades atteints d'urémie, d'œdème et d'oligurie.

Obs. 114. — Grande amélioration pendant 3 mois.	Mort subite au 6e mois après retour des accidents.
Obs. 116. — Grande amélioration pendant quelques mois.	Mort par tuberculose du poumon, du rectum et peut-être aussi du rein au bout de 5 mois.

Obs. 117. — Grande amélioration   Mort d'urémie au bout de 6 mois,
            pendant quelques
            mois.
Obs. 118. — Amélioration pendant   Mort de pneumonie au bout de
            4 mois.   4 mois.

Des données de ce tableau se dégagent les résultats suivants : chez les malades présentant des œdèmes, une amélioration grande ou légère a été conférée par l'opération dans la proportion de 75 p. 100, et la mort n'est survenue par retour des accidents que dans la moitié des cas, tandis que dans l'autre moitié elle a été déterminée par des complications du brightisme autres que celles directement attribuables à l'évolution des lésions rénales.

Chez les malades atteints d'urémie, l'amélioration après l'intervention a été constante ; mais à part deux opérés qui furent emportés par une hémorragie cérébrale plusieurs mois après, tous les autres succombèrent au retour offensif de l'urémie dans un délai variant de trois mois et demi à un an et sept mois.

Chez les malades présentant à la fois des œdèmes et de l'urémie, l'opération, qui a été suivie d'amélioration dans 80 p. 100 des cas, n'a pas enrayé le processus néphrétique, puisque, à l'exception d'un patient mort d'endocardite au bout d'un an, tous les autres ont succombé aux progrès de la maladie entre trois mois et deux ans et trois mois après l'intervention.

Chez les 3 malades offrant des œdèmes et de l'oligurie, l'amélioration post-opératoire constamment obtenue fut de courte durée, puisque les deux sujets, qui survécurent le plus longtemps, moururent par reprise des accidents au bout de neuf mois. Les 2 malades atteints d'urémie et d'oligurie furent tous les deux améliorés ; mais l'un succomba à l'hydropisie neuf mois après, et l'autre à une hémorragie cérébrale deux ans et six mois après l'intervention.

Enfin des 4 brightiques présentant réunis l'urémie, les œdèmes et l'oligurie, 3 éprouvèrent une grande amélioration, et 1 une simple amélioration ; mais si deux d'entre eux furent emportés par des accidents étrangers à leur affection rénale, les 2 autres moururent par reprise des accidents dans un délai qui ne dépassa pas six mois.

Si, défalquant les cas qui se sont terminés par des complications intercurrentes, je ne conserve, pour apprécier le bénéfice obtenu par l'opération que les cas des malades ayant succombé à la reprise des accidents d'origine rénale, je suis amené à dresser le tableau suivant :

2 malades présentant des œdèmes ont eu une survie moyenne de 8 mois et demi.

3 — de l'urémie ont eu une survie moyenne de 11 mois 11 jours.

5 — des œdèmes et de l'urémie ont eu une survie moyenne de 9 mois.

3 — des œdèmes et de l'oligurie ont eu une survie moyenne de 9 mois 10 jours.

1 — de l'urémie et de l'oligurie a eu une survie de 9 mois.

2 — de l'urémie, des œdèmes et de l'oligurie ont eu une survie moyenne de 6 mois.

Contrairement à ce que nous avons vu précédemment lorsque nous nous sommes occupés des résultats retardés, les formes œdémateuses des néphrites occupent l'avant-dernier rang au point de vue des résultats éloignés fournis par l'intervention, et les formes urémiques seules ou associées se sont substituées à elles pour tenir le premier.

Sur les 67 opérés suivis pendant un temps prolongé et encore vivants, j'en ai relevé, dans le chapitre consacré à l'analyse des résultats éloignés, 8 guérisons, 11 très grandes améliorations, 23 grandes améliorations, 15 améliorations, 3 améliorations légères, 6 persistances de l'état antérieur, enfin une grande amélioration, puis retour des accidents après quelques mois.

Laissant de côté ce dernier fait concernant un malade à la fois atteint d'urémie, d'œdèmes et d'oligurie, voyons comment se répartissent pour chacune des formes cliniques des crises aiguës des néphrites chroniques les résultats enregistrés.

	Forme œdémateuse. 11 cas.	Forme urémique. 12 cas.	Formes œdémateuse et urémique. 17 cas.	Formes œdémateuse et oligurique. 10 cas.	Formes urémique et oligurique. 9 cas.	Formes urémique, oligurique et œdémateuse. 7 cas.
Guérison 8 cas	0 cas.	2 cas suivis pendant 7 ans 3 ans	3 cas suivis pendant 8 ans 4 mois 2 ans 4 mois	1 cas suivi pendant 2 ans 3 mois	2 cas suivis pendant 8 ans 4 ans	0 cas.
Très grande amélioration 11 cas	3 cas suivis pendant 6 mois 5 mois quelques mois	2 cas suivis pendant 2 ans 2 mois 1 an 2 mois	1 cas suivi pendant 1 an 6 mois	3 cas suivis pendant 7 mois 4 mois ?	2 cas suivis pendant 6 ans 1 an 5 mois	0 cas.
Grande amélioration 23 cas	3 cas suivis pendant 9 mois 8 mois ?	4 cas suivis pendant 2 ans 2 mois 2 ans 1 an 8 mois 1 an 6 mois	6 cas suivis pendant 1 an 9 mois 8 mois 6 mois 3 mois ?	3 cas suivis pendant 2 ans ? ?	3 cas suivis pendant 1 an 6 mois ?	4 cas suivis pendant 1 an 9 mois 8 mois ?
Amélioration 15 cas	3 cas suivis pendant ? ? ?	2 cas suivis pendant ? ?	3 cas suivis pendant 1 an 1 an 8 mois	2 cas suivis pendant 10 mois ?	2 cas suivis pendant 1 an 4 mois ?	3 cas suivis pendant 3 mois ? ?
Légère amélioration 3 cas	1 cas suivi pendant 2 ans 3 mois	1 cas suivi pendant quelques mois	0 cas.	1 cas suivi pendant ?	0 cas.	0 cas.
Aucune amélioration 8 cas	1 cas suivi pendant 1 an 3 mois	1 cas suivi pendant ?	4 cas suivis pendant 1 an 6 mois 6 mois 5 mois ?	0 cas.	0 cas.	0 cas.

Si l'on excepte les cas étiquetés guérison, que l'on trouve absents dans les formes œdémateuses seules et dans les formes urémiques, œdémateuses et oliguriques associées, les résultats éloignés fournis par l'intervention sont sensiblement de même valeur, ainsi qu'on peut s'en rendre compte à la lecture du tableau précédent, dans toutes les formes des épisodes aigus des néphrites.

Je ne me dissimule pas combien restent imprécises, malgré le soin mis à analyser les observations que j'ai colligées, les données que j'ai essayées d'en dégager pour servir à la solution des indications opératoires dans les diverses variétés de crises aiguës des néphrites chroniques. L'absence de renseignements sur l'étendue des œdèmes sous-cutanés et leur extension aux viscères, sur les formes de l'urémie, sur l'état de la sécrétion urinaire (quantité, composition chimique, cytologie, cryoscopie, toxicité, etc.), ne m'ont permis qu'une utilisation imparfaite des faits publiés. C'est par l'étude complète de toutes ces circonstances cliniques et urologiques, donnant la mesure de l'altération des organes et des tissus et de l'état fonctionnel du rein, que l'on parviendra sans doute un jour à asseoir, sur des bases aussi solides que peuvent l'être nos entreprises chirurgicales, les indications du traitement opératoire des crises des néphrites chroniques, ou mieux de ses contre-indications. En effet, ainsi que je l'ai répété à diverses reprises, l'intervention n'est justifiée, selon moi, qu'après l'échec des moyens médicaux; mais encore faut-il, pour y avoir recours, que la fonction dépuratrice du rein ne soit pas complètement abolie. L'étude de la perméabilité rénale par la cryoscopie et l'élimination de matières colorantes ou de produits chimiques définis faciles à déceler dans l'urine fourniront de précieux éléments à la solution de ce problème préjudiciel. C'est donc dans ce sens que devront être désormais orientées les recherches.

d) *Indications et contre-indications tirées de l'état de l'appareil cardio-vasculaire.* A côté des contre-indications tirées des notions se référant à l'état des éléments constitutifs du rein lui-même, se placent sur un même pied d'égalité celles qui s'appuient sur l'état de l'appareil circulatoire. En effet, étant donné le rôle primordial que joue la circulation sanguine dans la sécrétion urinaire, la détermination de la valeur fonctionnelle du cœur et des vaisseaux n'est pas moins importante que celle des épithéliums rénaux. Cette détermination, qui d'ailleurs est le plus souvent aisée, doit porter sur l'état anatomique du muscle cardiaque et des vaisseaux et sur l'état de la pression sanguine.

La myocardite, surtout lorsqu'elle s'accompagne de dilatation du cœur, est une contre-indication formelle de l'opération. Tel est l'avis d'EDEBOHLS, que je partage entièrement. Cette cardiopathie, qui ne se rencontre jamais qu'à une phase avancée du mal de BRIGHT, crée chez les malades atteints de néphrite les mêmes dangers opératoires que chez tous autres, c'est-à-dire qu'elle expose à la mort subite, soit du fait de l'anesthésie, soit du fait de l'ébranlement organique.

L'hypertrophie du cœur avec choc violent de la pointe et bruit de galop, loin de conduire au rejet de l'intervention, doit, au contraire, pousser le chirurgien à y avoir recours. En étudiant le mode d'action des opérations conseillées dans le traitement des crises aiguës des néphrites chroniques, j'ai montré de quelle manière ces opérations, et plus particulièrement la néphrotomie, agissent pour remédier à l'une des causes pathogéniques de l'hypertrophie cardiaque et ramener ce viscère à son volume. Dans la partie clinique, j'ai rapporté un certain nombre d'observations venant à l'appui de cette induction théorique.

Tels sont parmi les plus remarquables les observations 20 de CAUTERMAN, et les observations 25, 27, 28, 51 appartenant toutes à EDEBOHLS. L'observation 27 du chirurgien américain est des plus suggestives.

Il s'agit d'un médecin âgé de trente-six ans, atteint de mal de BRIGHT depuis trois ans avec énorme hypertrophie du cœur s'accompagnant de bruit de galop et d'hypertension. Deux ans avant l'opération, une demande d'assurance sur la vie avait été rejetée. Quatorze mois après l'opération, sa demande fut acceptée par l'une des trois grandes compagnies de New-York, à laquelle il fit connaître l'existence de son mal de Bright antérieur, la décapsulation des deux reins qu'il avait subie et ses heureux résultats. A ce moment le médecin expert trouva le cœur normal. « Ainsi, dit un peu emphatiquement Edebohls, aussi étrange que cela puisse paraître, nous guérissons les maladies du cœur par une opération sur les reins. »

La dégénérescence athéromateuse des gros vaisseaux a, au point de vue de l'intervention, la même valeur prohibitive que les altérations du myocarde. Quant à l'artériosclérose des petites artères, sa généralisation à un grand nombre de viscères, et plus spécialement au système nerveux encéphalique, doit faire rejeter l'opération. A propos des lésions du fond de l'œil, que certains auteurs considèrent comme une contre-indication absolue de l'intervention, je reviendrai sur ce point particulier de la question.

L'abaissement de la pression sanguine, lorsqu'elle reconnaît pour cause des lésions anatomiques du cœur, par exemple la dégénérescence de ses fibres musculaires, rend l'intervention inutile et dangereuse pour les raisons précédemment données. Mais il n'en est pas de même de l'hypertension due à l'asthénie, à la défaillance du cœur et des vaisseaux, qui peut s'observer exceptionnellement dans l'intoxication urémique. En pareil cas, l'opération sur les reins comme sur tous autres organes est grave; mais il ne serait pas irrationnel de la tenter, car sous l'influence de la désintoxication de l'organisme la tension vasculaire peut se relever.

L'hypertension artérielle est, avec l'hypertrophie vraie du cœur, de toutes les manifestations du côté de l'appareil cardio-vasculaire, celle qui indique le plus formellement l'intervention chirurgicale dans les crises aiguës du mal de Bright. Les diverses opérations sur le rein, et ici encore plus particulièrement la néphrotomie, sont, en effet, des plus propres à abaisser la tension artérielle. Comme Edebohls, je l'avais constaté chez un de mes opérés, et depuis lors Albarran, Pauchet, Claude et Duval ont signalé les mêmes résultats chez leurs opérés. Ces deux derniers chirurgiens (obs. 40), ayant pris le soin de déterminer la pression artérielle avant et après la décapsulation du rein droit chez un homme de cinquante-quatre ans, présentant des signes d'insuffisance rénale avec céphalée, dyspnée, bruit de galop, ambliopie par rétinite albuminurique, virent cette pression passer de 30 à 22 centimètres cubes, en même temps que s'améliorèrent tous les autres symptômes.

Je crois inutile d'insister sur les heureux effets de l'abaissement de la tension artérielle, qui combat entre autres accidents un des facteurs les plus importants des hémorragies chez les brightiques. Vaquez, qui a bien étudié le rôle de l'hydraulique artérielle dans les accidents du mal de Bright, a peut-être exagéré l'influence de l'hypertension dans la genèse des hémorragies; mais il ne peut y avoir que de sérieux avantages à ramener la circulation à sa tension normale.

c) Indications et contre-indications tirées de l'état de l'appareil pulmonaire. Après l'état du cœur et des vaisseaux, l'état du poumon doit préoccuper le chirurgien se proposant d'intervenir dans les crises aiguës des néphrites chroniques. Comme on le sait, les troubles pulmonaires des brightiques sont de deux ordres : les uns, dépendant de l'intoxication de l'organisme par les poisons véhiculés par le sang insuffisamment dépuré, ne s'accompagnent d'aucune lésion matérielle de l'arbre respiratoire; les autres, qui peuvent être également le résultat de la même intoxication, mais à laquelle s'ajoutent presque toujours des accidents cardiaques, ont pour substratum anatomique de l'œdème, de la congestion, de l'inflammation du poumon et des bronches.

Les troubles du premier ordre, caractérisés par la dyspnée d'effort, les crises d'asthme et d'orthopnée nocturnes, la respiration de CHEYNE-STOKES, bien qu'indiquant une intoxication profonde de l'organisme, ne sont pas une contre-indication à l'intervention. Plusieurs observations montrent, en effet, qu'on a pu intervenir non seulement sans danger, mais avec profit dans ces circonstances. Par contre, les opérations demeurent souvent sans résultats et se terminent presque toujours par la mort chez les malades atteints de bronchorrhée, d'expectoration albumineuse et sanguinolente, de râles humides fins disséminés dans l'étendue des deux poumons. Peut-être sera-t-il encore permis chez certains de ces sujets de risquer les aléas d'une intervention; mais toute entreprise chirurgicale devra être rejetée chez les brightiques présentant des signes de bronchite aiguë généralisée infectieuse, éventualité qui est loin d'être rare.

f) Indications et contre-indications tirées de l'étendue et du siège des hydropisies. — Dans un grand nombre d'interventions les hydropisies étaient considérables, occupant à la fois et le tissu cellulaire sous-cutané et les grandes cavités séreuses viscérales.

L'anasarque semble ne devoir constituer aucune contre-indication opératoire. Il en est de même de l'ascite, et on peut lire un assez grand nombre de faits dans lesquels plusieurs paracentèses avaient été pratiquées dans les semaines précédentes et même la veille de l'opération, sans que le résultat post-opératoire en eût été influencé.

Parmi les plus remarquables de ces observations, je citerai les suivantes : PRIMROSE (obs. 93), se trouvant en présence d'un enfant de dix ans atteint depuis six mois d'anasarque et d'ascite ayant nécessité sept ponctions, dont la dernière remontait à huit jours, n'hésita pas à pratiquer la néphrotomie et le drainage du rein droit et vit peu à peu les œdèmes se résorber et l'épanchement péritonéal disparaître. BULL (obs. 13), chez un homme ayant un œdème généralisé et une ascite ponctionnée onze fois à deux semaines d'intervalle, fit la décapsulation bilatérale sans aucune amélioration, il est vrai, mais aussi sans inconvénient pour son malade qui continua à vivre. Une femme de trente-trois ans, qui avait dû subir une série de parencentèses très rapprochées à la suite desquelles l'épanchement se reproduisait très rapidement, obtint, après la décapsulation bilatérale que lui fit Cabot (obs. 138), un ralentissement notable dans la reproduction de l'ascite. Tyson et Frazier (obs. 97) opérèrent avec succès un enfant de neuf ans en état de mort imminente par suite d'un œdème monstre et d'une ascite considérable.

Les épanchements dans les plèvres et le péricarde ont une tout autre signification au point de vue des dangers opératoires. C'est ainsi qu'un jeune homme de dix-neuf ans atteint d'un double hydrothorax mourut subitement au moment où Dujardent (obs. 22) terminait l'opération; un malade d'Edebohls, également porteur d'un double épanchement pleural, succomba de pneumonie au sixième jour. J'eus, pour ma part, à déplorer la mort de deux de mes opérés, chez lesquels un hydropéricarde se joignait à un double hydrothorax; cependant je fus assez heureux pour pratiquer avec succès la néphrotomie du rein droit chez un homme de quarante ans ayant à la fois un épanchement dans les deux plèvres et dans le péricarde. J'eus le même bonheur chez un autre malade auquel je pratiquai une double décapsulation; mais, dans ce cas, l'épanchement était limité aux plèvres, et sa quantité était modérée. Ces deux faits, pas plus qu'un autre de Mc Arthur (obs. 96), ne sauraient infirmer l'opinion que je viens d'émettre sur la gravité des opérations chez les brightiques porteurs d'épanchements dans les séreuses thoraciques.

g) *Indications et contre-indications tirées des accidents urémiques.* — Les diverses manifestations symptomatiques de l'urémie pourront sans doute un jour fournir des données utiles à la solution du problème des indications et des contre-indications de l'intervention dans les crises aiguës des néphrites chroniques; mais dans l'état actuel de nos connaissances sur la pathogénie pourtant si fouillée de cette complication du mal de Bright, il n'est pas possible de s'appuyer sur elles.

A côté d'observations de malades présentant des troubles profonds d'urémie cérébrale, cardio-pulmonaire, gastro-intestinale, qui ont succombé rapidement après l'intervention (obs. 125 d'Edebohls et 126 de Micnox), j'en ai relevé d'autres qui, opérés dans les mêmes circonstances cliniques, ont survécu à l'opération et ont été améliorés. Telle est, par exemple, l'observation 42 d'un malade de Cabot qui, ayant eu six attaques convulsives la semaine précédente, était plongé dans la stupeur lorsqu'il subit la décapsulation bilatérale. Le soir de l'opération, il eut encore une courte convulsion, puis il entra en convalescence, et il aurait sans doute guéri définitivement s'il n'eût été emporté à la septième semaine par une dilatation aiguë du cœur, conséquence d'une ancienne péricardite. Telle encore l'observation 145 de Pasteau, relative à un officier de quarante-cinq ans, paludéen, qui, outre des œdèmes considérables, accusait des éblouissements, des vertiges, du myosis très accentué avec pupille réagissant faiblement à la lumière, de la respiration de Cheyne-Stokes, de l'oligurie. Après la décortication du rein droit, les œdèmes se résorbèrent peu à peu, sauf au niveau des membres inférieurs ; la respiration se régularisa, et les vertiges et les éblouissements disparurent en même temps que la quantité des urines se releva. Cependant, vers la sixième semaine, l'amélioration jusqu'alors en voie de progression cessa, et tous les accidents tendirent à réapparaître jusqu'à la mort, qui survint brusquement huit semaines après l'intervention.

De ces quelques faits et de quelques autres, il n'est pas possible de tirer de conclusions touchant les indications ou les contre-indications opératoires que fournissent les complications urémiques.

b) Indications et contre-indications opératoires tirées des troubles de la vision. — Edebohls, et après lui Suker, ont étudié les troubles de la vision dans leurs rapports avec l'intervention chirurgicale dans les néphrites chroniques.

En raison de la grande fréquence de ces troubles dans le cours du mal de Bright, on comprend toute l'importance qu'ils peuvent avoir dans la détermination des indications et des contre-indications opératoires. A cet égard il convient de distinguer les perturbations visuelles purement fonctionnelles, diminution de l'acuité, diplopie, hémiopie, amblyopie et amaurose, qui reconnaissent pour cause l'action du poison urémique sur les centres nerveux, et les perturbations lésionnelles qui tiennent à des altérations des vaisseaux du fond de l'œil groupées dans la zone de la pupille. Les premières, passagères et mobiles quoique dénotant une intoxication profonde, n'ont aucune signification pronostique; les secondes, permanentes et progressives, sont l'indice de l'extension du processus scléreux aux petits vaisseaux encéphaliques, et doivent faire craindre à brève échéance des complications graves du côté du cerveau ou des autres viscères.

Les troubles visuels fonctionnels, en raison de leur genèse, peuvent donc être considérés plutôt comme une indication opératoire; les troubles lésionnels, sans faire rejeter toute intervention, doivent inspirer de grandes réserves sur son issue immédiate ou éloignée.

Sur 72 opérés, dont Edebohls analyse les observations dans un de ses mémoires, 9 présentaient les signes de la rétinite albuminurique au moment de l'intervention. Or aucun d'eux n'était vivant au moment de la publication de leurs observations : tous avaient succombé dans l'année ayant suivi l'opération, et 2 seulement en avaient retiré quelque bénéfice. Sur les 17 cas de brightiques atteints de rétinite réunis par Suker, 10 étaient morts peu après l'intervention. Des 7 restants, 3 éprouvèrent une amélioration de leurs lésions oculaires. Cette amélioration fut nulle chez les 3 autres.

Analysant à ce point de vue mes 153 observations, je trouve notés les troubles de la vision chez 29 malades.

Autant que j'ai pu l'établir par leur lecture attentive, 17 présentaient des troubles fonctionnels et 12 des troubles lésionnels.

Des 17 premiers, 5 succombèrent : 3, dans les quelques jours qui suivirent l'opération; 2, trois mois et neuf mois après elle. Des 12 seconds, 8 moururent : 2, dans les quelques heures qui suivirent l'opération (l'un par dilatation aiguë du cœur, l'autre par embolie); 1, huit jours après dans le coma urémique; les 5 autres furent emportés dans un délai variant de quelques semaines à six mois par hémorragie cérébrale, mort subite (?) ou urémie.

Sur les 12 malades atteints de troubles fonctionnels ayant survécu à l'opération, 1 seul n'avait éprouvé aucune amélioration, 1 n'avait éprouvé qu'une amélioration légère; mais les 10 autres avaient retiré un très grand bénéfice de l'intervention au double point de vue de leur santé générale et de leur vision, et ce bénéfice se continuait depuis plus de six mois chez 3 malades, depuis deux ans et trois mois chez celui de Pasteau (obs. 11), et depuis 8 ans chez l'une de nos opérées (obs. 109). Enfin sur les 4 malades présentant des troubles lésionnels, 1 ne ressentait aucune amélioration cinq mois après l'opération (obs. 70, Rosenstein-Israël), 3 accusaient une amélioration sensible plusieurs mois après l'intervention (obs. 40, Claude et Duval), six mois (obs. 59, Francisco Gentil), deux ans et trois mois (obs. 25, Edebohls).

CHAPITRE VIII

CHOIX DE L'OPÉRATION

La décapsulation rénale, imaginée par Edebohls, a été pratiquée un bien plus grand nombre de fois que la néphrotomie, que j'ai recommandée, dans le traitement des épisodes aigus des néphrites chroniques. Je trouve, en effet, sur les 153 observations que j'ai réunies, 134 décapsulations contre 11 néphrotomies. Je dois y ajouter 6 opérations de nature non déterminée, 1 néphropexie et 1 néphrectomie.

Les 134 décapsulations ont sur les 11 néphrotomies une supériorité numérique telle, que la comparaison entre ces deux opérations, au point de vue de leur gravité comme aussi de leur efficacité, risque de perdre beaucoup de sa valeur; je veux néanmoins la faire.

Sur les 36 décès survenus dans les vingt jours qui ont suivi l'opération, et dont j'ai analysé les causes dans le chapitre V, 29 ont été consécutives à la décapsulation pratiquée 134 fois, et 6 à la néphrotomie pratiquée 11 fois; le dernier décès s'est produit à la suite d'une intervention dont la nature n'est pas indiquée dans l'observation. Ainsi, tandis que le pourcentage de la mortalité après la décortication du rein est de 21,66 p. 100, il est de 54,54 p. 100 après son incision.

Cette énorme disproportion, tout en faveur de la première opération, tend à diminuer si l'on divise, comme je l'ai fait précédemment (voir page 216), le groupe global des morts post-opératoires en deux groupes secondaires, l'un comprenant les cas dans lesquels les malades ont été emportés par des causes attribuables à l'acte chirurgical, et l'autre ceux dans lesquels ils ont succombé non à l'intervention, mais malgré elle. En effet, il n'y a évidemment pas lieu d'invoquer les circonstances atténuantes à l'égard des 18 décapsulations et de l'unique néphrotomie aux suites desquelles sont morts les 19 opérés du premier groupe; mais il n'en est pas de même à l'égard des 11 décapsulations et des 6 néphrotomies pratiquées chez les 17 malades du second groupe. Qu'on relise attentivement leurs observations résumées dans le chapitre IX (pièces justificatives), et l'on se convaincra qu'étant donné l'extrême gravité de leur état, la néphrotomie ne peut pas plus être accusée que la décapsulation d'avoir été la cause déterminante de leur mort.

A la vérité, je crois que dans l'espèce il faut attacher pour le choix de l'opération moins d'importance à sa gravité qu'à son action sur les accidents contre lesquels elle est dirigée. Aussi bien toutes les opérations sont graves chez les brightiques en crises aiguës. Or, si chez un certain nombre de malades traités par la décapsulation les œdèmes, les manifestations urémiques, la sécrétion des urines ont été modifiées dans un sens favorable, chez plusieurs cette opération est demeurée sans effet.

C'est ainsi qu'un malade d'EDEBOHLS (obs. 45) mourut dans le coma urémique n'ayant rendu dans les deux derniers jours de sa vie que 300 centimètres cubes : une malade de THORNDIKE (obs. 83), emportée par l'urémie au bout de quarante-huit heures, vit également ses urines diminuer considérablement; un opéré de FREEMAN (obs. 126), qui émettait 840 centimètres cubes d'urine avant la décapsulation, succomba anurique dix-huit heures après; une femme décapsulée par GIBBONS (obs. 128), dont le taux urinaire était, il est vrai, abaissé au-dessous de 550 centimètres cubes, mourut également anurique au cinquième jour. Je rapporterai encore, comme exemple d'échec de la décortication, une observation de STERN (obs. 108), dans laquelle on voit un homme atteint d'œdèmes prononcés des jambes, de la verge, du scrotum, et faisant moins de 1000 centimètres cubes d'urine par vingt-quatre heures, mourir au sixième jour après avoir présenté une augmentation de ses œdèmes. L'unique brightique (obs. 113) que j'ai traité par la décapsulation bilatérale pour urémie dyspnéique, avec abaissement à 100 centimètres cubes du taux de l'urine, succomba trente-six heures après l'intervention en anurie complète.

A ces exemples de l'inconstance des effets de la décapsulation, je puis opposer les résultats presque invariablement obtenus par la néphrotomie. En effet, sur les 7 cas d'incision rénale suivis de décès dans les vingt jours, et qui me sont personnels à l'exception d'un qui appartient à CATHELMAN, je n'en relève qu'un seul, qui se termina par l'anurie post-opératoire. Il s'agit d'un homme de quarante-trois ans (obs. 132), en proie à un œdème généralisé avec hydrothorax double et hydropéricarde déterminant une dyspnée intense, et chez lequel les urines étaient tombées au-dessous de 250 centimètres cubes. La néphrotomie du rein gauche fut suivie d'une grande amélioration, surtout au point de vue des urines, qui atteignirent rapidement 2 litres et demi et dépassèrent même certains jours 3 litres. Mais les accidents hydropiques s'étant reproduits, je pratiquai un mois et demi après la première opération la néphrotomie droite, et je perdis mon malade d'anurie au bout de trente-six heures. Les 6 autres néphrotomisés, bien qu'ayant succombé après l'intervention, éprouvèrent tous une ébauche d'amélioration principalement en ce qui concerne les œdèmes et la sécrétion des urines. Dans l'observation 113, on voit une femme de 69 ans, trouvée sans connaissance dans la rue et conduite dans le service du professeur PIRNES, qui porte le diagnostic de coma urémique. Le cathétérisme donne quelques cuillerées d'urine fortement albumineuse. Après la néphrotomie et la décapsulation unilatérale, l'état comateux ne se modifie pas; mais au bout de quarante-huit heures la sécrétion urinaire se rétablit au point que la malade mouille inconsciemment son lit et qu'une grande quantité d'urine imbibe les pièces du pansement. Malgré cette reprise des fonctions rénales, la malade succombe dans le coma au huitième jour. Dans l'observation 130, un homme de quarante-cinq ans dont les membres inférieurs, le scrotum, le tronc et même les membres supérieurs sont infiltrés, mais d'une façon beaucoup plus prononcée à gauche, a en outre de l'œdème pulmonaire, un double hydrothorax et un hydro-péricarde, de la dyspnée urémique, et ses urines sont tombées au-dessous de 800 centimètres cubes. Je lui fais la néphrotomie du rein gauche. Dès le surlendemain les œdèmes ont très sensiblement diminué, la dyspnée est moindre, les urines rendues spontanément n'atteignent que 600 centimètres cubes; mais l'imbibition de son pansement indique que la sécrétion urinaire s'est notablement accrue. Malgré cette amélioration des symptômes, la mort survient au bout de soixante heures. L'observation 85 concerne un homme de trente-quatre ans présentant un œdème monstre des membres inférieurs et du scrotum avec ascite et une oligurie abaissant les urines certains jours au-dessous de 500 centimètres cubes, malgré l'emploi de tous les diurétiques. La néphrotomie droite, complétée par la décapsulation du même côté et la décapsulation du rein gauche, fut suivie du relèvement du taux des urines à 1500 centimètres cubes, puis à 2000, en même temps que disparaissaient les œdèmes et l'ascite. Le malade se préparait à sortir de la maison de santé, lors-qu'il mourut brusquement au moment où il venait de se mettre sur son séant pour boire. Inutile de résumer mon observation 133, qui reproduit sensiblement les traits des précédentes. Mais je crois devoir rappeler l'intéressante observation de CAUTERMAN (obs. 20), qui fit chez un homme de quarante-huit ans la néphrotomie et la décap-sulation bilatérales. Cet homme souffrait d'une néphrite chronique depuis cinq ans. Il présentait une anémie profonde, de la dyspnée, de l'œdème des membres inférieurs, du tronc, du scrotum et du dos, de l'hyper-trophie du cœur et du foie. Les urines, dépassant

2500 centimètres cubes, normales au point de vue de l'urée et des chlorures, contenaient 4 grammes d'albumine et des cylindres granuleux et hyalins abondants. Aussitôt après la double opération les œdèmes se dissipèrent, l'hypertrophie du cœur diminua, le foie régressa et les fonctions digestives s'améliorèrent : les urines éliminèrent plus d'urée et moins d'albumine. Malheureusement le patient mourut par infection de la plaie lombaire gauche au septième jour.

Comme aucun des 8 décès relevés dans le paragraphe consacré à l'examen des résultats retardés n'est le fait direct de l'intervention, et qu'il en est de même pour les 25 décès analysés dans le paragraphe où j'ai étudié les résultats éloignés, je ne poursuivrai pas à propos de ces observations la comparaison entre la décapsulation et la néphrotomie. D'ailleurs, cette dernière opération n'a été mise à contribution dans ces 33 cas que deux fois. L'un des malades ainsi opérés par moi mourut un an et onze mois après d'hémorragie cérébrale, et l'autre, qui m'appartient également, fut emporté par des accidents urémiques au bout de deux ans et deux mois.

En se reportant aux pages 229 et suivantes, on verra qu'un grand nombre de brightiques traités par la décapsulation ont également succombé au retour des accidents inhérents aux progrès des lésions rénales. L'opération d'EDEBOHLS n'assure donc pas mieux que celle que je préconise la guérison définitive de la néphrite chronique. On se rendra compte aussi, à la lecture des observations des malades vivant encore (page 231 et suivantes), que la survie n'est pas moindre après la néphrotomie qu'après la décapsulation.

Pour toutes les raisons que je viens d'indiquer, bien que les 11 cas de néphrotomie ne représentent par rapport aux 434 cas de décapsulation qu'un chiffre bien faible, je n'hésite pas à déclarer que dans le traitement des épisodes aigus des néphrites chroniques la préférence du chirurgien doit aller d'une façon générale plutôt à l'incision du parenchyme du rein qu'à l'excision de sa capsule. J'ai vu avec plaisir ALBARRAN confirmer cette manière de voir dans la discussion sur le traitement chirurgical des néphrites chroniques au Congrès international de Lisbonne.

Je ne conteste cependant pas que la décapsulation, tout aussi bien que la néphrotomie, a eu pour résultat dans bien des cas, particulièrement dans ceux où le taux de l'urine était diminué et sa teneur en urée et en sels abaissée, d'améliorer la situation et d'arracher les malades aux dangers des crises aiguës. Sans donc rejeter la décapsulation, je lui fais une place à côté de la néphrotomie. Mais, considérant qu'elle ne s'adresse qu'à un des facteurs pathogéniques des divers accidents des crises du mal de BRIGHT, à savoir la décompression et la décongestion du rein, je la réserve aux cas relativement peu graves. Lorsque l'intoxication urémique est profonde, lorsque les œdèmes sous-cutanés et viscéraux sont intenses, lorsque l'urine est sécrétée en minime quantité et ne contient que peu de produits excrémentitiels, surtout lorsque la tension vasculaire est élevée et que le cœur hypertrophié menace de se dilater, je crois que l'on fera mieux de recourir à l'incision du tissu rénal, qui assure plus rapidement et plus complètement la décongestion de l'organe, facilite l'élimination des toxines imprégnant les éléments anatomiques, et par l'abondante déplétion sanguine qu'elle réalise diminue la tension vasculaire et cardiaque. Que si l'on veut faire bénéficier les malades des avantages ultérieurs de la décapsulation, à savoir la cure radicale de la néphrite, dont je discuterai la valeur dans la dernière partie de ce livre, rien n'est plus facile que de combiner l'excision de la capsule à l'incision du tissu rénal. C'est ce que j'ai fait chez mes derniers opérés; mais alors que j'ai décapsulé les deux reins, je n'en ai incisé qu'un seul.

J'ai discuté par ailleurs la question de l'unilatéralité des néphrites et exposé les moyens de la reconnaître; j'ai également démontré les heureux effets que l'intervention sur un seul rein pouvait avoir sur son congénère. Mais l'unilatéralité de l'affection étant en réalité une exception et l'opération sur un seul rein, surtout lorsqu'elle consiste dans la décapsulation, n'offrant de garantie que dans des circonstances particulières, dans la très grande majorité des cas le chirurgien devra intervenir sur les deux reins. Or le dépouillement des observations à ce point de vue particulier me donne 13 décès directement attribuables à l'intervention sur 90 décapsulations bilatérales, soit 14,44 p. 100, contre 4 décès sur 30 décapsulations unilatérales, soit 13,30 p. 100. Les risques opératoires sont, on le voit, sensiblement égaux, que l'on agisse sur les deux reins ou sur un seul.

Sur les 10 cas où la décapsulation bilatérale a été faite en deux séances plus ou moins éloignées l'une de l'autre, je ne relève qu'un seul décès immédiat imputable à l'intervention. Ainsi la bilatéralité de la néphrite n'est pas un obstacle à l'opération par la décapsulation. Seul, jusqu'à ce jour, CAUTERMAN a pratiqué la néphrotomie et la décapsulation sur les deux reins en une même séance. Son malade commençait à éprouver une très sensible amélioration, lorsqu'il succomba au septième jour à l'infection de la plaie lombaire gauche. Cet accident malheureux ne saurait me servir d'argument pour condamner la néphrotomie bilatérale en une séance; mais, en raison de l'aggravation du traumatisme chirurgical et de la complication des manœuvres nécessitées par la suture du rein, obligeant à prolonger l'anesthésie, j'estime plus prudent de n'inciser qu'un seul rein et de se contenter de décapsuler simplement le second, si l'on croit devoir agir sur les deux.

Dans tous les cas où je suis intervenu j'ai pratiqué la néphrotomie unilatérale, me guidant pour le choix du rein incisé sur les quelques symptômes que j'ai précédemment signalés, comme indices de l'unilatéralité de la néphrite ou de sa prédominance sur l'un des deux reins. La néphrectomie, qui figure pour une unité dans le nombre des opérations que j'ai relevées, a été pratiquée chez une de mes malades atteinte de néphrite unilatérale dans le but de faire cesser la perturbation fonctionnelle déterminée du côté du rein sain par le rein malade. J'ai suffisamment fait ressortir, en étudiant la physiologie pathologique de la néphrectomie (voir page 77), le mode d'action de cette opération dans le traitement des crises aiguës des néphrites chroniques, et je n'y reviendrai pas. Mais je crois devoir ajouter ici que cette extirpation du rein ne peut être considérée que comme une opération d'exception, et que dans la majorité des cas la néphrectomie ou la décapsulation suffit à remplir l'indication, à savoir la suppression du point de départ du réflexe réno-rénal.

A côté de cette observation de néphrectomie faite de propos délibéré et suivie d'un succès durable, puisque la malade vivait encore huit ans après, je rappellerai l'observation de ROCKEY, dans laquelle le rein gauche dut être enlevé d'urgence pour mettre un terme à une hémorragie veineuse survenue à la suite d'une décapsulation. L'opéré survécut, et jouissait encore d'une grande amélioration de son état lorsque l'observation fut publiée.

La néphropexie, que GIBBONS fit chez une femme de 43 ans présentant de l'œdème des extrémités, de la céphalée, des vertiges, des troubles de la vision avec quantité notable d'albumine et de cylindres hyalins et granuleux dans les urines, fut suivie de la disparition de tous les symptômes y compris l'albumine et la cylindrurie. Ce fait heureux, qui s'explique sans doute par les effets secondaires produits sur l'innervation vaso-motrice du rein par l'action mécanique exercée sur le plexus rénal au cours des manœuvres opératoires, me paraît bon à enregistrer; mais il en faudrait un grand nombre pour mettre en parallèle la simple fixation du rein avec la décapsulation et la néphrotomie.

CHAPITRE IX

PIÈCES JUSTIFICATIVES

Au début du chapitre V, j'ai indiqué les raisons qui m'ont conduit à adopter le classement des 153 observations, ayant servi de base à la discussion des différents points relatifs au traitement opératoire des épisodes aigus des néphrites chroniques, en 6 catégories.

Ces 6 catégories comprennent :

1º Néphrites avec œdèmes sans oligurie ;
2º Néphrites avec urémie sans oligurie ;
3º Néphrites avec œdèmes et urémie sans oligurie ;
4º Néphrites avec œdèmes et oligurie ;
5º Néphrites avec urémie et oligurie ;
6º Néphrites avec œdèmes, urémie et oligurie.

C'est dans cet ordre de classement que le lecteur trouvera les observations réunies dans ce chapitre.

Au lieu de les disposer en tableaux synoptiques, ce qui aurait pu m'exposer à laisser de côté des détails importants propres à certaines d'entre elles, j'ai préféré les rapporter isolément en conservant dans leurs résumés les points essentiels, de manière à permettre au lecteur de contrôler par lui-même l'emploi que j'en ai fait pour la discussion de mon sujet. Cette façon de faire, que j'ai adoptée également pour les observations ressortissant aux autres parties de mon travail, alourdit sans doute mon livre ; mais dans mon désir de verser au dossier du procès thérapeutique, que je me suis donné la mission d'instruire, je n'ai pas hésité devant cet *impedimentum*.

Que le lecteur me permette encore un avertissement destiné à faciliter son contrôle. Dans chacun des grands groupes entre lesquels j'ai réparti les observations, celles-ci sont classées d'après l'ordre des résultats décroissants fournis par l'intervention; c'est-à-dire qu'en premier lieu se trouvent celles dans lesquelles est notée la très grande amélioration, et en dernier lieu celles qui se sont terminées par la mort.

Néphrites avec œdèmes seuls.

(22 observations.)

Obs. 1. — ROCKEY, cité par GUITERAS,
New-York. med. Journ., nov. 1903.

Homme, soixante-cinq ans. Hydropisie très prononcée des membres inférieurs et de l'abdomen depuis six mois. Respiration gênée.

Urines : 1 260 à 2 380 centimètres cubes; urée, 1,5 p. 100; albumine, 3 à 4 p. 100; cylindres granuleux et épithéliaux.

Néphrite interstitielle.

DÉCAPSULATION BILATÉRALE.

Suites : œdèmes disparaissent complètement en trois semaines, mais réapparaissent après la reprise du travail. Cependant, six mois après l'opération, malade est très amélioré.

Urines : albumine, traces; pas de cylindres.

RÉSULTAT six mois après l'opération : **très grande amélioration. Atténuation sensible des lésions rénales.**

Obs. 2. — CARL HAMANN, cité par GUITERAS, *loc. cit.*

Femme, dix-huit ans. Pâleur, œdèmes des jambes.

Urines : 1 200 centimètres cubes; urée, 10gr,8 en vingt-quatre heures; beaucoup d'albumine, cylindres granuleux et graisseux.

Néphrite parenchymateuse.

DÉCAPSULATION BILATÉRALE.

RÉSULTAT cinq mois après l'intervention : **très grande amélioration; état des urines non mentionné.**

Obs. 3. — GOLTMAN, *Memphis med. Monthly*, I, 1901.

Homme, trente-six ans : œdème généralisé; céphalée, tachycardie, irrégularité du pouls. État désespéré.

Urines : 1950 centimètres cubes: urée, 0,30 p. 100; albumine, 2 p. 100; nombreux cylindres hyalins et granulo-graisseux.

DÉCAPSULATION BILATÉRALE.

RÉSULTAT après quelques mois : **très grande amélioration de l'état général; guérison des lésions rénales d'après les données de l'analyse des urines.**

Obs. 4. — WISHARD, cité par GUITERAS, *loc. cit.*

Homme, vingt et un ans. Œdème généralisé et ascite. Tachycardie. Anorexie.

Urines : 810 à 1400 centimètres cubes; urée, 1 à 1gr,50 p. 100; albumine 0,15 à 0,30 p. 100; cylindres granuleux nombreux et hyalins en petit nombre.

DÉCAPSULATION BILATÉRALE.

Suites : disparition complète des œdèmes; retour de l'appétit, des couleurs et des forces.

Urines : deux semaines après : albumine 0,10 p. 100; plus de cylindres.

RÉSULTAT après six semaines : **très grande amélioration, atténuation des lésions rénales.**

Obs. 5. — BZAREL, cité par GUITERAS, *loc. cit.*

Homme, quarante-deux ans. Œdème très prononcé; anorexie, insomnie, céphalée.

Urines : 510 à 1130 centimètres cubes; urée, 1gr,82 p. 100; albumine, 0,25 p. 100; cylindres granuleux et hyalins.

Néphrite chronique parenchymateuse.

DÉCAPSULATION BILATÉRALE.

Suites : œdème n'existe plus à la sixième semaine; malade tout à fait bien, travaille ferme neuf mois après.

Urines : atteignent 1200 centimètres cubes; urée, 2 grammes p. 100; albumine, 0,10 p. 100; cylindres hyalins et granuleux.

RÉSULTAT après neuf mois : **grande amélioration de l'état général; persistance des lésions rénales.**

Obs. 6. — BAKES, *Centralbl. f. Chir.*, 1901.

Homme, vingt-cinq ans. Grande pâleur, œdème, ascite, dyspnée.

Urines : albumine, 7 à 8 grammes p. 1000; très nombreux cylindres.

Néphrite chronique de cause inconnue.

DÉCAPSULATION BILATÉRALE.

Suites : disparition lente des œdèmes.

Urines : diminution de l'albumine de 3 à 6 p. 1000.

RÉSULTAT huit mois après l'opération : grande amélioration générale; légère atténuation de l'état des lésions rénales.

Obs. 7. — ROCKEY, cité par GUITERAS, *loc. cit.*

Homme, trente ans. Œdème des mains, de la face, des extrémités inférieures; dyspnée, malaise.

Urines : 1150 à 1600 centimètres cubes; albumine, traces.

DÉCAPSULATION BILATÉRALE. — Après la réintégration du rein gauche à sa place, il se déclara une abondante hémorragie veineuse, qu'on ne put arrêter et qui obligea à pratiquer la néphrectomie.

Suites : œdème disparaissant et le malade reprenant ses occupations travaille dix heures par jour, mais a un léger retour des œdèmes.

Urines : pas de modifications; albumine et cylindres.

RÉSULTAT à date inconnue : grande amélioration, mais pas de modifications des lésions rénales.

Obs. 8. — SUTCLIFFE, *The Med. and Surg. Monitor*, févr. 1903.

Femme, œdème des membres inférieurs et de la face. Céphalée. Douleur du R. D.

Urines : 1314 centimètres cubes; urée, 4 grammes et demi; un peu d'albumine.

DÉCAPSULATION R. D.

RÉSULTAT après quelques semaines : amélioration.

Obs. 9. — MONRO, cité par GUITERAS, *loc. cit.*

Homme, trente et un ans. Œdèmes, douleur, céphalée.

Urines : 1120 à 1680 centimètres cubes; urée, 14gr,52; albumine, 0,25. Nombreux cylindres hyalins et granuleux; cellules rénales; nombreuses hématies.

Néphrite interstitielle.

DÉCAPSULATION.

RÉSULTAT : amélioration de l'état général; état des lésions rénales sensiblement le même.

Obs. 10. — BARTKIEWICZ, *Gazette de Karska*, 1905.

Femme, trente-six ans. Œdèmes généralisés.

DÉCAPSULATION BILATÉRALE.

Résultat à date inconnue : **amélioration, atténuation légère des lésions rénales.**

Obs. 11. — Pasteau-Ertzbischoff, in thèse de Ertzbischoff, Paris, 1906.

Femme, soixante-cinq ans. Obèse, essoufflée. Œdèmes des membres inférieurs. Battements irréguliers du cœur, bruit de galop, pouls veineux jugulaire.

Reins spontanément douloureux; rein droit gros, un peu mobile.

Urines : 1100 centimètres cube; urée, 12gr,80; chlorures, 5gr,30; acide phosphorique, 1gr,2; albumine, traces; pas de cylindres. A la division : R. D. très polyurique; R. G. fonctionne beaucoup moins; composition chimique des urines presque identique des deux côtés.

Décapsulation R. D.

Suites : suppuration de la plaie, qui se cicatrise lentement. Disparition peu à peu des étouffements et de l'œdème des membres inférieurs.

Sort de l'hôpital au bout de trois mois très améliorée.

Revue deux ans et trois mois après : bon état général, mais œdème revenu; essoufflement; ne peut se livrer à aucun travail pénible.

Résultat après deux ans et trois mois : **amélioration légère des symptômes généraux, persistance des lésions rénales.**

Obs. 12. — Rosenstein, opérateur Israël, *Deutsch. med. Wochens.*, 28 juillet 1904.

Homme, vingt-neuf ans. Œdème des mains et des pieds; bouffissure de la face. Hypertrophie du cœur.

Urines : 1200 centimètres cubes; albumine, 10 p. 1000; nombreux cylindres granuleux; globules blancs et hématies.

Décapsulation bilatérale.

Résultat au bout de quinze mois : **aucune amélioration des œdèmes, persistance des lésions rénales.**

Obs. 13. — Bull, cité par Guiteras, *loc. cit.*

Homme. Anasarque généralisée : ascite a été ponctionnée onze fois à deux semaines d'intervalle.

Urines : albumine, 0,10 à 0,20 p. 100.

Néphrite parenchymenteuse chronique.

Décapsulation bilatérale.

RÉSULTAT après deux mois: aucune amélioration ni des œdèmes ni des lésions rénales.

Obs. 14. — EDEBOHLS. *Surgical Treatment of Bright's Disease*, New-York, 1904, obs. 45, p. 238.

Femme, trente-neuf ans. Face bouffie et pâleur caractéristique. Œdème prononcé des extrémités inférieures. Hypertrophie modérée du cœur et souffle d'insuffisance mitrale.

Urines : 1800 ; urée, 19,80 ; albumine, 0,30 p. 100. Innombrables cylindres petits et gros de toutes espèces.

Néphrite chronique interstitielle double.

Urines : quatorze mois après l'intervention : 940 centimètres cubes ; urée, 18ᵍʳ,80 ; albumine, traces ; cylindres, néant.

RÉSULTAT après quinze mois : grande amélioration, atténuation des lésions rénales. Mort subite par embolie cérébrale.

Obs. 15. — NYDEGGER. cité par GUITERAS, *loc. cit.*

Homme, cinquante-trois ans. Œdème des pieds et des jambes ; ascite. Respiration pénible. Faiblesse et pâleur.

Urines : 2300 à 2400 centimètres cubes ; albumine, 2 grammes ; cylindres granuleux, quelques leucocytes.

Néphrite interstitielle.

DÉCAPSULATION UNILATÉRALE.

RÉSULTAT : un peu d'amélioration pendant trois semaines ; puis aggravation et mort treize mois après ; lésions rénales non modifiées.

Obs. 16. — CARL HAMANN, cité par GUITERAS, *loc. cit.*

Femme, trente-neuf ans. Pâleur. Œdème marqué ; ascite.

Urines : 728 à 1120 centimètres cubes ; urée, 1 p. 100 ; albumine, 0,70 p. 100 ; cylindres hyalins et granuleux.

DÉCAPSULATION BILATÉRALE.

RÉSULTAT : légère amélioration des œdèmes et de l'ascite, aucune modification des urines ; mort au bout de quatre mois.

Obs. 17. — EDEBOHLS, *loc. cit.*, obs. 40, p. 228.

Homme, vingt-neuf ans ; face pâle ; respiration très pénible. Énorme gonflement des pieds. Grosse hypertrophie du cœur avec battements violents, bruit de galop.

Urines : urée, 1,0 p. 100 ; albumine, 0,20 p. 100 ; nombreux cylindres hyalins, granuleux et mixtes.

Néphrite chronique interstitielle.

DÉCAPSULATION BILATÉRALE.

RÉSULTAT : aucune amélioration; mort subite par dilatation aiguë du cœur quatre mois après l'opération.

Obs. 18. — STERN, *Mittheil. a. den Grenzbed. der Med. und Chir.*, 1905.

Homme, cinquante-neuf ans. Œdème généralisé ayant résisté aux moyens médicaux.

Urines : 700 à 1 200 centimètres cubes; albumine, 7 grammes; cylindres.

DÉCAPSULATION BILATÉRALE.

RÉSULTAT : mort neuf semaines après l'intervention.

Néphrite interstitielle d'après l'examen histologique d'un fragment prélevé au cours de l'opération.

Obs. 19. — OCHSNER, cité par GUITERAS, *loc. cit.*

Homme, vingt-deux ans. Œdème prononcé. Anémie profonde. Douleurs dorsales.

Urines : 1064 centimètres cubes; albumine, 6 p. 100; cylindres hyalins et granuleux; cellules épithéliales.

Néphrite diffuse.

DÉCAPSULATION R. G. D'ABORD; PUIS VINGT-QUATRE JOURS APRÈS DÉCAPSULATION R. D.

RÉSULTAT : aucune amélioration après la première opération, aggravation après la deuxième, et mort cinq semaines après.

Obs. 20. — CAUTERMAN, *Annales de la Soc. de méd. et de chir. d'Anvers*, mars-avril 1904.

Homme, quarante-huit ans. Face pâle; anémie; dyspnée. Œdème des membres inférieurs, du scrotum, du dos et du tronc. Cœur hypertrophié; pouls contracté, précipité. Foie fonctionnant très insuffisamment.

Urines : 2500 centimètres cubes avec 4 grammes d'albumine; urée, 18gr,75; chlorures, 15 grammes; Δ 61; poids du corps, 71 kilogrammes. Cylindres granuleux et hyalins abondants; globules rouges et blancs nombreux.

DÉCAPSULATION ET NÉPHROTOMIE BILATÉRALE.

Suites : d'abord excellentes; les œdèmes se dissipèrent, la tension du pouls disparut, le cœur diminua de volume. Le foie régressa, et les fonctions digestives reprirent.

RÉSULTAT : amélioration, mais mort d'infection de la plaie lombaire gauche au septième jour.

Obs. 21. — Edebohls, *loc. cit.*, obs. 32, p. 215.

Homme, vingt-deux ans. Énorme hydropisie, avec ascite ponctionnée le matin même de l'opération. La face est si enflée, que les yeux sont presque fermés. Double épanchement pleural. Cœur très affaibli ; pas de souffle. État très grave.

Urines.

Néphrite chronique parenchymateuse.

DÉCAPSULATION BILATÉRALE.

RÉSULTAT : **le malade semblait aller mieux, lorsque le troisième jour il fut pris d'une pneumonie fibrineuse aiguë gauche, qui l'emporta six jours après l'opération.**

Obs. 22. — Daucbert, *Rev. de Méd. et des Sc. annexes,*
3 mars 1901.

Homme, dix-neuf ans. Œdème généralisé ; ascite et hydrothorax.

Urines : albumine, 12 grammes par litre.

DÉCAPSULATION BILATÉRALE.

RÉSULTAT : **mort par syncope cardiaque au moment où l'on suturait la deuxième incision.**

Néphrites avec urémie seule.

(26 observations.)

Obs. 23. — Edebohls, *loc. cit.,* obs. 5, p. 153.

Femme, quarante-deux ans. Pâleur et bouffissure de la face. Œdème des chevilles, signes d'urémie. Cœur légèrement hypertrophié ; pouls tendu.

R. D. mobile ; R. G. en place.

Urines : urée, 1,4 p. 100 ; albumine, 0,025 p. 100 ; cylindres hyalins et granuleux.

Néphrite interstitielle droite.

DÉCAPSULATION ET FIXATION R. D.

Suites : les symptômes généraux disparurent aussitôt après, mais la néphrite persista pendant longtemps.

Urines : examinées à de nombreuses reprises, elles se sont montrées améliorées progressivement. La dernière analyse faite sept ans après l'opération a donné : 1500 grammes ; urée, 10 grammes ; albumine, très faibles traces ; quelques cylindres hyalins ; parfois hématies et quelques leucocytes.

RÉSULTAT après sept ans : **guérison des symptômes ; grande atténuation des lésions rénales.**

Obs. 24. — EDEBOHLS, *loc. cit.*, obs. 13, p. 168.

Douleurs dans le dos. Céphalée occipitale. Insomnie. Crises de vomissement. Bruits du cœur normaux, hypertension. R. D. mobile descendu de 7 centimètres. R. G. non perceptible.

Urines : albumine ; cylindres hyalins et granuleux en grand nombre.

Néphrite interstitielle double plus avancée à gauche.

DÉCAPSULATION ET FIXATION DU R. D. et excision de l'appendice par l'incision lombaire dans une première séance.

DÉCAPSULATION ET FIXATION DU R. G. cinq mois après.

Suites : la malade, guérie des opérations sur les reins, subit ensuite en trois années quatre opérations pour des affections abdominales et pelviennes.

Urines : redevinrent normales dix mois après l'opération sur R. D. et cinq mois après celle R. G.

RÉSULTAT après trois ans : **guérison des symptômes et des lésions rénales.**

Obs. 25. — EDEBOHLS, *loc. cit.*, obs. 23, p. 195.

Femme, trente-quatre ans, petite, frêle, nerveuse, usée. Extrémités inférieures modérément œdémateuses. Infiltration du sommet du poumon droit. Hypertrophie cardiaque avec insuffisance mitrale. Rétinite albuminurique. R. D. mobile. R. G. en place.

Urines : moyennes, 990 grammes ; urée, 8 grammes ; albumine, 0ᵍʳ,32 par vingt-quatre heures. Cylindres hyalins et granuleux.

Néphrite interstitielle.

DÉCAPSULATION BILATÉRALE.

Suites : amélioration rapide de tous les symptômes, y compris la rétinite.

Urines : traces d'albumine ; plus de cylindres, ni hyalins ni granuleux.

RÉSULTAT après deux ans et deux mois : **très grande amélioration ; guérison des lésions rénales.**

Obs. 26. — EDEBOHLS, *loc. cit.*, obs. 60, p. 263.

Homme, vingt-deux ans. Céphalée urémique ; convulsions ; troubles visuels. Troubles cardiaques et vasculaires ; refroidissement des extrémités. Dyspnée.

Urines : urée, 1,4 p. 100 ; albumine, 0,5 p. 100. Innombrables cylindres hyalins et granuleux.

Néphrite chronique interstitielle droite et diffuse gauche.

DÉCAPSULATION BILATÉRALE.

Urines : quatorze mois après l'opération : 1410 centimètres cubes ; urée. 11gr,52 en vingt-quatre heures ; albumine, 0gr,3 p. 100. Très nombreux cylindres hyalins et granuleux ; quelques-uns cireux et graisseux.

RÉSULTAT après quatorze mois : **très grande amélioration des symptômes ; persistance des lésions rénales.**

Obs. 27. — EDEBOHLS. *loc. cit.,* obs. 22, p. 192.

Homme, trente-six ans. Céphalée urémique ; douleurs dorsales ; refroidissement des extrémités, douleurs dans les mollets. Pouls très tendu, battements violents du cœur ; hypertrophie, bruit de galop. Insomnie, perte des forces. Dyspnée.

URINES : urée, 1,4 p. 100 ; albumine, 10 p. 100. Nombreux cylindres hyalins et finement granuleux ; de temps à autre leucocytes.

Néphrite chronique diffuse double.

DÉCAPSULATION BILATÉRALE.

Suites : aussitôt après la guérison des plaies opératoires, le malade reprend ses occupations de médecin très occupé. Sa santé s'améliore progressivement pendant quinze mois ; à ce moment insomnie, tendance au froid, grande fatigue. Le repos remédie à cet état de choses, et depuis, il est aussi capable de travailler qu'avant. Plus de symptômes urémiques ; ni céphalée, ni troubles cardiaques.

Urines : deux ans et deux mois après l'opération : urée, 25gr,92 en vingt-quatre heures ; albumine, 0,05 p. 100 ; cylindres hyalins nombreux ; cylindres épithéliaux granuleux ; parfois hématies et leucocytes.

RÉSULTAT après deux ans et deux mois : **grande amélioration des symptômes ; persistance des lésions rénales.**

Obs. 28. — EDEBOHLS. *loc. cit.,* obs. 25, p. 198.

Homme, vingt-neuf ans. Céphalée constante très forte avec douleurs dorsales, bouffissure des paupières.

Urines : 1200 centimètres cubes ; albumine. 2 grammes en vingt-quatre heures ; innombrables cylindres hyalins et granuleux, parfois sang et pus.

Néphrite chronique interstitielle double.

DÉCAPSULATION BILATÉRALE.

Suites : commence à travailler dès sa sortie de l'hôpital ; plus de douleurs dorsales, plus de céphalée.

Urines : albumine, traces ; cylindres hyalins et granuleux nombreux, quelques-uns graisseux ; parfois hématies et leucocytes.

Résultat après deux ans : **grande amélioration, atténuation des lésions rénales.**

Obs. 29. — Edebohls, *loc. cit.*, obs. 13, p. 233.

Homme, trente-quatre ans. Accidents urémiques, céphalée, nausées, vomissements. Cœur hypertrophié avec déplacement à droite de la pointe. Cavernes et cavernules tuberculeuses dans les deux poumons.

Urines : volume ?...; urée, 2 grammes p. 100; albumine, 0,30 p. 100; innombrables cylindres hyalins et granuleux petits et gros.

Néphrite chronique diffuse.

Décapsulation bilatérale.

Suites : les effets de l'opération se firent sentir sur les poumons comme sur les reins. Vingt mois après état excellent, mieux qu'il n'avait jamais été depuis cinq ans.

Urines : 2 100 centimètres cubes; albumine, 1,05 en vingt-quatre heures; quelques cylindres hyalins.

Résultat après un an et huit mois : **grande amélioration, atténuation des lésions rénales.**

Obs. 30. — Edebohls, *loc. cit.*, obs. 18, p. 242.

Femme, quarante-deux ans. OEdème de la face depuis quatre ans; douleurs dorsales vagues; céphalée et manifestations urémiques : dyspnée; cœur modérément hypertrophié avec souffle d'insuffisance mitrale.

Urines : albumine, 0,20 p. 100; très nombreux cylindres de toutes espèces, excepté cireux.

Néphrite chronique diffuse.

Décapsulation bilatérale.

Urines : après dix-huit mois, albumine traces notables; cylindres hyalins et quelquefois granuleux.

Résultat après dix-huit mois : **grande amélioration, atténuation des lésions rénales.**

Obs. 31. — Edebohls, *loc. cit.*, obs. 14, p. 170.

Femme, vingt-trois ans. Douleurs dorsales; céphalée sus-orbitaire; manifestations urémiques. Hypertrophie cardiaque, battements très forts, légère hypertension et arythmie.

Urines : albumine, 0,05 p. 100; nombreux cylindres hyalins et granuleux; parfois sang et pus.

Néphrite chronique interstitielle.

DÉCAPSULATION PARTIELLE ET FIXATION DES DEUX REINS, ET APPENDI-CECTOMIE PAR L'INCISION LOMBAIRE.

Suites : la malade, ayant eu après son opération plusieurs infections répétées (diphtérie, grippe, refroidissement), eut à chacune de ces attaques infectieuses une recrudescence de l'inflammation rénale. Trente mois après, Edebohls la revit avec de nouveaux symptômes urémiques.

Urines : diminution de l'urée et des autres produits excrémentitiels.

DÉCAPSULATION TOTALE BILATÉRALE.

Suites : disparition complète des symptômes urémiques.

Urines : augmentation progressive et rapide de l'urée et des sels.

RÉSULTAT après trois semaines : **grande amélioration, atténuation des lésions rénales.**

Obs. 32. — GUITERAS, *loc. cit.*

Femme, trente-cinq ans. Douleur dans le côté gauche de l'abdomen ; céphalée ; troubles digestifs.

Urines : urée, 1,3 p. 100 ; pas d'albumine ; cylindres hyalins, granuleux et épithéliaux.

DÉCAPSULATION ET FIXATION R. G.

Urines : urée, 2 p. 100 ; pas d'albumine ; cylindres hyalins.

RÉSULTAT après un temps non indiqué : **amélioration, légère atténuation des lésions rénales.**

Obs. 33. — SEXTON, *Lancet clinic.*, mai 1904.

Plusieurs attaques d'urémie dans les trois dernières années.

DÉCAPSULATION BILATÉRALE.

RÉSULTAT après un temps non indiqué : **amélioration.**

Obs. 34. — ALBARRAN, cité par EUTZBISCHOFF, *loc. cit.*

Femme, trente-huit ans. Pâleur, céphalées fréquentes, mouches volantes, crampes dans les mollets ; insomnie. Hypertension.

Urines : 1500 centimètres cubes ; traces d'albumine, cylindres granuleux, débris d'épithélium.

Reins peu douloureux à la pression, le gauche un peu plus que le droit.

DÉCAPSULATION R. G.

Suites : œdème au niveau des malléoles et des pieds huit jours après l'opération, gagne les jambes quelques jours après. Pas d'atténuation par le régime déchloruré.

Urines : après avoir un peu diminué, remontent trois semaines après à 2 150 centimètres cubes ; urée, 17gr,55 ; chlorures, 11 grammes ; pas d'albumine, mais nombreux cylindres granuleux.

Décortication R. D. trois semaines après la première opération.

Suites : état général très amélioré, mais persistance des symptômes urémiques.

Résultat après quelques mois : **légère amélioration, atténuation légère des lésions rénales.**

Obs. 35. — Albarran, cité par Entzbischoff, *loc. cit.*

Femme, trente-neuf ans. Troubles dyspeptiques et constipation : petits signes du brightisme.

Pas de douleurs lombaires ni spontanées ni provoquées. Pôle inférieur du R. D. perceptible. R. G. non perceptible.

Urines : 1 500 centimètres cubes ; troubles avec dépôt ; épithéliums urinaires, très nombreux leucocytes, rares hématies ; quelques cylindres granuleux, cocci et bâtonnets.

A la division par le cathétérisme urétéral : altérations sensiblement semblables des deux côtés ; traces non dosables d'albumine.

Décapsulation R. G.

Suites : pas d'amélioration.

Décapsulation R. D., vingt-deux jours après la première intervention.

Résultat après quelques semaines : **pas d'amélioration.**

Obs. 36. — Nydigger, cité par Guiteras, *loc. cit.*

Homme, cinquante et un ans. Céphalée occipitale. Bouffissure des paupières. Douleurs dans les jambes.

Urines : 1 800 à 2 000 centimètres cubes ; urée non dosée ; albumine, 3 grammes et demi par litre ; cylindres hyalins et granuleux.

Néphrite interstitielle.

Décapsulation unilatérale.

Résultat : **aucune amélioration ni des phénomènes urémiques ni des lésions rénales.**

Obs. 37. — Edebohls, *loc. cit.*, obs. 10, p. 239.

Homme, trente-cinq ans. Troubles gastriques urémiques, céphalée. Léger œdème des pieds. Hypertrophie du cœur.

Urines : volume ?...; urée, 1,2 p. 100; albumine, 0,30 à 0,40 p. 100; nombreux cylindres hyalins et granuleux.

Néphrite interstitielle.

DÉCAPSULATION BILATÉRALE.

RÉSULTAT au bout de dix-neuf mois : **mort d'urémie après une amélioration de huit à neuf mois; persistance des lésions rénales.**

Obs. 38. — GUITERAS, *loc. cit.*

Homme, soixante-dix-neuf ans. Miction fréquente. Vertiges, céphalée. Œdème sous-orbitaire.

Urines : 2660 centimètres cubes; urée, 1,27 p. 100; albumine, 0,25 par litre. Cylindres hyalins et granuleux.

Néphrite interstitielle.

DÉCAPSULATION BILATÉRALE.

RÉSULTAT : **mort au bout d'un an après une amélioration de trois mois.**

Obs. 39. — EDEBOHLS, *loc. cit.*, obs. 28, p. 204.

Homme, vingt-quatre ans. Vomissements, indigestion. Céphalée intense. Hypertrophie et palpitations cardiaques.

Urines : albumine, 20 p. 100; innombrables cylindres de toutes espèces.

Néphrite parenchymateuse.

DÉCAPSULATION BILATÉRALE.

RÉSULTAT : **mort un an après l'opération, probablement d'urémie, mais après avoir été amélioré. Persistance des lésions rénales.**

Obs. 40. — CLAUDE ET DUVAL, *Soc. méd. des hôpitaux de Paris*, 10 février 1905.

Homme, cinquante-quatre ans. Signes d'insuffisance rénale. Céphalée, affaissement cérébral. Dyspnée. Rétinite albuminurique. Bruit de galop. Pression artérielle, 30 centimètres cubes.

Urines : 1 gramme d'albumine par litre.

DÉCAPSULATION R. D.

Suites : amélioration considérable de l'état général. Phénomènes urémiques disparaissent. Pression artérielle tombe à 22 centimètres cubes. Amblyopie diminue, et les hémorragies rétiniennes constatées avant l'opération se résorbent.

Urines : augmentation des éliminations urinaires, puis retour au taux normal; albumine indosable.

RÉSULTAT après plusieurs mois : **grande amélioration, puis mort d'hémorragie cérébrale.**

Obs. 41. — Sirdes, *Munch. mediz. Wochensch.*, mai 1906.

Homme, vingt-cinq ans. Céphalée. Troubles visuels. Échec complet des moyens médicaux.

Urines : 2500 centimètres cubes en vingt-quatre heures ; 2 grammes et demi d'albumine par litre. Cylindres hyalins.

Décapsulation bilatérale.

Résultat : **mort au bout de trois mois et demi, après légère amélioration.**

Obs. 42. — Cabot, *Boston med. and surg. Journ.*, oct. 1902.

Homme. Six attaques convulsives la semaine précédente ; plongé depuis dans la stupeur, avec délire de temps en temps.

Urines : albumine et cylindres.

Décapsulation bilatérale.

Suites : courte convulsion le soir de l'opération, puis convalescence suit son cours.

Urines : quantité augmente ; albumine et cylindres diminuent.

Résultat : **grande amélioration d'abord ; mort subite à la septième semaine par dilatation du cœur et symphyse péricardique suite d'une ancienne péricardite.**

Obs. 43. — Edebohls, *loc. cit.*, obs. 17, p. 211.

Homme, vingt-trois ans. Dans ces deux dernières années perte rapide des forces, un peu d'œdème de la face. Troubles digestifs. Graves manifestations urémiques. Hypertrophie du cœur. Souffle systolique aortique.

Urines : 0,8 p. 100 ; albumine, 0,30 p. 100. Nombreux cylindres granuleux et épithéliaux gros et petits.

Néphrite chronique.

Décapsulation R. D. et extirpation R. G. atteint d'hydronéphrose.

Résultat : **mort d'urémie quinze jours après l'intervention.**

Obs. 44. — Edebohls, *loc. cit.*, obs. 21, p. 197.

Homme, vingt-trois ans. Il y a six mois, polyurie et pollakiurie. Il y a quatre mois, cécité subite par rétinite albuminurique. Urémie profonde. Énorme hypertrophie du cœur.

Urines : 1 080 centimètres cubes ; urée, 5gr,10 par jour ; albumine, 3gr,10 par jour ; cylindres de toutes espèces.

Néphrite interstitielle.

DÉCAPSULATION BILATÉRALE.

RÉSULTAT : mort au huitième jour par continuation des accidents urémiques.

Obs. 45. — EDEBOHLS, *loc. cit.*, obs. 29, p. 206.

Homme, trente-quatre ans. Troubles cardiaques profonds, bronchorrée, hémorragies pulmonaires. Dyspepsie, troubles digestifs. Céphalée, douleurs musculaires urémiques. Urémie profonde.

Urines : volume?; urée, 1 gramme p. 100; albumine en petite quantité ; très nombreux cylindres granuleux et épithéliaux, quelques-uns cireux.

DÉCAPSULATION BILATÉRALE.

RÉSULTAT : mort dans le coma urémique soixante-quatre heures après l'opération.

Obs. 46. — BAUDET, cité par LE DENTU.

Crises urémiques.

DÉCAPSULATION.

RÉSULTAT : mort par continuation des accidents urémiques quarante-huit heures après l'intervention.

Obs. 47. — MACKENSIE, cité par GUITERAS, *loc. cit.*

Homme, cinquante ans. Dyspnée. Hypertrophie cardiaque ; palpitations ; tachycardie. Troubles visuels. Céphalée. Léger œdème des extrémités.

Urines : urée non dosée. Cylindres granuleux et épithéliaux.

Néphrite chronique interstitielle.

DÉCAPSULATION BILATÉRALE.

RÉSULTAT : mort subite au bout de vingt-quatre heures.

Obs. 48. — EDEBOHLS, *loc. cit.*, obs. 31, p. 219.

Homme, soixante-deux ans. Céphalée et diminution marquée de la vision depuis cinq mois. Rétinite albuminurique.

Urines : volume ?; urée, 1 gramme p. 100 ; albumine, 0,50 p. 100 ; très nombreux cylindres de toutes espèces, excepté cireux ; nombreux éléments rénaux granuleux et graisseux.

Néphrite interstitielle.

DÉCAPSULATION BILATÉRALE.

RÉSULTAT : mort subite par dilatation aiguë du cœur ou par embolie cérébrale douze heures après l'opération.

Néphrites avec œdèmes et urémie.

(36 observations.)

Obs. 19. — Personnelle.

L... Joseph, quarante-cinq ans, marin, entre à l'hôpital Saint-André le 9 mai 1902, dans le service de M. le docteur Durand, pour des accidents urémiques d'origine brightique.

ÉVOLUTION DE L'AFFECTION. — Pas d'antécédents morbides héréditaires ; son père et sa mère sont morts âgés, l'un de soixante-dix-huit ans, l'autre de quatre-vingt-cinq ans. Aucun renseignement sur ses frère et sœurs. Lui-même n'a jamais fait de maladies graves, pas de syphilis, mais alcoolisme ; la première affection qu'il accuse est le scorbut, vers l'âge de vingt-six ans. Il aurait eu aussi à Madagascar des accidents paludéens, qui auraient disparu à sa rentrée en France. A l'âge de trente-huit ans, arthrite coxo-fémorale ayant déterminé une ankylose de la hanche. Il y a un an, il fut traité à La Rochelle pour un abcès lombaire ; mais déjà à ce moment, dit-il, il était enflé, était gêné pour respirer et présentait de l'albumine dans ses urines. Soumis au régime lacté et à une médication appropriée, il éprouva une certaine amélioration, qui lui permit d'exercer tant bien que mal le métier de colporteur qu'il prit à la place de celui de marin.

En avril 1902, l'œdème des jambes, qui n'avait jamais complètement disparu, augmente rapidement en quelques jours, en même temps que réapparaît l'oppression.

ÉTAT AVANT L'OPÉRATION. — A son entrée dans le service de M. Durand, il présente une anasarque très prononcée : la face elle-même est très infiltrée. Très gêné pour respirer, il est obligé de se tenir constamment sur son séant dans un état demi-somnolent. Lorsqu'on le tire de cet état en lui parlant, il peut à peine répondre, et sa dyspnée s'accroît à la suite de ce faible effort. Cinquante à soixante inspirations à la minute. Léger épanchement de sérosité dans les deux plèvres ; obscurité aux bases et au-dessus du niveau de l'épanchement, râles d'œdème pulmonaire.

La pointe du cœur est abaissée ; les battements sont sourds ; pas de souffle, pas de bruit de galop. Pouls régulier, mais petit et dépressible ; quatre-vingts pulsations.

Légère ascite. Pas de diarrhée, plutôt constipation. Appétit nul, mais le malade prend volontiers du lait qu'il digère bien.

Depuis longtemps le malade a des céphalées intenses, qui

l'empêchent de dormir. Il a quelquefois aussi des rêves et des hallucinations.

Pas de troubles de la vue, pas de rétinite.

Le malade n'éprouve aucune douleur du côté des reins; mais il est fortement pollakiurique et polyurique, rendant journellement de 2 000 à 3 000 centimètres cubes.

En dépit du régime lacté et de toute médication régulièrement suivis pendant un mois dans le service de M. le docteur Durand, la situation ne fait que s'aggraver. Les œdèmes augmentent, les phénomènes dyspnéiques et encéphalopathiques s'accroissent; aussi le malade est-il transféré dans le service des voies urinaires, le 11 juin, à l'effet d'y subir une opération.

L'analyse des urines pratiquée le 13 juin donne :

Volume des 24 heures	2 300cc
Densité à + 15°	1 016
Réaction	acide.
Couleur	jaune.
Aspect	transparent.
Sédiment	peu abondant.
Urée	9gr,30
Acide phosphorique total (en P²O⁵)	1gr,40
Chlorure de sodium	4gr,40
Albumine	2gr,15

Dépôt : rares leucocytes, quelques cellules du rein, mais pas de cylindres.

DOUBLE DÉCAPSULATION LE 14 JUIN 1902. — Le malade étant chloroformé, la loge lombaire droite est d'abord ouverte. La capsule graisseuse est très développée, mais non enflammée; le rein qu'on extrait aisément est augmenté de volume, très congestionné, noir bleuâtre par places, bosselé. La capsule propre ne paraît pas altérée et se décortique très facilement sans lésions du parenchyme sous-jacent. Après décapsulation, le rein est replacé dans sa loge et la paroi lombaire est suturée.

La loge lombaire gauche est alors ouverte à son tour. La capsule adipeuse est aussi très développée, mais sans adhérence au rein, qui peut être ainsi facilement extrait, malgré l'étroitesse de l'échancrure costo-iliaque gauche résultant de la coxalgie antérieure. Ce rein est plus volumineux que celui du côté opposé, mais manifestement moins congestionné. Sa capsule se laisse moins aisément décortiquer, et la surface du parenchyme est déchirée superficiellement au cours de l'opération. Le rein réintégré dans sa loge, la paroi lombaire est fermée.

L'opération totale a duré trente-cinq minutes et s'est passée sans incident.

SUITES OPÉRATOIRES. — Soir. Le malade est un peu fatigué ; il a vomi, présente du hoquet et se plaint d'une assez violente douleur dans le côté gauche. Pouls, 88 ; inspirations, 38 ; température, 37,1.

15 *juin*. — Nuit assez bonne, cependant persistance du hoquet et de la douleur du côté gauche. Pouls, 85 ; inspiration, 28 ; température, 37,2.

Urines des vingt-quatre heures : 250 centimètres cubes.

Soir. — Encore un peu de hoquet et de douleurs à gauche, mais le malade déclare se sentir mieux et respirer plus aisément. Température, 37,8.

16 *juin*. — Nuit très bonne ; le malade souffre beaucoup moins de la tête et n'a pour ainsi dire plus de dyspnée, mais il conserve quelque peu de hoquet et douleur du côté gauche. Pouls, 96 ; inspirations, 24 ; température, 37,2.

Urines : 1 100 centimètres cubes, donnant à l'analyse :

Volume des 24 heures	1 100cc	
Densité à + 15°	1015	
Réaction	acide.	
Couleur	jaune.	
Aspect	transparent.	
Sédiment	faible.	
Urée	189gr,20	
Acide phosphorique total (en P²O⁵)	1gr,80	par litre.
Chlorure de sodium	3gr,10	
Albumine	2gr,20	

Dépôts : quelques cylindres granuleux, quelques cellules du rein.

17 *juin*. — Hoquet et douleur du flanc gauche ont disparu : plus de dyspnée, plus de céphalée. Pouls, 24 ; inspiration, 20 ; température, 37°.

Urines : 1 800 centimètres cubes.

18 *juin*. — Amélioration s'accentue. L'œdème de la face a complètement disparu ; le scrotum et les membres inférieurs sont moins tendus.

Urines : 2 300 centimètres cubes, contenant :

Urée	18gr,90	
Acide phosphorique total (en P²O⁵)	1gr,31	par litre.
Chlorure de sodium	3gr,20	
Albumine	1gr,90	

19 *juin*. — La plaie est réunie par première intention, sauf le point par où sort la mèche de gaze. Celle-ci est enlevée, aucun liquide ne s'écoule. Les œdèmes vont en diminuant.

Urines : 1 500 centimètres cubes.

Du 20 juin au 5 juillet l'amélioration se continue progressivement, les œdèmes diminuant de jour en jour. A cette date, vingt et un jours après l'opération, les œdèmes ont complètement disparu, de même que les épanchements dans la plèvre et le péricarde. Le malade n'éprouve plus aucun symptôme de brightisme. Durant ce temps, la quantité journalière des urines a oscillé entre 2 000 et 2 800 centimètres cubes, se tenant le plus souvent entre 2 250 et 2 500 centimètres cubes. La proportion d'urée, après s'être élevée les premiers jours à 18 grammes par litre, tombe au taux de 8 grammes; de même l'acide phosphorique s'abaisse de 1gr,30 par litre à une moyenne de 0gr,40; par contre, le chlorure de sodium, du taux de 3 grammes par litre pendant les premiers jours, s'élève de 6 à 8 grammes. Quant à l'albumine, elle se maintient dans les environs de 1 gramme par litre.

Le malade quitte l'hôpital à la fin de septembre n'ayant plus d'œdème, plus de dyspnée, plus de céphalée et présentant l'apparence de la meilleure santé; mais il demeure polyurique (2 500 centimètres cubes par vingt-quatre heures en moyenne) et albuminurique (1 gramme par litre).

Suites éloignées. — La suite de cette observation ayant été rapportée par le professeur Boinet (de Marseille) dans les *Archives générales de médecine*, n° du 15 mars 1905, je la résumerai.

Pendant plus d'un an l'amélioration se maintint; pas de dyspnée, pas d'œdème. En octobre 1903, à la suite d'un refroidissement, tremblement, légère dyspnée, retour des œdèmes qui deviennent considérables.

A ce moment, dit le malade, ses urines ne furent ni brunes, ni sanguinolentes, mais renfermaient une grande quantité d'albumine : leur quantité était de 1 500 centimètres cubes.

A son entrée dans le service, le 26 novembre 1903, le malade présente une pâleur généralisée à tous les téguments et un œdème très prononcé des membres inférieurs; les paupières sont également infiltrées. Le cœur est hypertrophié et on perçoit à l'auscultation un bruit de galop intermittent.

Sous l'influence sans doute du repos, du régime lacté et d'un traitement approprié (l'observation de M. Boinet est muette à ce sujet), les œdèmes se dissipent lentement, et en avril il n'existe plus qu'un léger œdème des malléoles. Mais la disparition des œdèmes est la seule amélioration obtenue, car le malade se plaint de céphalalgie, de troubles de l'ouïe et de la vue : mouches volantes, lacunes dans le champ visuel, etc. En août hoquet fort pénible, ne se calmant qu'au bout de quelques heures et réapparaissant tous les deux jours environ. Vomissements abondants, fréquents, incoercibles. Le 13 octobre, les vomissements et les hoquets augmentent ; l'œdème a reparu aux membres inférieurs et atteint aussi es paupières : la pâleur s'accentue ; des accidents urémiques se déclarent. Ces accidents vont en s'aggravant rapidement, et le malade succombe en pleine urémie comateuse, le 25 octobre 1901.

Pendant l'année presque entière que le malade a passée dans le service de M. le professeur Bonnet, l'examen quotidien des urines a montré des oscillations variables dans la quantité émise dans les vingt-quatre heures, cette quantité allant parfois jusqu'à 3 000 et 4 000 centimètres cubes, mais ne s'abaissant jamais au-dessous de 1 500 centimètres cubes. La proportion de l'albumine, toujours très élevée, a été de 15 à 20 grammes par vingt-quatre heures en moyenne, quel que fût d'ailleurs le volume des urines, la teneur de cette substance par litre variant en raison inverse de la diurèse. Le taux d'élimination de l'urée, des chlorures, de l'acide phosphorique est passé sous silence.

AUTOPSIE. — Les viscères de la poitrine et de l'abdomen présentent les lésions qu'on rencontre habituellement chez les brightiques. De même les centres nerveux offrent les altérations de l'urémie comateuse.

Macroscopiquement les deux reins ont l'aspect classique des petits reins blancs brightiques avec kystes. Chacun d'eux est plongé dans une gangue fibro-adipeuse épaisse de plusieurs centimètres, parcourue par places par des arborisations vasculaires abondantes et faisant corps avec la capsule de nouvelle formation qui les entoure. Cette capsule néoformée est fibreuse, dure, nacrée, peu vascularisée et présente de 2 à 4 millimètres d'épaisseur. Elle adhère fortement à la substance corticale, dans laquelle elle envoie des prolongements fibreux qui, en certains endroits, traversent le rein de part en part et le divisent en plusieurs lobes.

Le rein droit décortiqué est petit, bosselé ; sa couleur est jaunâtre, son aspect graisseux. Il mesure 75 millimètres de long sur 55 millimètres de largeur et 40 millimètres d'épaisseur. Kyste, d'un centimètre de diamètre environ dans tous les sens, dans la partie inférieure de la couche corticale. A la coupe, substance corticale jaunâtre, atrophiée, amincie en bande de 2 à 4 millimètres d'épaisseur ; substance médullaire, même aspect jaunâtre avec foyer de dégénérescence graisseuse.

Le rein gauche, après décortication, offre le même aspect que le droit. Il est aussi très petit, mesurant 78 millimètres de long sur 44 millimètres de largeur et 30 millimètres d'épaisseur. Même aspect à la coupe des deux substances.

L'examen histologique a porté sur la capsule cellulo-adipeuse, sur la capsule propre de nouvelle formation, sur la substance rénale elle-même.

1° La capsule cellulo-adipeuse contient des vaisseaux à parois épaissies et remplies d'amas globulaires. Tandis que les mailles du tissu cellulaire de la capsule sont assez lâches dans les points éloignés de la surface du rein, elles se rétrécissent, et les faisceaux qui les limitent se condensent et forment un feutrage de plus en plus serré jusqu'au moment où ils s'unissent à la capsule propre de néoformation. Les vaisseaux sont plus nombreux dans cette partie condensée de la capsule cellulo-adipeuse, mais leurs parois sont très épaissies.

2° La capsule néoformée est certainement plus épaisse et plus sclérosée que celle qui enveloppe habituellement les reins brightiques, et elle envoie des prolongements qui segmentent les reins en plusieurs lobes. Dans cette capsule on trouve des vaisseaux à parois un peu épaissies et à lumière perméable. Ces vaisseaux n'envoient pas de ramification dans la substance rénale. D'après leur structure ils ne paraissent pas de néo-formation, et les portions de la néocapsule où les vaisseaux sont le plus nombreux sont aussi celles qui présentent l'épaisseur la plus considérable des tissus fibreux. En ces points, la sclérose de la zone corticale du rein est plus accusée et l'atrophie glomérulaire plus marquée.

3° La substance rénale montre les lésions d'une néphrite mixte très avancée. Substance corticale irrégulière, bosselée, très adhérente à la néocapsule, qui lui envoie une série de prolongements scléreux, non vasculaires, et entourés parfois d'une zone de cellules embryonnaires. Les glomérules sont atrophiés, comprimés par cette atmosphère de sclérose et d'infiltration embryonnaire. Ils présentent les lésions dégénératives de petit rein gras brightique parvenu à la dernière période. Il existe une dégénérescence granulo-graisseuse considérable des épithéliums des contorti et des divers tubuli.

Obs. 50. — EDEBOHLS, *loc. cit.*, obs. 1, p. 152.

Femme, vingt-cinq ans. Depuis de longues années maux de tête, douleurs dans divers points de l'abdomen. Grand affaiblissement. Œdème léger des pieds. Palpitations.

Urines : albumine. Cylindres granuleux et hyalins abondants. *Néphrite chronique interstitielle gauche.*

DÉCAPSULATION ET FIXATION BILATÉRALE. — Rein droit fut trouvé normal.

Suites : aussitôt après grande amélioration et augmentation de poids. Subséquemment la malade fut opérée deux ans et trois ans après d'appendicite et de salpingo-ovarite.

Urines : albumine et cylindres, excepté quelques rares hyalins, disparurent quatre mois après la décapsulation et n'ont plus reparu sept ans après.

RÉSULTAT après huit ans et quatre mois : **guérison des symptômes et des lésions rénales.**

Obs. 51. — EDEBOHLS, *loc. cit.*, obs. 38, p. 225.

Femme, quarante-neuf ans. Depuis un an irritabilité vésicale, perte des forces et du poids, dyspnée, et dans les trois derniers mois œdème des extrémités inférieures et du tronc. Symptômes urémiques prononcés. Cœur hypertrophié et gras, souffle systolique.

Urines : volume ?; urée, 1 p. 100; albumine, 0,15 p. 100. Nombreux cylindres hyalins petits et gros, et cylindres granuleux.

Néphrite chronique diffuse double.

DÉCAPSULATION BILATÉRALE.

Suites : métamorphose complète de l'état de la malade un an et demi après l'opération. Elle vaque à tous les travaux de la maison. Elle n'a jamais été reprise d'œdème, ni d'aucune manifestation urémique.

Urines deux ans et demi après l'opération : volume, 1910; urée, 19,92 par vingt-quatre heures; albumine, 0,5 p. 100. Cylindres hyalins et quelques-uns granuleux.

RÉSULTAT après deux ans : **guérison des symptômes, atténuation des lésions rénales.**

Obs. 52. — GIBBONS, cité par GUITERAS, *loc. cit.*

Femme, quarante-trois ans. Céphalée, nausées, vomissements. Vertiges, vision affaiblie, somnolence. Œdème des extrémités.

Urines : urée, 1 p. 100; albumine, quantité notable. Cylindres hyalins et granuleux.

R. D. mobile.

Néphropexie droite.

Urines : normales trois mois après opération.

Résultat après trois mois : **guérison des symptômes et des lésions rénales.**

Obs. 53. — Edebohls, *loc. cit.*, obs. 33, page 217.

Homme, vingt ans. Dans ces cinq dernières années, plusieurs crises d'urémie de moyenne intensité; il y a un an, crise beaucoup plus grave avec convulsions, coma, anasarque et ascite; depuis crises moins fortes, moins fréquentes. Hypertrophie cardiaque et battements tumultueux.

Urines : volume, 2070 centimètres cubes; urée, 10 grammes en vingt-quatre heures; albumine, 3,50 p. 100. Nombreux cylindres granuleux, hyalins et épithéliaux.

Néphrite chronique parenchymateuse.

Décapsulation bilatérale.

Suites : trois mois après, le malade reprend définitivement son travail. Plus de crises urémiques, plus d'œdème. Diminution de l'hypertrophie du cœur.

Urines : volume, 2250 centimètres cubes; urée, 9; albumine, 0,3 p. 100. Nombreux cylindres hyalins, épithéliaux et granuleux.

Résultat après un an et demi : **très grande amélioration générale; persistance des lésions rénales.**

Obs. 54. — Gibbons, cité par Guiteras, *loc. cit.*

Femme, cinquante-deux ans. Céphalée, affaiblissement de la vue, vertiges, hébétude et somnolence. Œdème de la face et des extrémités.

Urines : urée oscille entre 0,5 et 1,5 p. 100; traces d'albumine. Cylindres hyalins et épithéliaux.

Décapsulation bilatérale et fixation R. G.

Suites : œdèmes disparaissent, mais symptômes nerveux persistent; mais plus de céphalée.

Urines : faibles traces d'albumine, diminution des cylindres.

Résultat après un an : **grande amélioration générale; atténuation des lésions rénales.**

Obs. 55. — Edebohls, *loc. cit.*, obs. 67, page 278.

Femme, trente-huit ans. Œdème des pieds, de la face et des mains avec alternatives de diminution et d'augmentation depuis dix ans. Céphalée urémique. Douleurs dorsales. Hypertrophie modérée du cœur avec bruit de galop et hypertension. De temps à autre attaques d'œdèmes pulmonaires.

Urines : volume? ; urée, 2,2 p. 100. Albumine, 0,25 p. 100. Innombrables cylindres de toutes espèces, sauf cireux.

Néphrite chronique interstitielle droite et néphrite diffuse gauche.

DÉCAPSULATION BILATÉRALE.

Suites : amélioration graduelle, mais lente, de la santé générale ; modification en bien rapide des urines.

Urines : neuf mois après, volume, 1000 ; urée, 23 en vingt-quatre heures. Albumine, traces. Nombreux cylindres hyalins.

RÉSULTAT après neuf mois : **grande amélioration générale, légère atténuation des lésions rénales.**

Obs. 56. — GIBBONS, cité par GUITERAS, *loc. cit.*

Femme, trente-trois ans. Céphalée. Nausées, vomissements. Troubles de la vision. Intoxication urémique ; sensation de sommeil. Œdème presque généralisé.

Urines : 1gr,5 p. 100 d'urée. Traces d'albumine. Cylindres hyalins, granuleux et sanguins.

Néphrite chronique interstitielle.

DÉCAPSULATION ET FIXATION R. D. DÉCAPSULATION R. G.

Suites : en six semaines, disparition de tous les symptômes.

RÉSULTAT après huit mois : **grande amélioration.**

Obs. 57. — ROSENSTEIN, opérateur ISRAËL, *loc. cit.*

Homme, vingt-huit ans. Dans ces deux dernières années douleurs lombaires, œdème. Plusieurs attaques d'urémie avec oligurie, vomissement et perte de connaissance. Hypertrophie cardiaque.

Urines : 1300 centimètres cubes ; albumine, 2 à 3 p. 100. Nombreux cylindres granuleux, leucocytes.

DÉCAPSULATION BILATÉRALE.

Urines : après 6 mois, 1800 centimètres cubes. Albumine, 5 p. 100. Nombreux cylindres granuleux et globules blancs.

RÉSULTAT au bout de six mois : **grande amélioration générale ; persistance des lésions rénales.**

Obs. 58. — WRIGHT, *Denver med. Times*, 1903-1904.

Homme, trente-six ans. Œdème des extrémités et de la face. Céphalée. Vomissement. Début d'urémie.

Urines : grande quantité d'albumine.

DÉCAPSULATION BILATÉRALE.

Résultat après trois mois : **grande amélioration générale; persistance des lésions rénales.**

Obs. 59. — Francisco Gentil, *Tratam. cirurg. do mal de Bright.* Lisbonne, 1904.

Homme, vingt-neuf ans. Œdème généralisé. Dyspnée. Troubles gastriques. Vomissements. Cryesthésie. Chorio-rétinite.

Urines : 1550; urée, 16,71 par litre. Chlorures, 8,06; phosphates, 1gr,05. Albumine, 5,4.

Décapsulation R. D.

Suites : grande amélioration, mais l'albumine persiste encore, 6gr,2 par litre; de même des cylindres.

Décapsulation R. G. cinq mois après.

Suites : l'état s'améliore encore.

Urines : quatre mois après, 1800 centimètres cubes; urée, 20,9 par vingt-quatre heures; chlorures, 16,81; phosphates, 1,40. Cylindres hyalins et granuleux. (Cette analyse ne mentionne pas la présence de l'albumine; mais dans le tableau des analyses du mois de juillet on lit que, le 31, la quantité d'albumine était de 5gr,3.)

Résultat un mois après la dernière opération : **grande amélioration; persistance des lésions rénales.**

Obs. 60. — Elliot, *Boston med. and Surg. Journal,* avril 1905.

Homme adulte. Convulsions. Vomissements. Œdèmes.

Urines?

Décapsulation bilatérale. — Hémorragie profuse au cours de l'opération.

Suites : en deux semaines, œdème et céphalée cessent. Plus de convulsions. Tension sanguine diminue.

Résultat après quelques semaines : **grande amélioration.**

Obs. 61. — Perkins, cité par Guiteras, *loc. cit.*

Homme, quarante-cinq ans. Œdème généralisé; scrotum et abdomen fortement augmentés de volume. Céphalée.

Urines : albumine.

Décapsulation R. D. n'est pas trouvé; R. G. double de volume.

Résultat à une date non indiquée : **grande amélioration générale; atténuation des lésions rénales.**

Obs. 62. — Mc. Arthur, *Chicago med. Society,* janv. 1904.

Femme, vingt-cinq ans. Il y a un mois, douleurs de tête; œdème des paupières, des malléoles et des mains.

Urines : volume, 750 à 1 700 centimètres cubes; urée, 1 à 2,4 p. 100. Albumine, 1 à 1,2 p. 100. Quelques cylindres hyalins et granuleux.

DÉCAPSULATION R. D.

Suites : diminution des œdèmes, amélioration légère de la santé générale.

Urines : augmentation de la sécrétion du R. D. et amélioration de leur composition.

DÉCAPSULATION R. G. trois mois après.

RÉSULTAT après un an : **amélioration générale; atténuation des lésions rénales.**

Obs. 63. — PAUCHET, *Rev. prat. du mal des voies urinaires*, mars 1905.

Femme. Œdème. Céphalée. Vomissements continuels. Hypertension.

Urines : albumine ?.

DÉCAPSULATION BILATÉRALE.

Suites : disparition des œdèmes et de l'albumine. Abaissement de la tension artérielle.

RÉSULTAT après un an : **amélioration.**

Obs. 64. — EDEBOILS, *loc. cit.*, obs. 65, p. 276.

Homme, vingt-sept ans. Pâleur et bouffissure de la face. Œdème des extrémités inférieures. Dyspnée. Hypertrophie notable du cœur, bruit de galop; hypertension.

Urines : volume, 1 000 centimètres cubes: urée, 12 grammes en vingt-quatre heures. Albumine, 0,50 p. 100. Innombrables cylindres de toutes espèces, surtout granuleux; pas de cireux.

Néphrite parenchymateuse chronique double.

DÉCAPSULATION BILATÉRALE.

Urines : neuf mois après volume, 1 100 centimètres cubes; urée, 17,28 en vingt-quatre heures; albumine, 0,45 p. 100. Innombrables cylindres hyalins et granuleux, quelques-uns graisseux.

RÉSULTAT au bout de huit mois : **amélioration générale, atténuation des lésions rénales.**

Obs. 65. — PAUCHET, *loc. cit.*

Femme, trente ans. Pâleur et bouffissure de la face. Asthénie.

Urines : albumine, cylindres.

La séparation indique que le R. D. ne donne pas d'urine.

DÉCAPSULATION R. D.

Suites : un mois après le R. D. fonctionne dans la proportion de 1 à 10 par rapport au congénère; deux mois plus tard cette proportion est de un quart.

RÉSULTAT après deux mois : **amélioration; atténuation des lésions rénales.**

Obs. 66. — FERGUSON, *Chicago Surg. Society*, 13 janv. 1904.

Céphalée. Troubles visuels. Coma. Œdèmes.
Urines : urée, 3/4 à 1 p. 100. Cylindres hyalins et granuleux.
DÉCAPSULATION BILATÉRALE.
RÉSULTAT après trois semaines : **amélioration générale; persistance des lésions rénales.**

Obs. 67. — SUMMERS, cité par GUITERAS, *loc. cit.*

Homme, quarante-six ans. Hébétude. Coma menaçant. Tressaillements musculaires. Symptômes urémiques. Œdème généralisé.
Urines : 1120 à 1680 centimètres cubes; urée, 1 p. 100. Albumine, traces. Cylindres hyalins et granuleux.
Néphrite interstitielle.
DÉCAPSULATION.
RÉSULTAT après quelques semaines : **amélioration, mais delirium tremens nécessitant internement; très légère atténuation des lésions rénales.**

Obs. 68. — ALBARRAN, cité par ERTZBISCHOFF, *loc. cit.*

Homme, vingt-cinq ans. Œdème des deux jambes surtout prononcé à gauche. Bruit de galop. Petits signes de brightisme.
Urines : volume, 2 200 centimètres cubes; urée, 18gr,25; chlorure, 10gr,95; pas d'albumine; cylindres hyalins et granuleux.

Cryoscopie : poids, 76 kilos. Δ 0,96 ΔV 2,169,60 $\dfrac{\Delta V}{P}$ 2,857.

DÉCORTICATION R. D.
RÉSULTAT au bout de dix-huit mois : **aucune amélioration, persistance des lésions rénales.**

Obs. 69. — ROSENSTEIN, opérateur ISRAËL, *loc. cit.*

Homme, trente-cinq ans. Œdèmes. Convulsions. Paralysie passagère du bras droit. Douleurs lombaires.
Urines : 1700 centimètres cubes; albumine, 1 p. 100. Cylindres, leucocytes.
DÉCAPSULATION R. D.

Amélioration, puis douleur dans R. G. et nausées.

DÉCAPSULATION R. G. un mois après.

RÉSULTAT après six mois : **aucune amélioration, persistance des lésions rénales.**

Obs. 70. — ROSENSTEIN, opérateur ISRAËL, *loc. cit.*

Femme, vingt-sept ans. Œdèmes depuis plusieurs années. Hypertrophie du ventricule gauche; arythmie. Chorio-rétinite bilatérale. Céphalée.

Urines : 1600 centimètres cubes; albumine, 1gr,50 p. 100. Nombreux cylindres hyalins et granuleux.

DÉCAPSULATION BILATÉRALE.

RÉSULTAT après cinq mois : **aucune amélioration générale, persistance des lésions rénales.**

Obs. 71. — WERR, cité par GUITERAS, *loc. cit.*

Homme, vingt-trois ans. Céphalée. Troubles visuels et gastriques. Œdème des extrémités; ascite. Hypertension.

Urines : 1120 à 1760 centimètres cubes; albumine, 0,10 à 0,20 p. 100. Cylindres granuleux et hyalins.

Néphrite parenchymateuse.

DÉCAPSULATION BILATÉRALE.

RÉSULTAT à date non indiquée : **aucune amélioration, lésions rénales, pas de renseignements.**

Obs. 72. — EDEBOHLS, *loc. cit.*, obs. 31, p. 213.

Femme, quarante-trois ans. Depuis trois ans céphalée urémique. Œdème des extrémités. Les accidents urémiques sont si intenses, que la mort semble imminente. Cœur faible et rapide.

Urines : volume, 1000 centimètres cubes; urée, 15 grammes en vingt-quatre heures. Albumine, traces notables. Nombreux cylindres hyalins; quelques-uns granuleux, épithéliaux et graisseux.

DÉCAPSULATION BILATÉRALE ET FIXATION DU R. D.

RÉSULTAT : **grande amélioration générale et très légère atténuation des lésions rénales; mort subite par hémorragie cérébrale deux ans après l'opération.**

Obs. 73. — EDEBOHLS, *loc. cit.*, obs. 19, p. 185.

Femme, quarante-trois ans. Œdème des pieds et bouffissure de la face. Manifestations urémiques variées depuis deux mois. Cœur très hypertrophié.

Urines : volume, 1000 centimètres cubes; urée, 4,5. Albumine, 0gr,33. Nombreux cylindres de toutes espèces.

Néphrite chronique interstitielle.

DÉCAPSULATION BILATÉRALE.

RÉSULTAT au bout d'un an : mort d'endocardite, mais après avoir joui d'une grande amélioration générale et d'une atténuation sensible des lésions rénales.

Obs. 74. — EDEBOHLS, *loc. cit.*, obs. 56, p. 257.

Homme, quarante-cinq ans. Céphalée. Troubles digestifs. Affaiblissement de la vue. Dyspnée marquée. Œdème des extrémités. Cœur très dilaté.

Urines : volume?...; urée, 2,0 p. 100. Albumine, 3 grammes p. 100. Cylindres hyalins granuleux et graisseux.

Néphrite chronique parenchymateuse.

DÉCAPSULATION BILATÉRALE.

Suites : amélioration rapide de la santé générale et de la composition des urines, et bonne santé pendant quatre mois. A ce moment pleuro-pneumonie à la suite de refroidissement, dont il ne se rétablit pas. Mort d'épuisement, sept mois après l'opération.

Urines : trois mois avant la mort, l'albumine était en petite quantité, et les cylindres avaient totalement disparu.

RÉSULTAT : mort d'épuisement au bout de sept mois, après grande amélioration générale et atténuation des lésions rénales.

Obs. 75. — EDEBOHLS, *loc. cit.*, obs. 35, p. 219.

Homme, cinquante-six ans. Œdème de la face et des mains; œdème des extrémités inférieures. Manifestations urémiques. Forte dyspnée d'effort. Neuro-rétinite albuminurique.

Urines : volume?...; urée, 1gr,2 p. 100. Albumine, 0gr,10 p. 100. Innombrables cylindres de toutes espèces, excepté graisseux.

Néphrite interstitielle.

DÉCAPSULATION BILATÉRALE.

RÉSULTAT : amélioration temporaire de l'état général et des lésions rénales, mais mort d'urémie cinq mois après l'opération.

Obs. 76. — EDEBOHLS, *loc. cit.*, obs. 65, p. 276.

Homme, vingt-sept ans. Depuis deux ans et demi céphalée, douleurs dorsales. Nausées, vomissements. Œdème des pieds, du tronc, des mains, de la face. Convulsions urémiques avec perte de connaissance pendant cinq jours. Rétinite albuminurique ayant déterminé cécité complète. Épanchement pleural droit ; la veille de l'opération, on retire 1 500 centimètres cubes de sérosité de la plèvre.

Urines?

Néphrite chronique interstitielle.

DÉCAPSULATION BILATÉRALE.

RÉSULTAT : aucune amélioration, mort d'urémie au bout de trois mois.

Obs. 77. — EDEBOHLS, *loc. cit.*, obs. 68, p. 280.

Femme, seize ans. Vomissements très fréquents et autres troubles de l'estomac depuis un an. Signes d'urémie très prononcée pendant tout ce temps. Dyspnée intense. Œdème des pieds et bouffissure de la face. Hypertrophie du cœur.

Urines : volume ?... ; urée, 0,9 p. 100. Albumine, 0,6 p. 100. Cylindres hyalins et granuleux nombreux.

Néphrite interstitielle droite et diffuse gauche.

DÉCAPSULATION BILATÉRALE.

RÉSULTAT : amélioration pendant deux mois, puis reprise des accidents à la suite de la grippe et mort d'épuisement cinq mois après l'opération.

Obs. 78. — EDEBOHLS, *loc. cit.*, obs. 72, p. 288.

Homme, trente-quatre ans. Il y a deux ans forte céphalée occipitale, et il y a onze mois grave crise d'urémie. Œdème des pieds ; œdème du poumon droit. Hypertrophie du cœur ; hypertension artérielle.

Urines : 3 360 centimètres cubes ; urée, 25^{gr},4 en vingt-quatre heures. Albumine, 2^{gr},5 p. 100. Cylindres hyalins, granuleux, épithéliaux et fibrineux.

Néphrite chronique interstitielle.

DÉCAPSULATION BILATÉRALE.

RÉSULTAT : aucune amélioration, mort d'hémorragie cérébrale huit semaines après l'opération.

Obs. 79. — HENRIQUE BASTOS, in *Francisco Gentil Trat. cirurg. do mal de Bright*, Lisbonne.

Homme, quarante-trois ans. Œdème généralisé. Nausées, vomissements. Signes d'urémie.

Urines : volume, 1000 centimètres cubes ; urée, 7,68 p. 100. Albumine 1^{gr},50 p. 100. Cylindres hyalins.

DÉCAPSULATION BILATÉRALE.

RÉSULTAT : mort par affaiblissement progressif au dixième jour.

Obs. 80. — OCHSNER, cité par GUITERAS, *loc. cit.*

Homme, vingt ans. Troubles gastriques; céphalée frontale; œdèmes depuis dix-huit mois.

Urines : 1 172 centimètres cubes. R. G. : urée, 1/4 p. 100; albumine, 0,7 p. 100; quelques cylindres, cellules épithéliales de toutes espèces. Sang. R. D. : urée, 1gr,2 p. 100; albumine, 0,6 p. 100. Cylindres granuleux et hyalins.

Néphrite diffuse.

DÉCAPSULATION R. D. ET QUATRE MOIS APRÈS DÉCAPSULATION R. G.

Suites : même état pendant six semaines après la première opération, puis amélioration et disparition de l'œdème. Le malade reprend des forces et se sent mieux que depuis deux ans. Moins bien après la deuxième opération : mort d'urémie le huitième jour.

Urines : après la première opération augmentent et atteignent 1 680 centimètres cubes. Après la deuxième, 1 680 centimètres cubes également : albumine, 4 p. 100. Cylindres hyalins et granuleux.

RÉSULTAT : **mort d'urémie au huitième jour après la deuxième opération.**

Obs. 81. — PASTEAU, in ERTZBISCHOFF, *loc. cit.*

Femme, quarante-quatre ans. Céphalée, étouffement, œdème des jambes depuis un an. Depuis quelques semaines ces phénomènes ont augmenté; de plus vomissements, crampes dans les mollets, fourmillements dans les doigts, affaiblissement de la vue. Œdème généralisé. État extrêmement grave.

Urines : 1 350 grammes; albumine, 2gr,50. A la division R. G. très rares cylindres, rares leucocytes et hématies, albumine. R. D. très nombreux cylindres, épithélium urinaire, rares leucocytes et hématies, albumine plus abondante que dans l'urine du rein opposé.

DÉCAPSULATION R. D.

RÉSULTAT : **mort d'affaiblissement progressif après semblant d'amélioration au quatrième jour.**

Obs. 82. — BLAKE, cité par GUITERAS, *loc. cit.*

Homme, vingt-six ans. Dyspepsie et malaise depuis six mois. Céphalée. Œdème. Nausées et vomissements.

Urines : noirâtres depuis deux à trois semaines. Albumine

0,25 p. 100. Cylindres et fines granulations. Petites cellules rondes : leucocytes, hématies.

DÉCAPSULATION BILATÉRALE.

RÉSULTAT : **mort d'affaiblissement progressif au quatrième jour.**

Obs. 83. — THORNDIKE, cité par GUITERAS, *loc. cit.*

Femme, vingt-six ans. Céphalée. Troubles de la vision. Nausées et vomissements. Dyspnée. Symptômes urémiques. Léger œdème.

Urines : 1120 à 1970 centimètres cubes; urée, 0,5 p. 100. Albumine, 0,12 à 0,25 p. 100. Cylindres hyalins et granuleux.

DÉCAPSULATION BILATÉRALE.

RÉSULTAT : **mort d'urémie au bout de quarante-huit heures.**

Obs. 84. — LE NOUENE, opérateur SOREL, thèse Paris, 1903.

Homme, trente-six ans. Depuis longtemps bouffissure de la face; fourmillements dans le bras droit. Oppression. Épistaxis. Depuis quinze jours, céphalée violente. Œdème des jambes. Échec du régime lacté.

Urines : 1000 centimètres cubes environ. Albumine, 8gr,60 par litre. Nombreux cylindres hyalins. Leucocytes et hématies.

DÉCAPSULATION BILATÉRALE.

RÉSULTAT : **mort au bout de quatorze heures.**

Néphrites avec œdèmes et oligurie.

(21 observations.)

Obs. 85. — Personnelle.

M..., trente-quatre ans, cultivateur, a toujours joui d'une bonne santé et notamment n'a jamais eu de maladies infectieuses. Pas d'alcoolisme.

Début et évolution de l'affection. — Il fait remonter l'origine de sa maladie à un refroidissement qu'il aurait éprouvé en mai 1901, en restant dans l'eau jusqu'au-dessus de la ceinture pour pêcher. Dans les premiers jours qui suivirent cette immersion, il ne se rappelle pas avoir ressenti aucun symptôme morbide; mais quelques mois après, en août, se sentant fatigué et essoufflé au moindre travail, il consulta un médecin, qui examina ses urines et y trouva de l'albumine. Il fut alors mis au régime lacté et prit des médicaments dont il ne peut dire le nom.

Pendant trois mois la situation resta sensiblement la même; mais en décembre le malade s'aperçut que ses pieds et ses jambes étaient enflés le soir. Un médecin de Bordeaux consulté à cette époque prescrivit le régime lacté absolu, abandonné par le malade depuis quelque temps. Ce régime n'eut aucune influence sur l'œdème, qui s'accentua progressivement jusqu'au jour où je fus consulté, le 10 mai 1905.

État actuel. — A ce moment l'œdème est considérable, mais ne dépasse pas la partie sous-diaphragmatique du corps. Les pieds et les jambes ont un volume monstrueux, le scrotum est gros comme une tête d'adulte, le fourreau de la verge contourné en tire-bouchon gêne la miction. Les téguments abdominaux eux-mêmes sont œdématiés, surtout en arrière au niveau des lombes.

La partie supérieure du tronc et les membres thoraciques ne sont pas infiltrés. Pas d'œdème non plus de la face ni des paupières.

Le visage, très amaigri, est pâle et exprime l'anxiété. Le malade, très essoufflé, parle avec difficulté. La respiration est gênée d'abord en raison de l'existence d'une ascite assez prononcée et ensuite d'un léger œdème pulmonaire se traduisant par des râles humides aux deux bases. Pas d'hydrothorax. Trente-six inspirations à la minute, pas de Cheynes-Stokes. Pouls petit, concentré, fuyant, irrégulier, 80 pulsations. Pas d'hypertrophie du cœur, mais bruit de galop. Pas de cryesthésie. Pas de céphalée. Aucun signe d'urémie.

L'analyse des urines, qui n'a jamais cessé d'indiquer la présence d'albumine depuis la première constatation qu'on en a faite, en a montré des proportions très variables, de 0,50 à 6 grammes en vingt-quatre heures. Celle que je fais pratiquer deux jours après la visite du malade donne les résultats suivants :

```
Volume des 24 heures   500
Densité à + 15 . . . .   1028
Réaction. . . . . . . .   acide.
Urée . . . . . . . . .   32 gr. par litre soit   16 gr. dans les 24 h.
Acide urique . . . .    0gr,65      —       —    0gr,33      —
Chlorures . . . . . .   3gr,10      —       —    1gr,60      —
Phosphates . . . . .   3gr,20      —       —    1gr,60      —
Albumine . . . . . .   0gr,70      —       —    0gr,35      —
```

Depuis quelque temps la quantité des urines, oscillant habituellement autour de 2000, s'est abaissée au-dessous de 1000 centimètres cubes, malgré le lait et les diurétiques.

L'épreuve du bleu indique une perméabilité affaiblie.

Opération. — Le 22 mai, le malade est endormi d'abord au

somnoforme; puis, en raison de l'état asphyxique produit par cet anesthésique, on a recours au chloroforme, qu'on donne en petite quantité : 10 grammes en tout. La région lombaire gauche incisée obliquement est très œdémateuse, et il s'écoule de ses lèvres une grande quantité de sérosité et aussi de sang veineux très noire. L'atmosphère graisseuse périrénale est également fortement infiltrée.

Le rein extrait sans difficulté est volumineux, brunâtre, lisse à sa surface, sans kyste ni dépression de sa capsule. Celle-ci est facilement détachée du parenchyme et réséquée. Le rein décapsulé est remis en place, et après avoir placé au-dessous de son pôle inférieur une mèche de gaze, on suture par étage les différents plans de la paroi lombaire.

Le malade étant retourné du côté opposé, on incise obliquement la région lombaire gauche, et on constate l'existence de la même infiltration des parois et de la capsule graisseuse. Le rein gauche extrait paraît moins volumineux et notablement moins noir que son congénère. Sa surface est lisse, et la capsule propre se détache aisément. Après la décortication, on incise le viscère suivant son bord convexe jusqu'au bassinet. Cette incision donne lieu à un écoulement abondant de sang, que l'on arrête en suturant au catgut les deux tranches, une sonde de Pezzer ayant été préalablement mise dans le bassinet. Mèche de gaze au-dessous du pôle inférieur et suture des divers plans de la paroi.

L'opération a duré trente-cinq minutes.

Suites : le malade se réveille tranquillement, se plaignant seulement des plaies lombaires.

A cinq heures de l'après-midi, il est calme et n'a pas vomi. Il a émis spontanément 300 centimètres cubes d'urines à peine teintées de sang, et son pansement est très fortement imbibé de liquide uro-hématique.

Pouls toujours petit, concentré, irrégulier, 96 pulsations. Température, 37°,2.

23 *mai.* — A partir de sept heures du soir, le malade a été pris de vomissements noirâtres, qui ont continué toute la nuit et ne lui ont laissé aucun repos. Il est très affaissé ce matin. Le pouls, presque imperceptible et très irrégulier, bat 104. Température, 37°,6. Respiration bien rythmée, mais haletante, quarante inspirations. Ballonnement épigastrique, pas de gaz par l'anus. Un peu de délire dans la nuit. Visage un peu grippé.

Le fourreau de la verge est notablement dégonflé, le prépuce flasque, le scrotum bien moins tuméfié ; les membres inférieurs sont un peu moins tendus.

Urines : 1 500 centimètres cubes, très claires, ambrées. Pansement très imbibé du côté de la néphrotomie.

Soir. — Vomissements noirâtres ont continué toute la journée. Le malade est toujours abattu, mais pas plus que ce matin. Pouls toujours petit. Température, 37°,6.

L'œdème de la verge et du scrotum continue à décroître.

Urines : depuis midi, 700 centimètres cubes, toujours limpides.

24 mai. — Les vomissements se sont arrêtés hier soir, à huit heures ; cependant le malade a encore vomi deux fois dans la nuit. Il a été très agité et n'a pas dormi. Ce matin son facies est moins altéré. Pouls un peu moins petit, mais toujours irrégulier. Température, 37°,4. Inspiration plus profonde, 38.

Urines : 2 000 centimètres cubes, claires, mais bleuissant dans le vase, peut-être par oxydation du chromogène. Pansement très mouillé.

L'œdème de la verge n'existe plus ; le scrotum est encore gros, mais flasque ; les membres inférieurs sont plus souples.

Soir. — Mieux très notable : le malade a un peu dormi dans la journée, et dit se sentir très bien. Pouls toujours irrégulier, mais moins petit. Température, 37°,2.

25 mai. — Nuit très bonne : sommeil. Pouls plein, bien frappé ; presque plus d'irrégularité ; 92 pulsations. Respiration, 32. Température, 37°,4.

Purgatif à six heures ayant provoqué l'évacuation de deux bassins de matière noirâtre analogue à celle des vomissements. Ventre souple.

Urine : 1 500 centimètres cubes. Pansement très mouillé.

L'œdème des organes génitaux externes a presque complètement disparu : les membres inférieurs sont très notablement dégonflés.

Soir. — Très bon état. Pouls plein, à peine d'irrégularité : 80 pulsations. Température, 37°,3.

26 mai. — Le mieux s'accentue. Le malade très dispos demande à manger, mais on le maintient au lait. Pouls, à peine quelques intermittences, bien frappé : 76. Température, 37°,1.

Urines : 2 100 centimètres cubes. La sonde de Pezzer est supprimée du rein gauche.

Les œdèmes continuent à rétrocéder.

27 mai. — Le malade demeure assis sur son lit et se sent très bien.

Urines : 2300 centimètres cubes. Le pansement est bien moins mouillé que les jours précédents.

28 *mai.* — Il n'y a presque plus d'œdème. Le malade se sent très bien et fait des projets pour son retour.

Urines : 2150 centimètres cubes. Pansement à peine imbibé.

29 *mai.* — Après avoir passé une bonne nuit, le malade avait procédé sans sortir de son lit à sa toilette et avait causé gaiement avec sa femme, lorsqu'en se mettant sur son séant pour boire un bol de lait, il est pris de syncope et meurt instantanément.

Obs. 86. — EBERMOTS, *loc. cit.*, obs. 21, p. 100.

Fille, quatre ans et demi. Néphrite chronique développée à la suite de brûlures graves par eau bouillante. Gonflement des pieds. Bouffissure de la face. Légère ascite. Cœur très hypertrophié.

Urines : 700 centimètres cubes; urée, 8gr,5 par jour; albumine, 0,103 p. 100. Cylindres hyalins, granuleux et épithéliaux; leucocytes, parfois hématies.

Néphrite chronique parenchymateuse.

DÉCAPSULATION BILATÉRALE.

Suites : plus d'œdème, ni céphalée, ni accidents urémiques après sortie de l'hôpital.

Urines deux ans après l'opération : volume, 1000 centimètres cubes; urée, 24 grammes en vingt-quatre heures; albumine, faibles traces. Très rares cylindres hyalins; quelques leucocytes et hématies.

RÉSULTAT après deux ans et trois mois : **guérison de tous les accidents, et également des lésions rénales.**

Obs. 87. — FERGUSON, cité par GUITERAS, *loc. cit.*

Homme, trente-sept ans. Douleurs bilatérales plus accusées dans R. D. Anasarque et ascite. A suivi il y a trois ans traitement mercuriel pour une infection spécifique; les symptômes ont disparu, sauf l'albumine.

R. D. perceptible et sensible. R. G. sensible, mais imperceptible.

Urines : 916 centimètres cubes; albumine, 0,50 p. 100. Cylindres granuleux.

DÉCAPSULATION R. D. ET RÉSUTURE.

Suites : l'albumine décroit à 0,10 p. 100 dix-huit jours après. Six semaines après, 888 centimètres cubes; albumine, 2gr,75 p. 100. Cylindres hyalins et granuleux.

DÉCAPSULATION R. G.

Suites : en deux semaines urines atteignent 2 072 centimètres cubes, albumine décroît à 0,15 p. 100. Sept mois après urines, 2 380 centimètres cubes; albumine, 0,05. Cylindres graisseux.

RÉSULTAT sept mois après la deuxième opération : **amélioration considérable de la santé générale, atténuation sensible des lésions rénales.**

Obs. 88. — CARL HAMAN, cité par GUITERAS, *loc. cit.*

Homme, dix-huit ans. Pâleur. Bouffissure de la face. Œdème des jambes.

Urines : 840 centimètres cubes; urée non indiquée; albumine, 0,20 p. 100. Cylindres hyalins et granuleux.

Néphrite diffuse.

DÉCAPSULATION BILATÉRALE.

RÉSULTAT quatre mois après : **très grande amélioration générale, atténuation des lésions rénales.**

Obs. 89. — FRAZIER, cité par GUITERAS, *loc. cit.*

Femme, douze ans. Anasarque et ascite.

Urines : 650 centimètres cubes; albumine, 0,10 p. 100; cylindres hyalins et granuleux.

Néphrite diffuse chronique.

OPÉRATION NON DÉCRITE pratiquée sur les deux reins à deux mois d'intervalle.

Suites : disparition rapide de l'œdème de l'ascite en sept ou huit jours après la deuxième opération.

Urines : atteint 3 200 le cinquième jour, depuis se maintient entre 1 000 à 1 500. Albumine et cylindres presque disparus. Ce cas était considéré comme désespéré. Le traitement médical était resté sans effet.

RÉSULTAT après quelques semaines : **très grande amélioration générale. Atténuation des lésions rénales.**

Obs. 90. — GOLTMAN. *Memphis med. Monthly,* n° 1, 1904.

M..., dix-huit ans, ayant eu déjà plusieurs attaques d'hydropisie aiguë.

DÉCAPSULATION BILATÉRALE.

Suites : les hydropisies et les autres symptômes disparurent.

Urines : quantité se releva, de même que le taux de l'urée, tandis que l'albumine diminua et que les cylindres disparurent presque complètement.

Résultat après un temps inconnu : **très grande amélioration, atténuation marquée des lésions rénales.**

Obs. 91. — H. Harris, *John's Hopkins Hospital Bulletin*, déc. 1905.

Homme, vingt ans. Néphrite parenchymateuse avec œdème généralisé. Traité médicalement sans résultat pendant six mois.

Urines : 360 à 800 centimètres cubes; albumine entre 0,5 et 12 p. 100. Grande quantité de cylindres hyalins, granuleux et graisseux.

Décapsulation bilatérale.

Suites : au bout d'un mois et demi seulement la situation s'améliore rapidement et progressivement. Œdèmes disparaissent. Urines augmentent, de même que l'urée et les sels. Diminution de l'albumine et des cylindres.

Urines un an après l'opération : 1 250 centimètres cubes; urée, 15 grammes par litre; albumine, traces notables. Pas de cylindres. Quelques cellules.

Résultat après deux ans : **grande amélioration, atténuation sensible des lésions rénales.**

Obs. 92. — Goodfellow, cité par Guiteras, *loc. cit.*

Homme, quarante et un ans. Anasarque avec ascite. Orthopnée. Malade à toute extrémité.

Urines : 110 centimètres cubes; urée, 1 p. 100: albumine, 0,7 p. 100. Cylindres granuleux, hyalins, cireux.

Néphrite parenchymateuse chronique.

Décapsulation bilatérale avec anesthésie générale.

Suites : les œdèmes disparaissent en trois semaines, sauf au niveau d'une cuisse.

Urines : quantité s'élève dès le lendemain à 770 centimètres cubes et dépasse 1500 en dix jours; urée augmente parallèlement, tandis que l'albumine et les cylindres diminuent.

Résultat après trois semaines : **grande amélioration, atténuation sensible des lésions rénales.**

Obs. 93. — A. Primrose, cité par Guiteras, *loc. cit.*

Enfant, dix ans. Anasarque et ascite depuis six mois. Sept ponctions. Œdème de la face et des extrémités, abdomen fortement distendu par épanchement. Dyspnée. Anorexie. Malade ponctionné huit jours auparavant. Œdème pulmonaire.

Urines : 330 à 690 centimètres cubes; albumine, 1,5 p. 100. Cylindres hyalins, granuleux et graisseux.

Néphrotomie et drainage R. D. Un mois après, décapsulation R. G.

Suites : la néphrotomie fut suivie d'une amélioration marquée. La décapsulation, après un état critique de quelques jours pendant lesquels survint une pneumonie, fut suivie peu à peu de la disparition des œdèmes, de l'ascite et des symptômes rénaux.

Urines : augmentent après la première opération et passent en sept jours de 350 à 1 000 centimètres cubes; albumine s'abaisse à 0,8 p. 100. Après la deuxième opération, l'urine s'élève à 1 220, l'albumine descend à 0,03 p. 100. Les cylindres diminuent considérablement.

Résultat à date non indiquée : **grande amélioration, atténuation des lésions rénales.**

Obs. 94. — Ochsner, *Chicago Surg. Soc.*, 13 janv. 1901.

Homme, cinquante et un ans. Œdème très prononcé généralisé.

Urines : 392 centimètres cubes.

Décapsulation.

Suites : les œdèmes disparurent complètement. Le taux des urines se releva à 1 680 centimètres cubes.

Résultat à date non indiquée : **grande amélioration, atténuation des lésions rénales.**

Obs. 95. — Carl Haman, cité par Guiteras, *loc. cit.*

Homme, quarante ans. Pâleur. Œdème des jambes.

Urines : oligurie, beaucoup d'albumine. Cylindres hyalins et granuleux.

Décapsulation bilatérale.

Résultat dix mois après l'opération : **amélioration de l'état général; mais l'œdème persiste; persistance des lésions rénales.**

Obs. 96. — Mc. Arthur, cité par Guiteras, *loc. cit.*

Femme, vingt-trois ans. Œdèmes. Pleurésie.

Urines : 600 à 1 000 centimètres cubes; urée, 1gr,7 p. 100; albumine, 1gr,2 p. 100. Cylindres hyalins, granuleux et cireux.

A la division : mêmes caractères des urines des deux côtés.

Décapsulation R. D.

Urines : 1 500 centimètres cubes; urée, 2,4 p. 100; albumine, 0,25 p. 100. Peu de cylindres.

Résultat après quarante jours : **amélioration notable, atténuation des lésions rénales.**

Obs. 97. — Tyson et Frazier, *Associat. of American Physicians*, 14 mai 1903.

Enfant, neuf ans. Scarlatine à quatre ans. Œdème considérable des extrémités. Ascite. Mort imminente.

Urines : oligurie, albuminurie, cylindrurie.

DÉCAPSULATION R. D.

Suites : œdèmes et ascite disparaissent.

Urines : augmentent et dépassent la normale, mais contiennent encore albumine et cylindres.

DÉCAPSULATION R. G. deux mois après.

RÉSULTAT à une date non indiquée : amélioration, très légère atténuation des lésions rénales.

Obs. 98. — Markoe, cité par Guiteras, *loc. cit.*

Femme, cinquante-huit ans. Anasarque. Céphalée. Affaiblissement de la vision. Nausées, vomissements. Dyspnée.

Urines : 476 à 896 centimètres cubes; urée, 8 grammes; albumine, 5 grammes. Cylindres hyalins et cireux.

Néphrite interstitielle.

DÉCAPSULATION.

Urines : 840 centimètres cubes; augmentation immédiate de l'urée, 10gr,5 en vingt-quatre heures, et diminution de l'albumine, 3 grammes 3/4.

RÉSULTAT à une date non indiquée : légère amélioration des symptômes, atténuation des lésions rénales.

Obs. 99. — Boyd et Beattie, *Edinburg. med. Journ.*, avril 1903.

Homme, cinquante-deux ans. Présente depuis plusieurs mois les symptômes de la néphrite chronique sans aucune amélioration par le traitement médical.

Urines : oligurie, hypoazoturie, albuminurie.

DÉCAPSULATION R. D.

Suites. — Légère amélioration. Diurèse : augmentation de l'urée et diminution de l'albumine.

Rechute au bout de quelques mois; refus de la décapsulation de l'autre rein.

RÉSULTAT : amélioration temporaire, puis reprise des accidents et mort au quatrième mois.

Obs. 100. — Edebohls, *loc. cit.*, obs. 62, p. 270.

Homme, quarante-six ans. En se rendant à New-York pour se faire opérer, est pris en chemin de fer d'une abondante hémoptysie droite, qui le met en imminence de mort. Œdème prononcé des extrémités inférieures et du tronc. Œdème des poumons. Eschare au sacrum.

Urines : oligurie, grande quantité d'albumine. Très nombreux cylindres hyalins, granuleux, épithéliaux et graisseux.

Néphrite chronique diffuse double.

DÉCAPSULATION BILATÉRALE.

RÉSULTAT : **grande amélioration d'abord, puis retour des accidents et mort d'hydropisie et d'urémie au bout de neuf mois.**

Obs. 101. — EDEBOHLS, *loc. cit.*, obs. 27, p. 203.

Homme, vingt et un ans. Œdème généralisé. Vision réduite à 1/200 des deux yeux par rétinite albuminurique. Cœur hypertrophié. Hypertension.

Urines : 1 000 centimètres cubes; urée, 5 grammes; albumine, 2 grammes. Cylindres hyalins, granuleux et épithéliaux.

Néphrite chronique diffuse.

DÉCAPSULATION BILATÉRALE.

Suites : immédiatement rapide amélioration de l'état général et de la vision pendant sept mois. A ce moment pleurésie droite avec épanchement ponctionné. Deux mois après, reprise des accidents urémiques.

RÉSULTAT : **amélioration d'abord, puis mort d'urémie neuf mois après intervention.**

Obs. 102. — STERN, *loc. cit.*

Homme, quarante-huit ans. Œdèmes des membres inférieurs et des organes génitaux. Ascite.

Urines : 600 à 1 000 centimètres cubes; albumine, 2 grammes p. 100. Nombreux cylindres.

DÉCORTICATION ET RÉNIPUNCTURE R. G.

RÉSULTAT : **amélioration d'abord, puis mort deux mois et demi après l'intervention.**

Obs. 103. — EDEBOHLS, *loc. cit.*, obs. 17, p. 179.

Femme, trente-trois ans. Œdème généralisé ayant nécessité des mouchetures. Ascite ponctionnée. Œdème pulmonaire double. Orthopnée. La fin semble proche.

Urines : au-dessous de 350 et 300 centimètres cubes.

Néphrite parenchymateuse chronique.

DÉCAPSULATION BILATÉRALE.

Suites : après quelques jours critiques, tous les symptômes s'améliorèrent lentement et progressivement ; l'hydropisie généralisée se résorba ; l'œdème pulmonaire disparut. La malade reprit des forces.

Urines : pendant dix jours, le volume oscilla entre 60 et 400 centimètres cubes ; le onzième jour il s'éleva rapidement et atteignit 1 320 centimètres cubes le vingtième jour et 1 650 centimètres cubes le trente-sixième jour. L'albumine diminua. Les cylindres hyalins et granuleux persistèrent.

RÉSULTAT : **mort de pyélonéphrite droite deux mois après l'opération.**

Obs. 104. — Cushing, cité par GUITERAS, *loc. cit.*

H..., dix ans. Œdème intermittent de la face, des extrémités inférieures, du scrotum, de l'abdomen, du dos et de la poitrine. A été ponctionné plusieurs fois. Œdème pulmonaire. Dyspnée. Vertige. Anémie.

Urines : 300 à 800 centimètres cubes ; albumine, 0,12 à 0,15 p. 100. Beaucoup de cylindres hyalins et granuleux.

Suites : grande amélioration. Œdème disparaît rapidement, excepté aux extrémités inférieures.

Urines : état non mentionné.

RÉSULTAT : **mort subite d'œdème pulmonaire au dix-neuvième jour.**

Obs. 105. — Whitacre, cité par GUITERAS, *loc. cit.*

Homme, quarante ans. Œdème prononcé de la face, des jambes et du pénis. Ascite ponctionnée huit fois.

Urines : 450 à 560 centimètres cubes. Albumine en grande quantité. Cylindres hyalins et granuleux.

Néphrite diffuse.

DÉCAPSULATION.

Suites : grande amélioration ; œdèmes moindres ; plus d'ascite.

Urines : 615 centimètres cubes dans les premières vingt-quatre heures ; puis 810, 870, 1 430 centimètres cubes ; elles oscillent ensuite entre 130 et 810 centimètres cubes pendant une semaine, puis tombent à 390 centimètres cubes. Amélioration en ce qui concerne l'urée, l'albumine et les cylindres.

RÉSULTAT : **mort au bout de deux semaines de thrombose cardiaque.**

Obs. 106. — Goltmann, *loc. cit.*

Homme, trente-deux ans. Hydropisie. Dyspnée. Dilatation cardiaque.

Urines : petite quantité. Urée, 1,6 p. 100. Albumine, 10 p. 100. Cylindres granuleux et graisseux.

DÉCORTICATION R. G.

Suites : urines augmentent de quantité. Urée, 1,7 p. 100. Albumine, 5 p. 100. Cylindres hyalins.

RÉSULTAT : **mort au treizième jour de péritonite par perforation de l'appendice.**

Obs. 107. — ROCKER, cité par GUITERAS, *loc. cit.*

Femme, vingt-huit ans. Énorme œdème et ascite. Dyspnée. Pouls à peine perceptible. Malade *in extremis.*

Urines : 672 à 810 centimètres cubes. Albumine en grande quantité. Cylindres granuleux.

Néphrite parenchymateuse chronique.

DÉCAPSULATION BILATÉRALE.

Suites : œdème diminua, mais la malade alla en s'affaiblissant.

Urines : augmentèrent très légèrement, 600 à 900 centimètres cubes. Pas de modifications dans leur composition.

RÉSULTAT : **mort d'affaiblissement progressif le neuvième jour.**

Obs. 108. — STERN, *loc. cit.*

Homme, quarante-huit ans. Œdème prononcé des jambes, verge et scrotum. Ascite.

Urines : 600 à 1 000 centimètres cubes. Très grande quantité d'albumine. Cylindres.

DÉCAPSULATION R. G.

Suites : les œdèmes au lieu de rétrocéder augmentent.

RÉSULTAT : **mort au sixième jour.**

Néphrites avec urémie et oligurie.

(21 observations.)

Obs. 109. — Personnelle.

Néphrite mixte unilatérale : accidents urémiques conjurés temporairement par la néphrotomie, puis définitivement par la néphrectomie.

PREMIÈRE PARTIE. — ANTÉCÉDENTS. Joséphine P..., trente et un ans, tailleuse. — Père mort accidentellement; mère bien portante; une tante morte de tuberculose pulmonaire. Ni frère, ni sœur.

Dans son enfance, la malade a été sujette à des blépharites et des kératites à répétition; elle a eu des adénopathies cervicales suppurées. Pas de fièvres éruptives. Réglée à seize ans pour la première fois, elle l'a été depuis lors à peu près régulièrement, mais à intervalles éloignés de un mois et demi à trois mois.

Elle n'avait jamais éprouvé aucun trouble du côté de la vessie, lorsqu'en octobre 1898 elle accusa de temps à autre quelque gêne de la miction et présenta bientôt de la rétention, pour laquelle elle dut être soumise à des cathétérismes répétés. L'examen de l'appareil génito-urinaire montra que cette rétention était due à la compression du col de la vessie par un fibrome utérin, situé sur la face antérieure, dans l'épaisseur de la paroi. Les urines étaient à ce moment normales, la vessie non douloureuse; les reins paraissaient sains. L'hystérectomie abdominale totale, pratiquée le 22 novembre 1898, révéla derrière le kyste l'existence d'une grossesse de trois mois. La malade se rétablit sans incident et retourna chez elle ayant complètement récupéré le pouvoir d'uriner seule.

Pendant trois mois l'état général demeure excellent; mais dans le courant de mars la malade commence à éprouver un peu de fatigue et d'affaiblissement, bientôt suivi d'amaigrissement, l'appétit étant à peu près nul. A ce moment son bras gauche enfle et devient œdémateux : cet œdème varie d'ailleurs d'un jour à l'autre, mais il ne gagne pas le membre inférieur, ni ne se montre à la face. Peu après le sang apparaît pour la première fois dans les urines, qui sont franchement rouges de la première à la dernière goutte, mais sans caillots, sans douleur à l'émission, sans fréquence des besoins. Il y a huit semaines qu'elle rend à chaque miction des urines plus ou moins sanguinolentes, mais toujours teintées, lorsqu'elle se décide à venir à la clinique. Après l'avoir examinée, je la sonde et, à son grand étonnement, je retire une urine non hématique. Je la décide alors à entrer à l'hôpital pour se soumettre à notre observation.

État actuel. — Elle entre le 1ᵉʳ mai 1899 : salle 2, nº 27. Son amaigrissement est marqué, mais elle présente cependant une apparence de santé assez satisfaisante. Elle se plaint de souffrir constamment dans la région lombaire gauche de douleurs sourdes qu'exagèrent la marche, la station verticale prolongée, et qu'apaise, sans les faire disparaître, le décubitus horizontal. Les mictions ne sont pas plus fréquentes que normalement : six fois dans le jour, une fois dans la nuit accidentellement; elles ne sont pas douloureuses. Le sang, qui faisait défaut lorsqu'elle est venue quelques jours auparavant à la clinique, a reparu dans les urines, qui sont franchement rouges, très fluides, ne contenant pas de caillots et ne formant aucun dépôt au fond du vase. La quantité rendue dans les vingt-quatre heures est de 1600 grammes, et le résultat de leur analyse physico-chimique et bactériologique est le suivant :

Densité.	1,012	
Réaction	faiblement acide.	
Couleur	rouge sang.	
Urée	11 gr.	
Acide urique.	0gr,30	
Chlorures de sodium	14gr,00	par litre.
Phosphates (en Ph0⁵)	19gr,90	
Sulfates (en SO³).	1gr,10	
Sérine	33gr,70	
Globuline.		
Pyine	0	
Hémoglobine	Fortes proportions.	

Très nombreuses hématies; quelques leucocytes; staphylocoques et bactéries de la fermentation ammoniacale.

L'exploration minutieuse des deux régions lombaires ne révèle aucune tuméfaction des reins, mais la pression du doigt dans le sinus du costo-vertébral gauche est très douloureuse : de même la palpation sur le trajet de l'uretère correspondant. La vessie, qui se vide bien, n'est sensible ni à la palpation hypogastrique, ni au toucher bimanuel. L'examen endoscopique montre une muqueuse vésicale pâle, exempte de toutes lésions inflammatoires; par l'orifice de l'uretère droit, on voit sourdre l'urine avec sa coloration normale, mais l'orifice du côté gauche ne laisse pas passer de liquide, ce qui tient sans doute à ce que l'examen est pratiqué à jeun.

A part l'amaigrissement précédemment signalé, la santé générale de la malade est assez bonne : l'œdème partiel qu'elle a présenté à un moment donné a disparu, et elle n'offre aucun des signes du brightisme.

Elle est mise en observation et continue à rendre des urines sanguinolentes jusqu'au 12 mai, époque à laquelle elle quitte l'hôpital pour aller passer quelques jours dans sa famille.

Le 19 mai, elle rentre pour la seconde fois dans nos salles, parce que des phénomènes nouveaux autres que les hématuries se sont produits. Après avoir cessé deux jours, le lendemain et le surlendemain de son arrivée chez elle, le pissement de sang a reparu abondant, colorant fortement l'urine en rouge, mais sans donner lieu à la formation de caillots. La malade, qui jusqu'alors n'avait jamais éprouvé de troubles gastro-intestinaux, a depuis une huitaine des vomissements survenant inopinément en dehors de l'ingestion des aliments : son alimentation est d'ailleurs à peu près exclusivement composée de lait. Elle accuse des douleurs de tête continues et quelques troubles de la vue; elle se plaint également d'une grande faiblesse dans les jambes : pas d'œdème. La quantité des urines toujours sanguinolentes est de 1250 grammes, et leur analyse complète, pratiquée le 13 mai, donne :

Volume	1150 grammes.
Densité.	1008. —
Réaction	acide.
Couleur	rougeâtre.
Urée	5 gr.
Acide phosphorique total (en P²O⁵) .	0gr,33
Chlorure de sodium.	0gr,52
Albumine	traces.
Hémoglobine	présence.

par litre.

Globules sanguins nombreux. Cellules épithéliales, pavimenteuses.

Jusqu'au 27 mai l'état reste stationnaire et la quantité des urines oscille entre 1 000 et 1 600 grammes, leur coloration variant du rose au rouge vif suivant les jours.

Le 29, les vomissements deviennent plus fréquents; ils se produisent dès que la malade absorbe un peu de lait, et même en dehors de cette circonstance; l'analyse chimique y fait constater 1gr,62 centigrammes d'urée par litre; la céphalée est intense, les troubles de la vue plus accentués; la dyspnée, qui jusqu'alors a fait défaut, apparaît sans que l'auscultation révèle de lésions pulmonaires. Le pouls est petit, mou, dépressible sans augmentation, ni diminution de fréquence. Pas de bruit de galop; pas d'œdème. Le visage est pâle, terreux; les traits sont tirés; la malade est abattue et somnolente.

L'analyse des urines donne :

Volume : 1,600.	Urée : 3gr,80.
Densité : 1,007.	Acide phosphorique total (en P²O⁵) : 0,17.
Réaction acide.	
Couleur jaune rougeâtre.	Chlorure de sodium : 1,55.
Aspect louche.	Albumine : 0gr,15.
Sédiment faible.	Hémoglobine : petite proportion.

Globules sanguins : nombreux. Cellules épithéliales pavimenteuses.

Cet état alarmant persiste jusqu'au 6 juin. A ce moment une certaine détente survient dans les accidents : les vomissements s'espacent et ne se produisent plus qu'une ou deux fois dans les vingt-quatre heures; la céphalée, la dyspnée, les troubles oculaires s'amendent, et la malade, moins abattue, moins somnolente, se lève, va et vient dans la salle avec une apparence de santé relative. Cependant, la douleur spontanée dans la région lombaire gauche est toujours aussi vive et s'exagère par la pression; mais l'exploration de la fosse rénale demeure négative et n'accuse pas la plus légère augmentation de volume du rein. Les urines toujours sanguinolentes, et dont la quantité émise dans les vingt-quatre heures a été jusqu'alors constamment au-dessus de 1000 grammes, tombent les 10, 11 et 12 juin à 780, 750 et 720 grammes, avec une proportion d'urée de 4 à 6 grammes, et d'albumine de 0,15 à 0,25.

Je profite de cette euphorie relative pour pratiquer la néphrotomie.

NÉPHROTOMIE. — Le 13 juin 1899, après la chloroformisation, qui ne présente aucun incident, je découvre rapidement le rein par incision lombaire curvo-rectiligne. L'organe extrait de sa loge, où il se cache profondément derrière les fausses côtes, apparaît volumineux, congestionné et violacé. Son pédicule comprimé par les doigts d'un aide, j'incise sur le bord convexe d'un pôle à l'autre de part en part jusqu'au bassinet. Une très grande quantité de sang veineux, très noir, s'écoule au moment de l'incision, et lorsque cet écoulement a cessé, les surfaces de section montrent que la couche corticale, plus épaisse que normalement, est plutôt jaunâtre, tandis que la substance médullaire est d'un rouge foncé. Le bassinet ne présente aucune lésion. J'enlève, pour l'examen histologique, une tranche mince comprenant les deux substances. Je place alors une mèche de gaze dans le bassinet, que je fais sortir au milieu de l'incision dorsale de manière à établir un drainage, puis je suture à l'aide de deux points de catgut le rein à ses extrémités au-dessus et au-dessous de la mèche. Enfin, après avoir fixé l'organe aux plans musculaires de manière à pouvoir le retrouver facilement au cas d'une opération itérative, je ferme la paroi lombaire par une série de sutures à étage jusqu'aux téguments, sauf, bien entendu, dans le point par lequel sort la mèche intra-rénale.

SUITES ET RÉSULTATS [1]. — Bien que l'opération ait peu duré, la malade est très pâle, son pouls est petit, sa respiration fréquente et superficielle. Après lui avoir fait respirer de l'oxygène, je lui fais faire une injection de 500 grammes de sérum.

Dans la journée, douleur dans la région précordiale, angoisse; cependant la respiration est profonde, de fréquence normale; le pouls, qui s'est relevé, est bien frappé, régulier, battant 96.

---

[1] Voir le graphique urologique, page 79.

Température, 36°,8. La malade n'a pas uriné, et on est obligé de la sonder. On obtient ainsi environ 250 grammes d'urine fortement teintée en rouge.

14 *juin*. — La nuit a été assez bonne : atténuation des douleurs précordiales. Pas de vomissements. Pouls fréquent, 112 pulsations ; température, 37°,5 ; respiration, 32. La malade a rendu spontanément 800 grammes d'urine fortement teintée en rouge.

Le pansement imbibé de sang, mais sans odeur d'urine, est changé.

Soir : bon état. Pouls, 92 ; température, 39°,3 ; respiration, 26.

15 *juin*. — Pas de douleurs ; très grand calme ; pas de vomissements. Pouls, 76 ; température, 38°,5. Urines, 2000 grammes non teintées ; il n'en passe pas par la plaie lombaire. L'analyse donne :

Volume des 24 heures		2000 gr.
Densité		1000 gr.
Réaction		acide.
Couleur		jaune.
Urée	7gr,80 par litre,	15gr,60 en 24 h.
Acide phosphorique total		0gr,77.
Chlorure de sodium		3 gr. } par litre.
Albumine		0gr,30

Cellules épithéliales nombreuses. Quelques leucocytes. Rares hématies.

Soir : pouls, 80 ; température, 38°,4.

16 *juin*. — Toujours bon état ; nuit bonne ; plus de céphalée ; plus de vomissements ; la malade demande à manger, mais on la maintient au lait. Pouls, 96 ; température, 38°. Urines jaunes, non sanguinolentes, 1000 grammes. Le pansement n'est pas mouillé d'urine.

Soir : pouls, 72 ; température, 38°,3.

17 *juin*. — Pouls, 72 ; température, 38°. — Urines non sanguinolentes, 1800 grammes. Pansement non imbibé.

18 *juin*. — Excellent état. Pouls, 72 ; température, 37°,3. Urines non sanguinolentes, 1600 grammes. L'analyse donne :

Volume des 24 heures		1600 gr.
Densité		1009 gr.
Réaction		légèrement alcaline.
Couleur		jaune.
Urée	10gr,50 par litre,	17gr,20 en 24 h.
Acide phosphorique total		0gr,32
Chlorure de sodium		1gr,90 } par litre.
Albumine		0gr,23

Cellules épithéliales pavimenteuses. Quelques leucocytes.

Soir : température, 38°,2.

19 *juin*. — Pouls, 76; température, 37°,7. Urines très légèrement rosées, 2000 grammes. Le pansement est sec; la plaie est réunie au-dessus et au-dessous de la mèche de gaze mise dans la plaie rénale. Cette mèche est enlevée.

Soir : 37°,8.

20 *juin*. — Très bon état. Pouls, 72; température, 37°,7. Urines non sanguinolentes, 2000 grammes. L'analyse donne :

Volume en 24 heures	2000 gr.
Densité	1005 gr.
Réaction	neutre.
Couleur	jaune.
Urée . . . . . 5gr,70 par litre	(11gr,40 en 24 heures).
Acide phosphorique total (en $P^2 O^5$).	0gr,22 ⎫
Chlorure de sodium.	1gr,40 ⎬ par litre.
Albumine.	0gr,25 ⎭

Phosphates terreux. Quelques leucocytes.

Soir : 37°,8.

21 *juin*. — Pouls, 72; température, 37°. La quantité d'urine émise dans les vingt-quatre heures n'est que de 1000 grammes; cependant, rien n'est passé par la plaie lombaire, qui semble cicatrisée. Ces urines sont un peu rosées et sédimenteuses. L'état général continue à être bon; pas de vomissements; la malade commence à manger un peu de blanc de volaille.

Soir : 37°,6.

22 *juin*. — Température, 37°,1. Urines jaune rougeâtre, 1500 grammes. L'analyse donne :

Volume des 24 heures	1500 gr.
Densité	1010 gr.
Réaction	légèrement acide.
Couleur	jaune rougeâtre.
Urée . . . . . 11gr,20 par litre.	16gr,80 par 24 heures.
Acide phosphorique total (en $P^2 O^5$).	0gr,60 ⎫
Chlorure de sodium.	5gr,30 ⎬ par litre.
Albumine	0gr,30 ⎭

Hémoglobine : présence. Très nombreuses hématies.

Température, 37°.

23 *juin*. — Température, 37°. Urines, 1200 grammes, un peu rosées, mais sans dépôt.

Soir : température, 37°,8.

24 *juin*. — Température, 37°6. Urines, 1150 grammes, rougeâtres, un peu épaisses.

Soir : température 37°,8.

24 *juin*. — Pour la première fois depuis l'opération, la malade

a eu ce matin un vomissement. La quantité des urines rougeâtres ne dépasse pas 1 050 grammes. L'analyse donne :

Volume des 24 heures.	1 050 gr.
Densité.	1000 gr.
Réaction	acide.
Couleur.	jaune rougeâtre.
Urée dans les 24 heures.	5gr,60
Acide phosphorique total (en P² O⁵).	0gr,22
Chlorure de sodium.	3gr,50 } par litre.
Albumine	6gr,10

Sang en assez grande quantité. — Cellules épithéliales.

La malade est remise au régime lacté absolu.

Soir : température, 37°,6.

25 juin. — Deux vomissements dans la journée et un dans la nuit ; un peu de céphalée. Urines rosées, 950 grammes, contenant 5 grammes d'urée par litre.

27 juin. — Cinq vomissements depuis hier matin ; céphalée plus intense ; 800 grammes d'urines rougeâtres, contenant 5 grammes d'urée par litre.

28 juin. — Deux vomissements dans les vingt-quatre heures ; moins de céphalée ; 1 000 grammes d'urines rosées, renfermant 12 grammes d'urée par litre.

29 juin. — Un vomissement ; l'état semble s'améliorer, 1 100 grammes d'urines rouges contenant 7 grammes d'urée par litre.

30 juin. — Deux vomissements ; la céphalée a presque complètement disparu ; 1 000 grammes d'urines rosées, avec 12 grammes d'urée par litre.

A partir de ce jour l'état de la malade reste sensiblement stationnaire, et elle quitte l'hôpital le 16 juillet. J'ai de ses nouvelles plusieurs fois pendant son absence : ses urines demeurent toujours sanguinolentes, la quantité excrétée en vingt-quatre heures gravite dans les environs de 1 000 grammes ; aucune analyse chimique n'est faite, mais il est probable que la dépuration rénale est insuffisante, car elle présente de temps à autre des accidents d'urémie.

Examen histologique du fragment rénal prélevé. — L'examen microscopique du fragment après fixation par l'alcool a donné les résultats suivants :

Glomérules. — Les glomérules présentent toutes les lésions, depuis le simple épaississement de la capsule de Bowmann et la présence de quelques tractus fibreux dans le bouquet glomérulaire jusqu'à la transformation fibreuse complète de l'appareil glomérulaire : épaississement énorme de la capsule complètement fusionnée avec le glomérule transformé lui-même en un petit bloc fibreux. Il y a encore un assez grand nombre de glomérules peu ou pas altérés.

Tubes urinifères. — Les tubes pourvus d'un épithélium à bâtonnets (tubuli contorti et branches ascendantes de Henle) sont quelquefois sains. Plus souvent ils sont altérés et présentent alors soit de la tuméfaction trouble, soit de la dégénérescence granulo-graisseuse, avec ou sans désintégration de la partie interne de la cellule. Ailleurs, dans les grands placards conjonctifs dont nous reparlerons, leur épithélium s'aplatit, change de caractères, devient cubique, clair, indifférent ; les tubes se rétrécissent, si bien qu'ils arrivent à disparaître presque complètement au milieu de ce tissu fibreux assez abondamment infiltré de cellules. Les tubes excréteurs sont dilatés ; l'épithélium est un peu aplati.

Tissu conjonctif intertubulaire. — Il est excessivement hyperplasié ; et cette hyperplasie est distribuée en placards irréguliers, étendus. Les tubes sont très éloignés les uns des autres et, comme il a été déjà dit, beaucoup d'entre eux sont atrophiés. En dehors des placards fibreux, le tissu conjonctif est aussi légèrement hyperplasié.

Vaisseaux sanguins. — Les artères présentent des lésions très accentuées de périartérite et surtout d'endartérite. Quelques artères d'assez gros calibre sont presque complètement oblitérées par endartérite. Ces lésions vasculaires s'observent surtout au niveau des placards d'hyperplasie conjonctive.

En résumé, il s'agit d'une néphrite interstitielle chronique.

DEUXIÈME PARTIE. — Du 16 juillet au 12 novembre, laps de temps pendant lequel la malade a séjourné hors de l'hôpital, les urines sont restées constamment sanguinolentes, avec des variations de nuances. A diverses reprises, la malade, qui souffrait habituellement de la région lombaire gauche, mais modérément, a eu des crises de douleurs rénales, à gauche, très intenses : à diverses reprises également, la région lombaire s'est tuméfiée ; enfin, ainsi que cela s'était produit dans la première partie de l'évolution de sa maladie, les membres inférieur et supérieur gauches ont été à plusieurs fois le siège d'œdème passager d'une durée d'une huitaine de jours. La malade a suivi pendant tout ce temps un régime lacté mitigé. Elle a beaucoup maigri, elle est pâle, sans force et oppressée au moindre effort. Elle se plaint de céphalée, d'éblouissements, et a de temps à autre des vomissements et un peu de diarrhée.

Au commencement d'octobre, subitement, le sang disparaît
des urines, qui demeurent limpides et incolores pendant quinze
jours. Leur quantité se relève, et la malade semble aller mieux ;
mais, vers le 20 octobre, tous les phénomènes morbides reparaissent, et la patiente se décide à entrer de nouveau à l'hôpital
le 12 novembre.

13 *novembre*. — La face est pâle, blafarde, un peu bouffie,
les yeux un peu hagards. Amaigrissement général, pas d'œdème
des membres. La malade se plaint de maux de tête continuels ;
elle n'a pas d'appétit, sa langue est nette ; constipation habituelle ; un ou deux vomissements journaliers, sans nausées, sans
efforts, après avoir pris le lait, qui seul constitue son alimentation. Elle est essoufflée après une marche même peu prolongée et
après un petit effort ; cependant l'auscultation ne révèle rien du
côté des poumons ni du cœur. Elle accuse une douleur continue
sourde dans la région lombaire gauche. La pression à ce niveau
est douloureuse, mais le rein ne paraît pas augmenté de volume.
La pression sur le trajet des uretères est négative, la ves
insensible et il n'y a aucun trouble de la miction.

Les urines sont rosées et un peu louches. L'analyse donne :

Volume des 24 heures	900 gr.
Densité	1gr,008
Réaction	acide.
Couleur	rosée.
Urée	7gr,50
Acide phosphorique total (en P²O⁵)	0gr,80
Chlorure de sodium	1gr,60
Albumine	0gr,12

par litre (accolade pour Urée, Acide phosphorique total, Chlorure de sodium, Albumine).

Hématies nombreuses ; quelques rares leucocytes. Cellules épithéliales
de la vessie ; pas d'éléments figurés rénaux.

Du 14 novembre au 8 décembre, la quantité des urines émise
dans les vingt-quatre heures se maintient constamment au-
dessous de 1 000 grammes et s'abaisse même dans les derniers
jours au-dessous de 500 grammes. La proportion d'urée baisse
parallèlement et reste généralement au-dessous de 8 grammes
pour devenir inférieure à 4 grammes. Les phosphates et les
chlorures subissent les mêmes variations en moins. L'albumine
a des oscillations très inégales, qui sont comprises entre 0gr,10
et 0gr,65. A part quelques rares jours où les urines sont presque
incolores, elles renferment constamment du sang, mais en proportions variables, de sorte que certains jours à peine teintées
elles sont d'autres fois toutes rouges, mais ne contiennent jamais
de caillots. L'analyse histologique pratiquée à diverses reprises

y révèle seulement quelques leucocytes, un très grand nombre d'hématies, des cellules épithéliales de la vessie, pas de cylindres ni aucun élément du rein. Quant à l'examen bactériologique, il démontre l'existence d'un très grand nombre de microbes de la fermentation urinaire, mais aucun organisme pathogène et notamment pas de bacilles de Koch.

Sous l'influence de la dépuration incomplète du sang, l'état général va s'aggravant. Se nourrissant à peine d'un peu de lait, la malade vomit le plus souvent, et il ne se passe guère de jour où elle n'ait un, deux et même trois vomissements. Elle se plaint constamment de céphalée, de troubles de la vue, de fatigue extrême; de temps à autre elle a des accès de dyspnée, qui dans la nuit du 27 au 28 novembre sont véritablement inquiétants. A diverses reprises aussi, elle présente des œdèmes fugaces des membres du côté gauche, en même temps qu'une très légère bouffissure de la face plus persistante que les œdèmes des membres. L'examen ophtalmoscopique pratiqué dans le service de M. le professeur Badal ne révèle l'existence d'aucune lésion urémique du fond de l'œil.

Le 8 décembre, l'analyse des urines donne :

Volume des 24 heures : 500 gr.   Urée totale : 5gr,25.
Densité : 1,009.   Acide phosphorique (en P2O5) : 0,59.
Réaction : acide.   Chlorure de sodium : 0,56.
Couleur : brunâtre.   Albumine : 0,52.

Hématies nombreuses; leucocytes; cellules épithéliales pavimenteuses; pas de cylindres.

Le 9 décembre, la quantité d'urine, qui depuis quelques jours se maintenait seulement entre 500 et 600 grammes, étant descendue à 400 grammes et l'urée au-dessous de 4 grammes, je songe à exécuter mon projet de suppression du rein gauche malade, enflammé et douloureux, pensant qu'il trouble le fonctionnement de son congénère. Mais, avant de pratiquer la néphrectomie, je m'assure de la valeur physiologique du rein droit. A cet effet je procède à la cystoscopie, qui me montre l'intégrité du corps vésical; l'urine sort incolore de l'uretère droit, tandis qu'à gauche elle jaillit rosée; malgré des essais répétés, il m'est impossible de pratiquer le cathétérisme urétéral. J'ai alors recours à l'épreuve de la perméabilité rénale par le bleu de méthylène. Un centimètre cube de bleu de méthylène au 1/20 ayant été injecté dans la cuisse gauche, je commence à surveiller son élimination par les uretères vingt minutes après en cystoscopisant la malade. Au bout de trente-cinq minutes l'urine sort bleue de l'uretère droit, tandis qu'elle sort rosée par l'uretère gauche. Bien que je ne considère pas cette épreuve comme ayant une valeur absolue, je pense cependant qu'elle est suffisante pour m'autoriser à estirper le rein gauche, sur les altérations duquel les douleurs constantes, spontanées et provoquées, les œdèmes unilatéraux, l'issue par l'uretère d'une urine rosée ne laissent dans mon esprit aucun doute.

NÉPHRECTOMIE. — Le 12 décembre 1899, je pratique la néphrectomie sans incidents. Les adhérences réunissant le rein aux muscles du fait de la néphrotomie antérieure rompues, j'arrive rapidement sur le pédicule que je lie au catgut en deux faisceaux, l'un comprenant les vaisseaux et l'autre l'uretère. Fermeture de la plaie après drainage. Par prudence, je laisse une pince longuette sur le pédicule vasculaire.

SUITES ET RÉSULTATS[1]. — Les suites furent simples : en moins de trois semaines la guérison était complète.

Soir : la malade, un peu déprimée, n'a pas vomi, son pouls est à 92 ; température, 37°,6. Elle a rendu des urines jaune foncé sans trace de sang, 150 grammes.

13 *décembre*. — Nuit assez bonne : pas de vomissements, un peu de lourdeur de tête ; pouls, 100 ; température, 38,6°. Urines jaune clair, 750 grammes. Soir : pouls, 88 ; température, 37,6°.

14 *décembre*. — La malade se déclare très bien, elle ne vomit plus : pouls, 92 ; température, 37°,8.

Urines très sédimenteuses, mais sans vestiges de sang. L'analyse donne :

Volume des 24 heures : 600°.	Urée totale : 42sr,35.
Densité : 1 020.	Acide phosphorique total en P²O³ : 1,26.
Réaction : acide.	Chlorure de sodium : 2sr,85.
Couleur : jaune.	Albumine : 0sr,07.

Acide urique et urate de soude en grande quantité.

Soir : pas de vomissements ; la céphalée a à peu près disparu ; pouls, 100 ; température, 38°,6.

15 *décembre*. — L'amélioration continue, plus de vomissements, plus de céphalée ; plus de dyspnée ; mais la plaie suppurant un peu au niveau du point par où sortait la pince, la température est de 38°.

L'analyse des urines, jaunes transparentes, donne :

Volume des 24 heures	1sr,500
Densité	1sr,012
Réaction	acide.
Couleur	jaune.

[1] Voir le graphique urologique, page 81.

Urée. . . . . 16gr,20 ⎫
Acide phosphorique . . . . 1gr,21 ⎬ par litre.
Chlorure de sodium . . . . 1gr,70 ⎪
Albumine . . . . 0gr,12 ⎭

Quelques leucocytes, pas d'hématies.

Soir : température, 38°,8.

16 *novembre.* — Toujours bon état : pouls, 84; température, 38°,2.

Urines jaune clair :

Volume des 24 heures 1gr,100
Densité. 1gr,006
Réaction . . . . acide.
Urée . . . . 10gr,20 ⎫
Acide phosphorique (en P^2O^5). . . 0gr,84 ⎬ par litre.
Chlorure de sodium . . . . 1gr,65 ⎪
Albumine . . . . 0gr,12 ⎭

Leucocytes assez nombreux.

Soir : température, 38°. Pouls, 80. Plus de vomissements; plus de céphalée.

17 *décembre.* — Sommeil très bon; très bon état.

Le trajet des pinces est détergé et bourgeonne. Température, 37°,2.

Urines claires : 1000 grammes.

Soir : température, 37°,4.

18 *décembre.* — Température, 37°,2. Urines limpides, 750 grammes. *Soir :* température, 37°,6.

19 *décembre.* — L'amélioration se continue aussi bien au point de vue local que général. La malade se sent beaucoup mieux; elle n'a plus de dyspnée; plus de céphalalgie, plus de vomissement. Température, 37°.

Urines jaune clair, avec léger dépôt sédimenteux rougeâtre, mais dans lequel on ne trouve pas d'hématies au microscope.

Volume des 24 heures 900cc
Densité. 1cc,013
Réaction . . . . acide.
Urée . . . . 16 gr. ⎫
Acide phosphorique (en P^2O^5). . . 0gr,86 ⎬ par litre.
Chlorure de sodium. . . . . 1gr,80 ⎪
Albumine . . . . 0gr,16 ⎭

Soir : température, 37°,6.

20 *décembre.* — Même état satisfaisant. Température, 37°,6. Urine, 800 grammes. *Soir :* température, 37°,6.

21 *décembre.* — Température, 37°,2. Urines jaune clair, 1500 grammes. *Soir :* température, 37°,4.

23 décembre. — Température, 37°,6. Urines, 1050 grammes.
24 décembre. — Température, 37°,2. Urines, 1850 grammes.
25 décembre. — Température, 37°,2. Urines, 2000 grammes.

A partir de ce jour jusqu'à sa sortie de l'hôpital, le 18 janvier, la femme P... présente un état de santé excellent ; cependant, du 2 au 8 janvier, elle contracte une bronchite qui élève sa température, mais n'influe en rien sur le bon fonctionnement de son rein. Durant toute cette période, la quantité des urines émises dans les vingt-quatre heures oscille entre 2000 et 1500 grammes ; elles ne contiennent plus de sang, mais seulement quelques leucocytes, jamais de cylindre ni aucun autre élément anatomique du rein ; ordinairement claires et limpides, elles sont à diverses reprises troubles, avec un dépôt d'apparence purulente, mais l'analyse chimique révèle qu'il est dû à la présence d'urate d'ammoniaque et de phosphate terreux. Le taux de l'urée varie de 15 à 20 grammes ; la proportion de l'acide phosphorique et du chlorure de sodium se relève également ; quant à l'albumine, elle décroît et n'est plus représentée que par des traces.

L'analyse des urines rendues dans les dernières vingt-quatre heures de séjour de la malade à l'hôpital donne :

Volume des 24 heures : 1600 gr.
Densité : 1gr,012.
Réaction : alcaline.
Couleur jaune trouble.
Sédiment : assez abondant.

Urée : 10gr,50 (par litre).
Acide phosphorique total (en P^2O^5) : 1,20.
Chlorure de sodium : 8gr,80.

Albumine : traces légères.
Phosphates terreux et quelques leucocytes au microscope.

J'ai eu des nouvelles de cette malade en mai 1906. Sa santé se maintenait bonne, mais je n'ai pu me rendre compte de l'état de ses urines.

Examen du rein enlevé. — *Examen microscopique.* — Le rein enlevé mesure 10 centimètres de longueur et 3 centimètres d'épaisseur. Au niveau du bord convexe, on trouve sous forme d'une dépression irrégulière, adhérente à la capsule graisseuse qui a été enlevée en partie, la cicatrice de l'ancienne néphrotomie. Cette région a une coloration bleu noirâtre. Les deux cornes rénales diffèrent, non par leur volume, mais par leur coloration. La corne inférieure est pâle, blanc grisâtre ; la corne supérieure est d'une coloration irrégulièrement violacée. La capsule propre du rein se détache facilement sans entraîner de parenchyme rénal au niveau de la corne supérieure ; au niveau de la corne inférieure, au contraire, la capsule adhère d'une façon intime au parenchyme, qui se déchire sous l'influence des tractions. A la coupe, on retrouve les différences de coloration que l'aspect extérieur avait décelées : les deux substances corticale et médullaire se distinguent très nettement, et la première en particulier présente son épaisseur normale. Deux fragments sont prélevés par l'examen histologique, l'un au milieu de la corne supérieure, l'autre au milieu de la corne inférieure.

Examen histologique. — Sur les coupes du fragment de la corne supérieure, les tubes contournés présentent une dilatation

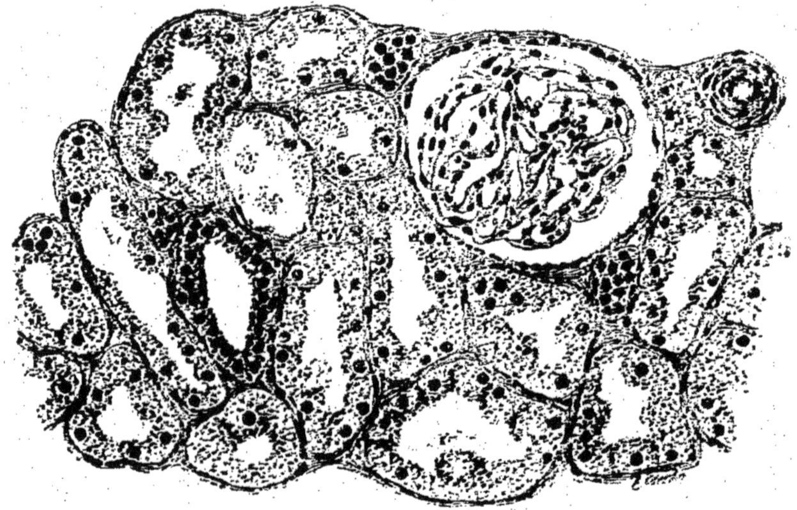

Fig. 4.

de leur lumière ; l'épithélium est trouble et presque partout en voie de desquamation ; les noyaux des cellules sont volumineux et déformés ; les glomérules sont aussi atteints de néphrite : peu de prolifération conjonctive. Malgré la différence de coloration extérieure, la coupe de la corne inférieure présente à peu près les mêmes lésions, mais elles semblent plus avancées. La capsule est beaucoup plus épaisse que dans la corne supérieure. On voit une prolifération abondante des noyaux des glomérules et une desquamation de la capsule de Bowmann ; dans les canalicules, des rangées entières de cellules troubles se détachent, et on y aperçoit quelques globules sanguins.

Obs. 110. — *Personnelle. Néphrite chronique d'origine lithia-sique très vraisemblablement unilatérale : accidents urémiques ayant cessé à la suite de la néphrectomie et menaçant de se reproduire depuis que le rein est fermé.* (Notes de M. Gahuzère, externe du service.)

Antécédents. — C. A...., quarante-sept ans, repasseuse, sans antécédents morbides du côté de ses parents, réglée pour la première fois à douze ans, mais depuis d'une façon irrégulière; mariée à dix-neuf ans, n'a jamais eu d'enfants. Six mois après son mariage, elle a eu une première attaque d'anasarque accompagnée de polyurie et de polydipsie. Cet état dura sept à huit mois, puis elle revint à la santé et se mit à engraisser au point d'atteindre le poids de 113 kilogrammes. Après quelques mois, la malade accuse des douleurs dans le ventre et les reins : elle rend des urines louches et en même temps perd beaucoup de pus par le vagin. Pendant une dizaine d'années elle subit des cautérisations bi-hebdomadaires de l'utérus, et se décide à ce moment à consulter un chirurgien de l'hôpital Saint-André, qui conseille une opération. Deux ans après, en 1888, elle est admise dans le service du professeur Picot pour un eczéma, et transférée au bout de quelques mois dans le service du professeur Demons, qui lui pratique, le 2 janvier 1889, une double ovariectomie, dont les suites opératoires très longues durèrent près de neuf mois.

A peine sortie de l'hôpital, octobre 1889, elle est prise d'une crise de douleurs néphrétiques avec mictions fréquentes suivies de l'issue d'une très petite quantité d'urine contenant du sang et des sables. Admise de nouveau à l'hôpital, elle reste deux jours sans uriner et a des vomissements, de la céphalée, des dyspnées, après quoi elle tombe dans le coma durant une quinzaine de jours. Cette attaque d'urémie passée, elle demeure dans le service pendant six mois, urinant très peu, rendant des urines épaisses et sablonneuses. Pendant ce séjour, on lui propose une opération, « un curettage du rein, » dit-elle; mais elle s'y refuse. Une certaine amélioration étant survenue dans son état, elle rentre chez elle et ne présente aucun accident grave durant cinq ou six ans; mais ses urines, quoique un peu plus abondantes, sont toujours louches, épaisses, contenant des sables; les mictions sont parfois très douloureuses et très fréquentes.

En 1896, elle rentre de nouveau à l'hôpital. Elle souffre beaucoup de la tête et des reins depuis quelque temps, et a des vomissements noirâtres très abondants et d'une fétidité extrême, survenant brusquement sans effort. Quelques jours après, les urines cessent d'être sécrétées; mais une injection de sérum rappelle la sécrétion, qui se supprime de nouveau quelques semaines après. Cette troisième attaque dure treize jours, au cours desquels se produit une paralysie du bras et de la jambe gauches. La malade était à peine remise de cet accident à la suite d'un traitement électrique, que, ses urines étant toujours rares et louches, le bras et la jambe droites sont atteints à leur tour. Cette paralysie se dissipe au bout de quelques mois d'électrisation, et la malade, bien que n'urinant encore qu'insuffisamment, se sent cependant mieux et quitte l'hôpital.

En 1899, à la suite d'un court voyage, la malade est reprise d'accidents urémiques : éblouissements, céphalée, vomissements, œdème généralisé, diminution considérable des urines. Un médecin appelé aussitôt retire par le cathétérisme des urines louches, contenant à son dire du pus, du sang et des sables, et fait quelques lavages vésicaux. Aucune amélioration ne se faisant sentir, il engage la malade à venir consulter à la clinique des voies urinaires. M. Pousson porte le diagnostic de néphrite lithiasique et lui conseille l'entrée dans les salles pour être soumise à l'observation; mais elle ne s'y décide que le 27 mars 1901, alors que les phénomènes généraux se sont considérablement aggravés.

ÉTAT ACTUEL. — A son entrée à l'hôpital, le 27 mars 1901, la malade dit que, depuis trois ou quatre mois, elle souffre constamment de céphalée, qu'elle a des éblouissements, que sa vue s'est affaiblie, qu'elle a des vomissements fréquents. Au moindre effort elle est essoufflée, et même au repos a de la peine à respirer par moments. Elle est très affaiblie et, ne pouvant s'alimenter que très imparfaitement en raison des vomissements, elle a beaucoup maigri; cependant elle pèse encore 110 kilogrammes. Elle se plaint de souffrir dans les régions lombaires : alors qu'autrefois le côté droit était seul douloureux, actuellement les souffrances sont sensiblement égales des deux côtés. Ces douleurs sont constantes, s'irradiant dans l'aine; elles ne sont pas exagérées par la marche. En raison de l'extrême obésité de la malade, la palpation des reins et de l'uretère ne fournit que des résultats obscurs; cependant il semble que la pression dans la région lombaire droite est un peu plus douloureuse que dans la région gauche correspondante : il en est de même de la pression sur l'uretère droit, paraissant plus sensible que l'uretère gauche. La vessie n'est pas douloureuse à la pression sur l'hypogastre ni à l'exploration à l'explorateur métallique, qui montre qu'elle ne renferme pas de calcul. Les mictions sont un peu plus fréquentes qu'à l'état normal, elles sont un peu douloureuses à la fin. Les urines sont rendues en petite quantité, 400 grammes dans les vingt-quatre heures ; elles sont claires à l'émission, mais deviennent fortement sédimenteuses par le repos. L'analyse donne :

Volume	400ᵍ	
Densité.	1ᵍʳ,027	
Réaction	acide.	
Urée	11ᵍʳ,20	
Acide phosphorique total en P²O⁵ .	1ᵍʳ,56	par litre.
Chlorure de sodium	2ᵍʳ,88	
Albumine	traces	

Sédiment formé d'urate acide de soude, d'acide urique, de cristaux d'oxalate de chaux, de quelques leucocytes. — Pas de fièvre ; inappétence ; très grand affaiblissement.

2 avril. — La malade, qui jusqu'ici a toujours uriné spontanément et vidé complètement sa vessie, se plaint de n'avoir pu uriner depuis la veille, et on retire par la sonde 375 centimètres cubes d'urine d'abord limpide, puis trouble, et lactescente vers la fin.

Les jours suivants la rétention persiste, et le cathétérisme pratiqué matin et soir évacue une quantité d'urine quotidienne variant de 350 à 550 centimètres cubes.

7 avril. — La malade paraît très fatiguée, son facies est altéré. Elle dit avoir beaucoup souffert dans les deux régions lombaires et a eu des nausées et une dyspnée très forte. Pouls fréquent, 96 pulsations ; quelques irrégularités. Apyrexie.

La quantité d'urine extraite par la sonde est sensiblement la même, et sa teneur en urée toujours faible.

Des ventouses scarifiées au niveau des régions lombaires dissipent ces phénomènes ; mais malgré la théobromine et autres diurétiques, l'oligurie et la rétention persistent.

12 avril. — La nuit précédente a été très mauvaise : nausées continuelles, dyspnée intense, céphalalgie excessive. Des ventouses de nouveau appliquées aux régions lombaires ramènent le calme sans relever le taux de l'urine et de ses sels.

16 avril. — La nuit dernière a été plus agitée que les précédentes : outre les nausées et la dyspnée, la malade a beaucoup souffert dans les deux régions lombaires, mais plus encore à droite. La pression dans le sinus costo-lombaire de ce côté est très pénible ; il en est de même de la palpation dans l'hypocondre et le flanc, de même que sur le trajet de l'uretère ;

d'ailleurs, en raison de l'embonpoint excessif de la malade, il n'est pas possible de se rendre compte du volume du rein. La rétention persiste, et la quantité d'urine artificiellement évacuée dans les vingt-quatre heures reste, comme les jours précédents, au-dessous de 400 centimètres cubes, éliminant moins de 4 grammes d'urée.

La malade, en présence des douleurs lombaires constantes qu'elle éprouve, des vomissements et des nausées auxquels se sont ajoutés depuis quelques jours des troubles visuels, réclame une intervention.

M. Pousson, tout en faisant quelques réserves sur l'existence possible d'un calcul, d'un gravier ou même de simples sables encombrant le bassinet, penche plutôt vers le diagnostic de néphrite d'origine lithiasique plus prononcée à droite, sinon exclusivement localisée à ce côté, et ayant retenti dans ce cas par voie réflexe sur le rein gauche.

OPÉRATION. — 19 *avril.* — Chloroforme. Incision lombaire recto-curviligne conduit non sans quelques difficultés sur le rein, en raison de l'énorme épaisseur des parties molles mesurant plus de 12 centimètres. Au cours des manœuvres d'extraction, le péritoine est déchiré et le foie mis à nu. Le rein est très volumineux et très congestionné. Son incision de pôle à pôle sur le bord convexe laisse échapper une grande quantité de sang noirâtre, que M. Pousson laisse d'abord couler à dessein et arrête ensuite en comprimant l'artère rénale au niveau du hile. L'exploration des calices et du bassinet ne fait pas découvrir de graviers. Drain dans le bassinet; suture du rein au-dessus et au-dessous de lui; fermeture des divers plans lombaires.

SUITES OPÉRATOIRES. — *Soir.* — La malade est très affaissée : son pouls est fréquent, mais assez plein; température, 36,8; plusieurs vomissements chloroformiques. Pas de miction spontanée; par la sonde on évacue 90 centimètres cubes d'urine à peine rosée.

20 avril. — Accablement plus considérable encore que la veille; indifférence comateuse : la malade sort à peine de sa torpeur quand on l'appelle, pousse quelques gémissements et retombe dans le coma. Pouls petit, filiforme; température, 36°,2. Pas de miction; par la sonde on a retiré en deux fois 350 grammes qui, joints aux 90 grammes de la veille, donnent 440 grammes, mais le pansement est fortement mouillé d'un liquide rosé à odeur urineuse. L'analyse des urines donne :

Albumine : traces légères.
Volume : 110 cc.
Densité : 1,010.
Réaction : acide.
Couleur : jaune rougeâtre.
Sédiment : abondant.

Urée : 10^{gr},20 (en 24 heures).
Acide phosphorique total en P^2O^5 :
2^{gr},80 en 24 heures.
Chlorure de sodium : 1^{gr},28 en 24 h.
Albumine : traces.

Urate acide de soude. Acide urique amorphe. Quelques leucocytes.

Soir : même état comateux ; pouls moins faible : température, 37,4.

21 avril. — Toujours état comateux ; pouls fréquent, petit et dépressible. Température, 35°,6 ; extrémités froides, langue sèche. Cathétérisme donne 550 grammes d'urine ; pansement très mouillé.

Soir : sensiblement même état général ; pouls moins fréquent, plus plein ; température, 36°,6.

22 avril. — L'affaissement persiste et semble même s'être aggravé : pouls petit, filiforme, 120 ; extrémités froides : température, 36,8. Injection de sérum de Hayem. Le cathétérisme n'a donné que 400 grammes d'urine, et il en est passé peut-être un ; en moins que les jours précédents par la plaie rénale.

Soir : pouls toujours fréquent et petit. Température, 37°,2.

23 avril. — La malade semble un peu mieux, elle est moins abattue et peut répondre aux questions qu'on lui adresse ; elle se plaint de la plaie lombaire, qui suppure abondamment et laisse échapper une assez grande quantité d'urine. Température, 36°,6. Par le cathétérisme on extrait 400 centimètres cubes. L'analyse chimique donne :

Volume des 24 heures : 500 cc.
Densité : 1,021.
Réaction : acide.
Couleur : jaune.
Aspect : transparent.
Sédiment : faible.

Urée : 17^{gr},20 (en 24 heures).
Acide phosphorique total en P^2O^3
19^{gr},48 (id.).
Chlorure de sodium : 1^{gr},55 (id.).
Albumine : néant.
Urobiline : présence.
Leucocytes : nombreux.

Cellules épithéliales pavimenteuses.

24 avril. — État général bien plus satisfaisant : la malade, sortie de sa torpeur, peut soutenir la conversation ; elle dit ne plus souffrir des reins comme avant l'opération, et se plaint seulement de sa plaie lombaire. Indépendamment de l'urine, qui s'écoule par le drain, il sort par la plaie désunie une grande quantité de pus mal lié, un peu fétide, et la température s'élève à 38°,8. Lavages de la plaie au cyanure. Urines, toujours obtenues par le cathétérisme, 500 grammes.

Soir : la température est tombée à 37°,8.

25 avril. — L'amélioration s'est considérablement accentuée : le facies de la malade exprime la joie; pas de souffrances, si ce n'est au niveau de la plaie. Température, 37°,8. Pour la première fois, cette nuit, la malade a uriné seule; par le cathétérisme et par la miction spontanée, elle a rendu 750 grammes dans les vingt-quatre heures, et le pansement n'est pas moins mouillé que précédemment.

Soir : la malade continue à uriner seule. Température, 37°,4.

26 avril. — Le mieux va progressant. La malade commence à s'alimenter suffisamment de lait et à absorber quelques œufs. Pouls normal; température, 37°,2. L'analyse des urines donne :

Volume des 24 heures : 1 000 gr.
Densité : 1 015 gr.
Réaction : acide.
Couleur : jaune rougeâtre.
Aspect : louche.
Sédiment : blanchâtre, abondant.

Urée : 18 gr. (en 24 heures).
Acide phosphorique total (en P^2O^5) : 1 gr. (id.).
Chlorure de sodium : 7gr,30 (id.).
Albumine : traces.
Urobiline : présence.

Leucocytes : peu nombreux. Cellules épithéliales : assez abondantes. Cylindres : absents.

27 avril. — L'amélioration persiste : la malade s'alimente et digère bien. La plaie suppure toujours abondamment, mais il sort moins d'urine par le drain. Les urines maintenant rendues spontanément s'élèvent à 1 500 centimètres cubes.

28 avril. — Même état. Urines, 1 500 centimètres cubes donnant à l'analyse :

Densité : 1012 grammes.
Réaction : acide.
Couleur : jaune.
Aspect : louche.
Sédiment : faible.

Urée : 15gr,15 (en 24 heures).
Acide phosphorique total (en P^2O^5) : 0gr,60 (id.).
Chlorure de sodium : 11gr,25 (id.).
Albumine.

Leucocytes : en grande quantité.

29 avril. — Urines, 1 400 centimètres cubes.

30 avril. — Urines, 1 600 centimètres cubes donnant à l'analyse :

Densité : 1012 grammes.
Réaction : acide.
Couleur : jaune pâle.
Aspect : louche.
Sédiment : assez abondant.

Urée : 11gr,20.
Acide phosphorique total (en P^2O^5) : 0gr,48.
Chlorure de sodium : 10gr,88.
Albumine : traces très légères.

Leucocytes : assez abondant. Cellules de la vessie. Grains d'amidon : en grande quantité.

1er mai. — Urines, 1 100 grammes.

GRAPHIQUE N° 6. — NÉPHRITE CHRONIQUE MIXTE UNILATÉRALE (OBS. 110).

Volume des urines et taux de l'urée, du chlorure de sodium et de l'acide phosphorique avant et après la néphrotomie.

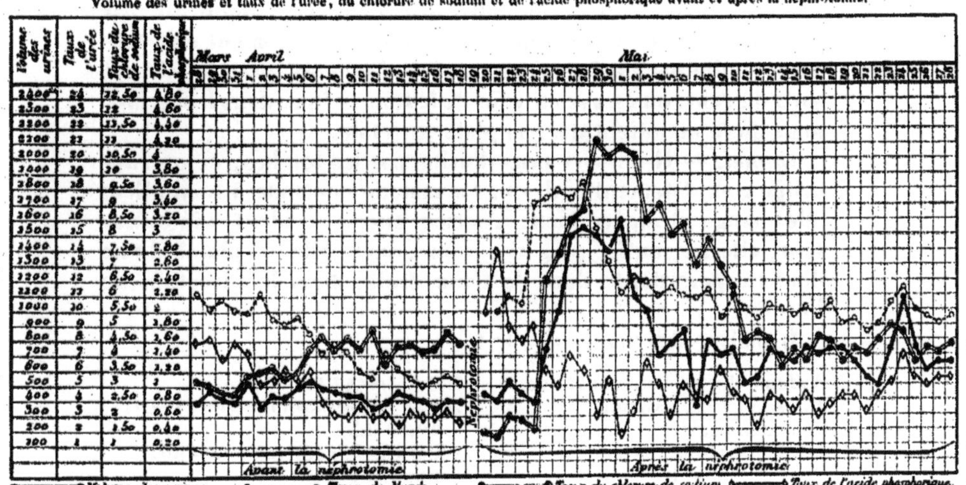

2 mai. — Urines, 1 100 grammes donnant à l'analyse :

Densité : 1016 grammes.
Réaction : acide.
Couleur : jaune.
Aspect : louche.
Sédiment : faible.

Leucocytes : abondants.

Urée : 12^{gr},50 (en 24 heures).
Acide phosphorique total (en P_2O_5), 1^{gr},28 (id.).
Chlorure de sodium : 8^{gr},50 (id.).
Albumine : traces.

3 mai. — Urines, 700 centimètres cubes. Le pansement n'est pas plus mouillé qu'à l'habitude, peut-être même un peu moins.

A partir de ce jour jusqu'au 10 mai, la quantité quotidienne des urines oscille entre 700 et 900 centimètres cubes et passe de moins en moins par la plaie lombaire. On fait asseoir la malade sur son lit, de manière que les urines reprennent le chemin de l'uretère; mais la quantité émise par l'uretère n'augmente pas pour cela les jours suivants, bien que le pansement soit très peu mouillé par l'urine. On s'aperçoit d'ailleurs que le drain est sorti du rein; on essaye en vain de le réintroduire dans le viscère, mais on le maintient dans la plaie pariétale.

15 mai. — Il ne sort plus d'urine par les lombes, et on supprime complètement le drain. La malade continue à bien aller; elle mange et digère bien, n'accuse aucun accident d'intoxication, elle ne souffre plus des reins, mais elle se plaint d'une douleur persistante dans le flanc droit, dans la direction de l'uretère.

L'analyse des urines donne :

Volume des 24 heures : 730 cc.
Densité : 1017 grammes.
Réaction : acide.
Couleur : jaune foncé.
Aspect : limpide.
Sédiment : très peu abondant.

Urée : 10^{gr},87 (en 24 heures).
Acide phosphorique (en P_2O_5) : 0^{gr},82 (id.).
Chlorure de sodium : 6^{gr},90 (id.).
Albumine : néant.
Urobiline : présence.

Cristaux d'oxalate de chaux : assez abondants. Leucocytes : petit nombre.

18 mai. — La malade se sent moins bien; elle a eu quelques nausées la nuit dernière, a beaucoup souffert de la tête et se plaint de troubles visuels.

A partir de cette époque jusqu'au 10 juillet, époque à laquelle la malade sort de l'hôpital, la quantité d'urine oscille entre 600 et 800 centimètres cubes, atteignant exceptionnellement certains jours 1 000 centimètres cubes, sans les dépasser jamais; l'urée varie entre 10 et 12 grammes, le chlorure de sodium entre 6 et 8 grammes, les phosphates entre 0^{gr},50 et 1 gramme. Les douleurs rénales sont moins vives qu'avant l'opération, mais les phénomènes d'intoxication urémique persistent quoique atténués.

J'ai revu cette malade le 9 janvier 1907, c'est-à-dire cinq ans et neuf mois après la néphrotomie. Son état était excellent. Elle ne se plaignait plus de ses reins, elle n'avait aucun signe de grande ou de petite urémie; mais ses urines renfermaient un peu d'albumine.

Obs. III. — Observation commune avec mon collègue Moxgoun. *Néphrite interstitielle avec phénomènes dyspnéiques alarmants. Néphrotomie. Mort d'hémorragie cérébrale au bout de vingt-trois mois.*

ANTÉCÉDENTS ET ÉVOLUTION DE LA MALADIE. — D... Pierre, quarante ans, chanteur des rues, entré le 3 mai 1901 à l'hôpital Saint-André dans le service de M. Durand.

Aucune maladie infectieuse aiguë n'est relevée dans ses antécédents ; mais il a contracté la syphilis vers l'âge de vingt ans, et de plus il est alcoolique endurci. Il entre à l'hôpital pour une dyspnée intense qu'il attribue à une bronchite remontant à deux mois. L'expectoration est abondante, muqueuse ; à l'auscultation de la poitrine on trouve quelques gros râles sibilants et ronflants, insuffisants à expliquer l'anxiété respiratoire. La pâleur de la face et sa légère bouffissure, la fréquence des mictions et la rareté des urines (300 centimètres cubes dans les dernières vingt-quatre heures) faisant penser à l'existence d'une néphrite, on analyse séance tenante les urines et on y trouve une légère proportion d'albumine.

Malgré le régime lacté et les diurétiques, la dyspnée ne s'améliore pas; aussi le 15 mai a-t-on recours à une saignée. La nuit suivante, le malade émet 400 centimètres cubes d'urine foncée et est notablement soulagé.

Cette amélioration ne dure que quelques jours, et bientôt des crises dyspnéiques de plus en plus graves parviennent à des intervalles rapprochés, qui nécessitent des saignées répétées tous les sept ou huit jours.

Le 25 juin, on constate l'existence d'un hydrothorax double et d'un hydropéricarde. Pas de lésions des orifices du cœur : peut-être bruit de galop, en tout cas intermittent. Très léger œdème des membres inférieurs ne dépassant pas les malléoles.

L'étude de la valeur fonctionnelle du rein fournit les renseignements suivants :

Volume des 24 heures : 350 cc.   Urée : 27gr,40 par litre.
Densité : 1018.   Acide phosphorique : 2gr,48 (id.).
Réaction : acide.   Chlorure de sodium : 11gr,60.
    Albumine : traces.

L'épreuve à la phloridzine ne donne pas lieu à la production de glycosurie.

Le 29 juin, une crise d'asthme urémique survient plus violente que les précédentes, en même temps que l'on voit augmenter, sous les yeux pour ainsi dire, la pâleur et la bouffissure de la face. L'hydrothorax et l'hydropéricarde n'ont pas augmenté, mais le malade est tourmenté par une expectoration albumineuse intense : il a eu également quelques crachats sanguinolents. La respiration est très gênée, orthopnée ; 50 inspirations à la minute. Très grand abattement, les pupilles ne réagissent pas à la lumière et à l'accommodation. Très léger œdème des jambes, semblant un peu plus prononcé à droite qu'à gauche.

L'analyse des urines pratiquée le 29 juin donne :

Volume des 24 heures : 300 cc.   Urée : 4 gr. dans les 24 heures.
Densité :   Acide phosphorique : 0gr,50.
Réaction : acide.   Chlorure de sodium : 3gr,50.
    Albumine : traces.

Étant donné l'échec de toutes les médications employées jusqu'à ce jour, on propose au malade la néphrotomie qu'il accepte.

Néphrotomie. — Le 3 juillet, le rein droit est choisi pour être incisé, parce que le léger œdème que présente le malade aux membres inférieurs semble plus prononcé de ce côté, et aussi parce qu'il a eu à un moment donné quelques vagues douleurs dans la région lombaire droite. On arrive sans peine sur le rein en raison de la maigreur du sujet, et on l'extrait très rapidement. Il est plutôt petit, irrégulier à sa surface, de consistance dure et de coloration rouge foncé. Incisé dans toute la longueur de son bord convexe, il s'en écoule une grande quantité de sang noir, qu'on arrête en suturant au catgut les deux lèvres de la plaie après avoir mis un gros drain dans le bassinet. L'opération a duré vingt minutes. Le malade a bien supporté le chloroforme. Il ne paraît pas très affaissé lorsqu'il est replacé dans son lit, et il se réveille tranquillement.

Suites opératoires. — *Soir.* — Le malade a été un peu agité dans la journée ; il se plaint vivement du côté opéré. Pouls plein, fréquent, 104 ; température, 37°,4. Le malade a rendu par l'uretère 60 centimètres cubes d'urine assez fortement teintée en rouge, et le pansement est souillé d'un liquide noir sanguinolent.

4 juillet. — Nuit agitée, le malade n'a pas dormi, il semble moins dispos qu'hier; son pouls est moins bien frappé, plus fréquent, 112; température, 37°,5. La respiration meilleure qu'avant l'intervention, 38 inspirations. Urines contiennent une notable quantité de sang : 205 centimètres cubes; mais le pansement est très mouillé. On le remplace.

Soir : un peu moins d'agitation : pouls, 116; température, 37°,8.

5 juillet. — Le malade semble prostré : pouls, 108; température, 37°,2; respiration, 32. Urines à peine rosées, 500 centimètres cubes, sans compter ce qui est passé par la plaie. L'analyse chimique donne :

Volume : 500 cc.
Densité : 1 022 cc.
Réaction : acide.
Couleur : rosée.

Urée : 8gr,50 en 24 heures.
Acide phosphorique total (en P²O⁵) : 1gr,20 (id.).
Chlorure de sodium : 2gr,30 (id.).
Albumine : 0gr,06.

Nombreux leucocytes et hématies. Cellules épithéliales.

Soir : toujours prostration : pouls, 116; température, 37°,8.

6 juillet. — Un peu moins d'affaissement : respiration gênée, 24 inspirations; pouls, 108; température, 37°,8. La légère bouffissure de la face a disparu; de même l'œdème de la partie inférieure des jambes. Urines recueillies : jaune ambré, limpides, 650 centimètres cubes; une grande partie est aussi passée par le drain. Le pansement est refait; la plaie va bien.

Soir : pouls, 104; température, 38°.

7 juillet. — Meilleur état général; le malade, qui jusqu'ici a pris avec répugnance du lait, l'accepte avec plaisir. Il respire librement, 22 inspirations; pouls, 100; température, 37°,8. Urines recueillies claires et limpides, 800 centimètres cubes; pansement très imbibé.

Soir : pouls, 104; température, 38°,2.

8 juillet. — Toujours bon état, mais très grand amaigrissement. Respiration très aisée; 20 inspirations. L'auscultation indique que l'hydrothorax double et l'hydropéricarde ont presque complétement disparu. Pouls, 104; température, 38°,2. Urines recueillies, 760 centimètres cubes. Le pansement imbibé est défait : la plaie est un peu rouge, et il y a une gouttelette de pus à l'orifice de trois des fils.

Soir : température, 38°,4.

9 *juillet*. — Bon état général, malgré l'amaigrissement, qui persiste et s'accentue même, et malgré l'élévation de température au-dessus de 38°. Urines recueillies : 760 centimètres cubes. Pansement mouillé.

10 *juillet*. — Toujours un peu de fièvre ; température, 37°,8. Le pansement défait, la ligne d'incision apparaît rouge et œdématiée ; légère suppuration autour du drain. On fait sauter un point de suture au-dessus et au-dessous, mais il ne s'écoule pas de pus. Une quantité d'urine beaucoup plus considérable que les jours précédents s'est écoulée par le drain ; aussi ne trouve-t-on dans le bocal que 440 centimètres cubes.

Cette dérivation de l'urine par le rein incisé dure du 9 au 24 juillet à l'exception du 18, où, tout écoulement par le drain cessant, l'urine atteint ce jour-là 1 400 centimètres cubes ; pendant ce laps de temps, la quantité de l'urée et autres matières excrémentitielles, sauf pour l'acide phosphorique, continue à se relever, preuve que la fonction du rein non opéré, fournissant à peu près seul l'urine recueillie pour l'analyse, tend à reprendre ses fonctions. L'analyse de l'urine pratiquée le 13 juillet donne en effet :

Volume des 24 heures : 450 cc.
Densité : 1019 cc.
Réaction : acide.
Urée : 10 grammes par 24 heures.
Acide phosphorique total (en P^2O^5) : 0gr,10 (id.).
Chlorure de sodium : 3gr,50 (id.).
Albumine : traces.

11 *juillet*. — Le malade, qui a eu la veille encore 38°,2, a ce matin 37°,8. Pensant qu'il peut y avoir du pus accumulé au-dessous des sutures, on les enlève, mais sans désunir les lèvres. Mais le lendemain, le malade ayant eu pendant la nuit quelques efforts de toux, la plaie s'est ouverte, et on aperçoit au fond le rein, muni de son drain, qui reste fixé à la paroi par le crin de Florence. Pansement à plat.

13 *juillet*. — Hier et ce matin, la température est devenue normale. Le malade, toujours amaigri et affaibli, demande du lait avec insistance et en boit plus de 4 litres dans les vingt-quatre heures. Il n'a plus de dyspnée, cependant il existe encore une petite quantité de sérosité dans les plaies ; mais l'hydropéricarde semble avoir disparu, et il n'y a plus d'œdème des membres ni de la face.

25 *juillet*. — L'état général commence sensiblement à s'améliorer ; moins de faiblesse, quoique encore très grande maigreur. Plus de fièvre. La plaie lombaire bourgeonne, mais elle est encore béante et laisse voir dans le fond le rein couvert de gra-

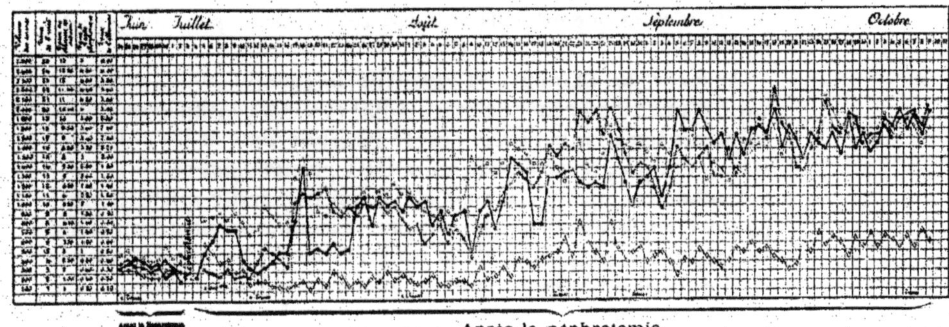

GRAPHIQUE N° 5. — Néphrite interstitielle (petit rein contracté).

Volume de l'urine et taux de l'urée, du chlorure de sodium, de l'acide phosphorique, de l'albumine avant et après la néphrotomie.

nulations. Le pansement n'est souillé que par la suppuration, et il s'écoule une quantité insignifiante d'urine par le drain, bien qu'il soit toujours en place. On peut considérer la quantité d'urine recueillie comme la totalité de celle qui est sécrétée. Cette quantité est à ce jour, 25 juillet, de 1000 centimètres cubes. L'analyse donne :

Volume des 24 heures : 1000 cc.
Densité : 1018 cc.
Réaction : acide.
Couleur : jaune pâle.
Aspect : très légèrement louche.

Urée : 11^{gr},60 par 24 heures.
Acide phosphorique total (en P^2O^5) 0^{gr},50 (id.).
Chlorure de sodium : 5 grammes (id.).
Albumine : traces.
Leucocytes : très rares.

Cellules épithéliales.

Du 25 juillet au 14 août, le drain ne donnant plus d'urine, le volume de ce liquide sécrété dans les vingt-quatre heures oscille suivant les jours entre 900 et 1 100 centimètres cubes, et sa composition chimique est sensiblement celle fournie par l'analyse du 25 juillet.

A partir du 14 août, la quantité augmente notablement et varie d'une façon générale entre 1 500 et 2 000 centimètres cubes, en même temps que l'urée, l'acide phosphorique et les chlorures atteignent progressivement leurs taux physiologiques.

L'albumine, qui n'a jamais été qu'en très petite quantité, disparaît complétement certains jours. Comme on peut se rendre compte sur le graphique de la progression croissante du volume de l'urine et du taux de l'urée et autres produits excrémentitiels, je renvoie à cette courbe, qui, commencée le 3 juillet, se termine le 9 octobre, comprenant ainsi une période de trois mois et demi.

Le 9 août, le malade commence à se lever. Il est encore très affaibli et très amaigri, quoiqu'il prenne journellement 3 litres de lait et y ajoute depuis quelques jours de la volaille, du veau et autres viandes blanches et un peu de pain. La plaie n'est pas encore complétement fermée ; mais le drain, toujours en place dans le rein, ne donne issue qu'à une quantité très minime d'urine, et encore seulement dans le décubitus dorsal. Le drain n'est supprimé que le 21 décembre.

La convalescence se fait lentement ; l'amaigrissement surtout est long à disparaître. Le malade est gardé pendant plusieurs mois dans le service, afin de l'observer de près. Son régime est celui des autres hospitalisés, on y ajoute seulement un litre et demi de lait par jour. Aucune tendance au retour des accidents ne se manifeste pendant ce temps. La quantité des urines reste toujours au-dessus de la normale et atteint certains jours 2000 centimètres cubes ; l'analyse chimique y décèle, avec la proportion physiologique de l'urée et des sels, toujours une minime proportion d'albumine.

Le 31 janvier, D..., qui a toutes les apparences de la meilleure santé, est présenté à la Société de médecine et de chirurgie de Bordeaux. L'analyse de ses urines, faite la veille, donne :

Volume des 24 heures : 1400 cc.
Densité à + 15° : 1019.
Réaction : acide.
Couleur : jaune.
Aspect : transparent.
Sédiment : faible.

Urée : 22 grammes par litre.
Acide phosphorique total (en P^2O^5) : 1gr,40 (id.).
Chlorure de sodium : 7gr,80 (id.).
Albumine : 0gr,10.

Quelques leucocytes. Cellules de la vessie. Absence de cylindres.

Le malade quitte définitivement l'hôpital le 1er février, pour reprendre son métier de chanteur des rues.

RÉSULTAT ÉLOIGNÉ. — A diverses reprises depuis lors il a été conduit à l'hôpital en état d'ivresse. Mon collègue Mongour, qui a eu l'occasion de l'observer pendant ses séjours répétés dans les salles, a constaté qu'il n'était plus dyspnéique, mais qu'il présentait au réveil un peu d'œdème périmalléolaire et de la face et que ses urines étaient légèrement albumineuses.

« Fait curieux, dit Mongour, treize mois après l'intervention la glycosurie phloridzique, négative avant l'opération, est positive. A cette même date, l'élimination du bleu de méthylène commence à la première heure, intermittence à la dixième heure ; à partir de la quarante-huitième heure, les urines ne contenaient que du chromogène jusqu'à la soixante-douzième, où l'élimination peut être considérée comme terminée. »

Rentré pour la dernière fois à l'hôpital le 22 mai 1903, il succombe brusquement le 2 juin à dix heures du soir (vingt-trois mois après l'opération), après avoir été pris de dyspnée intense en état d'asphyxie.

L'autopsie montra que la mort était due à une hémorragie cérébrale ventriculaire. Je rapporterai les résultats de l'examen des reins pratiqué par Mongour, dans le chapitre où je m'occuperai du traitement curatif des néphrites chroniques.

Obs. 112. — Personnelle.

J. Madeleine, soixante-neuf ans, trouvée sans connaissance sur la voie publique, est admise à l'hôpital Saint-André dans le service de M. le professeur Pitres, le 15 mai 1902. Après examen on porte le diagnostic de coma urémique, et on transfère de suite la malade dans le service des voies urinaires. A son entrée le coma est profond. Pouls petit, serré, 80; respiration, 20; pas de dyspnée. Le cathétérisme qui, pratiqué déjà dans le service de médecine, n'avait permis de retirer que quelques cuillerées d'urine renfermant une proportion considérable d'albumine, ne donne issue qu'à quelques gouttes.

Décortication et néphrotomie unilatérales le 16 mai. — Pas d'anesthésie en raison du coma. Incision lombaire droite curvo-rectiligne permettant d'arriver très rapidement sur l'atmosphère graisseuse périrénale relativement peu développée et non enflammée. Le rein, qui est extrait avec la plus grande facilité, est de volume normal, bosselé, granuleux à sa surface, noir et fortement congestionné. Sa capsule, qui présente quelques plaques laiteuses, se détache aisément presque sans saignement. Le parenchyme est alors incisé suivant le bord convexe d'un pôle à l'autre. Hémorragie très abondante, on est obligé de lier deux artères lobaires. Une sonde de Pezzer étant placée dans le bassinet, on suture l'une à l'autre les deux valves du rein à l'aide de 6 points de catgut. Mèche de gaze au-dessous du pôle inférieur du rein. Suture de la paroi lombaire.

L'opération, pendant laquelle la malade s'est un peu agitée, a duré vingt minutes en tout. Le pouls est meilleur, mieux frappé et moins fréquent; le coma est moins profond.

Soir : l'état comateux est sensiblement le même qu'avant l'intervention. Pas de dyspnée; inspiration, 18; pouls petit, malgré une injection de caféine faite à quatre heures, 84; température, 36°,7. Extrémités légèrement refroidies. La malade n'a pas uriné; on retire de la vessie environ une cuillerée à café d'urine très sanguinolente. Injection de caféine à sept heures du soir; à neuf heures même état.

17 *mai.* — Coma persiste aussi profond. Extrémités moins froides que la veille. Pouls moins dépressible, mais plus fréquent, 104; inspiration peu fréquente, 20; température, 36°,8. Toujours pas d'urine spontanément, on retire par la sonde à peine une cuillerée à café très rouge.

Soir : quelques mouvements des membres dans la journée; mais l'état comateux est le même. Oligurie très prononcée persiste : pas de miction spontanée.

18 *mai.* — Même état. Pouls faible, 108; inspiration plus accélérée 28, mais pas de dyspnée; température, 36°,9. Pour la première fois la malade a rendu, sans s'en apercevoir, de l'urine qui a mouillé son drap dans une assez grande étendue : de même

le pansement est imbibé de liquide rosé à forte odeur urineuse.

Soir : la malade continue à uriner sans le sentir, de sorte qu'on ne peut retenir le liquide : le pansement est aussi mouillé.

19 *mai*. — Bien que la sécrétion urinaire se soit en partie rétablie, le coma reste profond. Pouls, 100; inspiration, 32; température, 36°,8.

Soir : la malade continue à perdre ses urines; cependant un cathétérisme permet d'en retirer environ 40 centimètres cubes, claires, exsangues.

20 *mai*. — L'état comateux ne s'améliore pas. Le membre supérieur droit paraît paralysé; le membre inférieur correspondant et les deux opposés ont conservé la motilité. Pouls, 120; respiration stertoreuse, régulière, pas de Cheynes-Stokes; température, 37°,1.

La malade a mouillé son drap et son pansement, et on retire par la sonde 60 centimètres cubes d'urines, dont l'analyse donne :

Volume des 24 heures	?
Densité à + 15°	?
Réaction	acide.
Couleur	jaune.
Aspect	trouble.
Sédiment	abondant.
Urée	10gr,80
Acide phosphorique total (en P²O⁵)	1gr,32
Chlorure de sodium	2gr,40
Albumine	0gr,15

Dépôt : pus; cylindre granuleux; épithéliums de la vessie et des reins.

Soir : même état. La sécrétion des urines semble plus abondante; mais on n'en retire pas davantage par le sondage.

21 *mai*. — Aucune amélioration dans l'état général. La famille exige la sortie de la malade. N'ayant pu avoir de ses nouvelles, nous la considérons comme ayant succombé très rapidement.

Obs. 113. — Commune avec mon collègue Mongour.

B..., quarante-neuf ans, entre dans le service de M. Durand, suppléé par M. Mongour, le 18 juin 1902, pour des accidents graves de brightisme.

Il a déjà fait plusieurs séjours à l'hôpital pour les mêmes accidents, moins accentués, qui reconnaissent pour cause une néphrite d'origine alcoolique, et est sorti chaque fois soulagé.

Ce qui domine dans la crise actuelle, c'est une dyspnée intense, qui le force à rester jour et nuit assis dans son lit, respirant très fréquemment et ayant de temps à autre des suspensions prolongées de la respiration (Cheynes-Stokes). Son visage est pâle, blafard, amaigri et nullement œdématié. Il ne présente d'ailleurs aucun œdème. A l'auscultation on constate que l'air pénètre bien dans les poumons, ni souffles, ni râles. Le pouls est très fréquent, petit, dépressible. Les battements du cœur sont très affaiblis, pas de bruit de souffle, pas de bruit de galop. Le malade est dans une demi-somnolence dont il sort pour répondre vaguement aux questions qu'on lui adresse et y retomber aussitôt.

Les urines sont rares, moins de 400 centimètres cubes dans les vingt-quatre heures, très sédimenteuses et très foncées, se prenant en masse par la chaleur. (L'analyse chimique ne nous a pas été remise.)

Pendant huit jours le malade est soumis à une médication énergique pour rétablir la sécrétion des urines et remédier à l'insuffisance cardiaque (théobromine, caféine, spartéine), mais sans résultat.

Le 27 juin, il est transféré dans le service des voies urinaires. A ce moment, son état est des plus graves. Battements du cœur très faibles, pouls fuyant; hypothermie; coma.

Décapsulation bilatérale le 27 juin. — Le malade, rendu presque insensible par l'intoxication urémique, est opéré sans anesthésie générale ou locale. On incise d'abord la région lombaire gauche, dont la paroi très épaisse est surchargée de graisse, mais non infiltrée de sérosité. L'atmosphère graisseuse est développée, mais non enflammée. Le rein, situé très haut sous le diaphragme, n'est amené à l'extérieur qu'avec beaucoup de difficultés. Il est volumineux, bleuâtre, fortement congestionné. Sa capsule épaissie par places déprime son tissu et lui donne l'aspect bosselé. A l'incision de la capsule ses lèvres s'écartent. La décortication se fait aisément, mais la substance corticale dénudée laisse perler à sa surface une assez grande quantité de sang. Sous l'influence du saignement, le rein prend une coloration rosée. L'organe est alors réintégré dans sa loge, et une compresse de gaze ayant été placée sous son pôle inférieur, la paroi lombaire est suturée.

Cette première décortication a été très longue en raison de la situation du rein, trente-cinq minutes. La décortication du rein droit, beaucoup plus rapide, ne prend que douze minutes. Même état de la couche cellulo-graisseuse périrénale; même congestion du rein. Après décapsulation, le viscère se décongestionne et reprend sa coloration physiologique. Rein remis en place, drainage de la plaie et suture de la paroi.

Suites. — Le malade, qui a poussé quelques plaintes au cours de l'opération, semble sortir de son coma à la fin. Son pouls se relève et est moins fréquent.

Soir : l'état est sensiblement le même qu'avant l'opération. Pouls très petit; température, 36°,8. Urines, 60 centimètres cubes, très épaisses et foncées.

28 juin. — Nuit calme passée dans le coma; la dyspnée a un peu diminué. Urines depuis l'opération : 150 centimètres cubes. A onze heures du matin on sonde le malade, qui n'a pas uriné depuis huit heures, et on ne retire pas une goutte d'urine.

Soir : l'état s'est aggravé : coma profond; pouls petit filant; température, 36°,5. Anurie complète.

Le malade meurt à onze heures du soir, trente-six heures après l'opération. L'autopsie n'a pu être faite.

Obs. 114. — FERGUSON, cité par GUITERAS, *loc. cit.*

Femme, trente-sept ans. Douleurs dans le rein gauche, à la suite d'un accouchement. Vertiges.

Urines : 360 centimètres cubes; normales à l'exception de quelques cylindres hyalins.

Néphrite interstitielle diagnostiquée après examen d'un fragment enlevé.

DÉCAPSULATION R. G. ET NÉPHIPUNCTURE.

RÉSULTAT après quatre ans : **guérison.**

Obs. 115. — EDEBOHLS, *loc. cit.,* obs. 50, p. 245.

Homme, trente-quatre ans. Très fréquentes céphalées urémiques et attaques bilieuses.

Urines : 930 centimètres cubes. Urée : 14gr,88 en vingt-quatre heures. Albumine, 0,20 p. 100. Nombreux cylindres de toutes espèces, excepté cireux.

Néphrite chronique diffuse double.

DÉCAPSULATION BILATÉRALE.

Suites : céphalée cesse complètement.

Urines dix-sept mois après opération : volume, 1350 centimètres cubes; urée, 21gr,6 en vingt-quatre heures. Albumine, 0,5 p. 100. Plusieurs cylindres hyalins et partiellement granuleux.

RÉSULTAT après dix-sept mois : **très grande amélioration générale, atténuation sensible des lésions rénales.**

Obs. 116. — Pasteau, VIIIe Session de l'*Associat. franç.
d'urologie*, 1904.

Femme, vingt et un ans. Céphalées. Vomissements. Douleurs lombaires plus marquées à droite.

Urines : 200 centimètres cubes à l'entrée à l'hôpital. Tombe en quelques jours à 25 centimètres cubes contenant : urée, 23^{gr},75 par litre; chlorures, 3^{gr},50 par litre; albumine, 3^{gr},50 par litre. Nombreux cylindres hyalins et granuleux. Leucocytes rares, hématies.

DÉCAPSULATION R. D.

Suites : vomissements cessent aussitôt après l'opération, mais céphalée continue.

Urines : dès le lendemain atteignent 150 centimètres cubes, et les jours suivants 200, 650, 500 centimètres cubes. Vers le dixième jour elles commencent à baisser et à descendre à 100 et 90 centimètres cubes.

DÉCAPSULATION R. G. seize jours après première opération.

Suites : petit à petit les symptômes de néphrite diminuent considérablement. Après avoir été soumise pendant quelques semaines au régime achloruré, elle reprend l'alimentation habituelle sans éprouver aucun phénomène d'intoxication.

Urines : montent le lendemain après opération à 150 centimètres cubes, puis 200, 650 centimètres cubes et au-dessus.

L'analyse séparée deux mois et demi après donne en cinquante minutes pour le R. D. : volume, 18 centimètres cubes; urée, 23^{gr},45 par litre; chlorures, 3^{gr},45 par litre; albumine, 1^{gr},50 par litre; pour le R. G. : volume, 7 centimètres cubes; urée, 24^{gr},90 par litre; chlorures, 4^{gr},40 par litre; albumine, 4 grammes par litre. Des deux côtés rares leucocytes, cylindres granuleux, cristaux de phosphate ammoniaco-magnésiens, bactéries et microcoques.

RÉSULTAT après un an : **grande amélioration générale, légère atténuation des lésions rénales.**

Obs. 117. — Pauchet. *Rev. prat. des malad.
des voies urinaires*, 1905.

Femme. Céphalée. Affaiblissement mental. Dyspnée. Hypertension élevée.

Urines rares. Diminution considérable de l'urée et des chlorures.

A la division le R. D. paraît le moins malade.

DÉCAPSULATION R. D.

Suites : la malade revient peu à peu à un état meilleur; sa dépression cérébrale disparaît.

Résultat après six mois : **grande amélioration.**

Obs. 118. — Whaley, cité par Guiteras, *loc. cit.*

Homme, vingt-six ans. Céphalée. Vertiges. Troubles de la vision. Œdème des chevilles. Douleurs dorsales.

Urines : 855 centimètres cubes. Urée, 8 grammes en vingt-quatre heures. Albumine?. Cylindres hyalins et granuleux.

Opération nature non indiquée.

Urines : albuminurie disparaît. Cylindres existent seulement par intermittence.

Résultat après un temps non indiqué : **grande amélioration générale, atténuation des lésions rénales.**

Obs. 119. — Guiteras, *loc. cit.*

Femme, dix-neuf ans. Céphalée. Éblouissements; mouches volantes. Convulsions urémiques.

Urines : 720 centimètres cubes. Urée, 2 p. 100. Albumine, grande quantité. Cylindres granuleux et hyalins.

Néphrite interstitielle.

Décapsulation bilatérale.

Suites : amélioration générale; plus d'œdème; de temps en temps seulement céphalalgie.

Urines : augmentent. Urée, 2 p. 100. Traces d'albumine. Cylindres granuleux et hyalins en petite quantité.

Résultat après un temps non indiqué : **amélioration, atténuation des lésions rénales.**

Obs. 120. — Michon, cité par Ehtzbischoff, *loc. cit.*

Femme, trente-cinq ans. Signes évidents de mal de Bright. Céphalée. Vomissements.

Urines : 350 à 400 centimètres cubes. Albuminurie.

Décapsulation bilatérale.

Urines : légère augmentation.

Résultat après quelques semaines : **très légère amélioration.**

Obs. 121. — Edebohls, *loc. cit.*, obs. 52, p. 240.

Homme, trente-cinq ans. Céphalée. Dyspnée. Œdème des paupières. Douleurs dorsales.

Urines : 960 centimètres cubes; urée, 13gr,11 en vingt-quatre heures. Albumine, traces légères. Quelques cylindres hyalins et granuleux.

Décapsulation bilatérale.

Suites : amélioration à tous les points de vue deux ou trois mois après; mais au bout de seize mois situation désespérée, tenant peut-être à d'autres affections coexistant avec la néphrite.

Urines seize mois après l'opération : 630 centimètres cubes. Urée, 19gr,53 en vingt-quatre heures. Albumine, traces. Quelques cylindres hyalins et parfois granuleux.

Résultat après seize mois : **difficile à apprécier en raison d'autres affections concomitantes, atténuation des lésions rénales.**

Obs. 122. — Gordon, cité par Guiteras, *loc. cit.*

Femme, trente-six ans. Coma urémique de temps en temps. Dypsnée extrême.

Urines : 56 à 224 centimètres cubes. Albumine abondante. Cylindres de toutes espèces.

Néphrite parenchymateuse.

Décapsulation bilatérale R. D.

Suites : tous les symptômes s'amendent en deux jours, et ne reviennent pas pendant plusieurs mois.

Urines : sécrétion augmente rapidement et atteint la normale en deux ou trois semaines. Albumine diminue notablement. Plus de cylindres.

Résultat : **amélioration pendant plusieurs mois, atténuation des lésions rénales, mort d'hydropisie neuf mois après l'intervention.**

Obs. 123. — Edebohls, *loc. cit.*, obs. 64, page 275.

Homme, trente-six ans. Maux de tête. Troubles de la digestion. Parfois bouffissure de la face et gonflement des mains. Rétinite albuminurique. Manifestations imminentes d'urémie.

Urines : 800 centimètres cubes. Urée, 14gr,4 par litre. Albumine 0,2 p. 100. Très nombreux cylindres hyalins, granuleux et épithéliaux.

Décapsulation bilatérale.

Résultat : **mort de dilatation aiguë du cœur et d'œdème pulmonaire six heures après l'opération.**

Obs. 124. — Edebohls, *loc. cit.*, obs. 30, page 207.

La première partie de cette observation est rapportée au nombre des opérations pratiquées à la période d'état du mal de Bright (voir page 467).

Un an et dix mois après la décapsulation, urémie grave, au point de devenir menaçante : céphalée atroce; convulsions répétées séparées par un coma continu; puis suppression complète de l'urine. Le malade est moribond. Sudorifiques, purgatifs, saignée sont impuissants à arrêter les crises d'urémie.

DÉCAPSULATION BILATÉRALE.

RÉSULTAT : mort cinq heures après l'opération dans le coma, malgré la reprise de la sécrétion urinaire.

Obs. 125. — MICHON *in* Thèse ENTZISCHOFF.

Homme, trente-six ans. Apyrexie, langue sèche. Vomissements fréquents. De temps en temps secousses convulsives des membres. Dans les derniers jours : grandes attaques convulsives ; état semi-comateux ; pas d'œdème.

Urines : anurie depuis cinq jours.

DÉCORTICATION REIN DROIT.

RÉSULTAT : mort le soir de l'opération.

Obs. 126. — FREEMAN, cité par GUITERAS, *loc. cit.*

Homme, cinquante-cinq ans. Convulsions. Céphalée. Dernière période de l'urémie. Perte de connaissance. Insomnie. Perte de la vision.

Urines : 810 centimètres cubes. Albumine. Nombreux cylindres granuleux.

Néphrite chronique interstitielle.

DÉCAPSULATION BILATÉRALE.

RÉSULTAT : mort d'anurie dix-huit heures après l'opération.

Obs. 127. — STERN, *loc. cit.*

Homme, dix-huit ans. Dyspnée.

Urines : rares. Albumine, 2 à 3 grammes. Quelques cylindres.

DÉCAPSULATION BILATÉRALE.

RÉSULTAT : mort quatre jours après par urémie.

Obs. 128. — GIBBONS, cité par GUITERAS, *loc. cit.*

Femme, quarante-deux ans. Douleurs dans le dos et les lombes. Nausées, vomissements incessants. Céphalée.

Urines : 280 à 560 centimètres cubes. Urée, 0,5 à 1 p. 100. Albumine en grande quantité. Cylindres hyalins et granuleux.

DÉCAPSULATION ET FIXATION DU REIN DROIT.

RÉSULTAT : mort d'anurie au cinquième jour.

Obs. 129. — CLAUDE ET DUVAL, *Soc. méd. des hôpitaux de Paris*, 10 février 1905.

Homme jeune. Amblyopie. Cœur hypertrophié, pression artérielle élevée. A la suite d'imprudence et d'écarts divers, poussée aiguë de néphrite.

Urines : très forte oligurie. Albuminurie.

DÉCAPSULATION.

Suites : relèvement rapide du taux de l'urine, de l'urée et des autres produits. Diminution de la pression artérielle.

RÉSULTAT : **mort au bout de quelques jours par défaillance du muscle cardiaque.**

Néphrites avec urémie, œdème et oligurie.

(21 Observations.)

Obs. 120. — Observation commune avec mon collègue MONGOUR. (*Néphrite chronique diffuse à prédominance interstitielle. Accidents urémiques graves : épanchements dans les séreuses. Néphrotomie. Mort.*)

ACCIDENTS ET ÉVOLUTION DE LA MALADIE. — D... Louis, quarante-cinq ans, est entré à l'hôpital Saint-André, le 3 avril 1901, dans le service de M. le docteur Durand.

Passé pathologique chargé : à douze ans scarlatine probable, et depuis lors épistaxis à répétition. De vingt à vingt-cinq ans, pendant son service militaire, il contracte successivement la fièvre jaune à Cayenne, des fièvres intermittentes, un ictère infectieux bénin. La convalescence de chacune de ces affections a été régulière. — Depuis son départ de l'armée jusqu'à ces temps derniers, D... a joui d'une bonne santé. Pas de syphilis; alcoolique de vieille date.

Fin mars 1901, il contracte la grippe; convalescence retardée, épistaxis plus abondant que par le passé; puis l'état général s'aggrave, la langue se sèche et l'œdème s'installe aux membres inférieurs remontant jusqu'à la racine des cuisses, mais sans envahir le scrotum.

Il entra à l'hôpital.

Les urines rouges peu abondantes, très sédimenteuses, contiennent une quantité d'albumine très appréciable, mais qui n'est pas dosée. Le diagnostic de néphrite aiguë s'impose : l'aspect du malade est celui d'un typhique; mais le séro-diagnostic négatif et l'évolution ultérieure des accidents infectieux nous font abandonner l'hypothèse d'une dothiénentérie, sans toutefois que nous puissions préciser la nature de l'infection sous l'action de laquelle est éclose la néphrite.

Les symptômes s'aggravent très rapidement : l'œdème envahit le scrotum, la paroi abdominale, le thorax et le membre supérieur gauche. La prédominance à gauche de l'infiltration séreuse, qui à droite ne dépassait guère le genou, attira d'abord notre attention. Bientôt apparaissent successivement de l'œdème pulmonaire, un hydrothorax double peu abondant à gauche, un hydropéricarde. Les troubles fonctionnels s'aggravent parallèlement aux symptômes physiques.

Le 14 et le 15 mai, le malade est soigné pour des troubles dyspnéiques reconnaissant surtout pour cause l'intoxication brightique. Cette intervention est suivie d'une amélioration à peine sensible et très passagère. La diète lactée est mal tolérée, et l'état général s'altère à vue d'œil.

Nous laissons de côté la description des états organiques accessoires, tels que l'existence d'un rétrécissement urétral et de la dilatation du cœur droit, pour concentrer toute notre attention sur le rein et sur les méthodes employées pour en apprécier la valeur fonctionnelle.

1° *Glycosurie phloridzique.* — Épreuve instituée le 8 avril : résultat négatif.

2° *Bleu de méthylène.* — Le 9 avril, à dix heures du matin, on donne au malade par la voie buccale 10 centigrammes de bleu de méthylène. Première miction colorée à deux heures du soir ; maximum de coloration à onze heures de la nuit. La coloration verdâtre s'atténue et persiste très nette jusqu'au 15 avril sans changement de ton. De ce jour au 30 avril seulement on peut considérer comme terminée l'élimination du bleu. L'épreuve avait donc duré 21 jours sans interruption.

3° *Quantité des urines.* — Du jour où le malade est entré à l'hôpital jusqu'à la fin d'avril, la quantité des urines a oscillé entre 300 et 400 centimètres cubes. Du 1er au 15 mai, la courbe urinaire se relevant s'est maintenue aux environs de 1500 centimètres cubes pour descendre à 800 centimètres cubes dans les huit jours précédant l'intervention chirurgicale.

L'examen comparatif des urines et du sérum a été fait aux époques suivantes :

<table>
<tr><td>URINES
1er mai.</td><td>SÉRUM
8 mai.</td></tr>
<tr><td>Volume : 1500 cc.</td><td>Incolore, alcalin.</td></tr>
<tr><td>Densité à + 15 = 1009</td><td>Densité : 1020.</td></tr>
<tr><td>Réaction : acide.</td><td>Urée : 3gr,27 par litre.</td></tr>
<tr><td>Urée : 9 grammes par litre.</td><td>Pigments biliaires et urobiline : 0.</td></tr>
<tr><td>Acide phosphorique : 0gr,50 par lit.</td><td></td></tr>
<tr><td>Chlorure de sodium : 3gr,50</td><td></td></tr>
<tr><td>Albumine : 1gr,70.</td><td></td></tr>
<tr><td>Sucre : 0.</td><td></td></tr>
<tr><td>Pigments biliaires : 0.</td><td></td></tr>
</table>

Quelques globules rouges et leucocytes.

<table>
<tr><td align="center">URINES</td><td align="center">SÉRUM</td></tr>
<tr><td align="center">15 mai.</td><td align="center">15 mai.</td></tr>
<tr><td>

Volume : 800 cc.
Densité, 1008.
Réaction : alcaline.
Urée : 10 grammes par litre.
Acide phosphorique : 0gr,25.
Chlorure de sodium : 5gr,20.
Albumine : 1gr,50.
Sucre : 0.

</td><td>

Couleur : jaunâtre.
Densité : 1029.
Point cryoscopique : 0gr,61.
Albumine : 79gr,20 par litre.
Urée : 1gr,92.
Pigments biliaires et urobiline : 0.

</td></tr>
</table>

Oxyhémoglobine assez abondante. Pas d'hématies. Cristaux de phosphate ammoniaco-magnésien.

<table>
<tr><td align="center">18 mai.</td><td align="center">18 mai.</td></tr>
<tr><td>

Volume : 750 cc.
Densité : 1017.
Réaction : alcaline.
Urée : 18gr,50.
Acide phosphorique : 1gr,15.
Chlorure de sodium : 8gr,20.
Albumine : 0gr,60.

</td><td>

Densité : 1022.
Point cryoscopique : 0gr,70.
Albumine : 0gr,77.
Urée : 2gr,13 par litre.
Pigments biliaires et urobiline : 0.

</td></tr>
</table>

L'insuffisance des reins était donc manifeste : l'absence de glycosurie phloridzique, la lenteur d'élimination du bleu de méthylène (vingt et un jours) faisaient prévoir que ces organes étaient gravement compromis; la proportion considérable d'albumine et d'urée contenue dans le sérum sanguin, l'élévation de la densité et du point de congélation de ce sérum nous indiquaient l'énorme quantité de matières excrémentitielles retenues dans le sang; enfin, les troubles fonctionnels d'ordre toxique : la dyspnée, la diffusion des œdèmes, les épanchements dans les cavités séreuses, la dilatation progressive du cœur droit, ne nous laissaient entrevoir aucune chance de guérisson possible, par les seules ressources médicales.

C'est dans ces conditions que la néphrotomie fut décidée comme suprême chance de salut.

OPÉRATION. — Le 18 mai, le malade ayant été anesthésié par l'éther, une incision curvo-rectiligne est pratiquée sur le bord externe de la masse sacro-lombaire gauche, et très rapidement, après la traversée des tissus infiltrés laissant sourdre une grande quantité de sérosité, le rein est découvert, extrait de sa capsule adipeuse et amené au dehors. Il est très volumineux, mesure 15 centimètres de long sur 4 centimètres d'épaisseur; sa couleur est rouge très foncé, lie de vin; sa consistance ferme. Une incision faite sur son bord convexe et en intéressant les deux tiers de la longueur donne issue à une grande quantité de sang très noir, et au fur et à mesure que cet écoulement se produit, la coloration du rein se modifie et devient d'un rouge plus clair, presque rosé. Drain au milieu de l'incision, qui est fermée par quelques points de catgut au-dessus et au-dessous.

L'opération a duré en tout quinze minutes. Le malade rapporté dans son lit est sensiblement dans le même état qu'avant l'opération.

SUITES OPÉRATOIRES. — *Soir.* — Le malade paraît très affaibli ; il se plaint, mais répond à peine à une question qu'on lui adresse ; pouls petit, dépressible, 120 pulsations ; température, 36°,8. Urines rouges, 225 centimètres cubes.

19 mai. — Nuit a été mauvaise ; très grand affaissement ; pouls petit, filiforme, incomptable ; température, 36°,6 ; teint terreux.

Urines des 24 heures : 600 cc. Urée : 9 grammes par litre.
Densité à + 15 = 1026. Acide phosphorique : 0gr,58.
Réaction : alcaline. Chlorure de sodium : 5gr,20.
Coloration : rouge sombre.

Albumine : très grande quantité, n'a pas été dosée.

Hématies nombreuses, petits caillots.

Une grande quantité d'urine, impossible à évaluer, a souillé le pansement.

Les œdèmes ont notablement diminué, à tel point qu'il n'en existe pour ainsi dire plus à gauche et qu'ils sont à peine sensibles à droite. Dyspnée moins intense. En raison de sa faiblesse le malade n'a pas été ausculté.

Malgré ces modifications favorables du côté des œdèmes, l'état général du malade continue à s'affaiblir, et il s'éteint le 20 à neuf heures du soir.

AUTOPSIE. — Ce qui frappe tout d'abord à l'inspection du cadavre, c'est la disparition presque complète de l'œdème au membre inférieur gauche aussi bien qu'au tronc et au membre supérieur du même côté.

Cœur : volumineux, dilaté ; feuille morte ; pas de lésions orificielles ; poids, 370 grammes. Très léger épanchement dans le péricarde. Les deux plèvres contiennent aussi un peu de sérosité.

Reins : le rein droit pèse 180 grammes : sa coloration est verdâtre, il est extrêmement mou et s'affaisse sur la table d'amphithéâtre ; il a l'aspect d'un organe putréfié. A la coupe, son tissu est sans consistance, sa coloration uniforme est verdâtre comme celle de sa surface, et on ne distingue pas la substance corticale de la substance médullaire.

Le rein gauche pèse 200 grammes. Sur toute la portion supérieure correspondant à l'incision chirurgicale il présente extérieurement une belle coloration rosée et sa consistance est ferme; dans sa partie inférieure, où l'incision n'a pas porté, la coloration est verdâtre, cadavérique comme celle du rein droit, et la consistance est molle, splénique. Les mêmes différences se retrouvent à la coupe : au niveau de la portion incisée, coloration rougeâtre et tissu ferme, dans lequel on distingue nettement la substance corticale et la substance médullaire; dans la portion non incisée tissu mollasse, de coloration vineuse et verdâtre par places.

EXAMEN HISTOLOGIQUE. — Il a été pratiqué par notre collègue Auché, agrégé et chef de laboratoire de M. le professeur Coyne, et a porté : a) sur un fragment du rein gauche prélevé pendant l'opération ; b) sur un fragment du rein gauche pris *post mortem* au niveau de la portion non incisée; c) sur un fragment du rein gauche pris également *post mortem* au niveau de la portion incisée; d) sur un fragment du rein droit.

a) Fragment du rein gauche prélevé pendant l'opération. — Presque tous les glomérules sont profondément altérés; la plupart sont transformés en bloc fibreux adhérant intimement à la capsule de Bowmann très épaissie : le tissu scléreux est infiltré le plus souvent d'un très petit nombre de cellules fixes du tissu conjonctif : on ne voit plus traces de capillaires sanguins dans ce bloc fibreux.

Les tubes à épithélium d'Henderhain présentent des aspects différents : quelques-uns sont à peu près sains; la plupart sont dilatés et offrent des lésions épithéliales plus ou moins intenses : tantôt l'épithélium est un peu plus aplati qu'à l'état normal, mais noyau et protoplasma présentent leur caractère ordinaire; le plus souvent toute la portion superficielle de l'épithélium est abrasée, et il ne reste plus qu'une couronne protoplasmique sans délimitation cellulaire, au milieu de laquelle sont situés des noyaux qui, souvent assez bien colorés, sont d'autres fois à peine visibles. Dans l'intérieur de ces tubes, on trouve un détritus granuleux dû en grande partie à la désintégration de la portion superficielle des cellules. Un certain nombre de ces tubes contiennent en outre des blocs de substance colloïde. Pas de sang dans ces tubes.

Les tubes excréteurs sont en général dilatés; leur épithélium est un peu aplati ; par places, légère desquamation épithéliale. Dans leur intérieur, on trouve par places soit de la substance colloïde, soit un exsudat analogue à celui contenu dans le tube d'Heidenhain.

Le tissu conjonctif intertubulaire est hyperplasié; il est assez peu infiltré d'éléments cellulaires; dans quelques points cependant, l'infiltration est plus intense : les cellules d'infiltration sont souvent constituées par des lymphocytes polynucléaires très rares. La sclérose est diffuse et n'est guère plus accentuée au niveau des vaisseaux sanguins que dans leur intervalle. Les grosses artères sont en général peu altérées; les artérioles présentent à un degré plus intense des lésions d'endo et de périartérite. Les veines sont saines. Pas de dilatation exagérée des capillaires sanguins.

b) Fragment du rein gauche *post mortem* au niveau de la portion non incisée. Les lésions sont identiques à celles déjà décrites en ce qui concerne les vaisseaux. Toutefois, les lésions épithéliales ne peuvent pas être précisées, la plupart des cellules épithéliales étant désorganisées et ne se colorant pas : il s'agit là d'un état cadavérique.

c) Fragment du rein gauche *post mortem* au niveau de la portion incisée. Mêmes lésions de sclérose vasculaire, mais on trouve une dilatation très notable de la plupart des capillaires sanguins. Les lésions épithéliales ne peuvent pas être décrites en raison de la désorganisation de ces éléments. Quant aux éléments fibreux, ils sont infiltrés abondamment par des cellules variées appartenant aux cellules fixes du tissu conjonctif. Ce sont, pour la plupart, des lymphocytes; les leucocytes polynucléaires sont en moins grand nombre.

d) Fragment *post mortem* du rein droit. Il présente identiquement les altérations de la portion non incisée du rein gauche.

Obs. 131. — Observation commune avec mon collègue Moncorvu. *Néphrite diffuse subaiguë avec œdème généralisé très prononcé et encéphalopathie urémique. Néphrotomie. Grande amélioration se maintenant depuis huit mois.*

Antécédents et évolution de la maladie. — R... Maurice, trente-quatre ans, artiste dramatique, est un alcoolique endurci. En 1895, à Buenos-Ayres, il a été atteint de « fièvre bilieuse » et est resté alité pendant soixante-quinze jours. Dans le cours de cette affection, il eut de l'œdème des membres inférieurs, qui disparut pendant la convalescence. Dans la suite, le malade a eu plusieurs accès de fièvre intermittente à type non défini. Il a été aussi sujet à des crises de céphalalgie rebelle et a présenté à diverses reprises des œdèmes de la face, des membres inférieurs et du scrotum. Sous l'influence du régime lacté, ces œdèmes disparaissaient et le malade reprenait ses occupations.

A son débarquement en France, il est sous le coup de ces œdèmes et rentre à l'hôpital Saint-André, dans le service de M. Durand, le 22 juillet 1901.

Il présente le type classique du rénal, pâle, bouffi, anhélant. L'œdème des membres inférieurs est peu prononcé. Céphalée intense; sommeil entrecoupé de cauchemars avec somnambulisme; tendance à la narcolepsie.

Le 20 juillet l'œdème, jusqu'ici localisé à la face, commence à se généraliser. Il débute par les pieds et les chevilles, monte aux jambes et aux cuisses et gagne rapidement le tronc. Le régime lacté absolu le fait diminuer au bout d'une dizaine de jours. Mais, le 1er août, le malade renonce au lait et suit le régime commun. Presque immédiatement l'œdème réapparait, et bientôt on constate l'existence d'un œdème pulmonaire; le décubitus dorsal est impossible; dyspnée intense, cinquante inspirations par minute sans type de cheynes-stokes. Assourdissement des bruits du cœur; pas de galop; pouls sans récurrence.

La moyenne quotidienne des urines est de 700 à 800 centimètres cubes, donnant à l'analyse une proportion d'urée, de phosphates et de chlorures peu inférieure à la normale, mais une quantité d'albumine de 7 grammes par litre, avec des cylindres hyalins et des traces d'urobiline. Par l'épreuve de la glycosurie alimentaire, on constate trois quarts d'heure après l'ingestion de 200 grammes de sirop de sucre des traces légères de sucre dans les urines : elles persistent jusqu'à la huitième heure, puis disparaissent. Le bleu de méthylène en injection donne une miction colorée au bout de deux heures et l'élimination dure quatre jours, sans interruption et sans apparition de chromogène. L'examen du sérum sanguin fournit les résultats suivants :

Densité : 1027.
Point cryoscopique : 0gr,57.

Urée . . . . 0gr,33 }
Albumine totale. 77gr,20 } par litre.

Pas de pigments. Pas d'urobiline.

En présence d'une situation qui, sans être immédiatement menaçante, peut devenir subitement dangereuse, on conseille au malade de se soumettre à une intervention chirurgicale, dont on ne lui cache, d'ailleurs, ni la gravité, ni les résultats incertains. Le malade hésite ; mais la situation ne se modifiant pas et allant, au contraire, en s'aggravant dès qu'il abandonne le régime lacté absolu, il se décide et passe à cet effet dans le service de M. Pousson, le 30 juillet.

A ce moment, les œdèmes sont considérables et généralisés, ayant envahi le tronc lui-même et les membres supérieurs ; la verge est énorme, et le scrotum a le volume d'une tête d'adulte ; la bouffissure de la face est très prononcée. Il n'y a rien au cœur ni aux poumons ; le malade n'est ni oppressé ni essoufflé, mais il est assoupi et a, en outre d'hallucinations bruyantes, un subdélire tranquille.

L'analyse de ses urines faite le 2 août, quatre jours avant l'intervention, donne :

Volume des 24 heures : 700 cc.	Urée : 13 grammes par litre.
Densité à + 15°, 1018 cc.	Acide phosphorique total (en P²O⁵) :
Réaction : acide.	0ᵍʳ,80 (id.).
Couleur : jaune pâle.	Chlorure de sodium : 7ᵍʳ,30 (id.).
Sédiment : nul.	Albumine : 3ᵍʳ,80 (id.).

NÉPHROTOMIE. — Le 6 août, le malade étant chloroformé, M. Pousson incise la région lombaire droite, sans avoir par devers lui aucune raison pour s'adresser à ce côté plutôt qu'au côté gauche. En raison de l'embonpoint du sujet auquel vient s'ajouter l'infiltration séreuse du tissu cellulaire, l'accès du rein n'est pas très facile, et on a surtout quelque peine à l'extraire de sa loge. Il est très volumineux et fortement congestionné, de coloration brune. Incisé de pôle à pôle suivant son bord convexe, il donne lieu à un écoulement de sang noir très abondant. Drain dans le bassinet et suture au catgut du rein au-dessus et au-dessous ; fermeture de la paroi lombaire.

SUITES OPÉRATOIRES. — *Soir.* — Le malade a peu souffert et se trouve bien. Pouls plein, régulier, 90 pulsations ; température 37°,3. 250 centimètres cubes d'urine un peu rosée.

7 août. — Nuit assez bonne. Deux vomissements attribués au chloroforme. Pouls, 92 ; température, 37°,2. Urine à peine rosée, 500 centimètres cubes. Le pansement légèrement souillé de liquide uro-sanguinolent est refait.

8 août. — Le malade est beaucoup moins assoupi ; il a le sommeil tranquille. L'œdème a manifestement diminué du côté droit, côté incisé. La quantité des urines claires et non teintées émise dans les vingt-quatre heures a atteint 1 200 centimètres cubes, donnant à l'analyse :

Volume des 24 heures : 1200 cc.	Couleur : jaune.
Densité à + 15° : 1017 cc.	Aspect : transparent.
Réaction : acide.	Sédiment : très léger.

Urée : 14 grammes par 24 heures.
Acide phosphorique total (en P²O⁵) : 1gr,20 (id.).

Chlorure de sodium : 5 grammes (id.).
Albumine : 5 gr. (id.).

Quelques rares leucocytes et hématies. Cellules épithéliales.

Le pansement est à peine mouillé.

9 août. — Toujours état des plus satisfaisants.

La diminution de l'œdème de la jambe et de la cuisse droite, ainsi que du côté du tronc, est aujourd'hui très accentuée ; mais le scrotum, la verge et tout le membre inférieur gauche restent toujours très infiltrés.

13 août. — Sept jours après la néphrotomie, le membre droit ne présente plus trace d'œdème, tandis que l'infiltration persiste à gauche et au niveau du scrotum ; cependant la verge est moins tuméfiée et le prépuce a repris son aspect normal.

L'analyse des urines, faite ce jour, donne :

Volume des 24 heures : 1500 cc.
Densité à + 15° : 1019 cc.
Réaction : acide.
Couleur : jaune pâle.
Aspect : transparent.
Sédiment : insignifiant.

Urée : 24 grammes en 24 heures.
Acide phosphorique total (en P²O⁵) : 1gr,10 (id.).
Chlorure de sodium : 11 grammes. (id.).
Albumine : 5gr,75 (id.).

20 août. — Quatorze jours après la néphrotomie, le malade continuant à aller très bien, plus de somnolence, plus de délire, bon sommeil ; on constate une diminution notable de l'œdème du scrotum et du membre inférieur gauche. Ce jour-là le malade a rendu 3500 centimètres cubes d'urine, sans que la quantité d'urée éliminée suive une progression parallèle ; son taux baisse même légèrement, tandis que celui du chlorure de sodium s'élève considérablement et atteint le chiffre énorme de 20 grammes et que l'acide phosphorique reste stationnaire ; quant à l'albumine, elle diminue et tombe à 2 grammes, mais passagèrement.

27 août. — Vingt-trois jours après la néphrotomie, l'œdème a complètement disparu du côté gauche, comme du côté droit, et ce même jour l'analyse des urines ne relève que des traces d'albumine. Le malade, soumis au régime exclusif du lait aussitôt après l'opération, est mis depuis quelques jours au régime mixte.

25 août. — La plaie s'étant réunie par première intention, les fils ont été enlevés dès le 15, mais le drain a été laissé en place dans le bassinet. Il ne donne d'ailleurs plus issue à l'urine, et le pansement demeure sec. Aujourd'hui, en défaisant le pansement, le drain tombe et ne peut être remis. En quelques jours la plaie se ferme complètement.

6 septembre. — Le malade commence à se lever. Il reste

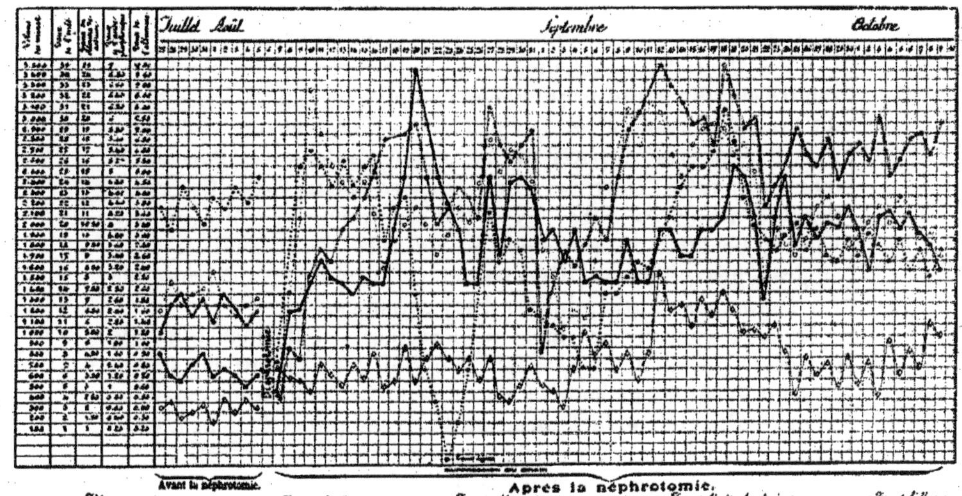

GRAPHIQUE N. 8 (Obs. 131). — NÉPHRITE DIFFUSE SUBAIGUË AVEC ŒDÈME GÉNÉRALISÉ ET ENCÉPHALOPATHIE (Néphrotomie. Grande amélioration).
Graphique urologique avant et après la néphrotomie.

quelques heures assis, sans que ses jambes s'infiltrent. Il se sent très bien et ne présente plus le moindre trouble encéphalopathique. A ce moment le taux des urines a fléchi, mais il est encore bien supérieur à ce qu'il était avant l'intervention (1500 centimètres cubes); il en est de même du taux de l'urée (17 grammes dans les vingt-quatre heures), du chlorure de sodium (11 grammes), de l'acide phosphorique (1gr,50), tandis que l'albumine est tombée à 0gr,80.

12 *septembre*. — A la suite de la station verticale et d'une promenade dans la salle, les jambes sont un peu œdématiées dans la soirée; mais le matin l'infiltration disparaît.

21 *septembre*. — Le malade a eu cette nuit une crise de délire urémique, qu'on attribue à l'interruption de son régime et à la reprise des boissons alcooliques. Très léger œdème.

25 *septembre*. — Jusqu'à cette date, ainsi qu'on peut s'en rendre compte sur le graphique urologique n° 1, p. 97, la courbe du taux de l'urine et de ses produits excrémentitiels a été des plus irrégulières; à partir de ce moment elle se régularise : la quantité émise dans les vingt-quatre heures oscille entre 2000 centimètres cubes et 1500 centimètres cubes, l'urée variant de 20 à 25 grammes, le chlorure de sodium de 15 à 20 grammes (chiffre relativement élevé), l'acide phosphorique de 1 à 2 grammes, l'albumine de 2 à 3 grammes.

Dans le courant des mois de novembre et de décembre, le malade, spécialement gardé à l'hôpital dans le but de suivre l'évolution de sa maladie, a eu une courbe urologique sensiblement semblable à celle figurée sur le graphique n° 1; mais à trois ou quatre reprises il a vu réapparaître un peu d'œdème des membres inférieurs, ne dépassant pas le genou, et a eu également quelques crises de délire.

30 *novembre*. — On a pu reconstituer la paroi lombaire éventrée sans déterminer le moindre accident, bien que la plaie ayant été infectée soit devenue le point de départ d'une inflammation phlegmoneuse qui s'est résolue sous l'influence de pansements humides au cyanure de mercure.

A partir du mois de janvier, l'amélioration se dessine de façon plus nette et plus durable. Le malade n'a plus d'œdème, bien qu'il reste toute la journée debout et se fatigue; de même il n'a plus le moindre trouble d'intoxication urémique du côté de l'encéphale et des autres appareils organiques, quoiqu'il soit soumis au régime commun des malades avec 1 litre à 1 litre et demi de lait en plus.

Lorsqu'il est présenté à la Société de médecine et de chirurgie de Bordeaux, le 31 janvier 1902, il a toutes les apparences de la meilleure santé; cependant son urine renferme encore une forte proportion d'albumine. En voici l'analyse :

Volume des 24 heures : 1500 cc.
Densité : 1018 cc.
Réaction : légèrement alcaline.
Couleur : jaune.
Aspect : légèrement trouble.
Sédiment : assez abondant.

Urée : 12^{gr},30 par litre.
Acide phosphorique (en P2O5) : 1^{gr},18 id.
Chlorure de sodium : 10^{gr},40 id.
Albumine : 2^{gr},30 id.

Quelques cylindres épithéliaux et granuleux. Phosphate ammoniaco-magnésien. — Urate d'ammoniaque.

Jusqu'au 2 avril, époque à laquelle R... quitte définitivement l'hôpital, huit mois après avoir subi la néphrotomie, l'état excellent de sa santé ne semble pas devoir se démentir, bien que son urine contienne encore 2^{gr},10 d'albumine et qu'au microscope on y découvre quelques rares cylindres hyalins.

Obs. 132. — Observation commune avec mon collègue MONGOUR.
(Néphrite subaiguë probablement d'origine saturnine : œdème généralisé, hydropéricarde et hydrothorax; dyspnée intense. Néphrotomie du côté gauche et amélioration considérable. Reprise des accidents et néphrotomie du côté droit un mois et demi après la première opération. Mort rapide.)

ANTÉCÉDENTS ET ÉVOLUTION DE LA MALADIE. — R... Jean, quarante-trois ans, peintre décorateur, entre le 20 janvier 1902 à l'hôpital Saint-André dans le service de M. Durand. Ses antécédents héréditaires sont sans intérêt : père et mère bien portants; une sœur en bonne santé. Lui-même n'a jamais eu aucune maladie infectieuse; pas d'accidents aigus de saturnisme. Pas d'excès alcoolique. Pas de syphilis.

Autant qu'il est possible de le préciser d'après les souvenirs un peu vagues de ce malade, son affection remonterait au mois d'avril 1901. A la suite d'un coup de froid, dit-il, il aurait présenté soudainement des œdèmes au niveau des membres inférieurs, des coliques intestinales (?), une céphalée violente, de l'amblyopie et des troubles respiratoires légers. Il entra alors une première fois à l'hôpital Saint-André, et après y avoir été soumis au régime lacté, il sortit très amélioré.

Il reprit son régime de vie ordinaire, mais bientôt les troubles intestinaux reparurent : l'œdème des jambes, surtout prononcé le soir, s'installa en permanence et gagna progressivement la racine des membres ; de la dyspnée survint, et le malade s'affaiblit considérablement. Après plusieurs mois d'attente, il se décide à venir de nouveau à l'hôpital.

Le lendemain de son entrée, *le 21 janvier* 1902, on le trouve à la visite, le faciès pâle et bouffi, les yeux saillants, assis sur son lit en proie à une dyspnée angoissante, avec cinquante-six inspirations à la minute. Toux quinteuse fréquente ; expectoration muco-albumineuse très abondante. L'œdème partant des orteils remonte à droite jusqu'à la racine de la cuisse ; à gauche, il dépasse la rotule de trois travers de doigt. La paroi abdominale est très légèrement infiltrée du côté droit ; très léger œdème aussi de la main droite.

La pointe du cœur est difficilement perçue dans le sixième espace intercostal sur la ligne mamelonnaire. Voussure précordiale. La matité cardiaque descend à trois centimètres au-dessous du siège présumé de la pointe. Les bruits du cœur sont sourds, surtout en position assise : tendance à l'embryocardie ; pouls dépressible, 84 pulsations.

Les deux plèvres sont le siège d'un hydrothorax, vérifié par la ponction, remontant jusqu'à l'angle inférieur de l'omoplate : au-dessus de cette limite, râles abondants d'œdème pulmonaire.

Depuis trois mois sensation de mouches volantes ; tous les objets paraissent entourés d'un brouillard.

Pas de céphalée, pas de cauchemars, mais rêves professionnels fréquents. Sommeil assez bon.

La langue est humide et les fonctions digestives s'accomplissaient assez bien avant l'entrée à l'hôpital.

Le régime lacté auquel on soumet le malade est très difficilement toléré.

23 janvier. — Persistance de l'œdème. Aggravation de la dyspnée (60 inspirations), à tel point que le malade ne peut rester couché. Application de 10 ventouses scarifiées sur chaque région rénale.

24 janvier. — Très légère diminution de l'œdème, mais continuation de la dyspnée. Deux hémoptysies dans la nuit. Saignée. Inhalation d'oxygène.

25 janvier. — Les troubles de la respiration semblent plutôt s'aggraver : l'hydropéricarde et les hydrothorax, s'ils n'ont pas augmenté, n'ont certainement pas diminué ; orthopnée ; inspirations 46 sans cheynes-stokes.

Depuis son entrée le malade est oligurique ; la quantité des urines émises dans les vingt-quatre heures n'a jamais atteint

250 centimètres cubes. Une analyse pratiquée la veille même de l'opération a donné :

Volume des 24 heures : 130 cc.
Densité à + 15° : 1014.
Réaction : acide.
Couleur : jaune rougeâtre fluorescente.
Urée : 40 grammes par litre,

Acide phosphorique total (en P^2O^5) : 1gr,20 par litre.
Chlorure de sodium : 3gr,90 id.).
Albumine : traces.
Indican : présence notable.

Sédiment tout entier formé d'urates amorphes se dissolvant par la chaleur.

Dans les jours précédents, l'albumine, dosée au tube d'Esbach à plusieurs reprises, avait donné une quantité un peu supérieure à 2 grammes par litre.

La gravité des accidents n'a pas permis de rechercher à fond les signes d'insuffisance urinaire.

En présence de l'aggravation croissante de l'état général, de la persistance de la dyspnée, des épanchements dans les séreuses et des œdèmes, on propose au malade de courir les chances d'une opération, dont on ne lui cache ni la gravité, ni l'incertitude des résultats.

Le malade se décide sur-le-champ, et on pratique immédiatement la néphrotomie.

NÉPHROTOMIE. — Le 25 janvier, après avoir choisi comme rein à opérer le rein gauche, en raison de la prédominance de l'œdème de ce côté, on anesthésie le malade. Après quelques inhalations de chloroforme, la cyanose est telle qu'on ne pousse pas plus loin la narcose et qu'on opère avant la résolution complète. Le rein est mis à nu et extrait de sa loge en moins de cinq minutes. Il est extrêmement petit, lobulé et sclérosé. Une incision pratiquée suivant le bord convexe ouvre deux kystes du volume d'une bille à jouer remplis de liquide citrin et un troisième plus volumineux situé au pôle supérieur, contenant une matière d'un blanc grisâtre ressemblant tout à fait à de la matière caséeuse, qu'on n'a pu recueillir. La surface de la section ne saigne pour ainsi dire pas, et on peut constater que le parenchyme est réduit à une lamelle très mince à la partie inférieure de l'organe. En présence de ce rein ainsi profondément altéré, on se demande un instant s'il ne convient pas d'ouvrir l'autre rein ; mais en raison de l'affaissement du malade, de la difficulté de la chloroformisation, on abandonne vite ce projet. Un drain est placé dans le bassinet, et l'incision du tissu sclérosé du rein est suturée audessus et au-dessous ; puis on ferme à l'aide de sutures à étages la paroi lombaire jusqu'à la peau, ne laissant libre que le passage du drain.

SUITES OPÉRATOIRES. — Le malade, ramené dans son lit, est abattu, se plaint du côté opéré, mais peut rester couché sur le côté sain. L'après-midi se passe assez bien : à quatre heures, le pouls bien frappé bat 84; la dyspnée n'est pas trop intense, 48 inspirations; température, 38°. A cinq heures, il se déclare une hémorragie abondante, qui oblige à faire sauter les sutures cutanées; on lie deux artères assez volumineuses, mais on laisse la plaie béante, se contentant de la tamponner et de faire par-dessus de la compression. Injection sous-cutanée de 400 centimètres cubes de sérum artificiel. A six heures du soir, le malade a déjà uriné 600 centimètres cubes.

26 janvier. — L'hémorragie ne s'est pas reproduite. La nuit a été assez calme. Le malade est trouvé ce matin allongé dans son lit et dormant. La dyspnée a considérablement diminué, 34 inspirations par minute; pouls plein, avec récurrence radiale, 100; température, 38°. La quantité des urines rendues dans ces premières vingt-quatre heures après l'opération a été de 2350 centimètres cubes donnant à l'analyse :

Volume des 24 heures : 2350 cc.
Densité à + 15° : 1010 cc.
Réaction : acide.
Couleur : jaune non hématique.
Aspect : un peu louche.
Sédiment : faible.

Urée : 12gr,20 par litre.
Acide phosphorique total en P2O5 : 1gr,02 par litre.
Chlorure de sodium : 3gr,80 (id.).
Albumine : 0gr,12 (id.).

Leucocytes. Quelques cristaux de phosphates.

27 janvier. — Le malade se déclare franchement mieux : il a assez bien dormi et respire aisément : inspirations, 28; pouls, 96; température, 38°,2. Diminution considérable de l'œdème aux membres inférieurs; complète disparition au niveau du scrotum; la paupière droite du côté où le malade se couche est encore un peu œdématiée : la paupière gauche ne l'est plus du tout. Urines des vingt-quatre heures, 2300 centimètres cubes.

28 janvier. — L'amélioration continue : plus de dyspnée, 24 inspirations, pouls un peu fréquent, 104; température, 37,4. Le malade se plaint seulement d'une toux fréquente et pénible avec expectoration jaunâtre. A la percussion et à l'auscultation, on constate une diminution sensible de l'hydropéricarde et des hydrothorax. Urines, 2600 centimètres cubes.

29 janvier et jours suivants, sensiblement même état.

Le 5 février, l'amélioration, en ce qui concerne la dyspnée

GRAPHIQUE n° 9 (Obs. 132). — NÉPHRITE SUBAIGUË D'ORIGINE SATURNINE AVEC ANASARQUE, HYDROTHORAX ET HYDROPÉRICARDE. — Néphrotomie gauche, grande amélioration; Néprotomie droite, mort.

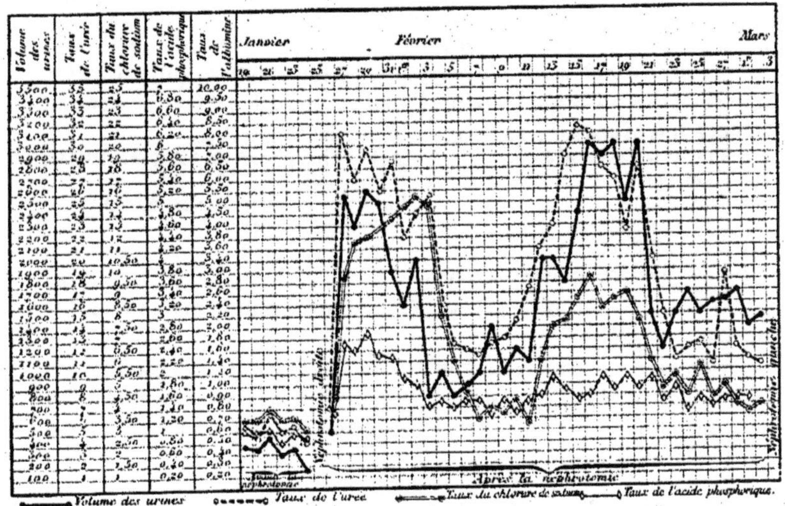

Erratum. — Lire Néphrotomie droite au lieu de Néphrotomie gauche, et vice versa.

est considérable : il n'y a plus d'œdème, plus d'épanchement dans les séreuses ; mais le malade a beaucoup maigri, bien qu'en outre de 2 à 3 litres de lait il mange de la volaille et des viandes blanches. Depuis vingt-quatre heures, il a été pris de diarrhée abondante ; aussi la quantité des urines a-t-elle notablement diminué et est tombée à 1 000, 900 et 800 centimètres cubes, mais contient une proportion normale d'urée et autres matières excrémentitielles. Cette diarrhée se prolonge cinq jours et cesse le 11 février.

12 février. — Petite épistaxis la nuit précédente ; légère céphalée ce matin.

Les 16, 18, 19 février. — Crises de dyspnée relativement intenses pendant la nuit : au matin, grande fatigue ; face un peu bouffie ; l'œdème des membres inférieurs tend à revenir. La quantité des urines durant ce retour offensif se maintient cependant au-dessus de 2 000 centimètres cubes et atteint même certains jours 3 000 centimètres cubes, avec élimination suffisante d'urée et des autres sels. Ainsi l'analyse faite le 19 février donne :

Volume des 24 heures : 2500 cc.
Densité à + 15° : 1 010 cc.
Réaction : acide.
Couleur : jaune.
Aspect : louche.
Sédiment : faible.

Urée : 9gr,10 par litre.
Acide phosphorique total (en P²O⁵) : 0gr75 (id.).
Chlorure de sodium : 3gr,60 (id.).
Albumine : traces.

Leucocytes. Phosphates terreux.

Du 20 au 25, les crises dyspnéiques cessent et le malade semble mieux.

25 février. — Nouvelle gêne de la respiration ; à l'auscultation on ne trouve plus d'épanchement dans les plèvres, mais des râles sous-crépitants de congestion pulmonaire aux deux bases, accentués surtout à droite.

27 février. — Crises de dyspnée très intense de deux à trois heures cette nuit. Au matin plus d'oppression, mais œdème des membres inférieurs très prononcé. L'analyse des urines, qui n'a montré depuis l'opération que des traces ou quelques centigrammes d'albumine, indique un accroissement de cette substance depuis quelques jours, et le 27 *février* elle indique 1gr,10.

En présence de cette tendance à la reprise des accidents, on croit devoir proposer au malade de pratiquer la néphrotomie de l'autre rein, et elle est décidée pour le lendemain 28 février.

Le malade ayant passé une bonne nuit et se sentant mieux, l'opération est différée ; mais les accidents ayant reparu, on la pratique le 2 mars.

2 mars. — NÉPHROTOMIE A DROITE. — Le malade est anesthésié au somnoforme par le Dr Rolland en quelques secondes. La paroi lombaire incisée, le rein est très rapidement extrait de sa loge et amené à l'extérieur. Il est très volumineux, mesurant 14 centimètres de longueur sur 4 centimètres d'épaisseur; lisse à sa surface, qui offre une coloration brunâtre; de consistance un peu molle. Incisé le long de son bord convexe, il saigne abondamment : l'hémostase faite par la compression de l'artère rénale, on peut se rendre compte que la tranche de section est plutôt pâle. Sa capsule propre se décortique facilement et on la résèque. Une mince tranche de tissu ayant été prélevée pour l'examen histologique, on met un drain dans le bassinet et on ferme au-dessus et au-dessous le rein au moyen de quelques points de catgut. Suture de la paroi lombaire.

Sitôt le cornet de somnoforme retiré, le malade se réveille. Il se plaint de souffrir de la plaie; injection de morphine.

Le soir, le pansement est souillé de sang et d'urine. On le défait et on constate que la plaie saigne assez fortement : on arrête ce saignement avec une application de sérum gélatiné. Le malade est très affaissé; pouls petit, dépressible, 104 pulsations; température, 37°.8; respiration, 40. Il a rendu 200 centimètres cubes d'urine sanglante et contenant des caillots en abondance.

Nuit très mauvaise : grandes souffrances, agitation; vomissements de liquide noirâtre.

3 mars. — Les vomissements continuent; le ventre est ballonné. Pouls à peine perceptible, 120; respiration, 44; température 36°.4. Le pansement est très légèrement imbibé d'un liquide uro-sanguinolent; le malade n'a pas rendu une seule goutte d'urine depuis hier soir, et on n'obtient par le cathétérisme que 40 centimètres cubes d'urines sanguinolentes. L'après-midi l'anurie persiste; le malade tombe dans le coma et meurt à quatre heures et demie.

AUTOPSIE. — Organes thoraciques sains : le cœur est plutôt petit; pas de lésions des orifices. Pas d'épanchement dans le péricarde ni dans les plèvres. A l'ouverture de l'abdomen, pas d'épanchement dans le péritoine; le côlon ascendant et les anses de l'intestin grêle avoisinant la région lombaire droite présentent une suffusion sanguine, mais un examen attentif montre qu'il n'y a pas de péritonite et que la séreuse n'a pas été ouverte au cours de l'opération. Le tube digestif est distendu par des gaz, à l'exception du côlon descendant, de l'S iliaque et du rectum. L'estomac et le duodénum contiennent une grande quantité de

liquide noirâtre, marc de café semblable à celui des vomissements. Foie pèse 1 300 grammes, pâle, graisseux, de consistance
friable.

Appareil urinaire. — Le rein gauche premièrement opéré est
réduit à un moignon fibroïde soudé par des adhérences solides
aux muscles de la paroi lombaire, qu'il faut détacher au bistouri.
Sa capsule est très adhérente dans les points où elle a pu être
conservée. Lorsque l'organe a été enlevé et sectionné suivant

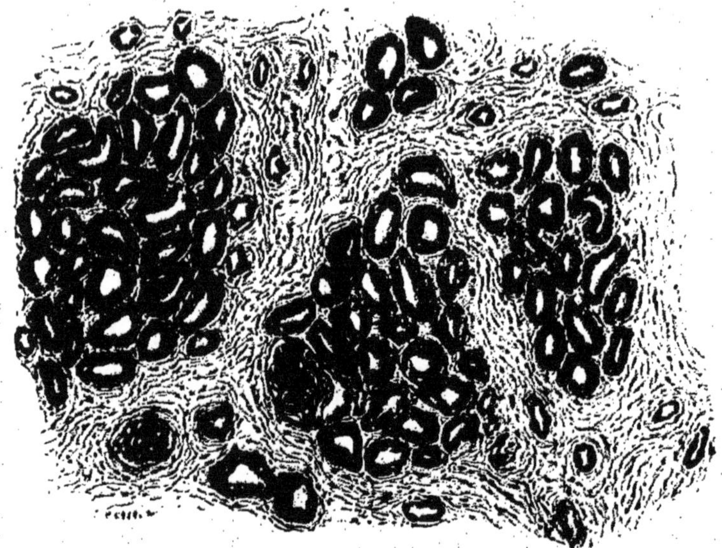

Fig. 5. — Coupe histologique d'un fragment du rein droit.

son bord convexe, la coloration de la coupe uniformément blanc
grisâtre ne permet pas de distinguer les deux substances, et à
l'œil nu le parenchyme semble avoir complètement disparu.
Dans le tissu qui la remplace, se voient de petits kystes variant
du volume d'un grain de mil à un pois. Les pyramides se confondent avec l'ensemble de la masse fibroïde, et c'est à peine si
on distingue quelques rares papilles. Les calices et le bassinet
ne présentent rien de particulier, et l'uretère normal n'offre pas
de trace d'inflammation périphérique scléreuse ou adipeuse.

Le rein droit est volumineux et pèse 210 grammes : il est pâle
et peu consistant. Après avoir fait sauter les points de catgut
qui réunissent les lèvres de l'incision chirurgicale, on trouve
dans les calices et le bassinet des caillots noirâtres, qui rem-

plissent presque complètement ces cavités. L'uretère est occupé par un long caillot fibrineux. Pas de périurétérite. Rien à signaler du côté de la vessie et de l'urètre.

Examen histologique. — Divers fragments du *rein gauche* présentent des altérations profondes. Les préparations sont traversées par des bandes de sclérose : les glomérules qu'on peut voir par-ci par-là sont transformés en peloton scléreux ; dans les tubuli contorti l'épithélium est aplati, comme rabougri, et beaucoup des tubuli sont transformés en petites cavités kystiques ; les vaisseaux sont frappés d'artériosclérose très avancée.

Le rein droit présente les mêmes lésions que le rein gauche, mais à des degrés beaucoup moins avancés. La sclérose y procède d'une façon régulière, divisant le tissu du rein en véritables lobules. Sur le trajet des bandes de sclérose, les lésions sont très avancées et les glomérules presque étouffés. Entre ces bandes il existe des zones de tissu relativement peu malades. On rencontre dans les tubuli contorti des lésions épithéliales desquamatives et des exsudats albumineux. Les vaisseaux sont dilatés : un certain nombre sont scléreux. Par places se voient des nodules d'infiltration embryonnaire (Voy. fig. 5).

Obs. 133. — Personnelle.

L. B..., quarante-neuf ans, peintre, entre dans le service de M. le professeur Pitres, le 10 mai 1902.

Antécédents. — Père mort à quatre-vingt-sept ans, d'une attaque. Pas de renseignements sur la mère. Un frère a été emporté également à la suite d'une attaque à soixante et un ans ; l'autre a succombé à cinquante et un ans à une maladie de la moelle épinière.

A l'âge de dix ans, le malade a eu la dysenterie. A douze ans, chute sur le thorax pour laquelle on lui appliqua à la région précordiale des sangsues, dont on voit encore la trace des piqûres.

A seize ans, en 1869, il commence à exercer le métier de peintre en bâtiment, qu'il continue, à l'exception du temps passé au régiment, jusqu'à ces derniers mois, c'est-à-dire pendant plus de trente ans. A noter que le malade a toujours préparé lui-même sa peinture. Notons aussi qu'il s'est adonné d'une façon excessive à l'usage de la cigarette.

En 1870, il s'est engagé et a fait la campagne sans maladies graves ; en 1871, appelé sous les drapeaux, il a fait cinq ans de service, dont la moitié en Afrique.

En 1882, il est parti pour l'Amérique du Sud, où il est resté jusqu'en 1895, soit pendant treize ans, durant lesquels il a absorbé quotidiennement un demi-litre de rhum.

En 1880, il avait eu un premier accès de rhumatisme articulaire aigu débutant par le gros orteil, et qui ultérieurement frappa la plupart des autres articulations. Ces divers accès furent d'intensité variable, mais quelques-uns le retinrent jusqu'à un mois et demi au lit. Depuis le commencement de 1901 il n'a plus eu de crises.

Il y a deux ans, après quelques épistaxis survenues deux à trois fois par jour pendant une semaine sans cause apparente, il fut pris de vomissements de sang qui se reproduisent plusieurs fois par jour pendant environ trois semaines, et qui le plongèrent dans un affaiblissement tel qu'il dut s'aliter un certain temps.

Évolution de la maladie (d'après les notes remises par le service de M. Pitres). — Au mois de décembre de l'année dernière, il fut pris un soir tout à coup d'un étouffement intense et de sueurs profuses. Le médecin appelé lui appliqua des sinapismes sur la poitrine.

L'accès aigu dura deux heures, après lesquelles le malade resta en proie à une oppression assez forte, exagérée par le moindre effort. Au bout de trois semaines, durant lesquelles il eut une légère amélioration, il eut dans la même journée deux accès d'étouffement, l'un à neuf heures du matin, l'autre à minuit. A partir de ce moment le malade n'a cessé d'être en proie à une dyspnée continue, lui interdisant tout travail, avec des crises parfois très aiguës qui ne lui permettent de respirer que dans la position assise.

A son entrée à l'hôpital, le malade est obligé de se tenir au lit sur son séant. Son facies est pâle, ses muqueuses sont décolorées. Il dit avoir beaucoup maigri et se plaint d'être devenu depuis l'hiver dernier d'une impressionnabilité excessive au froid. Sa force musculaire a beaucoup diminué, et le moindre effort détermine une douleur au niveau du creux épigastrique, douleur qui est également reproduite par une pression même légère à ce niveau.

Les membres inférieurs présentent un œdème assez prononcé. La paroi abdominale elle-même est œdématiée et les bourses sont très infiltrées.

La respiration offre le type nettement abdominal; régulière, mais fréquente, 32 inspirations, difficile jusqu'à l'orthopnée. La sonorité et les vibrations sont très diminuées aux deux bases :

abolition presque complète du murmure vésiculaire au même niveau.

Le cœur est augmenté de volume et sa pointe abaissée.

A l'auscultation les bruits sont rapprochés et mal frappés : le grand silence est diminué. A noter l'empreinte persistante que laisse le sthétoscope sur la région précordiale. Dédoublement du deuxième bruit. Pouls accéléré, régulier. L'artère radiale et la temporale sont dures.

Les dents mauvaises sont couvertes de tartre et d'enduits muqueux. Le malade n'a jamais souffert de l'estomac ni de l'intestin, mais il est atteint d'une constipation opiniâtre. Le foie augmenté de volume déborde les fausses côtes. La palpation du bord libre est douloureuse.

Le lobe gauche, très hypertrophié, occupe le creux épigastrique tout entier et participe très probablement à la douleur que le malade éprouve à ce niveau.

Pas de pollakiurie diurne, mais depuis longtemps le malade se lève quatre ou cinq fois la nuit. Il rend une quantité d'urine dépassant un peu la normale, 1500 à 1800 centimètres cubes. L'analyse faite le 13 mai donne :

Volume des 24 heures	1 500ᶜ
Densité à + 15°	1 009
Réaction	acide.
Couleur	jaune.
Aspect	transparent.
Sédiment	très faible.
Urée	9ᵍʳ,20
Acide phosphorique total (en P^2O^5)	0ᵍʳ,50 } par litre.
Chlorure de sodium	6 gr.
Albumine	traces légères.

Leucocytes. Quelques cellules du rein. Absence de cylindres.

Malgré les traitements divers auxquels on le soumet durant les six mois qu'il reste dans le service de M. Pitres, le malade n'éprouve aucun soulagement, et depuis environ six semaines son état s'est considérablement aggravé ; c'est pourquoi il est dirigé dans le service de M. Pousson le 5 novembre 1902.

État au moment de son admission dans le service des voies urinaires, le 5 novembre 1902. — Le malade est en proie à un anasarque très prononcé : les membres inférieurs mesurent au niveau de la cheville 32 centimètres de circonférence, au mollet 44 centimètres, à la racine de la cuisse 70 centimètres ; le tour de l'abdomen est de 112 centimètres. Le thorax est également œdématié, de même que les avant-bras. Pas de bouffissure du visage, qui est pâle, blafard. Le scrotum égale le volume d'une tête d'adulte, et la verge a plus que triplé de volume. Ascite assez considérable.

La dyspnée, quoique moins prononcée qu'au début de l'affection, est assez grande, et le malade, pour respirer plus facilement, se tient ordinairement assis dans son lit, s'appuyant sur ses deux mains; 36 inspirations par minute. A la percussion, matité aux deux bases des poumons; à l'auscultation, respiration

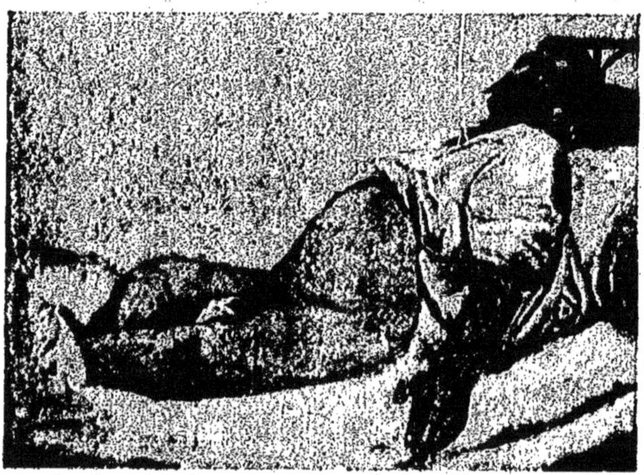

Fig. 6. — Malade atteint d'anasarque et d'ascite opéré en pleine crise d'urémie.

rude et soufflante aux sommets; aux bases, obscurité respiratoire avec quelques râles fins d'œdème.

Le cœur bat avec force, ses battements sont précipités; la pointe est un peu abaissée; à l'auscultation, ni souffles ni bruit de galop. Pouls fréquent, 108.

Du côté du tube digestif: liseré saturnin; langue humide, fraîche, non saburrhale. Jamais de vomissement; mais la constipation est opiniâtre.

L'appétit est conservé, mais le malade n'ose le satisfaire à cause des malaises qu'il ressent après l'absorption des aliments: ballonnement du ventre; gêne de la respiration, etc.

La figure 6 donne une idée de l'état lamentable dans lequel se trouvait ce malade au moment de l'intervention.

Depuis plus d'un mois la quantité des urines a progressivement diminué malgré les diurétiques les plus puissants, et oscille entre 500 à 800 centimètres cubes.

Dans ces derniers jours elle est tombée au-dessous de 500 centimètres cubes, et le jour de son entrée dans le service le malade a uriné à peine 100 centimètres cubes.

L'analyse de ces urines donne :

Volume des 24 heures	110cc
Densité à + 15°	1 018
Réaction	acide.
Couleur	jaune.
Aspect	transparent.
Sédiment	très minime.
Urée	10 gr.
Acide phosphorique total (en P^2O^5)	1gr,18
Chlorure de sodium	8gr,20
Albumine	0gr,15

(Urée, Acide phosphorique, Chlorure de sodium, Albumine : par litre.)

Dépôts : quelques très rares leucocytes ; quelques cellules du rein et cylindres granuleux.

Néphrotomie unilatérale droite. — Le 6 novembre, le malade étant très légèrement chloroformé, on incise la région lombaire droite, dont le tissu cellulaire très infiltré laisse suinter une sérosité très abondante. La loge lombaire ouverte, la capsule adipeuse apparaît très développée, mais non enflammée, et le rein est très facilement extrait. Il est volumineux, de consistance très ferme, de coloration un peu foncée ; mais sa capsule propre ne paraît pas altérée. Après qu'on l'a incisée sur le bord convexe, on l'extirpe aisément sans faire saigner le parenchyme. Le rein est alors incisé de pôle à pôle jusqu'au bassinet, et la tranche des deux valves ainsi formées ne présente aucune altération macroscopique. Cette incision donne lieu à une hémorragie abondante, mais qui s'arrête de suite par la suture au catgut des deux valves, après placement d'un drain (sonde de Pezzer) dans le bassinet. Une mèche de gaze étant placée dans la plaie au-dessous du pôle inférieur du rein, la paroi lombaire est fermée par une série de points au catgut en étage et de points aux crins de Florence pour les téguments.

L'opération a duré trente-cinq minutes ; le malade l'a très bien supportée : à aucun moment son pouls n'a faibli, sa respiration n'a été entravée.

Le soir bon état, ne se plaint de rien. Température, 36°,7 ; pouls, 104 ; respiration, 36. Très peu d'urine, assez fortement teintée en rouge : 40 centimètres cubes.

7. — Nuit bonne, sommeil ; pas d'agitation : état satisfaisant. Pouls fort vibrant, 112 ; température, 36°,6 ; 40 inspirations.

Urines fortement teintées en rouge : 100 centimètres cubes seulement depuis l'opération, mais le pansement est imbibé d'un liquide légèrement hémorragique et sentant l'urine.

Soir : pouls, 108; température, 37°,4; inspirations, 50.

Le pansement a été très mouillé et on a été obligé de le changer.

8. — Toujours bon état général; le malade, de caractère optimiste, dit aller mieux et respirer plus facilement. Pouls, 101; température, 36°,4; inspirations, 44.

Le pansement est très mouillé de liquide, d'odeur urineuse; le bocal contient 250 centimètres cubes, donnant à l'analyse :

Volume des 24 heures	250cc	
Densité à + 15°	1 016	
Réaction	acide.	
Couleur	rouge brun.	
Aspect	louche.	
Sédiment	assez abondant.	
Urée	15 gr.	
Acide phosphorique total (en P^2O^3)	2gr,12	par litre.
Chlorure de sodium	2gr,20	
Albumine	0gr,60	

Dépôt : sang, leucocytes abondants; quelques cylindres granuleux.

On fait ce jour-là à dix heures du matin une injection de 1 centimètre cube de bleu de méthylène à 5 p. 100, mais son élimination est très retardée, car ce n'est que le lendemain matin à quatre heures que les urines se colorent. Cette coloration se prolonge pendant près de trois jours.

9. — Amélioration continue, cependant les œdèmes n'ont pas diminué. Température, 37°,4; pouls, 104; inspirations, 40. Urines, 200 centimètres cubes seulement, mais le pansement est très fortement imbibé.

On pratique la ponction abdominale et on retire 6000 centimètres cubes de liquide ascitique.

10. — Même état; œdèmes persistent. Urines, 350 centimètres cubes.

11. — Urines, 500 centimètres cubes. Il semble que les œdèmes sont moins durs.

12. — Urines, 750 centimètres cubes, dont l'analyse donne :

Volume des 24 heures	750cc
Densité à + 15°	1 012
Réaction	acide.
Couleur	jaune rougeâtre.
Aspect	louche.
Sédiment	très minime.

Urée . . . . 20 gr.
Acide phosphorique total (en P^2O^5 . 1gr,26
Chlorure de sodium. . . . . 1gr,00 } par litre.
Albumine 5gr,13

Quelques leucocytes : cellules de la vessie ; très rares cylindres granuleux.

13. — L'état général est très satisfaisant : la respiration est moins gênée ; l'œdème des membres supérieurs a presque disparu, et celui du scrotum et des membres inférieurs a nettement diminué. Urines, 1200 centimètres cubes.

Dans la soirée l'état du malade s'aggrave subitement : dyspnée intense, respiration de Cheynes-Stokes, hoquet. Pouls, 110 ; inspirations, 44 ; température, 38°. Un suintement veineux abondant se mélange à l'urine et imbibe le pansement.

L'état dyspnéique va croissant, le pouls très rapide devient imperceptible ; le malade, très abattu, comateux, est couvert de sueurs, et il succombe à deux heures du matin.

Autopsie. — Le cadavre semble moins infiltré qu'avant la mort. Les membres inférieurs du côté droit correspondant au rein incisé sont manifestement moins œdématiés que ceux du côté gauche. A l'incision des parois du thorax, il s'écoule un peu de sérosité du tissu cellulaire. Assez forte quantité de liquide ascitique. Les intestins et l'estomac sont distendus par des gaz. Le foie pèse 1350 grammes ; il est mou, gris blanchâtre. Rien à noter du côté de la rate et du pancréas. Un peu de liquide dans les plèvres. Poumons fortement imprégnés de charbon pulmonaire sont œdématiés. Dans le sommet gauche plusieurs petits tubercules crétacés. Le cœur pèse 500 grammes, volumineux ; ne s'affaisse pas sur la table. Les parois du ventricule gauche sont épaissies (2 centimètres et demi), pâles à la coupe. Les piliers de la valvule mitrale sont hypertrophiés ; ses valves sont indurées et l'externe est ratatinée. Le ventricule droit semble dilaté ; ses parois ont 1 centimètre d'épaisseur, ses piliers sont hypertrophiés.

Le *rein gauche* a son volume normal et est seulement un peu incurvé sur lui-même. De coloration rosée grisâtre et de consistance molle, il est lisse à sa surface, mais offre quelques petits kystes transparents.

La décortication est facile, et la substance rénale apparaît alors comme légèrement granitée. A la coupe, la surface paraît uniforme et les deux couches corticales et médullaires sont indistinctes. Un petit kyste de la grosseur d'un pois se trouve sur l'une des tranches.

Le rein droit volumineux pèse 180 grammes. Il est mou, décoloré, sauf au niveau de l'incision, où il est noirâtre dans une petite étendue, comme ecchymotique. Dans cette incision on trouve des fragments de catgut à demi résorbés et des caillots sanguins noirâtres. Après enlèvement de ces caillots par un jet de liquide, on constate sur chacune des valves du rein des suffusions sanguines séparées par des ponts de substance rosée. En faisant des coupes du tissu rénal en divers sens, on ouvre plusieurs petits kystes remplis de caillots. Aux deux extrémités du rein épargnées par l'incision opératoire, la substance rénale est plus rosée.

Obs. 134. — GUITERAS, *loc. cit.*

Femme, quarante-quatre ans. Douleurs lombaires droites. Céphalée. Nausées; malaise. Coma urémique incomplet. Œdème des pieds.

Urines : 672 centimètres cubes. Urée, 1 gramme p. 100. Albumine, 1gr,15 p. 100. Pas de cylindres.

DÉCAPSULATION PARTIELLE ET FIXATION DU REIN DROIT.

RÉSULTAT après un an : **Grande amélioration.** La sécrétion du rein gauche a bénéficié de l'opération sur le rein droit.

Obs. 135. — KUMMEL et RUMPEL. *Beitreige zur klinischen Chir.*, 1903.

Homme, quinze ans. Céphalée. Vomissements. Œdèmes généralisés. Plusieurs attaques d'urémie avec forte oligurie, améliorées par la saignée et les injections de chlorure de sodium.

Urines : olisurie. Urée, 12 p. 1000. Albumine, 7 à 8 grammes par litre. Cylindres épithéliaux.

DÉCAPSULATION BILATÉRALE.

Suites : dans les premières semaines, pas de modification de l'état général; l'albumine persiste; quatre mois après, l'albumine a diminué; deux mois après, sa quantité n'est plus que de 2 grammes p. 1000. Plus d'attaque d'urémie; état général bien meilleur.

RÉSULTAT après neuf mois : **Grande amélioration générale; atténuation des lésions rénales.**

Obs. 136. — WHALEY, cité par GUITERAS, *loc. cit.*

Homme, quarante-deux ans. Céphalée. Léger œdème. Douleurs dorsales.

Urines : 450 centimètres cubes. Urée, 6 grammes en vingt-quatre heures. Présence d'albumine. Cylindres hyalins et granuleux.

OPÉRATION. — Nature non indiquée.

RÉSULTAT après un temps non indiqué : **grande amélioration générale ; atténuation des lésions rénales.**

Obs. 137. — BLAKE, cité par GUITERAS, *loc. cit.*

Homme, vingt-neuf ans. Frissons, fièvre, petite toux. Nausées, vomissements, anorexie. Céphalée. Œdèmes très prononcés.

Urines : 560 à 1120 centimètres cubes. Urée, de 0,7 à 2 p. 100. Très nombreux cylindres granuleux et hyalins.

Néphrite chronique parenchymateuse.

DÉCAPSULATION BILATÉRALE.

Urines : diminuent d'abord, puis augmentent : six semaines après l'opération, 1160 centimètres cubes. Urée, 17 grammes p. 1000. Albumine, 5 grammes p. 1000. Cylindres granuleux.

RÉSULTAT après trois mois : **amélioration générale ; persistance des lésions rénales.**

Obs. 138. — CABOT, *Boston med. and surg. Journal,*
octobre 1902.

Femme, trente-trois ans. Œdèmes et ascites nécessitant des ponctions à courts intervalles. Céphalée continue. Anorexie. État désespéré.

Urines : volume ?. Albumine et cylindres en petite quantité.

DÉCAPSULATION BILATÉRALE.

Suites : aussitôt après céphalée disparaît, ascite se reproduit plus lentement. L'appétit et les forces reviennent.

Urines : augmentent de quantité ; albumine et cylindres diminuent.

RÉSULTAT après un temps non indiqué : **amélioration générale sensible ; atténuation des lésions rénales.**

Obs. 139. — WHALEY, cité par GUITERAS, *loc. cit.*

Homme, cinquante ans. Céphalée grave et persistante. Œdèmes des pieds et des paupières. Troubles de la vision.

Urines : 850 centimètres cubes. Urée, 8 grammes en vingt-quatre heures. Albumine en petite quantité. Nombreux cylindres hyalins et granuleux.

OPÉRATION. — Nature non indiquée.

Urines : albumine persiste. Cylindres diminuent.

RÉSULTAT après un temps non indiqué : **amélioration générale; atténuation des lésions rénales.**

Obs. 140. — WHALEY, cité par GUITERAS, *loc. cit.*

Femme, trente-sept ans. Dyspnée. Céphalée. Œdème des pieds et des chevilles. Palpitations cardiaques.

Urines : 224 centimètres cubes. Urée, 4 grammes en vingt-quatre heures. Présence d'albumine. Cylindres hyalins et granuleux.

OPÉRATION. — Nature non indiquée.

Urines : albumine persiste ; cylindres ont diminué après quatre mois.

RÉSULTAT après un temps non indiqué : **amélioration générale; très légère atténuation des lésions rénales.**

Obs. 141. — WILLIS ANDREWS, *Chicago medical Soc.*, 13 janvier 1904.

Homme, trente-deux ans. Anasarque très intense : œdème palpébral et facial. Coma. Cas paraissant désespéré.

Urines : oligurie. Albumine variant entre 1/2 et 2 1/2 p. 100.

DÉCAPSULATION BILATÉRALE après rachicocaïnisation.

Suites : amélioration, puis retour des accidents au bout de quatre semaines.

Urines : la quantité après s'être relevée s'abaisse : albumine diminue à 1 p. 100 d'abord, puis augmente.

RÉSULTAT après cinq semaines : **aucune amélioration.**

Obs. 142. — WILLIS ANDREWS, *loc. cit.*

Enfant, neuf ans. Anasarque. État désespéré.

Urines : forte oligurie; albumine, 1 1/2 à 2 1/2 p. 100.

DÉCAPSULATION BILATÉRALE après rachicocaïnisation.

Urines : quantité des urines diminue; albumine tend à augmenter.

RÉSULTAT après cinq semaines : **aucune amélioration.**

Obs. 143. — COATES, cité par GUITERAS, *loc. cit.*

Femme, vingt-six ans. Vomissements. Œdèmes très marqués : bouffissure des paupières. Dyspnée cardiaque. Mal de tête. Vertiges. Affaiblissement de la vue.

Urines : 50 centimètres cubes. Albumine, de 0,5 à 0,25 p. 100.

DÉCAPSULATION BILATÉRALE.

Suites : grande amélioration pendant plusieurs mois, puis rechute.

Urines : vingt-quatre heures après l'opération, 2000 centimètres cubes. Urée augmente considérablement. Traces d'albumine. Cylindres difficiles à trouver.

Résultat après plusieurs moi. **: grande amélioration d'abord, puis rechute ; atténuation sensible des lésions rénales.**

Obs. 141. — Pasteau, *VIIIe Session de l'Associat. franç. d'urologie,* 1904, et Thèse d'Eatzeischoff.

Homme, quarante-huit ans. Étouffements, lèvres cyanosées. Palpitations. Troubles visuels. Crampes, cryestésie, sensation de doigt mort, bourdonnement d'oreilles. Œdème des jambes et de la verge, surtout le soir.

Urines : 600 centimètres cubes. Petite quantité d'albumine. A la division : rein droit, urée 17gr,20 par litre ; rein gauche, urée même quantité, pas de cylindres.

Rein droit gros : sensation de gêne et de tension.

DÉCAPSULATION REIN DROIT.

Suites : dès le quatrième jour étouffements disparaissent ; le malade, qui était au régime lacté, peut reprendre le régime ordinaire sans retour des accidents pendant quatre mois ; les accidents réapparaissent et mort subite au cinquième mois.

Urines : dès le lendemain de l'opération, 1750 centimètres cubes ; les jours suivants, 2 250 centimètres cubes et se maintiennent ensuite entre ce chiffre et 1 250 centimètres cubes ; pas d'albumine.

Résultat **: d'abord grande amélioration, puis reprise des accidents au bout de quatre mois et mort subite au commencement du sixième mois.**

Obs. 145. — Pasteau *in* Thèse d'Eatzeischoff.

Homme, quarante-cinq ans. Œdème considérable s'étendant jusqu'à la base du thorax ; membre supérieur également œdématié jusqu'au coude, bouffissures de la face et des paupières. Ascite. Œdème pulmonaire. Éblouissements, vertiges, myosis. Cheynes-Stokes.

Urines : 500 centimètres cubes ; albumine, 14gr,50 et sucre 5 grammes.

Rein droit augmenté de volume, très douloureux.

DÉCAPSULATION REIN DROIT.

Suites : respiration plus régulière le soir même de l'opération ; après quatre à cinq jours, œdème de la face a très notablement diminué ; œdème des membres supérieurs a disparu; au huitième jour, œdème du tronc n'existe plus, mais persistance de l'œdème des membres inférieurs pendant cinq semaines. Dès le troisième jour, plus d'éblouissements ni de vertiges. L'amélioration se maintient cinq semaines, puis réapparaissent l'oppression et les vertiges.

Urines : taux augmente rapidement : le lendemain de l'opération, 850 centimètres cubes; le cinquième jour, 1 200 centimètres cubes; le septième jour, 1 250 centimètres cubes, puis à partir du onzième jour il commence à s'abaisser pour tomber à 1 050 centimètres cubes le quinzième jour, 950 centimètres cubes le dix-huitième jour, 800 centimètres cubes le vingtième jour et osciller entre 150 et 550 centimètres cubes à partir du vingt-neuvième jour. La teneur en urée suit une marche sensiblement parallèle à celle de la quantité d'urémie sécrétée, augmentant d'abord, diminuant ensuite.

RÉSULTAT : grande amélioration pendant cinq semaines, puis retour des accidents et mort subite au cinquante-quatrième jour.

Obs. 146. — BLAKE, cité par GUITERAS, *loc. cit.*

Femme, trente-neuf ans. Œdème. Dyspnée. Tuberculose du rectum et dernièrement du poumon.

Urines : diminution de la sécrétion. Urée, 1 gr, 13 p. 100. Albumine, 1/4 p. 100. Quelques cylindres hyalins et granuleux.

Néphrite diffuse.

DÉCAPSULATION BILATÉRALE.

Suites : bénéfice apparent. Œdème disparaît des extrémités, mais apparaît à la face. Debout encore deux jours avant sa mort survenue par tuberculose du rectum et du poumon et probablement aussi du rein six mois après l'opération.

Urines : urée augmente et s'élève à 1,61 p. 100; albumine ne change pas.

RÉSULTAT après six mois : amélioration, mort par tuberculose du poumon, du rectum et peut-être aussi du rein. Légère atténuation des lésions rénales.

Obs. 147. — OCHSNER, cité par GUITERAS, *loc. cit.*

Femme, quarante et un ans. Céphalée; graves convulsions urémiques. Œdèmes depuis deux ans.

Urines : 381 centimètres cubes en vingt-quatre heures; beaucoup d'albumine. Cylindres granuleux.

Néphrite diffuse.

DÉCAPSULATION REIN GAUCHE.

Suites : amélioration graduelle : œdèmes disparaissent ; tous les symptômes semblaient s'améliorer, lorsque survint une aggravation. La malade meurt d'urémie six mois après l'opération.

Urines : la quantité d'urine s'élève à 1950 centimètres cubes après l'opération, l'albumine reste en même proportion.

Résultat six mois après : **mort d'urémie après amélioration ; légère atténuation des lésions rénales.**

Obs. 148. — Edebohls, *loc. cit.*, obs. 49, p. 241.

Femme, vingt-six ans, célibataire. Admise à l'hôpital pour le mal de Bright il y a trois mois ; pâleur caractéristique de la face. Œdème des pieds depuis trois mois ; anasarque généralisé depuis quelques semaines. Urémie profonde.

Urines : volume, 300 à 600 centimètres cubes par jour ; urée, 0,2 p. 100 ; albumine, 6 grammes par litre ; cylindres granuleux et épithéliaux.

Néphrite chronique parenchymateuse double.

Décapsulation bilatérale.

Suites : aucune amélioration. Mort de coxalgie suppurée et de pneumonie septique quatre mois après l'opération.

Urines : aucune modification, si ce n'est une légère augmentation du résidu solide et de l'urée.

Résultat après quatre mois : **aucune amélioration, mort de pneumonie ; persistance des lésions rénales.**

Obs. 149. — Stern, *Mittheil. a. den Grenzeb. der Med. und Chir.*, 1905.

Femme, soixante-deux ans. Céphalée. Œdèmes.

Urines : 300 centimètres cubes par vingt-quatre heures. Albumine, 1 gr,80 p. 100.

Néphrite chronique interstitielle.

Décapsulation rein gauche.

Suites : amélioration passagère.

Résultat : mort deux mois après l'opération.

Obs. 150. — Stern, *Centralbl. f. die Krankheiten der Harn und sex. Org.*, Band XV, Helft 1, 1901, S. 13.

Homme, quatorze ans. Au cours d'une ostéomyélite du fémur, apparition des premiers symptômes d'une néphrite qui s'aggrave rapidement. Œdèmes considérables ; douleurs de tête ; vomissements. Traitement médical sans résultat.

Rein gauche sensible à la palpation.

Urines : 700 centimètres cubes ; 7 grammes à l'Esbach.

DÉCAPSULATION REIN GAUCHE.

Suites : aucune amélioration.

RÉSULTAT : **mort d'urémie deux mois après l'opération.**

Obs. 151. — EDEBOHLS, *loc. cit.*, obs. 66, page 277.

Homme, cinquante ans. Bouffissure de la face, Œdème des jambes et du tronc. Dyspnée extrême, orthopnée. Dégénérescence graisseuse et dilatation du cœur.

Urines : 400 centimètres cubes ; urée, 6 grammes en vingt-quatre heures ; albumine, traces ; cylindres hyalins et épithéliaux.

Néphrite chronique diffuse double.

DÉCAPSULATION BILATÉRALE.

Urines : trois jours avant la mort, 1 000 centimètres cubes ; urée, 16 grammes en vingt-quatre heures ; albumine, traces sensibles ; cylindres hyalins, granuleux et épithéliaux.

RÉSULTAT : **mort de défaillance du cœur et d'œdème pulmonaire vingt jours après l'intervention.**

Obs. 152. — MAC GOWEN, cité par GUITERAS, *loc. cit.*

Homme, quarante-six ans. Hydropisie. Symptômes généraux de l'urémie.

Urines : 500 à 800 centimètres cubes ; urée, 1 gr, 12 p. 100 ; albumine, 0,20 p. 100 ; cylindres hyalins, granuleux et graisseux.

Néphrite chronique diffuse.

DÉCAPSULATION BILATÉRALE.

RÉSULTAT : **mort de purpura quelques jours après.**

Obs. 153. — WHALEY, cité par GUITERAS, *loc. cit.*

Homme, cinquante-deux ans. Céphalée. Affaiblissement de la vision. Dyspnée marquée. Anasarque.

Urines : 150 centimètres cubes ; urée, 4 grammes en vingt-quatre heures ; albumine en grande quantité ; cylindres granuleux et hyalins.

OPÉRATION. — Nature non indiquée.

RÉSULTAT : **mort d'œdème pulmonaire au troisième jour.**

SECTION DEUXIÈME

TRAITEMENT CHIRURGICAL CURATIF

CHAPITRE I

CONCEPTION D'EDEBOHLS SUR LA PATHOGÉNIE
DES NÉPHRITES CHRONIQUES. —
PREUVES EXPÉRIMENTALES ET NÉCROPSIQUES PROPRES
A LA JUSTIFIER OU L'INFIRMER

A G. EDEBOHLS (de New-York) revient incontestablement l'idée de guérir radicalement les néphrites chroniques, le mal de BRIGHT, par une opération chirurgicale.

C'est en s'appuyant sur une conception particulière du rôle joué par la capsule propre du rein dans l'évolution de ses lésions inflammatoires chroniques, que le chirurgien américain a été conduit à l'exciser pour restituer à l'organe ainsi décapsulé son état anatomique et sa puissance fonctionnelle. Selon lui, ce n'est que dans quelques cas de néphrite et au cours de poussées subaiguës que la capsule à extensibilité limitée est susceptible de déterminer transitoirement l'hypertension, ainsi qu'HARRION et moi le pensons; le plus souvent elle engendre des lésions structurales et des troubles sécrétoires permanents, parce qu'elle isole physiologiquement le rein de sa capsule graisseuse et oppose aux vaisseaux de cette dernière une barrière infranchissable ne leur permettant pas de venir suppléer à l'irrigation du parenchyme, devenue insuffisante par suite des altérations de ses ramifications vascu-

laires. En supprimant cette capsule de manière à déterminer la formation d'adhérences du rein à son atmosphère
graisseuse ou aux organes voisins, on est en droit d'espérer que les vaisseaux néoformés dans ces adhérences
pénétreront la substance rénale jusque dans sa profondeur, pour apporter un supplément de matériaux de nutrition aux éléments anatomiques et de sécrétion aux cellules
épithéliales des canalicules urinifères.

L'artérialisation du rein, telle est l'idée directrice qui a
conduit G. Edebohls à proposer la néphro-capsulectomie
pour la cure radicale du mal de Bright. Cette artérialisation, dit-il, « favorise la résorption progressive des produits et exsudats inflammatoires interstitiels et intertubu-
laires, délivre les tubes et les glomérules de la compression extérieure, et permet le rétablissement, dans leur
intérieur, de la circulation. La conséquence, qui en dé-
coule, est la régénération d'un nouvel épithélium capable
d'assurer la fonction sécrétoire. »

§ I.   – Données anatomo-physiologiques sur les-quelles repose la décapsulation.

L'opération d'Edebohls, acceptée par le plus grand
nombre des chirurgiens américains, a été accueillie avec
moins d'enthousiasme en Europe, où quelques rares opérateurs y ont eu recours.

Mais si la clinique de notre continent ne nous fournit
que des documents insuffisants pour apprécier sa valeur
thérapeutique, le laboratoire d'anatomie et de physiologie
met à notre disposition un grand nombre de matériaux
permettant de contrôler l'exactitude des faits biologiques
sur lesquels elle repose. Ce sont ces faits que j'exposerai
dans ce premier paragraphe.

1o *Rôle de la capsule propre du rein dans le régime circulatoire de cet organe à l'état normal et pathologique.* --
Les vaisseaux du rein fournissant dans l'intérieur de son
parenchyme le riche réseau que l'on sait proviennent de
l'artère rénale et aboutissent à la veine rénale. Mais à ces

deux grosses branches afférentes et efférentes, occupant le hile pour venir se rattacher à l'artère aorte et à la veine cave inférieure, s'en joignent un très grand nombre d'autres beaucoup plus petites, qui pénètrent le rein par toute sa périphérie. Ces branches artérielles périphériques ou capsulaires émanent de l'artère diaphragmatique inférieure (art. capsulaire supérieure), de l'artère rénale elle-même (art. capsulaire moyenne), de l'artère spermatique (art. capsulaire inférieure) (Schumaker); les branches veineuses se rendent dans les rameaux veineux correspondant aux rameaux artériels sus-nommés (Tuffier et Lejars). Indépendamment de ce système circulatoire rénal périphérique artériel et veineux, il existe quelques autres artères et veines capsulo-adipeuses provenant des artères et veines lombaires.

Cet ensemble de vaisseaux accessoires abordant le rein par sa surface externe est-il susceptible de réaliser une circulation supplémentaire capable de suppléer à la gêne apportée à la circulation centrale ? Pour ce qui est du rétablissement tout au moins partiel de la circulation veineuse, la réponse à cette question n'est pas douteuse, et l'on sait tout le profit qu'on retire de l'application de ventouses ou de sangsues à la région lombaire dans les congestions et inflammations rénales. Il n'est pas possible d'être aussi affirmatif en ce qui concerne la circulation artérielle. Cependant Thomas et V. Brul. ont signalé dans l'inflammation interstitielle chronique du rein des communications vasculaires entre le parenchyme et les tissus voisins dans les points où la capsule fibreuse, par sa disposition et sa structure, semblait être naturellement propre à favoriser l'irrigation sanguine de l'organe.

Ce sont précisément les altérations sclérosiques de la capsule, qui en évoluant parallèlement aux lésions du parenchyme empêcheraient dans la majorité des cas, d'après Edebohls, cette circulation complémentaire de se développer dans les néphrites chroniques. A vrai dire, si l'on a surabondamment étudié histologiquement les altérations des épithéliums, des vaisseaux et du tissu conjonctif, on a négligé jusqu'à ce jour l'étude des lésions de la capsule propre. Mais son aspect, blanchâtre par places, rappelant, comme j'ai l'habitude de la faire remarquer aux élèves au cours de mes opérations, les plaques laiteuses de la péricardite chronique; son état gaufré en certains points, son épaississement et surtout ses adhérences à la substance corticale sont bien propres à faire penser que le même travail de prolifération conjonctive et de condensation fibreuse s'est fait dans la trame de sa capsule comme dans la trame du rein lui-même. Or, quelle que soit la théorie admise touchant l'origine du processus de la néphrite chronique, qu'il débute par les épithéliums, les vaisseaux ou le tissu cellulaire interstitiel, les altérations prédominantes à la période d'état de l'affection portent toujours sur le système vasculaire. Diminués de calibre à la fois par le processus d'endartérite, dont ils sont le siège, et par la compression qu'exercent sur eux le tissu interstitiel sclérosé et éminemment rétractile, les vaisseaux ne fournissent plus qu'une quantité insuffisante de sang aux épithéliums, qui dégénèrent secondairement, si déjà ils n'étaient pas altérés primitivement par le processus inflammatoire.

Que si l'on restitue aux éléments nobles des glomérules et des canalicules un sang généreux et abondant, on pourra prévenir leur dégénérescence et même leur rendre leur vitalité perdue. La réserve de ce sang, EDEBOHLS la trouve dans le système artériel périrénal et lui donne les moyens de pénétrer dans l'intimité du parenchyme, en supprimant la capsule fibreuse sclérosée de manière à permettre aux vaisseaux nouveaux, qui se forment dans la capsule reconstituée, et dans les adhérences, qui unissent le rein aux organes voisins, de venir irriguer le viscère anémié.

On a voulu comparer l'opération d'EDEBOHLS à l'opération de TALMA pour la cure de la cirrhose hépatique. Suivant le chirurgien américain, son principe en diffère complètement : en effet, tandis que par l'omentopexie on se propose de dériver le sang veineux de l'épiploon, dépendance du système porte, vers la paroi abdominale, dépendance du système cave, dans la décapsulation rénale on se propose de diriger vers le rein le sang artériel de la capsule graisseuse et des organes voisins. Cependant, en même temps que s'établit à la suite de l'opération d'Edebohls une circulation artérielle supplémentaire, il se développe parallèlement une circulation veineuse bien propre à dissiper la congestion du rein, à le débarrasser du sang plus ou moins altéré qui, imprégnant ses éléments anatomiques, s'oppose à leur bon fonctionnement. Le développement de cette circulation, non signalée par Edebohls, a été invoqué par mon collègue Monçour pour accorder la physiologie pathologique de la décapsulation avec celle de la néphrotomie, que nous avons préconisée dans le traitement des crises aiguës du mal de Bright. A ce point de vue, la comparaison entre l'omentopexie et la décapsulectomie peut se soutenir.

2º *Faits physiologiques propres à justifier le principe de l'opération d'Edebohls.* — La conception d'Edebohls, qui tout d'abord peut surprendre par le principe d'iatromécanisme sur lequel elle repose, trouve sa justification dans un certain nombre de faits physiologiques aujourd'hui hors de doute. C'est ainsi que pour Ziegler, « quand une portion de l'épithélium rénal a été détruite par un processus morbide qui lèse sa structure propre, la perte en est généralement compensée par la prolifération germinative de l'épithélium restant, et *si la circulation est suffisamment maintenue,* le nouvel épithélium devient capable de remplir la fonction sécrétoire. »

Conheim, Nothnagel, Rokitansky, Melchior Torrés, Eckhardt ont également signalé l'hypertrophie compensatrice des tubuli et des glomérules dans les néphrites. Golgi explique cette hypertrophie non plus seulement par la prolifération des épithéliums tubulaires et glomérulaires, mais encore par le bourgeonnement des tubuli. Suivant Tizzoni et Pisenti, la compensation des systèmes glomérulaires détruits par le processus inflammatoire serait assurée par la néoformation de glomérules et de tubes aux dépens des cellules du tissu conjonctif, et cette manière de voir est partagée par Lorenz, Kummel et Tuffier. Chauffard a particulièrement étudié le processus de l'hypertrophie compensatrice si remarquable dans les néphrites parcellaires. D'après cet auteur, les granulations de Bright, que Cornil, Brault et autres histologistes considèrent comme les territoires du parenchyme glandulaire demeurés intacts, ne seraient autres que des canalicules et des glomérules de nouvelle formation. Brault lui-même a attiré l'attention sur l'existence, dans les points les plus profondément altérés des néphrites chroniques, « de grandes lames protoplasmiques, chargées d'un nombre considérable de noyaux, » et il se demande s'il n'y a pas « dans cette apparence la démonstration d'une ébauche de processus réparateur ou compensateur » ? Tous ces efforts de la nature pour lutter contre le processus destructeur doivent, on le comprend, trouver un auxiliaire puissant dans l'irrigation sanguine du parenchyme rénal.

Lépine, si réservé qu'il soit au point de vue de l'utilité et de la gravité des opérations dirigées contre le mal de Bright, et plus particulièrement de la décortication, reconnaît toutefois le bien fondé de leur principe. Après avoir rappelé combien les cellules des tubes contournés sont sensibles non seulement aux dyscrasies, mais même à une simple ischémie, il insiste sur la fréquence de la diminution du calibre des artères efférentes dans certaines néphrites chroniques et reconnaît que les vaisseaux néoformés dans le tissu périrénal, pénétrant directement dans le labyrinthe, sont bien de nature à améliorer l'irrigation des tubes contournés, et à faciliter la restauration de leur épithélium. A l'objection de Schmidt, que la néphrite, étant le résultat d'une intoxication entraînant l'artériosclérose, les néovaisseaux auront grande chance de se scléroser à leur tour, Lépine répond que leur vitalité plus grande est propre à les préserver de cette dégénérescence.

§ II. — Recherches expérimentales touchant les résultats anatomiques et la valeur physiologique de la décapsulation rénale.

Les conclusions des nombreuses expériences sur la régénération de la capsule du rein après la décapsulation sont contradictoires, et le plus grand désaccord règne sur tout ce qui concerne sa vascularisation et la pénétration de ses vaisseaux dans le parenchyme rénal. Après avoir résumé ces divers travaux expérimentaux et formulé les conclusions qui se dégagent de chacun d'eux, j'en présenterai une étude synthétique et critique.

a) *Travaux expérimentaux contredisant les affirmations d'Edebohls relativement à la régénération après la décapsulation du rein d'une enveloppe propre vasculaire susceptible de fournir au parenchyme une irrigation artérielle.*

1º Tuffier, *Études expérimentales sur la chirurgie du rein,* Paris, G. Steinheil, 1889. — A propos de ses recherches sur la néphrorraphie, cet auteur a montré « que le rein décapsulé et laissé dans la fosse lombaire adhère fortement aux tissus voisins par l'intermédiaire d'une véritable cicatrice fibreuse. Si l'on compare cette capsule fibreuse à la capsule du rein au point de vue de sa vascularisation, on constate qu'elle est beaucoup moins vasculaire que la capsule primitive enlevée et surtout que la décortication ayant détruit les vaisseaux anastomotiques normaux, le régime vasculaire de la glande est diminué et non pas augmenté par cette décapsulation ».

2º Albarran et L. Bernard (*Société de biologie,* 14 juin 1902) ont vu que chez les lapins, auxquels on a pratiqué la décapsulation du rein, il se forme rapidement, en quinze jours, une nouvelle capsule, dont l'épaisseur augmente progressivement, de manière à atteindre au bout de deux mois une épaisseur égale à la normale et à la dépasser notablement au bout de six mois. En sacrifiant les animaux dans un délai variant de quinze jours à deux mois, on trouve le rein enserré dans une coque fibro-adipeuse réunie par des tractus fibreux à la paroi lombaire. Bien qu'au microscope on constate l'existence de capillaires dans la capsule régénérée s'étendant jusqu'à la limite du parenchyme rénal, ces auteurs concluent de ces expériences que les effets de la décapsulation ne peuvent être que transitoires, en raison de la reproduction d'une enveloppe propre plus épaisse et plus dense que celle extirpée. Ajoutons qu'ils ont toujours trouvé dans le rein des lésions légères, parcellaires et superficielles de sclérose.

3° A. Jousson (*Annals of Surgery*, New-York, avril 1903), qui a opéré sur quinze chiens, en a perdu cinq morts le jour même ou dans les deux ou trois jours suivants. Sur les dix survivants il a toujours constaté la régénération d'une capsule fibreuse épaisse et dense, mais il n'a jamais vu d'anastomoses importantes entre les vaisseaux périrénaux et ceux du rein. Pour lui, en aucun cas la circulation périrénale n'a été augmentée d'une manière appréciable.

4° Emerson (cité par Metzer, à l'*Association of American Physicians*, 6 juin 1903) dit n'avoir pas trouvé de néoformation vasculaire chez les lapins décapsulés, mais en avoir rencontré chez les chiens dans les adhérences réunissant le rein aux organes intrapéritonéaux. Selon lui, la décapsulation est suivie d'une diminution temporaire de la pression intrarénale et d'une augmentation de l'appareil sanguin également temporaire. Dans la majorité des cas, il se développe une néphrite interstitielle secondaire.

5° Osmolowski (de Saint-Pétersbourg) (*Münchener medizinische Wochenschrift*, 1903) conclut de ses expériences sur une série de lapins que, trois jours après la décapsulation, il se produit une abondante prolifération du tissu interstitiel de la couche corticale, en même temps que le protoplasma des épithéliums des canalicules urinaires superficiels subit la dégénérescence granuleuse. Une douzaine de jours après, les canalicules et les glomérules sont comprimés mécaniquement par du tissu conjonctif provenant de la tunique externe du rein. L'auteur n'a pu vérifier l'existence de vaisseaux de la capsule se ramifiant dans le rein.

6° Francesco Fabris (*La Clinica chirurgica*, 30 septembre 1903, Milan) n'a pas trouvé de réseau sanguin anastomotique provenant des vaisseaux périrénaux après l'extirpation de la capsule, et il dit : « Mes expériences ne confirment pas ce qu'avance Edebohls sur le rôle de ce réseau sanguin que ni moi, ni Lépine, ni autres, n'avons pu rencontrer. »

7° Guido Ferrarini (*La Clinica chirurgica*, septembre et octobre 1903) a vu dans la capsule reformée des vaisseaux provenant des organes voisins se diriger vers le rein et se mettre en communication avec les veines étoilées et les veines droites et se distribuer autour des tubuli sans jamais pénétrer les glomérules (fig. 7). Mais il ne croit pas que cette néovascularisation ait quelque influence sur l'état inflammatoire du rein, car ses lésions continuent à évoluer comme s'il n'avait pas été décapsulé.

8° ZONDECK (de Berlin) (*XXXIII* Congrès de la Société de chi-

Fig. 7. — (Empruntée au travail de G. Ferrarini.)
Néoformations vasculaires après la décapsulation.

rurgie allemande, in *Centralbl. f. Chir.*), après avoir expérimenté sur des lapins l'opération d'Edebohls, a constaté que cette opération détermine des hémorragies à la surface et dans l'intérieur de la substance rénale par suite de l'arrachement des fins prolongements conjonctifs de la capsule dans le parenchyme, des lésions de nécrose superficielle de la région corticale, et une disparition après quelque temps des vaisseaux unissant normalement la capsule graisseuse au parenchyme rénal. Pour l'auteur la disparition de ces vaisseaux a une importance capitale, car ils joueraient pour lui le rôle de soupape de sûreté dans les variations de pression sanguine intrarénale. L'opération d'Edebohls a donc en cela un sérieux inconvénient. Quant à son utilité chez l'homme, Zondeck ne peut formuler d'opinion, car il a toujours refusé d'y avoir recours.

9° Stern (de Dusseldorf) (*ibidem*) formule des conclusions semblables et rapporte en outre les résultats d'autopsie de deux malades opérés deux mois auparavant et que je rapporterai plus loin.

10° Walker Hall (de Manchester) et G. Herxheimer (de Wiesbaden) (*Bistish med. Journ.*, avril 1904) ont expérimenté sur des lapins, les uns ayant les reins normaux, les autres étant atteints de néphrite avec albuminurie et dégénérescence de l'épithélium rénal provoquée par une injection de chromate neutre d'ammoniaque.

Après avoir sacrifié ces animaux à des périodes progressivement éloignées de la décapsulation, ils ont vu qu'à partir du vingt-huitième jour le rein est enveloppé d'une capsule fibreuse plus dense que celle préalablement enlevée. Sur des coupes en série des adhérences de la capsule aux organes voisins, les vaisseaux qui y existent sont séparés de la substance corticale par la capsule fibreuse reformée, et les capillaires qui vont de cette dernière au rein ne sont dans aucun cas plus nombreux qu'avant l'opération.

11° Gifford (*The Boston med. and surg. Journ.*, juill. 1904), ayant pratiqué la décapsulation sur des lapins et des chiens normaux et sur des chiens porteurs de reins congestionnés ou atteints de néphrites expérimentales, n'a pas constaté d'altération de l'épithélium à la suite de l'opération. Une nouvelle capsule, beaucoup plus épaisse et plus vasculaire que l'ancienne, se forme; mais au bout de six mois ces vaisseaux diminuent de nombre et ne sont pas plus abondants que dans la capsule normale. En outre, jamais les vaisseaux néoformés ne s'anastomosent avec ceux du rein.

12° Lauz (*Soc. néerlandaise pour l'avancement des Sc. méd.*, déc. 1904) a fait, en collaboration avec le Dr Wildboer, des expériences relatives à la décapsulation du rein sur des chiens qu'il a sacrifiés de cinq jours à trois mois après l'opération. Il a constaté que lorsqu'on s'entoure de toutes les précautions antiseptiques il ne se produit, pas plus après la décapsulectomie qu'après la néphrotomie, aucune lésion aiguë (infarctus) ou chronique (atrophie, sclérose). Les deux opérations, mais principalement la décapsulation, s'accompagnent du développement d'une circulation collatérale qu'il y a lieu de croire encore plus complète lorsque le rein est malade. Mais on ne peut espérer que les résultats de cette circulation seront durables, car la capsule néoformée devient progressivement plus épaisse et plus dense.

13º Zaayer (*Mitteil. a. den Greuzgeb. der Med. und Chir.*, 4, 903), après avoir décapsulé le rein chez des lapins, a lié à des intervalles de temps variables l'artère rénale tout près du rein, puis a enlevé le viscère après un temps plus ou moins long. Il a vu, quatre semaines après la décortication, « que les anastomoses réno-capsulaires avaient une valeur fonctionnelle moindre que lorsque la capsule est demeurée intacte... »

14º Ehrardt (*Mitteil. a. den Greuzgeb. der Med. und Chir.*, 13, 1) sur des chats décapsulés n'a jamais constaté de néoformations vasculaires susceptibles de créer des anastomoses valables entre l'écorce rénale et la capsule adipeuse.

15º G. Illyés (*Congrès méd. de Budapesth*, mai 1905) a bien vu des vaisseaux néoformés dans la capsule nouvelle; mais pour lui ces vaisseaux ne pénètrent pas dans les glomérules et les tubes, et sont incapables de concourir à la nutrition du parenchyme rénal. La nouvelle capsule retentirait à la longue fâcheusement sur le fonctionnement du rein.

b) *Travaux expérimentaux venant à l'appui des affirmations d'Edebohls.*

1º Claude et Balthazard (*Journ. de Physiolog. et de Patholog. générales*, 1902), ayant décapsulé des chiens et des lapins, ont constaté la formation d'une nouvelle capsule constituée par du tissu conjonctif lâche et par suite incapable de comprimer ultérieurement le rein. Le microscope montre dans l'épaisseur de cette capsule un grand nombre de vaisseaux se présentant sous l'aspect de lacunes plus ou moins grandes, remplies de sang et paraissant communiquer avec les vaisseaux du rein d'une part et ceux des adhérences d'autre part, tantôt sous l'apparence de véritables capillaires parcourant les adhérences et pénétrant le tissu rénal lui-même.

De leurs recherches, ces auteurs concluent qu'à la suite de la décapsulation des adhérences se constituent entre la surface dénudée et le tissu conjonctif périrénal, et que dans ces adhérences des vaisseaux se forment et se multiplient, créant des communications vasculaires importantes entre les vaisseaux rénaux et ceux du tissu périrénal, communications surtout veineuses et lymphatiques. Ils ajoutent que l'intervention bien faite ne détermine pas de lésions du parenchyme rénal.

2° BASSAN, GALLOIS et GAYET (Bassan, *Contribut. à l'intervent. chir. dans les néphrites médicales*, Th. de Lyon, 1903), après avoir décapsulé le rein gauche d'un lapin, huit semaines auparavant, lient l'artère rénale correspondante; puis, ayant pratiqué une saignée copieuse en ponctionnant l'aorte abdominale au-dessus de la naissance des rénales, ils injectent avant la mort de l'animal par cette ponction un liquide chaud coagulable coloré en bleu de Prusse. A l'autopsie, ils purent voir dans une *adhérence épiploïque* au pôle supérieur du rein décapsulé un *gros vaisseau* semblant se continuer dans le parenchyme; de plus, dans la capsule adipeuse, qui adhérait solidement à la face postérieure et au bord convexe du rein, il existait de *nombreux petits vaisseaux* colorés en bleu paraissant aussi pénétrer le parenchyme. Des fragments du rein décapsulé ayant été durcis dans le sublimé, puis inclus dans la paraffine, on voyait à la surface de la coupe de *minces filets bleus* allant de la *capsule adipeuse adhérente au parenchyme rénal*. Ce dernier était légèrement coloré en bleu au niveau de sa substance corticale, avec un liseré plus foncé sur la limite de la substance médullaire dans la région des voûtes vasculaires.

BASSAN donne l'interprétation suivante de résultats fournis par l'examen macroscopique et microscopique des fragments du rein adhérent à sa nouvelle capsule. « Normalement il n'existe que de très faibles connexions vasculaires entre les rameaux des artères interlobulaire, qui se rendent à la capsule adipeuse et les artérioles qui y circulent. La décapsulation totale ayant détruit ce petit nombre d'anastomoses, l'injection des vaisseaux de la substance corticale du rein décapsulé, malgré la ligature de l'artère rénale, n'a pu se faire que par les anastomoses nouvelles, qui se sont organisées entre les réseaux vasculaires de la capsule adipeuse, mise en contact direct avec le parenchyme rénal par l'excision de la capsule fibreuse, et les réseaux vasculaires du parenchyme rénal dénudé. Ces anastomoses ont dû se faire sur une large surface, puisque tout le *réseau du labyrinthe* s'est trouvé injecté. Or ce *réseau* provient des ramifications des *artères afférentes des glomérules*, ramifications qui se sont anastomosées avec les réseaux de la capsule adipeuse. C'est cette voie qu'a dû prendre l'injection colorée pour venir jusqu'au niveau des émergences des *artères afférentes* dans les glomérules. Les *réseaux admirables* de ces derniers ayant opposé une *barrière* à la matière injectée, celle-ci a suivi sa marche dans tous les réseaux capillaires des pyramides de Ferrein et du labyrinthe. Les veines qui sortent de ces réseaux vont s'aboucher dans les *veines interlobulaires*, ce qui explique que des veines d'assez gros calibre se soient trouvées injectées.

« Les anastomoses ont pu également se faire avec des artères d'un calibre moyen, puisque nous en avons trouvé une assez importante à côté d'une veine, toutes deux injectées de bleu. »

3° ASAKURA (*Mitteilungen aus den Greuzgebeiten der Medizin und Chirurgie*, Iéna, 1903). Cet expérimentateur, qui a pour-

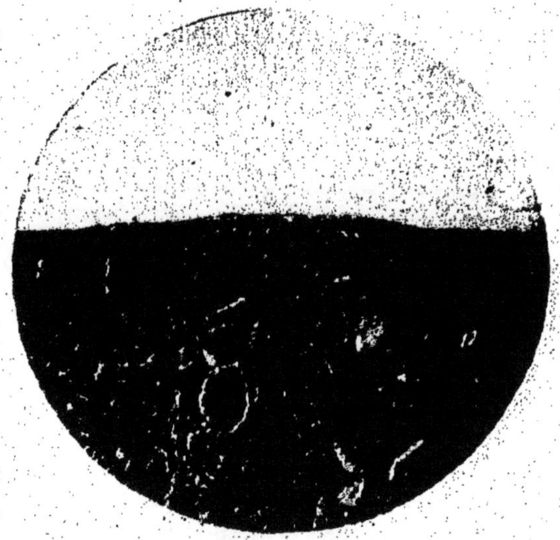

Fig. 8. — (Empruntée au travail de F. Gentil.)
Rein de lapin. — Capsule normale (Gr. 70 diam.).

suivi ses travaux à l'Université de Berne sur les indications de Kocher et de Tadel, a fait un très grand nombre d'expériences sur les lapins et les chiens, et est arrivé aux conclusions suivantes : les modifications du rein normal produites par la décapsulation uni ou bilatérale sont insignifiantes, et tous les animaux supportent bien ses conséquences immédiates et éloignées.

La cicatrisation opératoire entre la capsule graisseuse et la superficie du rein a une tendance prononcée à la formation d'adhérences et à la restitution de l'état normal. Dans ces adhérences se forment des néoformations vasculaires, qui établissent ainsi une circulation collatérale importante et efficace.

4° STURSBERG (de Bonn) *Mitteilungen aus den Greuzgebeiten der Mediz. und Chirurg.*, Iéna, 1903) croit pouvoir conclure de ses recherches que chez les animaux la décapsulation des reins détermine une néoformation de communications vasculaires entre la substance rénale et les tissus voisins. Ces communications vasculaires paraissent plus que suffisantes pour exercer une influence essentielle sur la vascularisation du rein. Cette

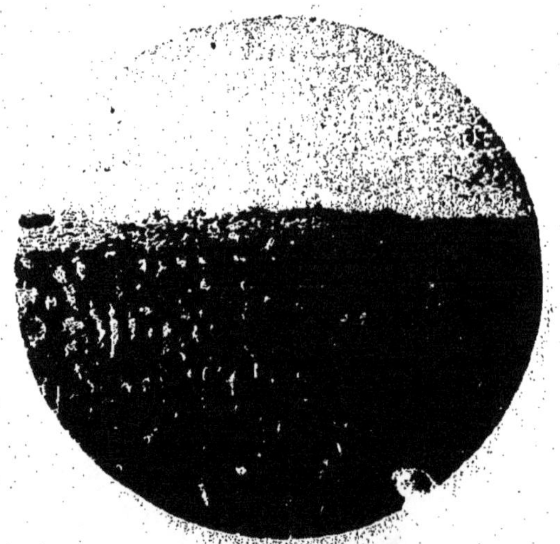

Fig. 9. — (Empruntée au travail de P. Gentil.)

Rein de lapin un an après la décapsulation. — Capsule de nouvelle formation (Gr. 70 diam.).

influence, qui s'exerce sur les animaux lorsque les vaisseaux du rein sont normaux ou légèrement altérés, doit, suivant toute probabilité, s'exercer d'une façon plus efficace encore quand il existe des altérations du système vasculaire rénal, comme cela se voit dans les néphrites chez l'homme.

5° ANZILOTTI (de Pise) (*La Clinica moderna*, octobre 1903), dont les expériences répétées un très grand nombre de fois ont été faites avec un soin tout particulier, a vu après la décapsulation la capsule se reconstituer dès le dixième ou douzième jour par du tissu conjonctif d'abord embryonnaire, puis s'organisant peu à peu en tissu adulte, dans lequel existe un riche réseau sanguin composé de veines, d'artères et de capillaires. Ces vaisseaux s'anastomosent avec ceux du rein et assurent à l'organe une plus large irrigation sanguine. Si l'on examine le rein décapsulé plusieurs mois après l'opération, on voit que la capsule n'a aucune tendance à se scléroser et que les vaisseaux établissant l'irrigation complémentaire du rein conservent toute leur perméabilité.

6° THELEMANN (de Marbourg) (*Deutsche medizinische*

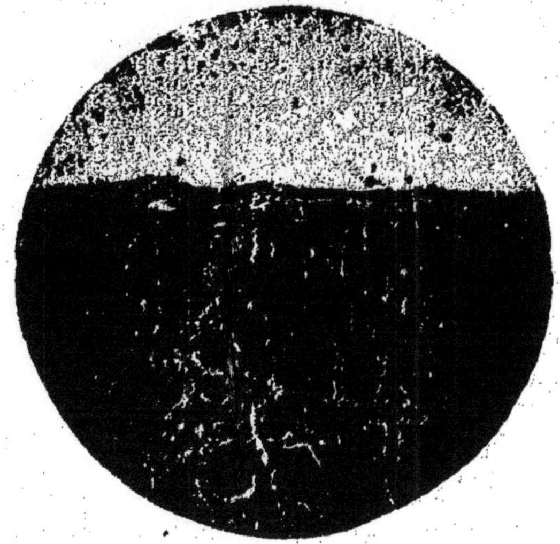

Fig. 10. — (Empruntée au travail de F. Gentil.)

Rein de lapin un an après la décapsulation. Vaisseaux de la capsule pénétrant dans le parenchyme. Injection naturelle (Gr. 70 diam.).

Wochensch., avril 1904) a constaté dans la capsule, qui s'est refermée rapidement après la décapsulation, une riche vascularisation; mais les expériences faites pour vérifier l'existence d'un courant sanguin de la capsule vers le rein sont demeurées négatives.

7° CECCHERELLI (de Parme) (*La Clinica chirurgica*, 1901), ayant fait faire sous sa direction par ses assistants Cordero et Rossi des expériences pour rechercher quel était le meilleur procédé de fixation du rein, a démontré qu'après la décapsulation la capsule se régénère dans un délai de quatre semaines environ et que dans les adhérences qu'elle contracte il se forme de nouveaux vaisseaux, qui se distribuent au parenchyme rénal après avoir traversé la capsule, vaisseaux « qui, en bonne logique, doivent apporter au rein les modifications opportunes et nécessaires pour obtenir la guérison complète des altérations subies par le rein malade ».

8° Francisco Gentil. (de Lisbonne) (*Traitement chirurgical du mal de Bright*, Lisbonne, octobre 1904), après avoir sur une série de lapins décapsulé le rein, a examiné à des époques

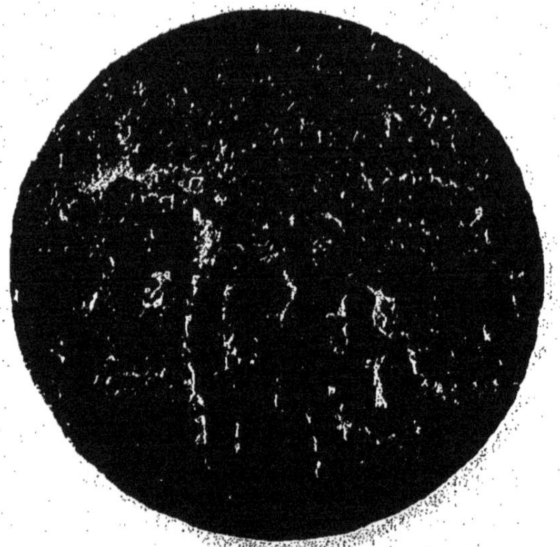

Fig. 11. — (Empruntée au travail de F. Gentil.)
Rein de lapin huit mois après la décapsulation. Vaisseau de la capsule coupé transversalement et dont quelques ramifications serpentent entre les tubes rénaux.

diverses s'étendant de quelques mois à un an après l'opération la capsule et l'état des vaisseaux, et il a trouvé : que la capsule après son extirpation se régénère et que le rein est entouré de tissus plus vasculaires; que la capsule nouvelle adhère au parenchyme; qu'en général, elle est plus épaisse que la normale; qu'elle est également plus vasculaire (fig. 8 et 9); que des vaisseaux de nouvelle formation irriguent le parenchyme rénal (fig. 10 et 11); que ces vaisseaux sont des artères et des veines.

9° Enrzoscherr (*Thèse inaug.*, Paris, 1906), de ses expériences sur des chiens et des lapins conclut : « Après la décortication, une nouvelle capsule se forme rapidement et la vascularisation d'origine périphérique s'y établit très vite. Ces adhérences sont vasculaires, ainsi que nous avons pu le constater par leur section sur l'animal vivant et par le passage du bleu après ligature du pédicule vasculaire du rein décapsulé. En séparant le rein des organes voisins auxquels il adhère, nous avons vu que l'hémorragie se faisait surtout du côté de ces organes; c'est ce qu'avait noté Edebohls; jamais cependant nous n'avons trouvé de jets artériels, dont il parle, et qu'il aurait fallu lier. Des coupes examinées au microscope et faites sur des reins décapsulés depuis vingt-quatre, vingt-sept et trente-neuf jours, au niveau et en dehors des adhérences, nous ont montré partout une nouvelle capsule formée de tissu conjonctif jeune, entourant le rein de toutes parts et s'insinuant entre lui et les organes adhérents ; de petits vaisseaux assez nombreux dirigés presque tous dans le sens des fibres, *parallèlement* à la surface du rein, se trouvent dans ce tissu néoformé. On en voit beaucoup placés immédiatement au contact des tubuli. En certains points de véritables coins de tissu conjonctif jeune s'enfoncent dans le parenchyme rénal, enserrant les tubes et les glomérules et les comprimant plus ou moins. Dans les coupes du rein décapsulé depuis trente-neuf jours ces coins s'étendaient profondément dans la glande. On peut voir à leur niveau des vaisseaux sanguins fins, à direction variée, se continuant avec des vaisseaux capsulaires. Dans la zone papillaire les vaisseaux sont dilatés. »

c) Travaux expérimentaux se rapportant à l'enveloppement du rein décapsulé dans un repli du péritoine et en particulier dans l'épiploon.

Au lieu de puiser le sang nécessaire à l'irrigation complémentaire du rein dans les vaisseaux de la capsule adipeuse, qui sont toujours en nombre restreint, certains chirurgiens ont songé à s'adresser au péritoine et en particulier à l'épiploon, dont la richesse vasculaire est considérable.

Dès 1889, Tuffier, dans ses *Études expérimentales sur la chirurgie du rein*, a conçu et réalisé l'idée de la greffe du rein décapsulé sur le péritoine.

Longtemps après lui, et sans qu'il semble en avoir eu connaissance, Guiteras a eu la même pensée, mais n'a fait aucune expérience pour en contrôler la valeur. Bakes a indiqué, après expérience sur le cadavre, les procédés opératoires permettant « de mettre le rein décortiqué en commun avec les formations très vasculaires de la cavité abdominale, afin de réparer plus énergiquement la vascularisation du parenchyme rénal ».

DE ROUVILLE, PARLAVECCHIO, GELPKE sont, après TUFFIER, les seuls expérimentateurs qui, à ma connaissance, aient étudié les résultats de l'enveloppement du rein décapsulé dans un repli du péritoine.

TH. TUFFIER (*Presse médicale*, 20 avril 1901). « Je décapsulais le rein complètement, et j'enveloppais la glande dénudée dans le grand épiploon. Je ménageais au niveau du hile un orifice suffisant pour conserver la circulation artérielle et veineuse ainsi que l'excrétion par l'uretère. En même temps, je liais la veine du pédicule rénal. Dans ce premier temps de l'opération, je voulais dériver par les veines anastomotiques de l'épiploon la circulation veineuse du rein. Au bout de huit jours l'épiploon adhérait intimement, faisait corps avec le parenchyme du rein, et il était parcouru par de grosses veines. Je plaçais alors une ligature à la soie peu serrée sur l'artère rénale du même côté, de façon à rétrécir son calibre sans l'oblitérer. L'animal supportait très bien cette seconde opération.

« Une douzaine de jours après j'ouvrais l'abdomen et je liais complètement l'artère rénale. Par ma première ligature de la veine, je constituais un réseau veineux périphérique suffisant pour la suppléer; par ma seconde opération, je rétrécissais le calibre de l'artère rénale, et j'espérais attirer par les capillaires néoformés entre l'épiploon et la surface du rein le sang artériel dans l'organe, et lui faire remplacer ce que je lui avais enlevé en diminuant la lumière de l'artère rénale; et enfin, dans ma troisième opération, en liant complètement l'artère, je comptais sur ses anastomoses pour assurer le fonctionnement du rein.

« Pour m'assurer de l'efficacité de ces différentes anastomoses, il me suffisait alors de faire la néphrectomie du rein du côté opposé à celui de mes expériences; l'animal opéré n'avait plus pour émonctoire que le rein décapsulé et privé de sa circulation normale. Or, après cette néphrectomie les animaux ont toujours succombé, ce qui prouvait bien l'insuffisance rénale du côté opéré. »

G. DE ROUVILLE (*Presse méd.*, 11 juin 1901). « J'ai expérimenté sur neuf chiens. Chez les deux premiers, je me suis conformé exactement à la façon d'agir de Tuffier : décapsulation complète du rein, enfouissement de l'organe dans le grand épiploon, ligature de la veine rénale. Quelques jours après, ligature incomplète de l'artère rénale, suivie quinze jours après de la ligature complète de cette artère. Cette triple intervention fut très bien supportée; mais la néphrectomie totale du rein du côté opposé, pratiquée un mois environ après la ligature complète de l'artère rénale du rein décapsulé, entraîna à brève échéance la mort de mes deux chiens.

« Dans cinq autres expériences, j'ai procédé comme suit : décapsulation complète du rein et scarification de la substance corticale ainsi avivée; enfouissement de l'organe dans le grand épiploon; quinze jours plus tard, ligature du pédicule vasculaire du rein; un de mes chiens mourut de péritonite après cette deuxième intervention. Extirpation, chez les quatre autres, du rein du côté opposé, un mois plus tard. La mort fut, pour trois de mes chiens, la conséquence de cette néphrectomie; le quatrième survécut; j'attendis trois semaines encore, et avant de présenter mon chien à la Société médicale de Montpellier, je crus devoir le sacrifier, afin de me rendre compte *de visu* de l'état des choses; bien m'en prit, car je m'aperçus non sans désillusion que je n'avais pas lié le tronc de l'artère rénale, mais que j'avais posé ma ligature sur une des deux branches de bifurcation que présentait cette artère bien avant son entrée dans le hile du rein; j'avais donc diminué seulement l'apport du sang dans le rein; j'avais, par un procédé différent, réalisé, inconsciemment, l'expérience de la ligature incomplète de l'artère rénale; la survie de mon chien, après la néphrectomie totale, s'expliquait ainsi naturellement.

« Enfin deux autres expériences furent conduites de la même façon; mais j'eus soin d'introduire et de fixer entre les deux valves du rein, fendu parallèlement à son bord convexe, une certaine quantité d'épiploon : mes chiens ne survécurent pas à la néphrectomie totale pratiquée un mois après la ligature du pédicule vasculaire du rein décapsulé. »

PARLAVECCHIO (*Clinica chirurgica*, 31 juillet 1904), donnant les résultats des expériences qu'il a faites avec Teirelli, dit que « les chiens, sur lesquels ils ont expérimenté, ont vécu sans aucune perturbation. Les résultats macroscopiques sont excellents; les adhérences se font par première intention; l'épiploon conserve une extrême finesse de ses deux feuillets, et se laisse facilement détacher du rein ». Les expérimentateurs n'ont pas examiné histologiquement les pièces qu'ils ont obtenues.

GELPKE (*Correspondanz-Blatt für schweizer Aerzte*, 1er août 1904) a décapsulé entièrement le rein sur six chiens, puis a recouvert l'organe ainsi dénudé de péritoine. Au bout de soixante jours, les animaux ayant été sacrifiés, il constata l'existence d'une néoformation vasculaire manifeste. Le péritoine très vasculaire était lâchement uni à la surface du rein.

En faisant le décompte de tous ces travaux expérimentaux, nous voyons que ceux dont les résultats sont négatifs l'emportent notablement par leur nombre sur ceux dont les conclusions sont positives : 15 contre 9.

A vrai dire, cette constatation n'a pour moi aucune importance; toutefois si les expériences en faveur de la régénération après décortication d'une capsule vasculaire se mettant en communication par ses vaisseaux avec les vaisseaux du rein n'étaient passibles de reproches fondamentaux, qui sans les infirmer complètement en diminuent au moins la valeur, il conviendrait malgré leur infériorité numérique de s'incliner devant elles. Parmi ces reproches, il en est un capital, à savoir qu'on ne peut comparer ce qui se passe dans un rein sain, mis en rapport après décapsulation avec une capsule graisseuse également saine, à ce qui se passe dans un rein, atteint d'un processus à évolution lente et extensive, mis en rapport après décapsulation avec une capsule graisseuse, qui elle-même est souvent altérée. Je sais bien que certains expérimentateurs comme STURSBERG, FRANCESCO FABRIS, GUIDO FERRARINI, WALKER HALL et G. HERXHEIMER, GIFFORD, se sont efforcés de se rapprocher aussi complètement que possible des conditions de la clinique humaine, en provoquant chez les animaux en expérience des néphrites artificielles par l'administration stomacale ou hypodermique de cantharide ou de chromate de potasse; mais ces néphrites à processus toujours aigu peuvent-elles être comparées aux néphrites chroniques du mal de BRIGHT ? Cette objection à la valeur des conclusions formulées par les expérimentateurs, qui se présente à l'esprit à propos des résultats anatomiques de la décapsulation, se dressera plus grave encore lorsque nous étudierons les effets physiologiques immédiats et éloignés.

Cette remarque faite, voyons les solutions que la décapsulation expérimentale a fournies relativement aux trois points suivants : 1º Effets de la décapsulation sur le parenchyme rénal ; 2º Régénération de la capsule ; 3º Pénétration de ses vaisseaux dans les tissus du rein.

1º *Effets de la décapsulation sur le parenchyme rénal.* — ZONDEK et STERN auraient vu se produire à la suite de la décapsulation, chez le lapin, des hémorragies, des érosions et arrachements de fragments de la substance corticale, dont les conséquences ultérieures sur la structure du rein seraient des plus désastreuses. En procédant avec quelque soin à l'opération, ces lésions grossières, que seuls les expérimentateurs précédents ont signalées, seront facilement évitées ; mais il en est d'autres contre lesquelles une connaissance approfondie de la structure de la capsule rénale et de ses connexions avec le parenchyme peut seule mettre en garde d'après les remarques de GENTIL. Ces lésions, déjà signalées par TUFFIER dans son travail de 1899, ont été rencontrées par ALBARRAN et BERNARD et par OSMOLOWSKI. Elles consistent en une sclérose peu profonde, légère et parcellaire, d'après TUFFIER, ALBARRAN et BERNARD ; en une abondante prolifération du tissu interstitiel et une dégénérescence granuleuse des épithéliums des canalicules urinaires d'abord, suivie une douzaine de jours après, de la compression mécanique des glomérules et des tubuli par le tissu conjonctif, d'après OSMOLOWSKI.

On sait, d'après les travaux de REMAK sur le rein des animaux, et ceux d'EBERTH et de W. KRAUSE sur le rein de l'homme, que la tunique propre du rein est formée de deux couches : l'une externe, composée de tissus fibreux, et l'autre interne, composée d'un réseau de fibres musculaires lisses. Tandis que la première n'a que des connexions frêles avec le rein et s'arrache facilement, la seconde est intimement unie au parenchyme et par conséquent s'arrache difficilement. C'est cette *tunica muscularis* qu'il convient de ne pas arracher, si l'on veut éviter les lésions de sclérose intraparenchymateuse.

Un autre facteur des altérations rénales est l'infection de la plaie. C'est là l'explication des résultats défectueux obtenus par Walker Hall et G. Herxheimer. Gentil et Lanz ont toujours vu survenir des lésions rénales plus ou moins profondes sur les animaux mis en expériences toutes les fois que la décapsulation n'a pas été faite avec la plus rigoureuse antisepsie. Par contre, lorsque cette condition est remplie, le parenchyme ne subit aucune altération du fait de la décortication, comme cela est surabondamment démontré par les expériences d'Anzilotti, d'Asakura, de Ferrarini et de Gentil, pour ne nommer que ces expérimentateurs.

2o *Régénération de la capsule.* — Il résulte de l'analyse des recherches expérimentales que la reconstitution de la capsule rénale, après décortication, peut manquer ou se faire d'une façon plus ou moins parfaite suivant les tissus avec lesquels le rein est mis en contact. S'il est enveloppé dans un repli du péritoine, entre les feuillets du mésentère, ou encore dans le grand épiploon à la manière de Guiteras, Bakes et Pablavecchio, il contracte des adhérences directes et sans intermédiaire de néoformation capsulaire avec ce tissu éminemment vasculaire. S'il est accolé aux muscles ou inséré dans un sac musculaire, ainsi que l'ont conseillé certains chirurgiens, il s'entoure, comme l'a démontré Anzilotti, d'une capsule d'emblée épaisse et fortement sclérosée. Si enfin, comme cela se passe dans le plus grand nombre des interventions, le rein décapsulé est laissé au sein de sa capsule adipeuse, la régénération de la capsule propre ne fait jamais défaut.

Tous les expérimentateurs ont constaté la régénération de cette capsule; mais ils apprécient différemment ses caractères physiques de souplesse et d'épaisseur et sa structure surtout en ce qui concerne sa vascularité. Comme je l'ai fait remarquer à propos des résultats de la décapsulation sur le parenchyme rénal, cette divergence d'opinions trouve peut-être son explication dans le plus ou moins grand soin apporté à l'opération et dans l'observation plus ou moins rigoureuse des règles de l'antisepsie.

Quoi qu'il en soit de cette explication, voici résumées les constatations des expérimentateurs au sujet de la régénération de la capsule et de sa vascularisation. TUFFIER dit que le « rein, décapsulé et laissé dans la fosse lombaire, adhère fortement aux tissus voisins par l'intermédiaire d'une véritable cicatrice fibreuse,... beaucoup moins vasculaire que la capsule primitive enlevée... La décortication ayant détruit les vaisseaux anatomiques normaux, le régime vasculaire de la glande est diminué et non pas augmenté par cette décapsulation ». ALBARRAN et L. BERNARD ont vu après décapsulation chez le lapin se former rapidement une nouvelle capsule « dont l'épaisseur augmente progressivement, de manière à atteindre au bout de deux mois une épaisseur égale à la normale et à la dépasser notablement au bout de six mois... Dans un délai variant de quinze jours à deux mois, on trouve le rein enserré dans une coque fibro-adipeuse... Rien qu'au microscope on constate l'existence de capillaires dans la capsule régénérée... Les effets de la décapsulation ne peuvent être que transitoires en raison de la reproduction d'une enveloppe propre plus épaisse et plus dense que celle extirpée. ». A. JONNSON a toujours constaté chez les chiens ayant survécu à l'expérience la régénération d'une capsule épaisse et dense, mais n'a jamais vu d'anastomoses importante entre les vaisseaux périrénaux et ceux du rein. WALKER, HALL et G. HERXHEIMER ont observé qu'à partir du vingt-huitième jour après la décapsulation expérimentale, le rein s'entoure d'une capsule fibreuse dont la densité augmente progressivement au fur et à mesure qu'on s'éloigne de la date de l'opération.

A côté du résultat de ces expériences peu favorables à la conception d'EDEBOHLS, voyons ceux qui sont propres à la justifier. CLAUDE et BALTHAZARD, sur tous les chiens et lapins qu'ils ont décapsulés, ont constaté « la formation d'une nouvelle capsule constituée par du tissu conjonctif lâche et par suite incapable de comprimer ultérieurement le rein ». Bassan, Gallois et Gavet ont fait la même constatation. De ses très nombreuses expériences sur les chiens et les lapins Asakura conclut que « la cicatrisation opératoire entre la capsule graisseuse et la superficie du rein a une tendance prononcée à la formation d'adhérences et à la restitution de l'état normal ». Anzilotti, dont les expériences ont été également répétées un très grand nombre de fois, a vu « après la décapsulation la capsule se reconstituer dès le dixième ou douzième jour par du tissu conjonctif d'abord embryonnaire, puis s'organisant peu à peu en tissu adulte, dans lequel existe un riche réseau sanguin ». Ceccherelli, dans les expériences faites par ses assistants Cordero et Rossi pour rechercher le meilleur procédé de néphrorraphie, a démontré qu'après la décapsulation la capsule se régénère dans un délai de quatre semaines environ, et que dans les adhérences qu'elle contracte il se forme de nouveaux vaisseaux. Enfin Francisco Gentil, ayant examiné une série de reins de lapins décapsulés à des époques diverses comprises entre quelques mois et un an, a trouvé que chez tous la capsule se régénère, qu'en général elle est plus épaisse que la normale, mais aussi plus vasculaire.

3° *Pénétration des vaisseaux de la capsule régénérée dans le parenchyme rénal.* — Comme nous venons de le voir, la plupart des expérimentateurs, en même temps qu'ils signalent la régénération de la capsule, en mentionnent la vascularisation. Cette vascularisation est-elle seulement destinée à la nutrition de la nouvelle capsule, ou bien sert-elle à la nutrition du rein sous-jacent? En un mot, cette vascularisation est-elle intra ou transcapsulaire? Nous avons vu que Tuffier, Albarran et L. Bernard, ayant vu se former après décapsulation une capsule de plus en plus épaisse, dénient aux vaisseaux qui peuvent se développer dans son intérieur le pouvoir d'assurer l'irrigation supplémentaire du rein. De même A. Jonsson, qui n'a jamais observé d'anastomoses importantes entre les vaisseaux périrénaux et ceux du rein, déclare que, dans aucun de ces cas de décapsulation, la circulation périrénale n'a été augmentée d'une manière appréciable.

Parmi les expérimentateurs qui ont étudié plus spécialement cette question capitale de la pénétration, je citerai d'abord ceux qui l'ont résolue par la négative. FRANCESCO FABRIS, n'ayant pas trouvé de réseau sanguin anastomotique entre le rein et le tissu périrénal après décapsulation, écrit : « Nos expériences ne confirment pas ce qu'avance EDEBOHLS sur le rôle de ce réseau sanguin... » GUIDO FERRARINI ne croit pas que les vaisseaux néoformés dans la capsule reconstituée et dans les adhérences influencent l'état inflammatoire du rein, car ses lésions continuent à évoluer comme s'il n'avait pas été décapsulé. GIFFORD a constaté, il est vrai, la formation d'une nouvelle capsule beaucoup plus épaisse et plus vasculaire que l'ancienne, mais jamais il n'a vu ces nouveaux vaisseaux s'anastomoser avec ceux du rein; au bout de six mois ils diminuent de nombre, et en définitive ils ne sont pas plus abondants que dans la capsule normale. LANZ enfin, tout en reconnaissant que la décapsulation s'accompagne du développement d'une circulation collatérale qu'il y a lieu de croire encore plus complète lorsque le rein est malade, fait remarquer qu'on ne peut espérer que les résultats de cette circulation soient durables, car la capsule néoformée devient progressivement plus épaisse et plus dense.

Je dois maintenant citer les expérimentateurs dont les recherches ont été positives. CLAUDE et BALTHAZARD ont vu au microscope dans la capsule néoformée un grand nombre de vaisseaux, soit sous forme de lacunes, soit sous l'apparence de véritables capillaires mettant en communication les vaisseaux du rein avec ceux des adhérences. Ils ont en outre démontré péremptoirement cette communication anastomotique par l'expérience suivante : Ayant sacrifié un animal chez lequel ils ont quelque temps auparavant décapsulé l'un des reins, ils lient les pédicules vasculaires des deux reins et poussent par l'aorte une injection de bleu de Prusse. Ils voient alors que seul le rein décapsulé s'injecte par la périphérie, et le microscope leur montre que de nouveaux vaisseaux se sont formés dans son parenchyme, spécialement dans la zone labyrintique. BASSAN, GALLOIS et GAYET ont également démontré expérimentalement l'existence d'anastomoses entre la circulation rénale et périrénale après décapsulation. Après avoir décapsulé le rein gauche d'un lapin huit semaines auparavant, ils lient l'artère rénale correspondante, puis pratiquent une saignée copieuse en ponctionnant l'aorte abdominale au-dessous de la naissance des rénales, et injectent avant la mort de l'animal par cette ponction un liquide chaud coagulable, coloré en bleu. Ils purent voir à l'autopsie, dans une adhérence épiploïque au pôle supérieur du rein décapsulé, un gros vaisseau se continuant dans le parenchyme, et dans la capsule adipeuse adhérant à la face postérieure et au bord convexe du rein il existait de nombreux petits vaisseaux colorés en bleu, pénétrant aussi le parenchyme. Des coupes histologiques leur confirmèrent la réalité de cette pénétration vasculaire. ASAKURA, STIERSBERG, ANZILOTTI, CECCHERELLI, par des moyens divers, ont vérifié les résultats de leurs décapsulations expérimentales et sont arrivés aux mêmes conclusions; seul, THELEMANN, bien qu'il ait constaté une riche vascularisation de la capsule néoformée, n'a pu démontrer expérimentalement l'existence d'un courant sanguin de la capsule vers le rein. ANZILOTTI, qui a examiné ses animaux longtemps après l'opération, a fait une remarque des plus importantes, à savoir que les vaisseaux, qui se forment dans la nouvelle capsule et établissent l'irrigation complémentaire du rein, n'ont aucune tendance à se rétrécir et conservent toute leur perméabilité. Je trouve la même affirmation dans les conclusions des très nombreuses recherches personnelles de FRANCISCO GENTIL, qui a fait l'autopsie d'animaux plus d'un an après la décapsulation et donne dans son livre les figures de ses préparations anatomiques.

4° Résultats de l'enveloppement du rein décapsulé dans le péritoine. — Nous avons vu que lorsque le rein décapsulé est entouré dans un repli du péritoine (pariétal, mésentérique ou épiploïque) l'adhérence se fait directement avec la séreuse sans qu'il y ait régénération de la capsule. L'objection tirée de la densification progressive de cette dernière et de l'étouffement des vaisseaux néoformés par la rétraction nodulaire, soulevée par ALBARRAN et L. BERNARD, WALKER HALL et G. HERXHEIMER et autres, ne saurait dès lors être faite. Mais les vaisseaux du péritoine pénètrent-ils véritablement le rein dans la symphyse même réalisée entre ces deux organes? La chose n'est pas douteuse pour PARLAVECCHIO, qui revendique pour lui la conception de cette opération. Dans ses expériences, faites en collaboration avec TIRELLI, tous les chiens ont vécu sans aucune perturbation organique et, dit l'auteur, « les résultats macroscopiques sont excellents; les adhérences se font par première intention; l'épiploon conserve une extrême souplesse de ses deux feuillets, mais il se laisse facilement détacher du rein. » Mais l'auteur italien déclare dans son travail ne pas avoir examiné les préparations histologiques provenant de ses pièces expérimentales. FRANCISCO GENTIL, qui a répété les expériences de PARLAVECCHIO, a pu vérifier au microscope l'existence de vaisseaux s'étendant de l'épiploon au rein, et a constaté en outre que le rein opéré avait presque le double de volume de son congénère.

Presque en même temps que PARLAVECCHIO et FRANCISCO GENTIL poursuivaient leurs expériences, BAKES réalisait sur un homme brightique l'enveloppement du rein décapsulé dans l'épiploon; mais les suites de cette intervention nous sont inconnues. C'est à propos de cette opération que TUFFIER fit connaître les résultats de ces expériences entreprises quinze ans auparavant dans le but de résoudre le problème de la transplantation du rein dans le péritoine. Après avoir décapsulé et enveloppé le rein dans l'épiploon et attendu huit jours pour donner le temps à des anastomoses de s'établir entre les deux organes, il plaçait une ligature à la soie peu serrée sur l'artère rénale, de manière à diminuer l'apport du sang artériel. Douze jours

après, la ligature de l'artère rénale était serrée complètement et le rein opposé extirpé. Après cette néphrectomie
du rein non opéré, l'animal ne tardait pas à succomber.
G. DE ROUVILLE a obtenu les mêmes résultats expérimentaux. De leurs recherches ces auteurs concluent logiquement à l'insuffisance des anastomoses du rein avec l'épiploon pour assurer son fonctionnement dépurateur; mais
comme le fait remarquer LE DENTU, on ne saurait en dé-
duire « que cette circulation supplémentaire soit incapable
de venir en aide à la circulation normale ».

§ III. — Examen « post mortem » de reins brightiques antérieurement décapsulés.

Comme je l'ai fait observer, les expériences sur les
animaux fournissent des indications de valeur toute relative, et on ne saurait conclure des résultats obtenus sur
des reins normaux ou atteints de néphrites artificielles,
dont le processus ne saurait être comparé au mal de BRIGHT,
que les choses se passent de la même façon après la
décapsulation des reins humains chroniquement enflammés. Je ne puis pour ma part souscrire à l'opinion de
STUBSBERG, lorsqu'il prétend que l'influence qui s'exerce
sur la vascularisation du rein normal ou légèrement altéré,
par suite des communications vasculaires avec les tissus
voisins après sa décapsulation doit s'exercer d'une façon
plus efficace encore quand il existe des altérations du
système rénal, comme cela se présente dans les néphrites
chez l'homme. On comprend dès lors quel intérêt considérable acquièrent les autopsies de brightiques antérieurement traités par la néphrocapsulectomie.

Ces autopsies sont au nombre de neuf, parmi lesquelles
deux ont pour sujet des malades que j'avais opérés et
dont les pièces ont été examinées après la mort par mes
collègues MONGOUR (de Bordeaux) et BOISET (de Marseille).
Les résultats de ces autopsies sont aussi discordants que
ceux qui se dégagent des expériences faites sur les ani-

maux. Le plus grand nombre semble même aller à l'encontre des idées d'EDEBOHLS.

JEWETT, ayant autopsié un brightique opéré par WASDIN, conclut de l'examen des pièces « que dans aucun des deux reins il ne s'était développé de circulation supplémentaire à travers les adhérences ». CUTLER, chez un malade décapsulé par ELLIOT, trouva que la capsule s'était reformée; mais il ne fit aucune recherche pour se rendre compte de l'existence d'une nouvelle circulation à travers elle. Dans deux observations nécroscopiques de STERN, concernant des malades chez lesquels il avait pratiqué la décapsulation deux mois auparavant, on lit que les reins étaient entourés d'une enveloppe conjonctive dense et qu'il n'existait aucune communication vasculaire entre leur parenchyme et leurs adhérences aux organes voisins.

Deux de mes opérés, ayant succombé l'un vingt-trois mois et l'autre vingt-huit mois après l'intervention, fournissent à l'étude de la question de précieux documents, qu'ont fait connaître MONGOUR (de Bordeaux) et BOINET (de Marseille).

Dans le premier cas autopsié par MONGOUR, il s'agit d'un homme de quarante-deux ans, que j'opérais le 3 juillet 1901 en pleine crise d'urémie dypnéique avec œdème de la face et des membres inférieurs, oligurie et albuminurie légère, et qui succomba brusquement le 3 juin 1903 à une hémorragie cérébrale ventriculaire.

Voici la description des pièces anatomiques données par MONGOUR lui-même :

Je n'insiste pas sur les lésions cérébrales qui furent la cause immédiate de la mort; il me suffira d'indiquer l'existence d'un vaste foyer hémorragique occupant le ventricule moyen et les ventricules latéraux.

Le cœur est considérablement hypertrophié, en dégénérescence graisseuse; il pèse 640 grammes.

Le foie gras pesait 1 480 grammes.

Examen macroscopique. Rein gauche (non opéré). — Entouré d'une couche adipeuse très épaisse et d'une capsule fibreuse peu adhérente, qui présente à la surface un riche piqueté hémorragique. Il mesure 15 centimètres dans son axe vertical et 7 centimètres dans son diamètre transversal, à hauteur du hile. Il représente le type du gros rein blanc lisse, et pèse 180 grammes.

Rein droit (opéré). — Capsule fibreuse extrêmement adhérente au tissu du rein, dont il est impossible de la détacher, et à la gangue cellulo-adipeuse. Ce rein, mou, mesure en hauteur 9 centimètres et 6 en largeur ; il pèse 100 grammes. Sur la coupe, on distingue difficilement la limite séparative de la substance corticale et de la substance médullaire ; très congestionné, il présente de nombreux foyers hémorragiques et des kystes. Pas de traces de cicatrice.

Il s'agit d'un rein congestionné et kystique.

Examen histologique. Rein gauche (non opéré). — Dans la substance corticale, on trouve quelques glomérules rétractés et ayant même subi une atrophie fibreuse : cette lésion est assez discrète. Les tubes contournés et les branches ascendantes de Henle présentent, par places, un épithélium très boursouflé dont le noyau se colore mal. En d'autres points, il existe une véritable décapitation des cellules épithéliales, et l'on retrouve, désagrégés à l'intérieur des tubes, des morceaux des cellules desquamées. Entre les tubes, abondante prolifération conjonctive et quelques cellules embryonnaires. Les vaisseaux situés au sein même de ce tissu intertubulaire présentent des parois très épaissies, qui envoient, dans diverses directions, des prolongements de tissu fibreux.

En somme, néphrite épithéliale et conjonctive.

Rein droit (opéré). — La coupe a passé par la cicatrice. A ce niveau on trouve, sur une épaisseur de 5 millimètres, quelquefois plus, un tissu compact fortement coloré par l'éosine, nettement fibreux ; il est constitué par des fibrilles enchevêtrées contenant de rares cellules ; il envoie de nombreux prolongements dans le parenchyme rénal.

Les glomérules, fortement rétractés, sont, pour la plupart, réduits à de petit blocs fibreux ; les tubes urinifères sont étouffés par le tissu conjonctif, qui s'est développé autour d'eux, et les vaisseaux sont tous entourés d'une paroi fibreuse extrêmement épaisse, d'où partent quelques travées conjonctives.

L'épithélium des tubes présente les mêmes altérations que dans le rein gauche.

En résumé, dit Moscocr, dans les deux reins, lésions

de néphrite parenchymateuse et interstitielle, mais beaucoup plus avancées et beaucoup plus diffuses dans le rein droit, qui fut seul opéré, et qui ne présente ni macroscopiquement, ni microscopiquement, la moindre trace de néo-canalicules. Sur le trajet de la cicatrice, néoformation conjonctive épaisse, mais pas de trace de régénération.

Le second cas autopsié par Boiset concerne un homme de quarante-huit ans, chez lequel j'avais pratiqué le 14 juin 1902 une double décapsulation pour des accidents d'urémie dyspnéique et encéphalopathique avec œdème généralisé, mais sans oligurie, bien au contraire, puisque la veille de l'opération il avait rendu 2300 grammes d'urine renfermant 3 grammes d'albumine (obs. 49 du chapitre IX, p. 297). Ce malade mourut d'urémie à l'hôpital de Marseille, le 25 octobre 1904.

J'extrais du rapport de l'autopsie faite par Boiset les détails qui nous intéressent :

« Les deux reins présentent le type classique des *petits* reins blancs gras, brightiques avec kystes. Ils sont entourés d'une épaisse enveloppe cellulo-adipeuse. Elle fait corps avec une capsule de nouvelle formation qui entoure complètement chaque rein. Cette néocapsule est fibreuse, dure, nacrée, peu vascularisée, et présente de 2 à 4 millimètres d'épaisseur. Elle adhère fortement à la substance corticale, dans laquelle elle envoie des prolongements fibreux.

Le *rein droit*, après avoir été décortiqué, est petit, bosselé ; sa surface est parcourue par des sillons au fond desquels pénètrent des tractus fibreux. Sur la coupe, on trouve une substance corticale jaunâtre, atrophiée, amincie, réduite à une bande dont l'épaisseur varie entre 2 et 4 millimètres. La substance médullaire offre le même aspect jaunâtre avec larges foyers de dégénérescence graisseuse.

Le *rein gauche* est enveloppé d'une atmosphère fibro-adipeuse ayant 2 centimètres et demi d'épaisseur. La néocapsule adhère fortement à la substance corticale. La substance corticale jaunâtre, atrophiée, n'est plus représentée que par une bandelette de 2 à 4 millimètres de largeur ; elle se continue avec des foyers de dégénérescence graisseuse placés dans l'intervalle des pyramides. La substance médullaire est jaunâtre et offre tous les signes classiques de la néphrite parenchymateuse. Comme le précédent, ce rein est traversé par d'épais tractus fibreux émanant de la néo-capsule.

Examen microscopique. — Sur des coupes, on constate les particularités suivantes :

1° L'atmosphère cellulo-adipeuse est assez large et étendue : elle renferme une série de vaisseaux à parois épaisses, contenant des amas globulaires dans leur cavité. A mesure que l'on se rapproche de la périphérie des reins, on voit des vaisseaux plus nombreux à parois épaissies; ils sont entourés d'assez larges tractus scléreux qui se condensent, augmentent de nombre et de volume, formant un feutrage de plus en plus serré jusqu'au moment où ils s'unissent à une épaisse capsule fibreuse, qui adhère fortement à la substance corticale.

2° Cette capsule fibreuse de nouvelle formation est certainement plus épaisse et plus sclérosée que l'enveloppe, qui entoure habituellement les reins brightiques; bien plus, elle envoie des prolongements fibreux qui segmentent les deux reins en plusieurs lobes. Au sein de cette néocapsule fibreuse se trouvent des vaisseaux à parois un peu épaissies. Ces vaisseaux n'envoient pas de ramifications dans la substance rénale. D'après leur structure histologique, ces vaisseaux ne paraissent pas être de nouvelle formation et, fait intéressant au point de vue du mode d'action de la décapsulation, les portions de la néocapsule où les vaisseaux sont le plus nombreux sont aussi celles qui présentent l'épaisseur la plus considérable des tissus fibreux. Là encore la sclérose de la zone corticale du rein est plus accusée et l'atrophie glomérulaire plus marquée.

3° L'examen de la substance rénale montre l'existence d'une néphrite mixte extrêmement avancée. La substance corticale est irrégulière, bosselée, très adhérente à la nouvelle capsule, qui lui envoie une série de prolongements scléreux non vascularisés et entourés parfois d'une zone de cellules embryonnaires. Les glomérules sont atrophiés, comprimés par cette atmosphère de sclérose et d'infiltration embryonnaire. Ils présentent des lésions dégénératives d'un petit rein gras brightique parvenu à la dernière période. Il existe une dégénérescence granulo-graisseuse considérable des épithéliums des contorti et des divers tubuli.

De cet examen, Boinet conclut : « En résumé, si cette double décapsulation a eu une action très heureuse sur les accidents urémiques de notre malade, elle n'a pas

influencé aussi favorablement les lésions de son mal de
BRIGHT. En effet, vingt-huit mois et demi après cette opération, une nouvelle capsule s'était reformée; elle était
peu vascularisée; elle enserrait fortement les reins, dans
lesquels elle envoyait de nombreux prolongements fibreux,
qui contribuaient à augmenter les lésions atrophiques et

Fig. 12. — (Empruntée au travail de G. Edebohls.)
Rein humain décapsulé 5 mois auparavant. Coupe histologique.

dégénératives de cette néphrite mixte..... Néanmoins la
décapsulation a été fort utile, car elle a évité une mort
imminente par urémie dyspnéique et encéphalopatique, et
a donné à ce brightique assez avancé une survie de vingt-
huit mois et demi, qui aurait été certainement plus considérable, si le refroidissement antérieur à son entrée dans
notre service n'avait encore aggravé sa néphrite chronique. »

Les trois autopsies, dont les résultats positifs viennent

à l'appui des idées soutenues par EDEBOHLS, proviennent deux de sa pratique et ont été faites par LARKIN; la troisième a été rapportée par BOYD et BEATTIE.

L'une des autopsies faites par LARKIN, concernant un brightique mort quinze mois après la décapsulation, était encore inachevée au point de vue histologique au moment de la publication du travail d'EDEBOHLS, qui en fait mention. La seconde, complète en tous points, est bien de nature à entraîner la conviction touchant la formation d'un réseau vasculaire contenu dans les adhérences et se portant à travers la capsule dans le parenchyme rénal. Les deux reins examinés appartenaient à une femme morte de pneumonie quatre mois après avoir subi la décapsulation bilatérale. Sur des coupes histologiques en série, on voyait qu'une nouvelle capsule s'était formée. Cette capsule était très vascularisée, et ses vaisseaux mettaient en communication la circulation de la capsule adipeuse avec celle du parenchyme rénal par des rameaux contenus dans le tissu conjonctif intracortical (fig. 12).

La troisième autopsie pratiquée par BOYD et BEATTIE se rapporte à un peintre de cinquante-deux ans décapsulé du rein droit après échec du traitement médical, et qui après avoir été amélioré pendant quelque temps succomba au quatrième mois à la reprise des accidents. Les lésions macroscopiques et microscopiques étaient les suivantes, d'après la traduction de LAROCHE : « Le rein décapsulé adhère fortement aux tissus voisins, surtout en arrière. Capsule très épineuse, difficile à décortiquer. Celle-ci une fois enlevée, il semblait qu'une couche adhérait encore et ne pouvait être extirpée que par places en arrachant la couche corticale. Microscopiquement on trouve une capsule fibreuse, le tissu fibreux étant bien net et nullement conjonctif. Il y avait des prolongements fibreux de la capsule dans le rein, certains étant encore conjonctifs avec cellules mononucléaires petites. La capsule était très vasculaire et beaucoup de vaisseaux étaient dilatés, communiquant par places avec les vaisseaux du cortex. Les tubes avaient subi la transformation fibreuse, mais la capsule de Bousuc n'était pas épaissie. La partie adjacente du rein se composait de tissu fibreux dense avec par places de grands foyers cellulaires plongeant dans la substance rénale. Dans la portion épaissie de la capsule, on trouvait des restes de tubes urinifères montrant que la couche comprise entre ces tubes et la substance des reins était de nouvelle formation malgré sa densité. Cette néocapsule était très vasculaire, et les vaisseaux semblaient s'anastomoser avec ceux du rein. En outre, en dehors, il y avait par places du tissu fibreux de néoformation, envahissant les cellules granuleuses du tissu périnéphrétique, et ces plaques étaient vasculaires. »

CHAPITRE II

RÉSULTATS DES INTERVENTIONS DANS LE TRAITEMENT CURATIF DES NÉPHRITES CHRONIQUES

Suivant l'ordre que j'ai adopté dans l'analyse des observations des néphrites chroniques traitées chirurgicalement au cours des épisodes aigus, j'envisagerai successivement les *résultats immédiats*, les *résultats retardés* et les *résultats éloignés* des 55 opérations de néphrites pratiquées à la période d'état.

1° Résultats immédiats.

Je ne relève que 3 décès survenus immédiatement après l'intervention. Deux appartiennent à EDEBOHLS et un à BAKES. Dans un des cas d'EDEBOHLS (obs. 54), il s'agit d'un médecin âgé de cinquante ans, ayant eu antérieurement au cours de son mal de BRIGHT déjà ancien une paralysie partielle du côté droit et une hémorragie du nerf optique, et présentant au moment de l'opération de l'emphysème pulmonaire, une hypertrophie du cœur avec insuffisance aortique et pouls dicrote. Il mourut subitement par dilatation aiguë du cœur, douze heures après avoir subi la décapsulation des deux reins. Le second cas (obs. 55) se rapporte à un homme de soixante-sept ans, ayant eu des accidents de lithiase rénale remontant à trente ans et ayant vu dans ces dernières années se dérouler les symptômes du mal de BRIGHT compliqué de rétinite albuminurique. Il présentait une hypertrophie du cœur avec dilatation et insuffisance mitrale, lorsqu'il subit la double décapsulation. Le jour même de l'opération il fut atteint d'hémiplégie gauche, puis survint de la défaillance du cœur, la sécrétion urinaire tomba à 640 centimètres cubes, et le patient mourut au bout de cinquante-huit heures d'urémie. L'état organique de ces deux malades les mettait évidemment dans les conditions les plus défectueuses pour supporter l'intervention, mais cependant celle-ci ne peut pas ne pas enregistrer à son passif ces deux décès. Bien que l'opéré de Baxes ait succombé à une pneumonie après avoir subi l'enveloppement du rein décapsulé dans un repli de l'épiploon, je compterai aussi son décès au passif de l'intervention.

La léthalité opératoire des interventions pour néphrite à la période d'état atteint ainsi le faible chiffre de 5,45 p. 100.

Il est intéressant de rapprocher de ce chiffre celui de la léthalité opératoire dans les crises aiguës des néphrites chroniques, chiffre qui est de 13 p. 100.

2° Résultats retardés.

Je compte 12 observations de malades ayant succombé ou ayant été perdus de vue dans l'espace de temps compris entre le vingtième jour et le troisième mois après l'intervention. Ces observations me permettront d'apprécier les résultats retardés.

Sur ces 12 malades, 3 sont morts par suite des progrès de l'affection. Un d'eux, âgé de cinquante ans, opéré par Gerrish (obs. 48), sembla à un moment donné aller mieux, les cylindres urinaires et l'albumine ayant diminué, mais finit par mourir d'épuisement après quelques semaines; un autre âgé de cinquante-neuf ans, décapsulé par Stern (obs. 49), succomba à une cause non indiquée dans l'observation au bout de neuf semaines; enfin un opéré de Bernays (obs. 51) mourut d'urémie dans le troisième mois.

Le tableau suivant résume l'état des 9 survivants à l'époque où ils furent perdus de vue :

	ÉTAT DES URINES		État de la santé générale après l'opération.	Temps après lequel les malades furent perdus de vue.
	avant l'opération	après l'opération		
Obs. 37. ELLIOT.	Albumine 1er p. 100, cylindres.	Traces d'albumine, plus de cylindres.	Amélioration.	2 mois.
Obs. 9. MORRIS.	Pas de renseignements.	Albumine disparue.	Amélioration.	8 semaines.
Obs. 45. EDEBOHLS.	Grande quantité d'albumine, nombreux cylindres hyalins et granuleux.	Mêmes altérations.	Aucune amélioration.	6 semaines.
Obs. 10. GUITERAS.	Cylindres hyalins et granuleux.	Urines normales.	Guérison de tous les symptômes généraux.	5 semaines.
Obs. 41. EDEBOHLS.	Albumine et cylindres variés.	Albumine et cylindres presque complètement disparus.	Amélioration.	5 semaines.
Obs. 42. EDEBOHLS.	Abaissement sensible de l'urée; albumine, cylindres hyalins et granuleux.	Non analysées.	Amélioration.	4 semaines.
Obs. 46. EDEBOHLS.	Grande proportion d'albumine, cylindres granuleux et hyalins.	Mêmes altérations.	Aucune amélioration.	4 semaines.
Obs. 43. FERGUSON.	Pas de renseignements.	Pas de renseignements.	Amélioration marquée.	4 semaines.
Obs. 44. GELPKE.	Pas de renseignements.	L'albumine est tombée de 5 p. 1000 à 1/3 p. 1000.	État s'améliorant de jour en jour.	quelques semaines.

Si, comme on peut le voir à la lecture de ce tableau, 2 de ces 9 opérés n'éprouvèrent aucune amélioration ni dans les symptômes généraux ni dans les altérations des urines qu'ils présentaient; si l'un d'eux, dont l'état allait s'améliorant de jour en jour, conservait encore une certaine quantité d'albumine dans ses urines, les 6 autres avaient presque complètement recouvré la santé (une malade de GUITERAS est même portée comme guérie), et l'albuminurie et la cylindrurie, très diminuées chez 3, avaient disparu en totalité chez 2.

3° Résultats éloignés.

Sur les 39 observations suivies pendant un délai excédant trois mois, je relève d'abord 3 décès. L'un de ces cas (obs. 47) se rapporte à une femme de soixante-trois ans, très épuisée et très anémiée, avec des traces d'albumine et de nombreux cylindres hyalins, lorsque EDEBOHLS lui pratiqua une double décapsulation. Après cette opération elle continua à présenter de la dépression mentale et des symptômes nerveux, quoique l'état de ses urines fût devenu meilleur; finalement un prolapsus du rectum étant survenu qui détermina un grand affaiblissement, elle fut emportée par des accidents urémiques au bout de dix mois. Dans le second cas (obs. 52), il s'agit encore d'un homme de cinquante et un ans, opéré par EDEBOHLS dans un état de santé relativement bon, bien qu'il présentât une assez forte proportion d'albumine et des cylindres de toutes espèces. Après la décapsulation bilatérale, il éprouva une amélioration qui se poursuivit progressivement pendant trois mois; mais à ce moment apparurent des signes de défaillance cardiaque, et le malade mourut subitement au dixième mois par dilatation aiguë du cœur. Le troisième de ces cas m'appartient (obs. 15). Il concerne un homme de trente-huit ans, qui m'avait été adressé avec des œdèmes assez prononcés, une légère ascite, de l'albuminurie modérée et autres symptômes du mal de BRIGHT chronique ayant résisté au traitement médical longtemps et régulièrement appliqué. La double décapsulation fut suivie d'une amélioration notable pendant quatre à cinq mois, au point que le malade avait pu reprendre ses occupations d'employé de commerce; mais il fut emporté par une crise de brightisme aigu sept mois après l'intervention.

La mort du deuxième malade d'EDEBOHLS peut être considérée comme indépendante de l'évolution des lésions rénales; mais celles de sa première malade et du mien sont bien le résultat des progrès de la néphrite, qui parut un moment enrayée par l'intervention.

Je dois encore enregistrer au nombre des décès retardés imputables aux progrès de l'inflammation des reins le fait suivant d'EDEBOHLS (obs. 36). Un homme de vingt-six ans subit une double décapsulation pour une néphrite chronique interstitielle sans éprouver la moindre modification dans son albuminurie et sa cylindrurie; néanmoins sa santé générale s'améliora considérablement pendant plusieurs mois. Mais la néphrite persistante fut aggravée dans la suite par des infections aiguës secondaires; et le malade, opéré en pleine urémie avec anurie deux ans après la première opération, succomba dans le coma cinq heures après une seconde décapsulation.

Dans l'observation 38, appartenant à EDEBOHLS, il survint après l'opération une amélioration notable de la santé, quoique les altérations de l'urine restassent sensiblement les mêmes; mais quatorze mois après, sous l'influence d'une congestion des deux reins, éclatèrent des convulsions urémiques et de l'hématurie. Dans les observations 39 d'EDEBOHLS et 40 d'ALBARRAN, l'intervention ne fut suivie d'aucune amélioration, pas plus dans l'état général que dans celui des urines.

En retranchant les 4 cas terminés par la mort et les 3 cas non améliorés à la suite de l'opération que je viens d'analyser, il m'en reste 32 pour juger des résultats éloignés plaidant en faveur de l'intervention. Un certain nombre de ces interventions concernant des malades femmes (à l'exception d'un seul fait de GUITERAS, dans lequel il s'agissait d'un homme), atteintes de néphroptose en même temps que de néphrite chronique, il convient de les classer en deux catégories : la première comprenant les néphrites chroniques dystopiques, la seconde les néphrites sans déplacement du rein.

Je résume dans les deux tableaux suivants l'état des opérés avant et après l'intervention au point de vue de la composition des urines et de la santé générale.

NÉPHRITES DYSTOPIQUES

	ÉTAT DES URINES		État de la santé générale après l'opération.	Temps pendant lequel les opérés ont été suivis.
	avant l'opération.	après l'opération.		
Obs. 1. FREEMAN.	Pas d'albumine, cylindres granuleux, épithéliaux et hyalins.	Urines normales, disparition des cylindres.	Guérison.	4 ans.

	ÉTAT DES URINES		État de la santé générale après l'opération.	Temps pendant lequel les opérés ont été suivis.
	avant l'opération.	après l'opération.		
Obs. 2. EDEBOHLS.	Albumine, cylindres hyalins et granuleux.	Plus d'albumine, quelques rares cylindres hyalins.	Le malade est très bien, se plaint seulement d'une vieille lésion cardiaque encore bien compensée.	3 ans 1/2.
Obs. 3. EDEBOHLS.	Albumine, cylindres hyalins et granuleux.	Plus d'albumine, très rares cylindres hyalins.	Santé parfaite.	3 ans 3 mois.
Obs. 4. EDEBOHLS.	Tous les caractéres des urines du mal de Bright.	Plus d'albumine, très rares cylindres hyalins.	État parfait.	3 ans.
Obs. 5. FERGUSON.	Albumine et cylindres.	Urines normales.	Excellente santé.	2 ans.
Obs. 6. FERGUSON.	Albumine, cylindres hyalins et épithéliaux.	»	Santé parfaite.	1 an 1/2.
Obs. 7. J. GENTIL.	Traces d'albumine, cylindres hyalins et granuleux.	Plus d'albumine ni de cylindres.	Très bon état.	7 mois.
Obs. 8. FERGUSON.	Traces d'albumine.	»	Merveilleuse guérison, dit l'observation.	6 mois.
Obs. 11. FERGUSON.	Pas d'albumine, cylindres épithéliaux et granuleux.	»	Guérison.	non indiqué.
Obs. 12. GUITERAS.	1,5 p. 100 d'albumine, cylindres hyalins, granuleux et épithéliaux.	Plus d'albumine ni de cylindres.	État général resté sensiblement le même.	non indiqué.
Obs. 13. FERGUSON.	Albumine 30 p. 1000.	Diminution de l'albumine.	»	non indiqué.
Obs. 11. EDEBOHLS.	Pas de renseignements.	»	»	»

NÉPHRITES NON DYSTOPIQUES

	ÉTAT DES URINES		État de la santé générale après l'opération.	Temps pendant lequel les opérés ont été suivis.
	avant l'opération.	après l'opération.		
Obs. 17. EDEBOHLS.	Urée abaissée, albumine, cylindres hyalins et granuleux.	Relèvement de l'urée, plus d'albumine, rarement un cylindre hyalin.	Guérison.	11 ans 1/2.
Obs. 18. EDEBOHLS.	Traces d'albumine, cylindres hyalins et granuleux.	Disparition complète de l'albuminurie et de la cylindrurie.	Guérison.	6 ans 1/2.
Obs. 19. EDEBOHLS.	Diminution de l'urée; albumine, cylindres de toutes espèces.	Urée normale; albumine et cylindres néant.	Guérison.	5 ans 4 mois.
Obs. 20. EDEBOHLS.	Diminution de l'urée, albumine, cylindres hyalins et granuleux très nombreux.	Urée normale, plus d'albumine, très rares cylindres hyalins.	Grande amélioration. Malade reste nerveux.	4 ans 3 mois.

NÉPHRITES NON DYSTOPIQUES (Suite)

	ÉTAT DES URINES		État de la santé générale après l'opération	Temps pendant lequel les opérés ont été suivis.
	avant l'opération.	après l'opération.		
Obs. 21. EDEBOHLS.	Albumine.	Plus d'albumine ni cylindres.	Guérison.	2 ans.
Obs. 22. EDEBOHLS.	Albumine, nombreux cylindres granuleux et hyalins.	Traces d'albumine; nombreux petits cylindres hyalins, quelques rares granuleux.	Amélioration. Il persiste quelques légers symptômes de brightisme.	2 ans.
Obs. 23. EDEBOHLS.	Faibles traces d'albumine, quelques rares cylindres hyalins.	Albumine néant; parfois quelques cylindres hyalins.	Très grande amélioration.	1 an 6 mois.
Obs. 24. WILLIS ANDREWS.	Cylindres hyalins.	Persistance des cylindres et d'une petite quantité d'albumine.	Amélioration de l'état général.	1 an 6 mois.
Obs. 25. EDEBOHLS.	Albumine.	Plus d'albumine, mais quelques cylindres hyalins.	Très grande amélioration.	1 an 3 mois.
Obs. 26. FERGUSON.	Traces d'albumine, cylindres hyalins et granuleux.	Plus d'albumine, plus de cylindres.	Guérison.	1 an.
Obs. 27. EDEBOHLS.	Albumine, 0,10 %; très nombreux cylindres hyalins et granuleux.	Traces marquées d'albumine; cylindres hyalins et parfois granuleux.	Grande amélioration des symptômes généraux.	1 an.
Obs. 28. EDEBOHLS.	Albumine 0,20 %; cylindres hyalins et épithéliaux.	Traces d'albumine, quelques rares cylindres hyalins.	Très grande amélioration, véritable transformation de la santé.	8 mois.
Obs. 29. EDEBOHLS.	Albumine 0,30 %; nombreux cylindres hyalins, granuleux et épithéliaux.	Albumine, 0,3 %; cylindres hyalins, parfois granuleux.	Grande amélioration.	7 mois.
Obs. 30. STERN.	Albumine 1 gramme; cylindres et leucocytes.	Ni albumine, ni cylindres.	Très grande amélioration.	6 mois.
Obs. 31. EDEBOHLS.	Albumine, traces; parfois petits cylindres hyalins et granuleux.	Albumine faibles traces, parfois cylindres hyalins.	Amélioration.	1 an 3 mois.
Obs. 32. EDEBOHLS.	Très légères traces d'albumine, rares cylindres hyalins et granuleux.	Traces d'albumine, très rares cylindres hyalins.	Légère amélioration.	1 an 5 mois.
Obs. 33. EDEBOHLS.	Albumine, légères traces.	Faibles traces d'albumine; quelques rares cylindres hyalins.	Très légère amélioration.	6 mois.

	ÉTAT DES URINES		État de la santé générale après l'opération.	Temps pendant lequel les opérés ont été suivis.
	avant l'opération.	après l'opération.		
Obs. 16. POUSSON.	Albumine, 12ᵉ 50 par litre ; quelques leucocytes, pas de cylindres.	Albumine, 6 à 8ᵉ par litre.	Très légère amélioration.	6 mois.
Obs. 34. SHEREN.	Grande quantité d'albumine, nombreux cylindres de toutes espèces.	Diminution sensible de l'albumine.	Grande amélioration.	Durée inconnue.
Obs. 35. WILLIS ANDREWS.	Quelques cylindres.	*	Amélioration.	Durée inconnue.

En étudiant ces tableaux, on voit que, les cas 13 et 14 de FERGUSON et d'EDEBOHLS mis à part, dans lesquels il n'est pas fait mention explicite des résultats éloignés, les 40 malades atteints de néphrite dystopique ont tous retiré, sauf l'homme opéré par GUITERAS, le plus grand bénéfice de l'intervention au point de vue de leur état général, puisque pour 3 d'entre eux le mot guérison est inscrit dans l'observation, et qu'en ce qui concerne la régression des lésions rénales cette régression était complète chez les 3 malades, si l'on en juge par l'analyse des urines indiquant la disparition de l'albumine et des cylindres. Ces constatations permettant de proclamer la guérison de l'inflammation du rein ont été faites quatre ans, deux ans, sept mois après l'intervention.

Les résultats éloignés des opérations pour néphrites sans déplacement du rein, toutes bilatérales, à l'exception de 3 (obs. 17, 18, 26), ne sont pas inférieures à ceux des opérations pour néphrites dystopiques.

La lecture du deuxième tableau montre, en effet, que 5 opérés ont obtenu la guérison, 4 une très grande amélioration, 4 une grande amélioration, 4 une amélioration simple, 3 une légère amélioration. La guérison, c'est-à-dire la cessation complète de tous les symptômes petits et grands du brightisme et le retour de l'urine à sa composition chimique et cytologique normale, se maintenait depuis onze ans et demi, six ans et demi, cinq ans et quatre mois, deux ans chez les malades d'Edebohls et depuis un an chez celle de Ferguson. Le plus grand nombre des malades portés comme très grandement ou simplement améliorés étaient opérés depuis un laps de temps variant entre quatre ans et demi et un an, remarque qui fait bien ressortir l'importance du bénéfice conféré par l'intervention. Si je rappelle que ce n'est que très lentement, après plusieurs mois, un an et davantage que, sous l'influence de la circulation collatérale développée à la faveur de la décapsulation, les lésions rénales se réparent, on comprendra que chez les sujets opérés depuis moins de temps il n'est pas impossible d'espérer la guérison.

CHAPITRE III

LÉGITIMITÉ DE L'INTERVENTION ET RÉFUTATION DES OBJECTIONS
QUI LUI ONT ÉTÉ FAITES
INDICATIONS OPÉRATOIRES. — CHOIX DE L'OPÉRATION

§ I. — Légitimité de l'intervention.

La mortalité opératoire des interventions dans les crises aiguës des néphrites chroniques, qui est de 13 p. 100, s'abaisse à 5,45 p. 100 dans les néphrites chroniques à la période d'état. Si faible qu'elle soit, cette mortalité serait encore trop forte, étant donné que rien ne menace à brève échéance la vie de ces malades, si le chirurgien n'avait, pour justifier son intervention, l'espoir d'améliorer la situation générale et d'obtenir la cessation au moins momentanée de certains troubles de brightisme rendant tout travail, toute occupation impossibles, et de faire rétrocéder ou d'enrayer le processus du mal de Bright. Or cet espoir a-t-il été réalisé dans les opérations pratiquées jusqu'à ce jour?

En ce qui concerne le relèvement de la santé générale, la cessation des manifestations symptomatiques mettant entrave à la vie professionnelle et sociale, la réponse à cette question doit être affirmative. Que le lecteur veuille bien se reporter aux observations dans lesquelles mention est faite de très grande, grande ou simple amélioration post-opératoire, et dont j'ai pris soin de donner l'indication dans le paragraphe précédent, et il se convaincra comme je l'ai fait moi-même du bénéfice réel conféré par l'intervention.

Les malades sont en minorité, qui n'ont obtenu aucun résultat favorable de l'opération, et il ne semble pas que cette dernière soit pour quelque chose dans les 3 décès retardés et dans les 4 décès éloignés relevés dans mes statistiques. L'évolution progressive des lésions, en dépit de l'intervention, en est la seule cause. Quelques malades sujets à des crises aiguës les ont vues disparaître une fois opérés, alors même que les altérations chimiques et histologiques des urines atténuées ou persistantes dans toute leur intensité indiquaient la continuation du processus inflammatoire.

J'ai lu avec la plus grande attention, dans les originaux eux-mêmes le plus souvent, les observations sur lesquelles je m'appuie pour défendre la légitimité de l'intervention dans les néphrites chroniques à la période d'état en vue d'une simple amélioration, et je ne crois pas qu'on puisse contester les résultats obtenus en disant qu'il ne s'agissait pas dans ce cas de symptômes reconnaissant pour cause l'existence de lésions anatomiques, mais seulement de perturbations fonctionnelles transitoires du filtre rénal.

Pour ce qui est de la guérison complète et définitive des néphrites chroniques à la suite de l'intervention chirurgicale, la lecture d'un certain nombre d'observations me paraît bien propre à entraîner la conviction. J'attire l'attention à ce point de vue plus particulièrement sur les faits de FREEMAN (obs. 4), de FERGUSON (obs. 5 et 6); de JOSÉ GENTIL (obs. 7), concernant des néphrites dystopiques; les quatre d'EDEBOHLS (obs. 17, 18, 19, 21), et celle de FERGUSON (obs. 26), se rapportant à des néphrites sans néphroptose.

Chez tous ces opérés non seulement la santé était redevenue tout à fait parfaite, mais la sécrétion urinaire ne laissait rien à désirer et l'albumine et les cylindres avaient totalement disparu. La longueur du temps pendant lequel ces malades ont été suivis, qui n'est que de sept mois et de 1 an pour ceux de JOSÉ GENTIL et de FERGUSON, se compte par plusieurs années chez les autres, jusqu'à cinq ans et quatre mois, six ans et demi et onze ans et demi chez trois malades d'Edebohls. Après semblables résultats, il ne semble guère possible de dénier à la décapsulation rénale, car c'est à cette opération qu'eurent recours les chirurgiens dans les cas précités, une heureuse influence sur l'évolution des lésions rénales et leurs manifestations symptomatiques.

A vrai dire, il me paraît bien difficile d'accepter l'interprétation d'Edebohls touchant la régression de la sclérose interstitielle et des altérations dégénératives des épithéliums à la suite de l'opération qu'il a préconisée; mais je crois qu'on peut comprendre autrement et plus rationnellement la façon dont agissent la décapsulation et la vascularisation collatérale subséquente du parenchyme rénal. Tandis qu'elles resteraient sans effet sur les systèmes glomérulaires atteints, qui par les progrès de l'inflammation se transformeraient en tissu fibreux, elles permettraient aux territoires encore indemnes de subir cette hypertrophie compensatrice, dont Chauffard a fait ressortir toute l'importance, et les préserveraient par l'abondance de l'afflux sanguin de toutes altérations futures. Teissier et Renault n'ont-ils pas publié dans ces derniers temps des cas de guérison de néphrite soit spontanément, soit à la suite d'un traitement médical? La décapsulation ne peut que favoriser ce processus curateur.

Sans partager l'enthousiasme d'Edebohls et du plus grand nombre de ses compatriotes, je crois que l'intervention chirurgicale dans le traitement des néphrites chroniques à la période d'état peut rendre des services, et qu'elle ne mérite pas l'ostracisme dont l'ont frappée plusieurs médecins et chirurgiens de notre continent, et non des moindres, puisqu'il s'agit de Rovsing, Rosenstein, Israël, Riedel, Kummel, Franke, Kapsammer, Albarran et autres.

§ II. — Réfutation des objections.

Les objections qu'on a faites au traitement chirurgical du mal de Bright à la période d'état étant du même ordre que celles qu'on a soulevées à propos du traitement de ses épisodes aigus, je ne crois pas devoir les réfuter à nouveau. Les faits cliniques, que j'ai précédemment analysés, démontrent le peu de gravité des opérations dans les néphrites chroniques, et les risques de voir survenir à leur suite une aggravation ou des complications pouvant leur être imputées sont nuls. Bien plus, un assez grand nombre d'observations d'EDEBOHLS enseignent que l'on peut même dans une seule séance décapsuler les deux reins et pratiquer l'appendicectomie.

§ III. — Indications opératoires.

Si l'hypothèse que j'ai précédemment émise pour expliquer le mécanisme par lequel la décapsulation est susceptible de produire la cure radicale des néphrites chroniques était conforme à la réalité, l'indication de l'intervention se justifierait d'elle-même dans les néphrites parcellaires. Mais, ainsi que je l'ai fait remarquer à propos des indications opératoires dans les crises aiguës du mal de BRIGHT, nous n'avons aucun élément clinique nous permettant de déterminer l'étendue des lésions du parenchyme rénal. Aussi est-ce encore dans les manifestations symptomatiques que nous devons rechercher les raisons de l'intervention. Tant que la maladie est à son stade de compensation, tant que le syndrome urinaire indique une dépuration sanguine suffisante ou que les organes vicariants y suppléent, tant que le système cardio-vasculaire fonctionne dans des conditions se rapprochant de la normale, tant qu'il n'existe que des phénomènes légers d'urotoxhémie, il ne saurait être question d'intervenir chirurgicalement.

L'intervention doit être également différée toutes les fois que le régime diététique et la médication symptomatique maintiennent ou rétablissent l'équilibre de la santé. L'organisme reste-t-il sourd à toutes ces sollicitations thérapeutiques, on trouvera dans le traitement chirurgical des ressources dont on ne saurait priver le patient.

Il est une phase du mal de BRIGHT qui, ainsi qu'on peut s'en rendre compte à la lecture des observations d'EDEBOHLS, est plus particulièrement justiciable de l'intervention. C'est la phase cachectique se traduisant par de la pâleur des téguments, une légère bouffissure de la face, des œdèmes fugaces des membres inférieurs, une grande faiblesse, un essoufflement au moindre effort, de l'asthme du cœur, de l'hypoglobulie, etc., tout cela avec une très petite quantité d'albumine, souvent peu de cylindres, mais avec une diminution constante quoique peu marquée de l'urée et des sels de l'urine.

§ IV. — Choix de l'opération.

La décapsulation bilatérale ou unilatérale avec ou sans fixation du rein a été presque uniquement pratiquée dans les 53 observations d'intervention pour néphrite chronique à la période d'état, et je n'en trouve que quatre dans lesquelles on a joint la néphrotomie ou la rénipuncture à la néphrocapsectomie. EDEBOHLS a fait à lui seul trente décapsulations; des quatre observations de néphrotomie jointe à la décapsulation, une appartient à FERGUSON, les deux autres me sont personnelles; la seule opération de rénipuncture accompagnant la décapsulation a été pratiquée aussi par FERGUSON. BAKES et GELPKE sont les seuls chirurgiens qui aient eu recours à la décapsulation et à l'enveloppement du rein dans un repli du péritoine.

Les trois décès imputables à l'opération, que j'ai relevés dans le chapitre précédent, sont survenus deux à la suite de la décapsulation simple, et un à la suite de la décapsulation et enveloppement du rein dans le péritoine. Les quatre cas de néphrotomie ou de rénipuncture combinées à la décapsulation ont tous guéri opératoirement.

Il ne peut venir à ma pensée de me servir de cette donnée de la statistique touchant la mortalité opératoire pour préconiser la néphrotomie avec décapsulation et lui donner la préférence sur la décapsulation simple. Je ne puis non plus, en m'appuyant sur les résultats éloignés, baser un choix entre les deux opérations. Les raisons qui me conduisent à recommander la néphrotomie avec décapsulation, plutôt que cette dernière isolément, sont toutes théoriques; mais je ne les crois pas sans valeur.

Incontestablement si, d'après la conception du chirurgien de New-York, le rôle de la capsule dans le processus du mal de Bright est le vrai et le seul vrai, aucune autre opération ne peut rivaliser avec la décapsulation, car seule elle est capable d'assurer la reconstitution d'une capsule vasculaire mettant en communication la circulation périphérique du rein avec celle de sa propre substance. En effet, l'enveloppement du rein dans un repli du péritoine pariétal ou mésentérique ne peut être considéré que comme un dérivé de l'opération d'Edebohls. Mais si on admet qu'à côté de son rôle isolateur la capsule en joue un autre, celui d'exercer sur le parenchyme une compression entravant la circulation, compromettant l'innervation et s'opposant ainsi à l'activité des épithéliums, on ne pourra s'empêcher de reconnaître que la néphrotomie assure mieux et plus vite la décompression. C'est sans doute pour obtenir ce bénéfice que Ferguson joint à la décapsulation soit la néphrotomie, soit la ponction du parenchyme rénal. L'incision du rein n'ajoutant en rien à la gravité de l'intervention, j'estime pour ma part qu'il est prudent de la pratiquer, au moins sur l'un des reins lorsqu'on fait la double décapsulation.

CHAPITRE IV

Néphrites chroniques dystopiques
(14 observations).

Je crois devoir former un groupe à part de ces quatorze observations. Si pour quelques-unes le diagnostic de néphrite reste douteux, car les symptômes tant généraux qu'urinaires peuvent s'expliquer par la perturbation temporairement apportée à la fonction rénale par la néphroptose, pour le plus grand nombre l'existence d'une inflammation chronique du rein ne peut être niée.

Obs. 1. — FREEMAN, cité par GUITERAS, *Surg. treatm. of Bright's disease (New-York med. Journ.,* 1903).

Femme, jeune. Signe du rein mobile.
Urines : pas d'albumine; cylindres granuleux épithéliaux et hyalins.
DÉCAPSULATION ET FIXATION REIN DROIT.
Urines : normales; disparition des cylindres.
RÉSULTAT après quatre ans : **guérison complète.**

Obs. 2. — EDEBOHLS, *Surg. treat. of Bright's disease,* New-York, 1904, obs. 12, page 166.

Femme, vingt-deux ans. Apparence très frêle, santé ébranlée sans que rien indique l'existence du mal de Bright. Souffle systolique mitral : hypertension.
Rein droit abaissé de 12 centimètres et rein gauche de 10 centimètres.

Urines : présence d'albumines, cylindres hyalins et granuleux.

DÉCAPSULATION ET FIXATION DES DEUX REINS.

RÉSULTAT après plus de deux ans et demi : **guérison des troubles généraux et des lésions rénales.**

Obs. 3. — EDEBOHLS, *loc. cit.*, obs. 15, page 175.

Femme, trente et un ans. Pâle, émaciée. Léger œdème des chevilles. Légère hypertension. Grossesse en cours de deux mois. Tumeur de l'ovaire gauche. Appendicite chronique.

Les deux reins sont très mobiles.

Urines : albumine, cylindres hyalins et granuleux.

DÉCAPSULATION PARTIELLE ET FIXATION DES DEUX REINS.

Ablation de l'appendice par l'incision lombaire.

SUITES. — Guérison rapide; une semaine après cette première opération, extirpation de l'ovaire gauche. Grossesse continue son cours, mais avortement à six mois d'un enfant vivant une heure.

RÉSULTAT après trois ans et trois mois : **guérison de la santé générale et des lésions rénales.**

Obs. 4. — EDEBOHLS, *loc. cit.*, obs. 16, page 176.

Femme, trente-trois ans. Légère bouffissure de la face et œdème du cou-de-pied. Bruit systolique à la pointe; pouls accéléré, mais normal.

Les deux reins présentent une mobilité excessive.

Urines : offrent tous les caractères du mal de Bright.

DÉCAPSULATION PARTIELLE ET FIXATION DES DEUX REINS.

Ablation de l'appendice par la plaie lombaire.

RÉSULTAT après trois ans : **guérison de tous les symptômes et des lésions rénales.**

Obs. 5. — FERGUSON, cité par GUITERAS, *loc. cit.*

Femme, vingt-six ans. Douleurs dans le rein droit.

Rein droit mobile.

Urines : albumine et cylindres.

NÉPHROTOMIE, DÉCAPSULATION ET NÉPHRORRAPHIE REIN DROIT.

SUITES. — L'albumine et les cylindres avaient disparu avant la sortie de l'hôpital.

RÉSULTAT deux ans après : **guérison.**

Obs. 6. — FERGUSON, cité par GUITERAS, *loc. cit.*

Femme, quarante-cinq ans. Douleurs dans le côté droit depuis cinq ans; depuis un an, tumeur mobile dans ce côté.

Urines : albumine; cylindres hyalins et épithéliaux.

Rein mobile et néphrite.

DÉCAPSULATION, RÉNIPUNCTURE ET FIXATION DU REIN DROIT.

RÉSULTAT : un an et demi après la malade était parfaitement bien.

Obs. 7. — José GENTIL, cité par FRANCISCO GENTIL, *Tratamente chirurgico do mal de Bright*, page 253.

Femme, quarante-quatre ans. Légers œdèmes malléolaires et palpébraux. Céphalée. Vomissements par crise. Rein droit douloureux et légèrement abaissé.

Urines : l'urine du rein droit présente des traces d'albumine et des cylindres hyalins et granuleux.

Urée, 11 gr.,52 p. 1000 dans l'urine provenant des deux reins.

DÉCAPSULATION ET FIXATION REIN DROIT.

SUITES. — Guérison se maintenant sept mois après.

Urines : augmentation de la quantité de l'urine et du taux de l'urée, plus d'albumine ni de cylindres.

RÉSULTAT après sept mois : **guérison. Guérison des lésions rénales.**

Obs. 8. — FERGUSON, *Journ. of the Americ. med. Associat.*, juillet 1903.

Femme, trente ans. Douleurs dans les reins depuis douze ans, spécialement dans le rein droit.

Les deux reins sont flottants. Néphrite.

Urines : abondantes, pâles; traces d'albumine.

NÉPHRORRAPHIE ET DÉCAPSULATION BILATÉRALES.

SUITES. — Merveilleuse guérison : la malade reprit tous ses travaux de ménage au bout de six mois.

État des urines non mentionné.

RÉSULTAT après six mois : **guérison.**

Obs. 9. — MORRIS (New-York), cité par GUITERAS, *loc. cit.*

Femme, trente-quatre ans. Céphalée, troubles gastriques.

Rein droit déplacé et augmenté de volume.

Urines : pas de renseignement.

DÉCAPSULATION ET FIXATION REIN DROIT.

SUITES. — Amélioration.

Urines : albumine disparut rapidement.

RÉSULTAT après huit semaines : **amélioration, guérison des lésions rénales.**

Obs. 10. — Guiteras, *loc. cit.*

Femme, trente ans. Céphalée, vertiges, faiblesse. Anorexie, constipation.

Urines : urée, 1 p. 100; cylindres hyalins et granuleux, cristaux d'oxalate de chaux. Le cathétérisme urétéral montre que ces éléments provenaient du rein droit.

Rein droit mobile.

DÉCAPSULATION ET FIXATION DU REIN DROIT.

SUITES. — Sort de l'hôpital au bout de cinq semaines débarrassée de tous ces symptômes.

Urines : normales.

RÉSULTAT après cinq semaines : **guérison.**

Obs. 11. — Ferguson, cité par Guiteras, *loc. cit.*

Femme, trente-deux ans. Il y a huit ans est tombée de cheval, depuis tumeur mobile dans le côté droit de l'abdomen. Douleur dans le côté droit et la région appendiculaire.

Urines : peu d'albumine; cylindres épithéliaux et granuleux.

Néphrite subaiguë d'après le fragment réséqué.

DÉCAPSULATION ET NÉPHRORRAPHIE REIN DROIT.

RÉSULTAT après un temps non indiqué : **guérison.**

Obs. 12. — Guiteras, *loc. cit.*

Homme, trente-neuf ans. Douleurs et tiraillements dans le côté droit et la région sus-pubienne. Fréquente miction; nerveux, incapable de travailler.

Urines : pâles; 1,5 p. 100 d'albumine; cylindres hyalins, granuleux et épithéliaux.

Rein droit mobile.

DÉCAPSULATION ET FIXATION DU REIN DROIT.

SUITES. — L'état général resta sensiblement le même. Cependant l'état des urines s'améliora : urée, 2 p. 100; plus d'albumine ni de cylindres.

RÉSULTAT après un temps non indiqué : **amélioration, guérison des lésions rénales.**

Obs. 13. — Ferguson, cité par Guiteras, *loc. cit.*

Femme, vingt-cinq ans. Douleur et très vive sensibilité dans la région rénale droite. Rein droit mobile et augmenté de volume.

Urines : 500 centimètres cubes en vingt-quatre heures; 30 p. 1000 d'albumine.

Néphrorraphie et décapsulation rein droit.

Suites. — Malade perdue de vue; urines augmentent de quantité; albumine diminue.

Obs. 14. — Edebohls, *loc. cit.*, obs. 3, page 151.

Femme, vingt-huit ans. Symptômes du mal de Bright depuis plusieurs années. Maigre, cachectique, alitée.

Rein droit mobile et très douloureux.

Urines : pas d'analyse.

Décapsulation et fixation rein droit. Éther. Le rein présente un gros kyste central et plusieurs autres petits.

Suites. — La malade ne fut pas suivie par Edebohls. Le rein gauche fut extirpé par un autre chirurgien environ trois ans après la décapsulation. Pendant cinq ans la malade vécut avec le seul rein droit; au bout de ce temps un troisième chirurgien pratiqua une hystérectomie abdominale, à laquelle elle succomba.

Résultat : aucune amélioration.

Néphrites chroniques non dystopiques
(41 observations).

Obs. 15. — Personnelle. (Notes de M. Robert, interne du service.)

L..., trente-huit ans, employé de commerce, est adressé dans le service des maladies des voies urinaires par son médecin, parce qu'il présente depuis trois ans environ de l'œdème des membres inférieurs, surtout prononcé à droite, que rien n'est parvenu à atténuer.

Antécédents et évolution de la maladie. — Ses parents sont vivants et en bonne santé. On ne relève rien dans ses antécédents de famille. Lui-même a toujours eu un état de santé assez médiocre. Après avoir eu dans sa jeunesse la rougeole et plusieurs bronchites, il resta malingre au moment de son adolescence et fut réformé du service militaire pour faiblesse de constitution.

Il y a cinq ans, il eut une fièvre typhoïde qui guérit sans complication en quelques semaines; mais depuis il a conservé une bronchite tenace, est devenu très sensible aux refroidissements et éprouve une sensation habituelle de froid au niveau des genoux.

A des intervalles très irréguliers il ressent des crampes dans les muscles inférieurs, particulièrement dans le mollet gauche, et aussi de temps en temps comme des secousses électriques s'accompagnant de sensation de chute, qui le réveillent en sursaut lorsqu'il commence à s'endormir.

Voici dans quelles circonstances aurait débuté sa maladie, il y a trois ans. Il était atteint à ce moment d'une pharyngite, lorsqu'un soir il voulut courir après quelqu'un. Cet effort provoqua une crise de dyspnée intense, et il constata le lendemain matin que ses membres inférieurs avaient presque doublé de volume. Son médecin appelé aussitôt prescrivit une potion qui fit assez rapidement disparaître la dyspnée, mais qui ne fit que très lentement diminuer les œdèmes. L'analyse des urines révélait la présence d'une notable quantité d'albumine.

Depuis trois ans, malgré tous les traitements rigoureusement suivis : régime lacté mitigé et absolu, régime déchloruré observé pendant huit mois, les œdèmes n'ont jamais complétement disparu. Ils sont en quelque sorte erratiques, occupant simultanément ou séparément les membres inférieurs (jambes et cuisses), le scrotum, l'abdomen, les régions lombaires, très exceptionnellement les membres supérieurs, quelquefois seulement la face et les paupières. Plus ou moins prononcés et étendus, ces œdèmes n'ont jamais complétement disparu, et ils ont toujours prédominé du côté du membre inférieur droit. Depuis le début de l'affection, la dyspnée a toujours persisté avec une certaine intensité : elle s'accroît par la marche un peu accélérée, qui rend aussitôt le malade anhélant. A la dyspnée se joint une toux habituelle, qui survient sous forme de quintes accompagnées d'une expectoration spumeuse, aérée, sans pus.

Depuis qu'il est malade, L.... rend relativement peu d'urine; il n'élimine que 1000 à 1500 centimètres cubes, malgré l'absorption d'une grande quantité de lait et de médicaments diurétiques. Ses urines sont en général fortement colorées d'un rouge brunâtre, sans jamais renfermer de sang.

Sauf au début, l'analyse n'a jamais décelé qu'une petite quantité d'albumine, variant de 0gr,30 à 0gr,50.

Examen du malade a son entrée le 21 juillet. — Il est pâle, blafard; sa figure est bouffie, mais le bas du visage est amaigri, de même le cou, la partie supérieure du tronc et les membres supérieurs. Les membres inférieurs fortement œdématiés ont presque doublé de volume, et le membre droit est notablement plus volumineux que le gauche. Le scrotum est gros comme une tête d'adolescent; mais à la palpation il ne donne pas la sensation molle, pâteuse, des œdèmes ordinaires : il est dur, résistant et offre un aspect pachydermique. Ce même aspect pachydermique se retrouve aux mollets. L'œdème s'étend à la paroi abdominale en avant jusqu'à la base du thorax et en arrière jusqu'au niveau des lombes.

La respiration est courte, saccadée, rendant la parole mal assurée et difficile à percevoir. Les inspirations au repos varient de vingt-huit à trente-deux par minute, elles s'élèvent à trente-huit et quarante si on fait marcher un instant le malade. Diminution des vibrations dans toute l'étendue du thorax, sauf aux bases et surtout à droite où elles semblent augmentées. A la percussion légère submatité au niveau des deux bases, partout ailleurs au contraire augmentation de la sonorité.

L'auscultation révèle l'existence de râle, d'œdème disséminés dans toute l'étendue des deux poumons, mais plus nombreux aux bases, principalement à droite. Il ne paraît pas y avoir d'épanchement dans les plèvres.

Du côté de la circulation le pouls est plein, petit, dur; la pression artérielle est élevée : soixante-seize pulsations, quelques intermittences. A l'inspection de la région précordiale on ne constate rien d'anormal ; on ne voit pas battre la pointe du cœur, et même en faisant pencher le malade en avant on ne peut arriver à la percevoir. Cependant la percussion dénote une augmentation de la matité cardiaque avec abaissement de la pointe. A l'auscultation, assourdissement des deux bruits, qui sont toutefois bien frappés sans souffles surajoutés. Pas de bruit de galop. L'auscultation dans la position assise et couchée ne décèle pas de frottements péricardiques, mais dénote un assourdissement de bruits cardiaques très notable dans la position assise. Les artères ne sont ni volumineuses ni flexueuses.

L'abdomen, indépendamment de l'œdème de ses parois, est augmenté de volume par suite de l'existence d'une ascite peu prononcée, mais évidente. Le foie est gros, très augmenté de volume, surtout au niveau de son lobe droit, qui déborde de deux travers de doigt le rebord des fausses côtes. La langue est blanche, très légèrement saburrhale; l'appétit absolument nul. Le régime lacté, que le malade a suivi à diverses reprises, a toujours été mal toléré, déterminant presque toujours de la diarrhée. Actuellement il a une répugnance invincible pour le lait.

Rien à signaler du côté du système nerveux, si ce n'est une insomnie habituelle : pas de céphalée.

Les organes des sens, et notamment l'appareil oculaire, paraissent sains.

Le malade n'a pas de douleurs en urinant, il n'a pas de pollakiurie; mais il se plaint de souffrir constamment dans les régions lombaires, et la pression à ce niveau est douloureuse.

L'analyse des urines globales pratiquée le 25 juillet donne :

Quantité émise dans les 24 heures. .	1500cc
Densité à + 15°	1027
Réaction	hyperacide.
Couleur	jaune.
Aspect.	louche.
Sédiment.	peu abondant.
Urée	26 gr.
Acide phosphorique total (en P²O⁵).	2gr,40
Chlorure de sodium.	13gr,90
Albumine	0gr,40

Dépôts : déchets épithéliaux; dépôt uratique assez abondant avec quelques cristaux d'acide urique. Absence de cylindres.

La division des urines, faite le 29 juillet, est assez mal supportée par le malade, dont la vessie se contracte et saigne. Elle donne une quantité sensiblement égale d'urine colorée en rouge des deux côtés.

	R. G.		R. D.	
Quantité	8cc		7cc	
Urée.	7 gr.	} par litre.	6 gr.	} par litre.
Chlorure de sodium .	8gr,77		8gr,85	
Albumine	8 gr.		12 gr.	
Provient en grande partie du sang.			Provient en grande partie du sang.	
Hémoglobine.	grande quantité.		grande quantité.	
Hématies	très nombreuses.		très nombreuses.	

OPÉRATION PAR DOUBLE DÉCAPSULATION. — Le 1er août 1905, le malade étant endormi par le chloroforme, le rein droit est d'abord découvert très facilement. Pas de périnéphrite, pas d'infiltration séreuse de l'atmosphère graisseuse. Le rein extrait de sa loge est un peu gros et très dur. Sa capsule propre est blanchâtre par places en forme de plaques et de stries. Son incision suivant le bord convexe ne donne lieu qu'à un très léger écartement de ses lèvres. La décortication est très aisée et ne s'accompagne que d'un minime saignement. Le rein est réintégré dans sa loge, et après avoir placé une compresse roulée au-dessous de son pôle inférieur, la paroi lombaire est suturée par étages au catgut et finalement aux crins de Florence.

La même opération est répétée du côté gauche, où le rein présente sensiblement les mêmes altérations macroscopiques de sa capsule propre.

Les deux opérations ont duré quarante minutes. Le malade a très bien supporté le chloroforme. Il a perdu à peine quatre cuillérées de sang et se réveille lentement avec le pouls plein, régulier, à 72, et la respiration normale.

SUITES OPÉRATOIRES. — 1er août. *Soir.* — Malade calme, ne se plaint de rien : respiration, 28; pouls régulier, bien frappé, 92; température, 37°. Pas de vomissements; le malade n'a pas bu. Urines, 90 centimètres cubes, limpides, foncées, sans traces de sang à l'œil nu.

2 *août.* — Nuit bonne, pas de vomissements, a pris une assez grande quantité de lait bien supporté. Respiration, 32; pouls, 102; température, 37°,3. Urines, 500 centimètres cubes, claires, foncées. Aucune modification des œdèmes.

Soir : respiration, 28; pouls, 110; température, 37,8°.

3 *août.* — Sommeil a été bon; respiration, 28; pouls, 114; température, 37°,2. Urines, 550 centimètres cubes. Les œdèmes sous-cutanés persistent, de même l'œdème pulmonaire et l'ascite; le foie reste gros.

Les 4, 5, 6, 7, 8 et 9 août, continuation du même état. Les plaies opératoires se cicatrisent sans suppuration ni fièvre; mais l'émission des urines demeure toujours au-dessous de la normale, et les œdèmes cellulaires et viscéraux ne diminuent pas. Le régime lacté absolu est observé pendant tout ce temps.

Le 9 août, le malade ayant un dégoût profond pour le lait, on prescrit un régime mixte et on donne en cachets 2 grammes de théobromine.

9 *août.* — La sécrétion des urines a augmenté et est, pour la première fois depuis l'opération, de 800 centimètres cubes.

10 *août.* — Urines des vingt-quatre heures, 1000 centimètres cubes.

12 *août.* — Urines, 1 250 centimètres cubes. En même temps que le taux quotidien des urines s'élève, leur teneur en urée et en acide phosphorique augmente, ainsi qu'on peut s'en rendre compte par le graphique urologique en prenant le soin de rapporter aux vingt-quatre heures les chiffres exprimés par rapport au litre : seuls les chlorures sont abaissés. L'albumine, qui après l'opération a oscillé entre 1 gramme et 1gr,30, tombe à 0gr,45.

13 *août.* — Urines, 1 350 centimètres cubes. Pour la première fois on constate que le scrotum est moins dur et moins volumineux; les œdèmes des membres ont aussi sensiblement diminué; les tissus à leur niveau sont plus souples, plus dépressibles. Il

semble également que l'ascite soit en voie de décroissance. La dyspnée est moins prononcée, et les râles des bases des poumons tendent à disparaître.

14 août. — Le malade ayant été abondamment purgé, les urines tombent à 700 centimètres cubes; mais par contre l'urée, l'acide phosphorique et les chlorures se révèlent : l'albumine se maintient à 0,50.

Du 15 au 23 août la quantité des urines s'élève, d'une façon à peu près progressivement journalière, à 1 800 centimètres cubes, l'urée et les autres substances extractives subissant une augmentation sensiblement proportionnelle. A noter plus particulièrement l'augmentation du chlorure de sodium.

Le 23 août, les œdèmes ont totalement disparu, de même que l'ascite. L'auscultation des bases pulmonaires ne révèle plus de râles : la matité n'existe plus. Le malade respire librement et n'est plus essoufflé. Il se lève plusieurs heures dans la journée et se promène dans la salle.

Les 26, 27, 28 août, le malade s'étant fatigué et refroidi voit ses urines tomber au-dessous de 1 000 centimètres cubes, en même temps que son cœur faiblit et que l'on perçoit pour la première fois un souffle d'insuffisance mitrale. Sous l'influence de la digitale, la fonction cardiaque se régularise et le taux des urines monte le 29 août à 1 600 centimètres cubes, le 30 à 3 000 centimètres cubes, le 31 et le 1er septembre à 4 000 centimètres cubes.

2 septembre. — Urines : 3 200 centimètres cubes.

3 septembre. — Urines : 3 000 centimètres cubes.

4 septembre. — Urines : 2 700 centimètres cubes.

5 septembre. — Urines : 3 700 centimètres cubes.

6 septembre. — Urines : 3 000 centimètres cubes.

Le 7 et le 8 septembre, les urines se rapprochant ainsi de la normale tombent à 1 700 et 1 400 centimètres cubes, et contiennent par litre 11 grammes d'urée, 3 grammes de chlorure de sodium, 0,90 d'acide phosphorique, 0,10 d'albumine. A ce moment le malade se sent tout à fait bien et quitte l'hôpital.

SUITES ÉLOIGNÉES. — De retour dans son pays, il conserve un état de santé suffisant pour reprendre son métier d'employé de commerce pendant quatre mois; mais dans le courant de décembre les œdèmes réapparaissent et les accidents divers du mal de Bright se reproduisent, qui emportent le malade le 24 février 1906, c'est-à-dire un peu moins de sept mois après l'opération.

Voici la lettre que m'écrivit, deux jours après sa mort, son médecin, le D' Laroche (de Périgueux) :

« ... Depuis son retour il avait eu une amélioration notable pendant plusieurs mois. Il avait recommencé quelque peu à travailler et se trouvait bien, surtout par comparaison avec son état antérieur. Je le vis de loin en loin, cinq ou six fois en quatre mois. Les urines contenaient 0gr,50 et 1 gramme d'albumine; elles n'ont du reste jamais dépassé ce taux, sauf peut-être dans les derniers temps, où il m'a été impossible de les obtenir, sa femme faisant des mélanges pour le tromper sur la quantité d'urines émises.

« Il y a environ six semaines que son état s'est définitivement aggravé. Il avait depuis quelque temps de l'œdème des membres inférieurs; cet œdème a augmenté et est devenu de l'anasarque. L'amaigrissement s'est fait très rapidement. Le cœur est devenu rapide et irrégulier; le foie très gros. La position couchée était absolument impossible. A aucun moment il n'a eu la respiration de Cheynes-Stokes. L'œdème s'est même étendu aux poumons. Puis le scrotum, les jambes ensuite ont commencé à suinter; il en a éprouvé un certain soulagement, qui lui a permis de finir sans souffrance et en conservant bon espoir jusqu'à la fin.

« Dans cette période, toutes les médications ont échoué. La théobromine n'a eu d'effet que pendant deux ou trois jours; la digitaline n'a pas eu plus de succès; les diurétiques anciens, scille, sels de potasse, en ont eu encore moins. Quant au régime déchloruré, il lui était resté fidèle depuis son départ de Bordeaux.

« En somme, il est mort beaucoup plus comme cardiaque que comme rénal. C'était un cas déplorable au point de vue statistique, excellent au point de vue instructif. Très nettement il a été prolongé, et à aucun moment ni lui ni sa famille n'ont regretté l'opération... »

Obs. 16. — Personnelle. (Notes de M. Robert, interne du service.)

C... Paul, trente-quatre ans, zingueur, est issu de parents bien portants et encore vivants; ses frères et sœurs jouissent également d'une bonne santé. Il convient toutefois de noter qu'une de ses sœurs a été atteinte de crises éclamptiques au cours d'une grossesse.

ÉVOLUTION DE LA MALADIE. — Le malade n'a eu aucune maladie infectieuse dans sa jeunesse : ni rougeole, ni scarlatine, ni variole, ni fièvre typhoïde; il n'a pas été sujet aux angines. Il affirme ne point avoir d'habitudes alcooliques et mener une vie régulière.

A dix-neuf ans, étant à Paris, il contracte un chancre syphilitique et suit immédiatement un traitement spécifique. Ce chancre guérit très rapidement, et aucun accident secondaire ne se développe. Après avoir suivi rigoureusement le traitement sous la direction d'un médecin pendant six mois, il l'abandonne au bout de ce temps, et n'a jamais aucune manifestation syphilitique depuis lors.

Il y a trois ans, brusquement pendant son travail il est saisi par le froid, et dès le soir il est, suivant son expression, « gonflé de partout. » Il se présente dès le lendemain à l'hôpital Saint-Louis, où il est admis et soigné pour une néphrite aiguë. Amélioré après quelques semaines, il sort, bien qu'ayant encore de l'albumine dans les urines. Il veut reprendre son travail ; mais il est bientôt obligé de le suspendre, parce qu'il est fatigué au moindre effort et que les œdèmes réapparaissent. Il entre de nouveau à l'hôpital et éprouve, sous l'influence du traitement dont le régime lacté fait la base, une nouvelle amélioration.

Dans l'espace de deux ans, il fait ainsi à quatre ou cinq reprises un séjour de quelques semaines dans les hôpitaux et est soumis dans l'un de ces établissements à un traitement anti-syphilitique intensif.

Au commencement de 1905 il vient à Bordeaux et est obligé de se faire admettre à l'hôpital Saint-André pour une nouvelle crise subaiguë avec œdème, qui cède encore au traitement médical sans que l'albumine, en proportion toujours très considérable (de 10 à 15 grammes par litre), ait disparu. Ayant entendu parler d'opération chirurgicale dans l'albuminurie, il entre dans le service des maladies des voies urinaires le 2 août 1905.

ÉTAT DU MALADE A SON ENTRÉE. — A ce moment, à part un peu de pâleur de la face et de tout le corps, il a l'aspect d'un homme bien portant. Il ne présente pas le moindre œdème des membres inférieurs ni de bouffissure de la face.

Aucun épanchement ni dans le péritoine, ni dans les plèvres. Respiration normale, pas de râles, pas d'œdème pulmonaire. Les bruits du cœur sont normaux, son rythme n'est pas troublé, pas de bruit de galop. Pouls bien frappé, régulier, bat entre 68 et 76. Le malade ne se plaint de rien, sauf d'une lassitude générale, d'un manque de force, qu'il attribue au régime lacté qu'il suit sans aucune interruption depuis huit mois.

Fortement polyurique, il émet entre 3000 et 4000 centimètres cubes par vingt-quatre heures, et ses urines renferment de 12 à 15 grammes d'albumine par litre. L'analyse faite le 3 août, lendemain de son admission, donne :

Volume des 24 heures	3100	
Densité à + 15°	1011	
Réaction	normale.	
Couleur	jaune.	
Aspect	louche.	
Sédiment	nul.	
Urée	10 gr.	
Acide phosphorique total (en P^2O^5)	$1^{gr},15$	par litre.
Chlorure de sodium	$2^{gr},80$	
Albumine	$2^{gr},50$	

Quelques leucocytes; pas de cylindres.

Le malade est mis en observation pendant huit jours, et pendant ce laps de temps nous expérimentons chez lui les effets de la station debout et de la station couchée, qui nous permettent de vérifier les résultats obtenus par Wendt, Quincke, Laehr, Linossier et Lemoine dans leurs recherches. On sait, d'après ces auteurs, que chez les individus ayant les reins sains la station debout ou orthostatisme détermine une diminution des urines sécrétées dans les vingt-quatre heures, et par contre une augmentation de l'excrétion de l'urée, tandis que chez les individus ayant les reins malades la même station debout, qui produit une diminution encore plus considérable des urines, détermine au lieu d'une augmentation de l'excrétion de l'urée un abaissement plus ou moins considérable et augmente la proportion d'albumine.

Le tableau suivant résume les résultats de ces recherches urologiques chez notre malade :

		Debout de 11 h. à 8 h.	Couché de 8 h. à 11 h.
Du 19 au 20 février	Volume des urines	1200^{cc}	3200^{cc}
	Taux de l'urée	10^{gr} par litre	$7^{gr},50$ par litre.
	— de l'albumine	9^{gr} —	$1^{gr},50$ —
Du 20 au 21 février	Volume des urines	750^{cc}	2000^{cc}.
	Taux de l'urée	16^{gr} par litre	8^{gr} par litre.
	— de l'albumine	11^{gr} —	3^{gr} —
Du 21 au 22 février	Volume des urines	1300^{cc}	2500^{cc}.
	Taux de l'urée	10^{gr} par litre	7^{gr} par litre.
	— de l'albumine	10^{gr} —	5^{gr} —
Du 22 au 23 février	Volume des urines	1250^{cc}	3100^{cc}.
	Taux de l'urée	10^{gr} par litre	7^{gr} par litre.
	— de l'albumine	8^{gr} —	3^{gr} —
Du 23 au 24 février	Volume des urines	1000^{cc}	2500^{cc}.
	Taux de l'urée	$10^{gr},50$ par litre	10^{gr} par litre.
	— de l'albumine	10^{gr} par litre	$1^{gr},50$ —

		Debout de 11 h. à 8 h.	Couché de 8 h. à 11 h.
Du 24 au 25 février	Volume des urines	1000cc	3000cc.
	Taux de l'urée	12gr,50 par litre	8gr par litre.
	— de l'albumine	8gr par litre	3gr,50 par litre.
Du 25 au 26 février	Volume des urines	1000cc	3000cc.
	Taux de l'urée	16gr par litre	8gr par litre.
	— de l'albumine	6gr —	3gr

	Malade couché				Malade debout		
Dates	Août 3	4	5	6	7	8	9
Volume des 24 heures .	3100cc	3200cc	3000cc	3400cc	1750cc	2100cc	2100cc
Urée	10gr par litre	12gr	11gr	13gr	10gr,50	11gr	9gr
Albumine . . .	2gr	1gr,75	1gr,75	2gr	8gr	6gr	8gr

OPÉRATION PAR DOUBLE DÉCAPSULATION. — Le 10 août, le malade étant chloroformé, la loge lombaire droite est d'abord ouverte. Très légère périnéphrite adhésive gênant l'extraction du rein, qui est un peu diminué de volume, contracté, irrégulier à sa surface. La capsule est épaisse et gaufrée par places. La décapsulation se fait mal et le parenchyme rénal est légèrement arraché par places, lésions qui donnent lieu à du saignement.

Le rein décapsulé est replacé dans sa loge, et après placement d'une compresse de gaze enroulée au-dessous de son pôle inférieur, la paroi lombaire est suturée par plans successifs. On procède ensuite de la même façon sur le rein gauche. La périnéphrite de ce côté est moins prononcée, et le rein lui-même est moins étranglé par sa capsule, qui se détache plus aisément du parenchyme et presque sans saignement. Après décapsulation, le rein est replacé dans sa loge et la paroi lombaire suturée.

L'opération totale a duré moins de quarante minutes. Le malade, qui a très bien supporté le chloroforme, se réveille lentement et sans malaise.

SUITES OPÉRATOIRES : *Soir*. — L'après-midi a été très bonne : pas de vomissements. Pouls, 100; respiration, 24; température, 36°,6. Urines, 90 centimètres cubes, claires, exsangues en apparence.

11 *août*. — Un peu d'agitation cette nuit; pas de sommeil; ni nausées, ni vomissements. Pouls, 104; respiration, 24; tempéra-

ture, 37°,7. Urines des vingt-quatre heures, 500 centimètres cubes, non sanglantes.

Soir : journée tranquille; a pris une assez grande quantité de lait. Pouls, 112; respiration, 28; température, 37°,7.

12 août. — Nuit bonne. Pouls, 108; respiration, 32; température, 37°,3. Urines des vingt-quatre heures, 800 centimètres cubes, exsangues en apparence, mais le microscope y révèle la présence d'hématies.

13 août. — Toujours très bon état général. Les plaies découvertes pour la première fois sont en voie de cicatrisation aseptique. Les mèches de gaze sont enlevées des deux côtés. Pouls, 112; respiration, 28; température, 37°,5. Urines, 1000 centimètres cubes.

Soir : fièvre légère attribuée à la constipation. Pouls, 116; respiration, 32; température, 38°,5.

14 août. — Un peu d'agitation nocturne. Pouls, 112; respiration, 28; température, 37°,6. Urines, 1100 centimètres cubes.

Soir : encore un peu de fièvre. Pouls, 112; respiration, 28; température, 38°,5.

15 août. — Nuit très calme : malade se trouve très bien. Plus de fièvre : pouls, 100; respiration, 24; température, 37°. Les plaies sont presque complètement cicatrisées. Urines, 1000 centimètres cubes.

Dans les jours qui suivirent, il est noté dans l'observation que le taux des urines, après avoir oscillé du 16 août au 1er septembre entre 1 200 et 2 500 centimètres cubes, s'élève à partir de cette date au-dessus de ce chiffre et s'y maintient d'une façon constante, atteignant même à certains moments 3 000 et 3 500. La teneur en urée, en chlorure de sodium et en acide phosphorique pendant tout ce temps, se maintient pour les vingt-quatre heures dans ses limites physiologiques. Quant à l'albumine, un peu moins abondante qu'avant l'intervention, elle oscille entre 4 et 7 grammes par litre.

Ce malade a été suivi journellement dans le service où il est resté jusqu'au 2 mars, c'est-à-dire pendant plus de six mois, sans avoir obtenu d'autre amélioration que la diminution de l'albumine, qui vient d'être signalée. Sa santé générale s'est maintenue constamment bonne, et il a subi à deux reprises pendant son séjour dans nos salles, sous chloroforme, l'extirpation d'adénopathie cervicale.

Obs. 17. — EDEBOHLS, *loc. cit.*, obs. 1, p. 148.

Femme, dix-huit ans. Pâleur et bouffissure de la face; léger œdème des extrémités; hypertrophie cardiaque modérée. La malade a subi avec succès, malgré son affection des reins, trois opérations en moins d'un an sur l'utérus et ses annexes.

Rein droit mobile, volumineux, sensible à la pression; rein gauche non perceptible.

Urines : densité diminuée; urée abaissée; albumine; cylindres hyalins, granuleux et épithéliaux.

DÉCAPSULATION ET FIXATION du rein droit sous l'éther.

SUITES. — Disparition graduelle de tous les symptômes et retour à la santé complète.

Urines : l'albumine et les cylindres ont disparu deux mois après l'opération, et tous les examens répétés depuis, sauf une fois où la malade avait une attaque de grippe, ont montré que sa composition était normale. Le 27 mai 1904, douze ans après l'opération, l'analyse donne : 1000 centimètres cubes; urée, 26 grammes; pas d'albumine; rarement un cylindre hyalin.

RÉSULTAT après onze ans et demi : **guérison. Guérison des lésions rénales.**

Obs. 81. — EDEBOHLS, *loc. cit.*, obs. 6, p. 156.

Femme, vingt ans. Pâleur marquée et bouffissure de la face; œdème des chevilles. Forts battements de cœur; pas de souffle. Hypertension.

Rein droit et rein gauche mobiles.

Urines : urée, 2,5 p. 100; faibles traces d'albumine; cylindres hyalins et granuleux; éléments rénaux de temps en temps.

DÉCAPSULATION ET FIXATION BILATÉRALE. — Rein droit fut trouvé sain.

SUITES. — Guérison et santé parfaite depuis six ans et demi, sauf une appendicite, dont elle fut opérée un an et demi après la décapsulation. Mariée, elle a donné naissance à deux jumeaux qu'elle a nourris sans la moindre altération de sa santé.

Urines : albumine et cylindres ont disparu en quelques mois et n'ont reparu que passagèrement un an et demi après, au cours de l'attaque d'appendicite. La dernière analyse, faite six ans et demi après l'opération, donne : 1080 centimètres cubes; urée, 16gr,20 par litre; albumine, néant.

RÉSULTAT après six ans et demi : **guérison. Guérison des lésions rénales.**

Obs. 19. — Edebohls, *loc. cit.*, obs. 7, p. 158.

Femme, trente ans. Pâle, anémique, bouffissure légère de la face et gonflement des chevilles. Hypertension. Appendicite chronique.

Rein droit et rein gauche déplacés.

Urines : albumine, cylindres de toutes espèces; diminution de l'urée.

Décapsulation et fixation bilatérale. — Ablation de l'appendice à la faveur de l'incision lombaire droite.

Suites. — La guérison se fit progressivement.

Urines : leur composition était redevenue normale cinq mois après l'opération. La dernière analyse indiquait : 690 grammes en vingt-quatre heures; urée, 11 gr. 49 en vingt-quatre heures; albumine et cylindres, néant.

Résultat après cinq ans quatre mois : **guérison. Guérison des lésions rénales.**

Obs. 20. — Edebohls, *loc. cit.*, obs. 8, p. 160.

Femme, quarante-cinq ans. Déchéance physique et morale complète, vie ruinée par des troubles pelviens anciens, par des accidents de mobilité des deux reins et par la diathèse goutteuse.

Rein droit et rein gauche mobiles, ce dernier sensible à la pression.

Urines : urée au-dessous de la moyenne, albumine, cylindres hyalins, granuleux et épithéliaux nombreux.

Décapsulation et fixation bilatérale. — Ablation de l'appendice par l'incision lombaire droite. Éther.

Le rein droit paraît normal.

Suites. — Il fallut un an et une opération dirigée contre les troubles pelviens pour que la malade se remit de sa dépression morale et physique.

Urines : elles redevinrent normales quatre mois après l'opération et le restèrent, sauf à deux ou trois reprises. La dernière analyse quatre ans après donne: 2100 grammes par vingt-quatre heures; urée, 44 grammes en vingt-quatre heures; albumine, néant; très rares cylindres hyalins.

Résultat après quatre ans et trois mois : **grande amélioration. Guérison des lésions rénales.**

Obs. 21. — Edebohls, *loc. cit.*, obs. 20, p. 201.

Femme, trente-six ans. A eu il y a plusieurs années des œdèmes de la face, des bras et des jambes. Pâleur extrême, cœur hypertrophié ; battements rapides et violents; pouls très tendu.

Rein droit mobile abaissé de 15 centimètres; rein gauche abaissé de 10 centimètres.

Appendicite chronique.

Urines : albumine.

DÉCAPSULATION ET FIXATION BILATÉRALE. — Ablation de l'appendice par l'incision lombaire droite.

SUITES. — Guérison avec suppuration. Un mois après on opère les lésions pelviennes. Guérison lente et interrompue par deux légères crises d'exacerbation de la néphrite.

Urines : redevenues normales huit mois après l'opération. Deux ans après : volume, 1830 centimètres cubes; densité, 1016; résidu solide, 68ᵍʳ,22; urée, 17ᵍʳ,45 en vingt-quatre heures; albumine, néant; cylindres, néant.

RÉSULTAT après deux ans ; **guérison. Guérison des lésions rénales.**

Obs. 22. — EDEBOHLS, *loc. cit.*, obs. 37, p. 222.

Homme, cinquante-cinq ans. Atteint de mal de Bright depuis dix-sept ans, révélé par l'existence d'une rétinite albuminurique. Pâle, amaigri; apparence cachectique. Cœur hypertrophié, battements irréguliers et tumultueux. Artério-sclérose généralisée. Hypertension.

Urines : volume?; densité, 1007; urée, 1,0 p. 100; albumine, 0, 20 p. 100); nombreux cylindres granuleux et hyalins.

DÉCAPSULATION BILATÉRALE.

SUITES. — Six mois après, très bien; forces revenues, engraissement, plus de battements de cœur dont le rythme est normal. Deux mois après bon état, mais quelques légers symptômes de brightisme.

Urines : redevinrent normales six mois après l'opération; mais à la suite d'un refroidissement survint une poussée de néphrite, et elles s'altérèrent. Deux ans après l'opération l'analyse donnait : volume, 1200 centimètres cubes; densité, 1014; résidu solide, 39ᵍʳ,14; urée, 12 grammes en vingt-quatre heures; albumine, 0,4 p. 100; nombreux petits cylindres hyalins, parfois épithéliaux et quelques granuleux.

RÉSULTAT après deux ans : **amélioration. Atténuation des lésions rénales.**

Obs. 23. — EDEBOHLS, *loc. cit.*, obs. 42, p. 231.

Homme, trente-six ans. Malade depuis deux ans. Pâleur et amaigrissement. Léger œdème des chevilles. Grosse hypertrophie concentrique du cœur. Artério-sclérose.

Urines : volume?; densité, 1020; urée, 2,5 p. 100; albumine, faibles traces; quelques rares cylindres hyalins.

DÉCAPSULATION BILATÉRALE.

SUITES. — Pendant trois à quatre mois aucun changement; puis retour graduel des forces, disparition de la céphalée et de l'œdème.

Urines : dix-huit mois après : volume, 600 centimètres cubes; densité, 1028; résidu solide, 43^{gr}, 19; urée, 22^{gr}, 5 par vingt-quatre heures; albumine, néant; parfois quelques cylindres hyalins.

RÉSULTAT après dix-huit mois : **très grande amélioration. Atténuation des lésions rénales.**

Obs. 24. — WILLIS ANDREWS, *Chicago medical Society,*
13 janv. 1901.

Homme, trente-deux ans. Atteint de néphrite interstitielle depuis quelques années.

Urines : urée, en moyenne 7/10 p. 100; cylindres hyalins.

DÉCAPSULATION BILATÉRALE.

SUITES. — Amélioration de l'état général et de la sécrétion urinaire; persistance des cylindres et d'une petite quantité d'albumine.

RÉSULTAT après dix-huit mois : **amélioration de la santé générale au dire du malade.**

Obs. 25. — EDEBOHLS, *loc. cit.,* obs. 55, p. 255.

Femme, trente-huit ans. Albuminurie depuis quelques mois. Petite femme ne pesant que 35 kilogr. Légère bouffissure des paupières; pas d'œdème par ailleurs.

Cœur normal, artères dures.

Rein droit mobile descend de 12 centimètres; rein gauche mobile aussi descend de 7 centimètres.

Appendicite chronique.

Urines : leur état n'est pas indiqué.

DÉCAPSULATION ET FIXATION BILATÉRALE. — Excision de l'appendice par l'incision lombaire.

SUITES. — La malade gagna du poids et éprouva une amélioration générale. Deux semaines après elle fut opérée de lésions pelviennes. Quinze mois après, aucun symptôme attribuable au rein.

Urines : quinze mois après : volume, 720 centimètres cubes; densité, 1024; résidu solide, 40^{gr}, 26; urée, 15^{gr}, 81 en vingt-quatre heures; albumine, néant; quelques cylindres hyalins.

Résultat après quinze mois : **guérison. Guérison des lésions rénales.**

Obs. 26. — Ferguson, cité par Guiteras, *loc. cit.*

Femme, trente-quatre ans. Douleurs continuelles dans le rein droit, de temps en temps dans le rein gauche; élancements dans le dos et les cuisses.

Urines : quantité variable : 3,320 en moyenne; traces d'albumine; cylindres granuleux et hyalins.

Décapsulation rein droit.

Suites. — Plus de douleurs, vingt-trois jours après l'opération. Plus de cylindres dans les urines.

Résultat après un an : **guérison.**

Obs. 27. — Edebohls, *loc. cit.*, obs. 59, p. 261.

Homme, quarante-sept ans. Malade depuis cinq ans : albumine et cylindres dans les urines. Pâle, fatigué, très léger œdème, à part cela homme robuste.

Urines : volume?; densité, 1020; urée, 2 grammes p. 100; albumine, 0,10 p. 100; très nombreux cylindres hyalins et granuleux gros et petits.

Décapsulation bilatérale.

Suites. — Aussitôt après sa rentrée chez lui, le malade reprend ses occupations de chirurgien très occupé.

Urines : un an après l'opération: quantité, 1320 centimètres cubes; densité, 1029; résidu solide, 80^{gr},19; urée, 34^{gr},32 en vingt-quatre heures; albumine, traces marquées; cylindres hyalins et parfois granuleux.

Résultat après un an : **grande amélioration. Atténuation des lésions rénales.**

Obs. 28. — Edebohls, *loc. cit.*, obs. 71, p. 286.

Homme, vingt-quatre ans. Depuis dix mois céphalée urémique. Cœur modérément hypertrophié; bruit systolique à la pointe. Hypertension.

Rein droit mobile descendu de 6 centimètres. Rein gauche perceptible, mais non mobile.

Urines : quantité?; urée, 1 gramme p. 100; albumine, 0,20 p. 100; cylindres hyalins et épithéliaux.

Décapsulation bilatérale.

Suites. — Disparition de tous les symptômes; véritable transformation de la santé. Diminution de l'hypertrophie du cœur et disparition du souffle.

Urines : huit mois après l'opération : volume, 1,320 ; densité, 1018 ; urée, 15ᵍʳ,8 en vingt-quatre heures ; albumine, traces ; quelques rares cylindres hyalins.

Résultat après huit mois : **très grande amélioration. Atténuation sensible des lésions rénales.**

Obs. 29. — Edebohls, *loc. cit.*, obs. 70, p. 281.

Homme, quarante-cinq ans. Albuminurie au cours d'une fièvre paludéenne. Céphalée d'abord intense, puis moindre. Perte du poids et des forces, mais en apparence bien portant.

Urines : quantité, 1350 centimètres cubes ; densité, 1016 ; urée en vingt-quatre heures, 22ᵍʳ,95 ; albumine, 0,3 p. 100 ; nombreux cylindres hyalins, granuleux et épithéliaux parfois graisseux.

Décapsulation bilatérale.

Suites. — Sept mois après, forces revenues ; poids augmenté de 6 kilos ; céphalée complètement disparue.

Urines : sept mois après : quantité, 1530 centimètres cubes ; densité, 1018 ; urée, 7,65 par vingt-quatre heures ; albumine, 0,3 p. 100 ; cylindres hyalins, parfois granuleux.

Résultat après sept mois : **grande amélioration. Atténuation des lésions rénales.**

Obs. 30. — Steax, *Mittheil, a. den Grenzgeb. der Med. und Chir.*, 1905.

Homme, treize ans. Bouffissure de la face. Pâleur du fond de l'œil. Pas d'amélioration par le traitement médical.

Urines : albumine, 1 gramme ; cylindres et leucocytes.

Décapsulation bilatérale.

Résultat six mois après : **très grande amélioration. Guérison des lésions rénales ; ni albumine, ni cylindres.**

Obs. 31. — Edebohls, *loc. cit.*, obs. 57, p. 258.

Homme, trente-trois ans. Douleurs dans le dos il y a deux ans. Albuminurie et cylindres urinaires depuis un an. Malade légèrement pâle. Hypertrophie cardiaque avec souffle systolique à la pointe.

Urines : volume, 1560 centimètres cubes ; densité, 1011 ; urée, 20ᵍʳ,28 en vingt-quatre heures ; albumine, traces ; parfois petits cylindres hyalins et granuleux.

Décapsulation bilatérale.

Urines : après treize mois : volume, 1320 centimètres cubes ; densité, 1020 ; urée, 26,4 en vingt-quatre heures ; albumine, faibles traces ; parfois cylindres hyalins.

Résultat après treize mois : **amélioration. Atténuation des lésions rénales.**

Obs. 32. — Edebohls, *loc. cit.*, obs. 51, p. 247.

Femme, vingt-huit ans. Céphalée pendant quatre ans ayant disparu il y a deux ans, à la suite d'une opération sur l'utérus. Dans les six derniers mois céphalée a reparu, mais atténuée. Dans les trois dernières semaines, douleurs dorsales constantes. Pâleur et faiblesse générale. Cœur légèrement hypertrophié. Hypertension. Ascite modérée et léger œdème des pieds.

Rein droit mobile, descendu de 12 centimètres; rein gauche mobile, descendu de 10 centimètres.

Appendicite chronique.

Urines : quantité?; urée, 2gr,2 p. 100; albumine, très légères traces; rares cylindres hyalins et granuleux.

Décapsulation bilatérale. — Ablation de l'appendice à travers la plaie lombaire.

Suites. — Un an après la malade avait repris ses forces; l'ascite ne s'était pas reproduite, mais les pieds étaient quelquefois un peu gonflés.

Urines : dix-sept mois après : volume, 1350; densité, 1024; urée, 33gr,75 en vingt-quatre heures; albumine, traces; très rares cylindres hyalins.

Résultat après dix-sept mois : **légère amélioration. Persistance des lésions rénales.**

Obs. 33. — Edebohls, *loc. cit.*, obs. 41, p. 229.

Femme, vingt-sept ans. Depuis trois ans, douleurs dorsales; dyspepsie, palpitations. Il y a six mois céphalée. Anémique faible. Battements du cœur parfois violents, pas de souffle. Pouls très tendu.

Rein droit mobile descendu de 10 centimètres; rein gauche mobile aussi descendu de 8 centimètres.

Urines : volume?; densité, 1008; urée, 1 gramme p. 100; albumine, légères traces.

Décapsulation et fixation bilatérales.

Suites. — Amélioration progressive pendant les six premiers mois qui suivirent l'opération. A partir de ce moment les troubles dépendant des organes pelviens, que la malade éprouvait déjà, deviennent dominants. Un an et demi après l'opération la malade avait encore de la céphalée, des douleurs dorsales; elle souffrait encore de l'estomac, mais cependant elle se sentait mieux qu'auparavant.

Urines : examen un an et neuf mois après l'opération : volume, 1140 centimètres cubes; densité, 1015; résidu solide, 50gr,33; urée, 27gr,36 dans les vingt-quatre heures; albumine, faibles traces; quelques rares cylindres hyalins.

Résultat : très légère amélioration. Atténuation sensible des lésions rénales.

Obs. 34. — Scheuen, *Münch. Mediz. Wochenschr.*, 9 mai 1905.

Homme, vingt-six ans. Œdème malléolaire.

Urines : grande quantité d'albumine; nombreux cylindres de toutes espèces.

Décapsulation bilatérale, gros reins blancs.

Suites. — Plus d'œdème.

Urines : 2 litres; diminution de l'albumine, 0,75 par litre.

Résultat à une date inconnue : **grande amélioration. Atténuation des lésions rénales.**

Obs. 35. — Willis Andrews, *Chicago medical Society*, 13 janv. 1901.

Homme, vingt-sept ans. État relativement bon.

Urines : urée moyenne, 1/2 p. 100; peu de cylindres.

Décapsulation bilatérale.

Suites. — Bon résultat. L'urée augmente d'abord de 1 à 2 p. 100 pendant quelque temps, puis diminue.

Résultat après un temps non indiqué : **légère amélioration.**

Obs. 36. — Edebohls, *loc. cit.*, obs. 30, p. 207.

Homme, vingt-six ans. Il y a cinq ans, affaiblissement; sables rouges dans les urines; céphalée, vomissements. On constate tous les signes du mal de Bright. Il y a quatre ans, œdème prononcé des pieds pendant trois mois; depuis parfois très léger œdème des mêmes régions.

Urines : densité, 1012; urée, 1,5 p. 100; albumine, 3 p. 1000; nombreux cylindres hyalins, granuleux et graisseux.

Décapsulation bilatérale.

Suites. — Aussitôt après la guérison de la plaie, le malade entreprend un voyage d'agrément autour du monde. L'examen des urines fait immédiatement avant son embarquement montre les mêmes altérations qu'avant l'opération. Cependant le malade se sent très bien.

Résultat constaté quatre mois après l'opération : **amélioration de la santé générale. Persistance des lésions rénales.**

La néphrite fut aggravée dans la suite par des infections

aiguës secondaires, et le malade, opéré en pleine urémie avec anurie deux ans après la première opération, succomba dans le coma cinq heures après une seconde décapsulation. (Voir la partie de l'observation concernant cette deuxième opération, page 360.)

Obs. 37. — ELLIOT, *Boston med. and surg. Journal*, avril 1905.

Enfant, dix ans. Néphrite chronique, suite de scarlatine.

Urines : albumine, 1 gramme p. 100; cylindres.

DÉCAPSULATION BILATÉRALE.

RÉSULTAT : **amélioration après deux mois; mais l'urine contient encore des traces d'albumine, plus de cylindres.**

Obs. 38. — EDEBOHLS, *loc. cit.*, obs. 51, p. 253.

Homme, vingt-neuf ans. Il y a huit ans, au cours d'une amygdalite aiguë, hématurie d'une durée de dix jours. Ces hématuries se sont reproduites depuis une fois par an, durant chaque fois cinq à dix jours avec douleurs. Il y a deux ans, grave crise d'urémie avec convulsions. Légère hypertrophie concentrique du cœur : pas de souffle.

Urines : volume?; densité, 1016; urée, 1gr,8 p. 100; albumine, 0,25 p. 100; nombreux cylindres hyalins et épithéliaux; quelques-uns granuleux, rares cireux.

DÉCAPSULATION BILATÉRALE.

SUITES. — Amélioration immédiate et notable pendant plus d'un an. Quatorze mois après l'opération, congestion des deux reins, accompagnée de convulsions urémiques et hématurie.

Urines : examen quinze mois après l'opération : quantité, 3260 centimètres cubes; densité, 1008; urée, 6,72 par vingt-quatre heures; albumine, traces; cylindres hyalins assez nombreux; quelques cylindres granuleux.

RÉSULTAT après quatorze mois : **reprise des accidents urémiques après amélioration notable. Persistance des lésions rénales.**

Obs. 39. — EDEBOHLS, *loc. cit.*, obs. 58, p. 259.

Femme, vingt-huit ans. Santé déclinant graduellement depuis quatre ans. Albuminurie constante depuis deux ans. Douleurs dorsales depuis deux mois. Cœur légèrement hypertrophié : pas de souffle.

Rein droit mobile descendant de 10 centimètres; rein gauche perceptible un peu gros, non mobile.

Urines : volume, 1140 centimètres cubes; densité, 1010;

urée, 10gr,25 en vingt-quatre heures ; albumine, traces ; parfois petits cylindres hyalins et granuleux.

DÉCAPSULATION BILATÉRALE. — Rein droit sain.

SUITES. — Aucun changement appréciable dans la santé générale, ce qui tient probablement à la rétroversion de l'utérus. Amélioration en ce qui concerne les urines.

Urines : examinées treize mois après l'intervention : volume, 1140 ; densité, 1016 ; résidu solide, 42gr,5 ; urée, 19gr,38 en vingt-quatre heures ; albumine, traces ; parfois cylindres hyalins.

RÉSULTAT après treize mois : **aucune amélioration. Atténuation des lésions rénales.**

Obs. 40. — ALBARRAN *in* ERTZBISCHOFF, *loc. cit.*

Femme, trente-trois ans. Fièvre muqueuse ? à douze ans et fièvre typhoïde à vingt ans. A vingt-trois ans, douleurs dans le bas-ventre et depuis état très nerveux. Il y a deux ans, forte douleur dans la région lombaire droite, qui n'a pas cessé depuis. La malade mariée peu après devint enceinte et accoucha neuf mois et demi après d'un enfant qu'elle nourrit. Il y a un an, sans cause, urines très foncées, « couleur café, » et quelques mois après expulsion par l'urètre d'un caillot de sang très long.

ÉTAT AVANT L'OPÉRATION. — Malade pâle, très amaigrie, se plaignant de douleurs dans les régions lombaires, surtout à droite. Sommet du poumon droit douteux ; rien à gauche. Rien au cœur. Dyspnée et constipation. Organes génitaux : col gros, déchiré ; utérus mobile, légère annexite gauche ; volumineuse annexite peu douloureuse à droite.

Vessie normale. Rein droit un peu sensible à la pression en arrière, augmenté de volume, ballottant. Rein gauche semble normal.

Urines : volume, 1000 à 1500 centimètres cubes, pâles, dépôt peu abondant. A la séparation : rein droit, 0,145 d'albumine, rares leucocytes, débris épithéliaux, cylindres granuleux, pas de bacilles de Koch ; rein gauche, 0,125 d'albumine, cellules épithéliales, pas de bacilles de Koch.

L'inoculation des urines aux cobayes est négative.

DÉCAPSULATION ET FIXATION DU REIN DROIT.

SUITES. — Réunion par première intention. Pendant les cinq premiers jours, la quantité des urines tombe à 1 litre pour augmenter ensuite et se maintenir autour de 1500 centimètres cubes. A la sortie de la malade au bout de trente-quatre jours, le rein est bien fixé ; douleurs peu fortes dans la région lombaire ; entéro-côlite muco-membraneuse.

Résultat après un an : **amélioration légère de l'état général. Pas d'atténuation des lésions rénales; albumine, 1 gramme.**

Obs. 11. — EDEBOHLS, *loc. cit.*, obs. 9, p. 162.

Femme, trente ans. Péritonite à la suite d'un premier accouchement il y a cinq ans : troubles variés des organes pelviens, et néphrite chronique. Les troubles pelviens exigèrent une opération il y a cinq mois, et se calmèrent; mais les symptômes de néphrite persistèrent.

Cœur et poumons normaux; artériosclérose modérée.

Rein droit mobile; rein gauche en place.

Urines : albumine et cylindres variés.

DÉCAPSULATION ET FIXATION REIN DROIT. — Ablation de l'appendice par l'incision. Éther.

SUITES. — Guérison opératoire, mais la malade quitta l'hôpital cinq semaines après l'opération et fut ensuite perdue de vue.

Urines : l'albumine et les cylindres avaient presque totalement disparu.

Résultat après cinq semaines : **amélioration. Atténuation des lésions rénales.**

Obs. 12. — EDEBOHLS, *loc. cit.*, obs. 11, p. 161.

Femme, vingt-huit ans, mariée. Souffre depuis l'âge de vingt-trois ans de maux de tête, de douleurs de dos, et est très nerveuse. A été opérée d'un rein mobile par fixation sans décapsulation il y a quatre ans. Amélioration pendant un an et demi, puis reprise des anciens symptômes avec adjonction de douleurs dans la région lombaire gauche; le rein droit est de nouveau mobile.

Pâleur, léger œdème des pieds. Cœur et vaisseaux normaux.

Rein droit très mobile. Rein gauche descendu de 5 centimètres.

Appendicite chronique.

Urines : diminution sensible de l'urée, albumine, cylindres hyalins et granuleux.

DÉCAPSULATION ET FIXATION DES DEUX REINS. — Ablation de l'appendice à travers l'incision lombaire droite.

Rein gauche normal.

SUITES. — Amélioration durant les quatre semaines qui suivent l'opération.

Mort un an après à la suite d'une opération pour rupture d'une grossesse tubaire.

Résultat après quatre semaines : **amélioration.**

Obs. 13. — Ferguson, *loc. cit.*

Femme, trente-deux ans. Douleurs et sensibilité du rein gauche depuis deux ans. Sang dans les urines. Semblable attaque dernièrement ; quelquefois frissons de fièvre.

Urines : état non mentionné.

Néphrite interstitielle d'après les fragments enlevés.

NÉPHROTOMIE REIN GAUCHE. DRAINAGE DOUZE JOURS.

SUITES. — Amélioration marquée quatre semaines après l'opération. Ni douleur, ni sensibilité du rein.

État des urines non indiqué.

RÉSULTAT : **malade non suivie.**

Obs. 14. — Gerke, *Corresp. für schweizer Aerte*, n° 15, 1901.

Néphrite bilatérale remontant à plusieurs années.

DÉCAPSULATION ET ENVELOPPEMENT DU REIN DANS LE PÉRITOINE.

RÉSULTAT : **état s'améliore de jour en jour. L'albumine est tombée de 5 p. 1000 à 1/2 p. 1000.**

Obs. 15. — Edebohls, *loc. cit.*, obs. 2, p. 149.

Femme, trente-neuf ans. Symptômes d'irritation vésicale depuis sept ans. Depuis un an dyspepsie, douleurs variées et palpitations cardiaques. Parfois anurie durant de douze à vingt heures.

Rein droit mobile, 12 à 13 centimètres ; rein gauche mobile également. 10 centimètres.

Urines : grande quantité d'albumine ; nombreux cylindres hyalins et granuleux.

DÉCAPSULATION ET FIXATION BILATÉRALE. — Éther.

SUITES. — Convalescence orageuse : délire post-opératoire pendant deux semaines. Infection de la plaie, qui guérit par granulation.

Urines : à la sortie de la malade six semaines après l'opération, les urines présentent les mêmes altérations.

RÉSULTAT après six semaines : **aucune amélioration.**

Obs. 16. — Edebohls, *loc. cit.*, obs. 10, p. 164.

Femme, vingt-six ans. Rougeole et scarlatine dans son enfance. Chlorose. Il y a un an, accouchement gémellaire, à la suite duquel elle resta cinq mois au lit et a toujours conservé des douleurs abdominales, des défaillances, de l'anorexie et de la constipation.

Rein droit mobile abaissé de 10 centimètres ; rein gauche mobile également abaissé de 5 centimètres.

Appendicite chronique.

Urines : contiennent une grande proportion d'albumine, des cylindres granuleux et hyalins et des cellules épithéliales.

DÉCAPSULATION ET FIXATION DES DEUX REINS. — Ablation de l'appendice par la plaie lombaire droite. Le rein gauche fut trouvé sain.

SUITES. — Malade sort de l'hôpital quatre semaines après l'opération et a été perdue de vue.

Urines : aucun changement durant les quatre semaines, pendant lesquelles elle resta à l'hôpital.

RÉSULTAT après quatre semaines : **aucune amélioration.**

Obs. 47. — EDEBOHLS, *loc. cit.*, obs. 63, p. 273.

Femme, soixante-trois ans. Jusqu'il y a six mois bonne santé. Depuis douleurs dans le dos; engourdissement des extrémités inférieures. Œdèmes des pieds, le soir. Cœur normal; hypertension; artério-sclérose prononcée.

Rein droit légèrement mobile; rein gauche en place.

Urines : quantité?; densité, 1010; urée, 1^{gr},3 p. 100; albumine, traces; nombreux cylindres hyalins et granuleux.

DÉCAPSULATION BILATÉRALE.

SUITES. — La malade continue à présenter de la dépression mentale et des symptômes nerveux, quoique l'état de ses urines fût pendant un temps devenu satisfaisant. Un prolapsus du rectum survenu après l'opération détermina un grand affaiblissement. La malade mourut de ses complications et d'urémie dix mois après l'opération.

Urines : examinées sept mois après l'opération : volume, 1000 centimètres cubes; densité, 1030; résidu solide, 69^{gr},9; urée, 20 grammes en vingt-quatre heures; albumine, traces; assez nombreux cylindres hyalins.

RÉSULTAT : **aucune amélioration; mort dix mois après de complications engendrées par un prolapsus du rectum et en partie aussi par urémie.**

Obs. 48. — GERRISH (Portland), cité par GUITERAS, *loc. cit.*

Homme, cinquante ans. Dyspnée spécialement la nuit. Aucun autre symptôme.

Urines : 1456 centimètres cubes en vingt-quatre heures; albumine, en grande quantité; cylindres granuleux.

DÉCAPSULATION.

SUITES. — Pendant quelque temps aucun changement; puis l'albumine et les cylindres diminuent, mais ne disparaissent pas tout à fait; augmentent même dans les derniers temps. Mort d'épuisement.

RÉSULTAT après quelques semaines : **mort d'épuisement. Très légère atténuation des lésions rénales.**

Obs. 49. — STERN, *Mittheil. a. den Grenzgeb. der Med. und Chir.*, 14, 5, 1905.

Homme, cinquante-neuf ans. OEdème malléolaire intermittent depuis trois ans. Échec des traitements médicaux.

Urines : 700 à 1000 centimètres cubes; albumine, 7 grammes; nombreux cylindres.

DÉCAPSULATION BILATÉRALE.

SUITES. — Pas d'amélioration.

RÉSULTAT : **mort neuf semaines après l'opération.**

Obs. 50. — BERNAYS, cité par GUITERAS, *loc. cit.*

Homme, trente-huit ans. Albuminurique depuis deux ans.

Urines : 900 à 1500 centimètres cubes en vingt-quatre heures; urée au-dessous de la normale; albumine, 1 gramme p. 100; cylindres hyalins et granuleux en très grand nombre.

DÉCAPSULATION BILATÉRALE.

SUITES. — Aucune amélioration. La malade vivait encore au moment de la publication de l'observation, mais à peu près dans les mêmes conditions.

Urines : un peu plus d'albumine et de cylindres.

RÉSULTAT après un temps non indiqué : **aucune amélioration.**

Obs. 51. — BERNAYS, cité par GUITERAS, *loc. cit.*

Pas de renseignements sur l'état du malade.

Mal de Bright chronique.

DÉCAPSULATION BILATÉRALE.

RÉSULTAT : **mort d'urémie trois mois après.**

Obs. 52. — EDEBOHLS, *loc. cit.*, obs. 44, p. 236.

Homme, cinquante et un ans. Depuis deux ans, symptômes de néphrite chronique : albuminurie persistante et cylindrurie. Il y a trois mois, attaque d'hémiplégie droite. Douleur dans la région lombaire gauche depuis six mois.

Cœur dans de bonnes conditions, sauf accentuation marquée du second bruit aortique. Forte hypertension. Artério-sclérose.

Urines : volume?; densité, 1022; urée, 2 grammes p. 100; albuminurie, 0,30 p. 100; innombrables cylindres de toutes espèces, excepté cireux.

DÉCAPSULATION BILATÉRALE.

SUITES. — Amélioration progressive pendant trois mois. A ce moment, signes de défaillance du cœur. Mort subite de dilatation aiguë du cœur dix mois et demi après l'opération.

Urines : examinées à diverses reprises, ont montré une diminution de la quantité d'albumine et du nombre des cylindres, avec le même taux d'urée qu'avant l'intervention.

RÉSULTAT : **mort subite de dilatation aiguë du cœur dix mois et demi après l'opération.**

Obs. 53. — BAKES, *Congrès allemand chirurgie*, avril 1901.

L'auteur rapporte avoir pratiqué l'enveloppement épiploïque du rein décortiqué pour une néphrite à gros rein blanc.

SUITES. — L'évolution post-opératoire ne présenta rien de particulier pendant les trois premiers jours; à ce moment survint une pneumonie qui emporta le malade.

RÉSULTAT : **mort de pneumonie au troisième jour.**

Obs. 54. — EDEBOHLS, *loc. cit.*, obs. 36, p. 221.

Homme, cinquante ans. Jusqu'à il y a un an, bien portant : à ce moment, à son réveil, paralysie partielle du côté droit, et l'examen des urines révèle l'existence du mal de Bright. Il y a trois mois, hémorragie dans le nerf optique gauche, d'où cécité transitoire. Léger œdème. Cœur hypertrophié : souffle d'insuffisance aortique, pouls dicrote. Poumons emphysémateux.

Urines : grande quantité d'albumine; forte diminution de l'urée; cylindres de toutes espèces et éléments rénaux.

DÉCAPSULATION BILATÉRALE.

RÉSULTAT : **mort subite par dilatation aiguë du cœur douze heures après l'opération.**

Obs. 55. — EDEBOHLS, *loc. cit.*, obs. 39, p. 227.

Homme, soixante-sept ans A trente ans, calcul rénal et néphrite aiguë avec hydropisie des extrémités inférieures pendant plusieurs mois. Il y a sept ans hémiplégie, par embolie d'origine cardiaque; paralysie unilatérale pendant près d'un an. Rétinite albuminurique et mal de Bright découvert il y a un an. Fortes céphalées et troubles visuels. Hypertrophie du cœur avec commencement de dilatation, insuffisance mitrale, artério-sclérose généralisée.

Urines : volume?; densité, 1808; urée, 2,1 p. 100; albumine, 0,5 p. 100; nombreux cylindres hyalins et granuleux; parfois éléments rénaux granuleux et graisseux.

DÉCAPSULATION BILATÉRALE.

SUITES. — Hémiplégie gauche d'origine cérébrale le jour même de l'opération, défaillance du cœur : les reins ne sécrètent que 610 centimètres cubes durant les cinquante-six que le malade vit.

RÉSULTAT : **mort d'urémie et d'hémiplégie cérébrale au bout de cinquante-six heures.**

CHAPITRE V

REMARQUES TOUCHANT LA PRATIQUE DE L'INTERVENTION
CHIRURGICALE DANS LES NÉPHRITES CHRONIQUES.

Je ne veux insister dans ce chapitre que sur certains points me paraissant présenter quelque intérêt, en raison des conditions particulières où se trouvent les malades chez lesquels on intervient, et du but que l'on poursuit. Les remarques que je ferai s'appliquent également aux interventions dans les épisodes aigus des néphrites chroniques et dans leur phase d'état. Elles peuvent aussi trouver leur application aux opérations dirigées contre les néphrites aiguës.

§ I. — Précautions préliminaires.

Appelé auprès d'un brightique en crise aiguë ayant résisté aux divers traitements médicaux, le chirurgien n'aura pas toujours le loisir, en raison de l'urgence de l'intervention, de recourir aux précautions préopératoires qui s'imposent chez tous les malades. A vrai dire, dans la majorité des cas, le patient aura été soumis du fait de sa maladie à une médication interne réalisant ces *desiderata*.

Mais lorsqu'il s'agit d'un malade atteint de néphrite chronique à la période d'état, il convient de lui faire suivre un régime et un traitement destiné à lui permettre de mieux supporter l'ébranlement opératoire et de bénéficier de l'intervention. Le régime lacté, s'il est bien supporté, est le meilleur moyen que nous ayons de remplir cette indication, car il est à la fois restaurateur des forces, antitoxique et diurétique. On trouvera dans les données de l'analyse des urines de précieuses indications pour régler l'alimentation, et l'attention devra se porter plus particulièrement sur leur teneur en chlorures, de manière à combattre par le régime déchloruré la rétention sèche de ces produits. De petits purgatifs répétés, aidés au besoin d'entéroclyse et de lavages de l'estomac à l'eau bouillie, contribueront à désintoxiquer l'organisme en même temps qu'ils diminueront la septicité du milieu intestinal.

Si les urines sont rares, des boissons abondantes comme les eaux minérales d'Évian, qui lavent les tissus et favorisent la diurèse sans fatiguer les épithéliums rénaux, trouveront une judicieuse indication. Mais le point le plus important, dont le chirurgien devra se préoccuper, est l'état du cœur et des vaisseaux. On sait toute l'importance de la pression sanguine dans la sécrétion de l'urine; intervenir sur le rein chez des brightiques dont l'appareil cardio-vasculaire est défaillant serait courir à un échec certain, et beaucoup des décès opératoires que j'ai relevés ne reconnaissent pas d'autre cause. Il faudra donc relever le fonctionnement de cet appareil par les préparations de digitale, de strophantus, par la caféine, la spartéine, etc.

§ 2. — Anesthésie.

L'obligation où l'on se trouve de pratiquer l'anesthésie générale chez les brightiques, pour procéder à l'une des opérations conseillées, est une des objections qu'on a faites au principe même de l'intervention. Je pense pouvoir la réfuter, comme j'ai réfuté toutes les autres, en m'appuyant sur les faits empruntés à la chirurgie générale, à la chirurgie urinaire, et en particulier à la chirurgie rénale, et plus spécialement à la chirurgie même des néphrites.

Des expériences nombreuses entreprises sur les animaux, notamment par BARBACCI et BENT il y a plus de dix ans, et beaucoup plus récemment par COYNE et CAVALLIÉ, ont montré les effets anatomiques produits sur les éléments du rein par les inhalations d'éther et de chloroforme. Tandis que le premier de ces anesthésiques détermine de la néphrite épithéliale diffuse congestive et souvent hémorragique mais passagère, spontanément et complètement curable, le second provoque de la néphrite parenchymateuse, ayant une grande tendance à passer à la chronicité. Ainsi expérimentalement le chloroforme frappe plus profondément et d'une façon plus durable le parenchyme rénal que l'éther.

Ces données du laboratoire se trouvent confirmées par la clinique. En effet, BUTTER, ROUX, VAALT, BARENSFELD, DEAVER, analysant les urines d'un grand nombre de sujets soumis à la narcose par l'éther, y ont trouvé rarement de l'albumine et toujours d'une façon transitoire; jamais ils n'y ont rencontré d'éléments anatomiques indiquant l'existence de lésions rénales. Lorsque l'albuminurie existait avant l'éthérisation, elle n'a pas augmenté, et parfois même elle a disparu à la suite de l'emploi de ce narcotique. LUTZE, LUTHER, RINDSKOPF, ALESSANDRI ont relevé la présence de l'albumine chez le plus grand nombre des malades chloroformés, et assez souvent aussi des cylindres hyalins et granuleux, témoins de lésions rénales. Lorsque ces lésions préexistent, elles sont aggravées à la suite de l'administration du chloroforme, d'après les recherches de LUTHER et de WANDERLICH.

Je ne saurais contester ce résultat, n'ayant fait aucune recherche personnelle sur les modifications de l'urine à la suite de la narcose par l'éther ou par le chloroforme; mais ce que je puis affirmer avec tous les chirurgiens, c'est que si l'on constate de l'albuminurie et de la cylindrurie après la chloroformisation, ces altérations n'ont aucune signification grave au point de vue de l'avenir rénal; s'il en était autrement, de quel contingent énorme viendrait se grossir la tribu déjà si nombreuse des brightiques!

Ainsi donc je crois pouvoir admettre, au nom de la clinique générale, que ni l'éther ni le chloroforme ne sont susceptibles d'engendrer chez l'homme des lésions rénales définitives. La clinique spéciale des voies urinaires démontre journellement que les dangers de l'administration de ces deux agents anesthésiques sont tout aussi illusoires. Dans une leçon sur le chloroforme et l'appareil urinaire, le professeur Guyon a écrit « que l'on peut faire usage du chloroforme alors que les altérations rénales sont évidentes, et même lorsqu'elles sont avancées. Cliniquement, on n'observe pas chez les urinaires d'accidents imputables au chloroforme ».

Si nous recherchons à quels anesthésiques généraux ont eu recours les chirurgiens chez les brightiques qu'ils ont opérés dans les épisodes aigus ou à la phase d'état, nous trouvons :

Le chloroforme seul	20 fois.
L'éther seul	73 —
Le chloroforme et l'éther successivement	5 —
L'éther et le protoxyde d'azote	9 —
Le chloroforme et le protoxyde d'azote	1 —
L'éther, le chloroforme et le protoxyde d'azote	1 —
L'éther, le chloroforme, l'oxygène et le protoxyde d'azote	1 —
Le chlorure d'éthyle ou somnoforme	1 —

En lisant les observations des malades décédés dans les vingt jours qui ont suivi l'opération, observations que j'ai résumées en en donnant les numéros dans le chapitre V (section première de la 2e partie) et dans le chapitre II (section deuxième de la 2e partie), on se convaincra que les anesthésiques généraux employés dans ces cas ne sont pour rien dans leur issue fatale.

Après avoir démontré l'innocuité des divers agents de narcose chez les brightiques, je ne saurais fournir d'indications touchant leur choix. La préférence des opérateurs paraît tenir surtout aux usages chirurgicaux du pays où ils exercent. C'est ainsi qu'Edebolls, en Amérique, a eu recours presque exclusivement à l'éther, soit seul, soit associé au protoxyde d'azote, et que Albarran, Pasteau et moi-même avons employé le chloroforme. En Allemagne, Israël s'est adressé tantôt au chloroforme, tantôt à l'éther.

Chez les malades présentant un état très grave par intoxication profonde, l'anesthésie générale peut être remplacée avec avantage par l'insensibilité des téguments au chlorure d'éthyle. Chez une de mes opérées, plongée dans le collapsus, je fis l'opération sans aucune anesthésie.

WILLIS ANDREWS a eu recours à la rachicocaïnisation. Ce mode d'anesthésie est peut-être recommandable dans l'espèce; mais s'il présentait sur les inhalations d'éther ou de chloroforme des avantages marqués, il aurait été sans doute plus souvent mis à contribution.

Si l'on s'en rapporte aux expériences de SCHWARZ (de Berlin), la rachistovaïnisation devrait être rejetée, car après son emploi les urines offrent les modifications caractéristiques des néphrites : albuminurie, cylindrurie, etc. A la vérité, les lésions néphrétiques sont légères et transitoires; mais il est à craindre que chez les sujets porteurs d'affections rénales elles s'aggravent. HÉRESCO et STROMINGER rejettent également ce mode d'anesthésie pour avoir vu chez leurs opérés des accidents qui, sans mettre leur vie en danger, ont été des plus désagréables : céphalalgie, nausées, vomissements, engourdissement des membres inférieurs, relâchement du sphincter anal, etc.

§ 3. — Technique opératoire.

Sans décrire par le menu tous les temps de la décortication et de la néphrotomie, je signalerai les points particuliers que présente la pratique de ces deux opérations appliquées au traitement des néphrites chroniques.

Position du malade. — Il me paraît tout d'abord nécessaire de poser en principe qu'il faut aller vite de manière d'abord à diminuer la durée de l'anesthésie qui, sans avoir une action nocive, ainsi que je viens de le faire remarquer sur les éléments anatomiques du rein, ne leur est cependant pas indifférente et a une influence également défavorable sur l'ensemble des organes et tissus; en second lieu, à réduire au minimum le shock opératoire, qui s'aggrave dans l'espèce de la position imposée au malade, position qui entrave le jeu du poumon et celui du cœur. C'est pour obéir à cette indication que les Américains ont proposé d'opérer simultanément sur les deux reins, le malade étant couché à plat ventre sur un coussin et offrant ses régions lombaires à deux équipes d'opérateurs. Cette manière expresse d'opérer, qui, par suite de la position du patient, rend l'application et la surveillance de l'anesthésie difficile et gêne encore plus que le décubitus latéral la respiration et la circulation, ne me paraît pas recommandable. Dans le même but d'abréger la durée de l'opération, on a imaginé des tables et appareils plus ou moins compliqués, qui, à mon avis, encombrent sans grand profit l'arsenal chirurgical. Je me sers simplement d'un coussin plat, très fortement serré, mesurant 0ᵐ,50 de longueur sur 0ᵐ,25 de largeur et 0ᵐ,25 d'épaisseur. Le malade étant couché sur une table horizontale, le coussin est placé de champ dans l'échancrure costo-iliaque; le membre inférieur du côté à opérer est étendu dans toute sa longueur, tandis que la cuisse du côté opposé, fléchie sur le bassin et reposant transversalement sur le plan de la table, maintient le tronc en position latérale. Si l'on veut intervenir dans la même séance sur le rein, rien n'est plus simple que de retourner le sujet sur le côté opposé.

Ouverture de la loge lombaire. — Isolement et extériorisation du rein. — De toutes les incisions recommandées pour aller à la découverte du rein et l'extraire temporairement ou définitivement de sa loge, la meilleure me paraît être celle qui, commençant au-dessous de la dernière côte en dehors de la masse sacro-lombaire, se termine à 2 ou 3 centimètres au-dessus de l'épine iliaque antéro-supérieure et peut être prolongée suivant les besoins vers la ligne médiane. Les tissus sont incisés suivant cette direction plan par plan. Chez les personnes grasses l'épaisseur des tissus à traverser est considérable, et dans les néphrites hydropigènes l'œdème qui les imprègne augmente encore cette épaisseur. Lorsqu'on incise la couche adipeuse sous-cutanée ainsi infiltrée, on voit sourdre une véritable pluie de sérosité qui, inondant la plaie, empêche de reconnaître les plans musculaires. Ceux-ci sont d'ailleurs pâles et présentent l'aspect des muscles hydrotomisés. Lorsqu'ils ont été traversés, la capsule cellulo-adipeuse du rein est aussi, dans les cas auxquels je fais allusion, gorgée de liquide. Chez quelques-uns de mes malades atteints d'anasarque généralisé, il s'est échappé au moment de l'ouverture de la loge rénale une telle quantité de sérosité, que j'ai eu un moment l'impression d'avoir effondré le péritoine et donné issue à un liquide ascitique.

L'infiltration séreuse de l'atmosphère périrénale rend parfois très difficile l'isolement et l'extraction du rein ; car cet organe, nageant comme dans un fluide, fuit et se dérobe aux doigts. Pour faciliter sa prise, on doit écarter les lèvres de la capsule graisseuse en les prenant dans les mors de pinces en T et saisir le rein avec une compresse de gaze.

L'atrophie de la capsule, ou plus exactement sa densification dans les cas de périnéphrite adhésive, qui accompagne plus particulièrement le petit rein contracté, est encore une circonstance pouvant rendre pénible l'exode de l'organe. On arrivera à le libérer de ses adhérences en séparant petit à petit la capsule graisseuse de la capsule propre à l'aide d'une compresse, comme on le fait pour l'intestin adhérent à l'épiploon.

b) *Décapsulation.* — Le rein affranchi des connexions, qui l'unissent normalement ou pathologiquement à sa capsule, doit être complètement extériorisé de sa loge si l'on veut faire régulièrement la décapsulation. Celle-ci est plus ou moins facile, suivant que l'on a affaire au gros rein lisse de la néphrite parenchymateuse ou au petit rein granuleux de la néphrite interstitielle. Dans le premier cas, la capsule se détache pour ainsi dire d'elle-même du parenchyme, et il n'est pas rare que les malaxations opérées pour extraire le rein la décollent et déterminent la formation d'un hématome sous-capsulaire ; dans le second cas, elle adhère intimement au tissu rénal particulièrement au niveau des sillons limitant les petites lobulations, dont est hérissée la surface de l'organe.

Pour procéder à la décapsulation, certains chirurgiens, après avoir ponctionné la capsule près de l'un des pôles du rein au bistouri, introduisent une sonde cannelée par l'orifice ainsi créé et la font ainsi cheminer vers le pôle opposé, puis finalement incisent sur la cannelure. La convexité du bord postérieur du rein rend l'introduction sous-capsulaire de la sonde difficile, et la capsule se déchire souvent irrégulièrement. A mon avis il vaut mieux supprimer ce temps opératoire, et inciser directement la capsule sur le bord postérieur du rein de pôle à pôle en se servant du bistouri. Je reconnais qu'en procédant ainsi on entame presque toujours le tissu rénal; mais à mon avis cela n'a aucune importance. La capsule propre ainsi fendue, on saisit successivement chacune de ses lèvres avec une pince à griffe, et on décortique la substance rénale jusqu'à l'insertion des vaisseaux et des calices au niveau du hile. Cette décortication se fait par simple traction dans le gros rein blanc; il faut s'aider des doigts, du bec de la sonde cannelée, parfois même de la pointe du bistouri pour détruire les adhérences filamenteuses de la capsule au parenchyme dans le petit rein contracté. Dans ce dernier cas, une certaine quantité de sang s'écoule de la surface dénudée du rein; mais même lorsque la capsule se détache avec la plus grande facilité, *il pleut* toujours des gouttelettes de sang, dont la signification est plutôt heureuse, car elles contribuent à la décongestion de la substance glomérulaire.

Le plus grand nombre des opérateurs résèque chacune des moitiés de la capsule réclinées vers le pédicule au ras de ce pédicule. D'autres, considérant que les fils destinés à fixer le rein coupent avec la plus grande facilité le parenchyme décortiqué, se servent des lambeaux capsulaires pour assurer la fixation de l'organe, faisant ainsi une capsulorraphie au lieu d'une néphrorraphie. Ainsi procèdent entre autres chirurgiens GRUNWELL, RUGGI, ALBARRAN. Ce dernier, divisant chacune des vulves capsulaires en leur milieu, obtient quatre pédicules ligamenteux, qu'il suture à la dernière côte et à la paroi lombaire.

La fixation du rein n'est d'ailleurs pas indispensable après la décapsulation, car sa surface cruentée contracte vite des adhérences avec les parois de la loge lombaire et spécialement en avant avec le péritoine. Je ne fais pour ma part jamais la néphrorraphie ; mais pour permettre au rein de se fixer de lui-même à la partie supérieure de sa loge, je place au-dessous de son pôle inférieur une compresse qui le soutient pendant les premiers jours, en même temps qu'elle sert à drainer le liquide exsudé par les parois de la fosse lombaire et surtout par la surface dénudée du rein.

b) *Néphrotomie.* — Pour obtenir de la néphrotomie tous les résultats qu'on est en droit d'en attendre dans le traitement des néphrites, résultats sur lesquels j'ai par ailleurs longuement insisté, il faut la faire largement. Le rein doit être fendu suivant son bord convexe d'un pôle à l'autre pôle et profondément jusqu'au bassinet. A cet effet, l'organe extériorisé et saisi par la main gauche comprimant le pédicule vasculaire est incisé d'un seul coup au bistouri, le plat de la lame cheminant bien parallèlement aux deux faces. Un véritable flot de sang noir inonde immédiatement le champ opératoire, et si le rein fortement congestionné avant l'opération, comme cela arrive souvent, présentait une coloration plus ou moins foncée, brunâtre, « feuille morte, » on le voit reprendre séance tenante sa coloration rouge normale.

La compression des vaisseaux maintenue, la tranche de chacune des valves du rein presque exsangue peut être explorée *de visu* à loisir; mais sitôt que la compression est supprimée, le sang s'échappe en abondance et sort sous forme de jet impétueux de quelques-unes des artères lobaires. Pour quiconque n'a pas l'habitude de la néphrotomie, cette hémorragie a quelque chose de préoccupant, et on comprend qu'on s'attarde à faire l'hémostase en pinçant et en liant les vaisseaux. C'est là une entreprise irréalisable en raison de la situation des artères en plein tissu rénal, et qu'il est bien inutile de tenter. En effet, pour mettre un terme à l'issue du sang, il suffit de rapprocher les deux valves du rein et de les suturer au catgut. Les fils, au nombre de trois ou quatre, doivent être passés en pleine substance médullaire vers le milieu de la hauteur des pyramides de Malpighi, de manière à comprendre dans la suture les artères lobaires ouvertes et en assurer l'hémostase comme on obtient celle des artères cornaires des lèvres dans l'opération du bec-de-lièvre. Les deux chefs de chacun des fils sont noués sur le bord convexe du rein. Il faut avoir soin de ne pas trop serrer l'anse, dans la crainte de sectionner le parenchyme, surtout lorsqu'il a été dépouillé de sa capsule par la décortication préalable. En procédant ainsi on obtient une hémostase si rapide et si parfaite, que bien souvent l'urine rendue dans la journée est à peine teintée.

d) *Drainage du bassinet.* — J'ai fait ressortir la nécessité du drainage du bassinet après la néphrotomie dans le traitement des néphrites aiguës; ce drainage est encore très utile lorsqu'on intervient dans les néphrites chroniques. On le réalise très facilement en conduisant avec les doigts dans le bassinet une sonde de Pezzer, avant de pratiquer la suture des deux valves du rein. Pour que la présence de ce drain ne s'oppose pas à l'hémostase des tranches rénales, il convient de le coincer pour ainsi dire à l'aide de points de suture complémentaires.

Je crois inutile d'insister sur les difficultés que la décapsulation et la néphrotomie dans les néphrites peuvent présenter dans certaines circonstances, par exemple lorsque la douzième côte est longue et fortement abaissée vers la crête iliaque, lorsque le rein est haut placé dans la concavité du diaphragme, lorsque la périnéphrite est très prononcée, etc. Ces difficultés et les incidents qu'elles peuvent faire naître ne présentent rien de spécial.

Pour la même raison, je ne décris pas le mode de fermeture de la paroi lombaire.

BIBLIOGRAPHIE

Ayant donné l'indication bibliographique des observations que nous avons rapportées, nous ne mentionnons ici que les travaux fournissant une contribution personnelle à la chirurgie des néphrites.

ALBARRAN (GUYON et). — **De la néphrotomie.** (*Rapport au XII Congrès de l'Association française de chirurgie*, 1898, p. 15.)

— **Diagnostic des hématuries rénales.** (*Annales des maladies des organes génito-urinaires*, 1898, p. 449.)

— **Hématuries des néphrites méconnues.** (*C. R. de l'Association française d'urologie*, 1899, p. 104.)

ALBARRAN et BERNARD. — **Régénération de la capsule du rein après décortication de l'organe.** (*C. R. de la Soc. de biol.*, 14 juin 1902, p. 756.)

— **Des néphrites hématuriques.** (*Presse médicale*, 25 avril 1906.)

ANZILOTTI. — **Sulla proprieta tossiche del nucleo-proteidi renali : Contributo al mecanismo d'azione della auto et eteronefrolisine.** (*Clinica moderna*, 25 nov. 1903.)

— **Ricerche sperimentali sugl'effetti dello scapsulamento del rene o nefrolisi.** (*Clinica moderna*, 14 et 21 oct. 1903.)

ASAKURA. — **Experimentelle Untersuchungen uber die Decapsulatio renum.** (*Mitteil. a. d. Grenzgebieten der Medezin u. Chirurgie*, XII, 5, 1903, p. 602 à 624.)

ASCOLI et FIGARI. — **Ueber Nephrolysine.** (*Berliner klinische Wochenschrift*, XXXIX, 560-634; 16 juin-17 juillet 1902.)

BAKES. — **Ein neues Verfahren zur operativen Therapie der chronischen Nephritis.** (*Centralb. f. Chir.*, n° 14, 7 avril 1904, p. 410.)

BASSAN. — **Contribution à l'intervention chirurgicale dans les néphrites médicales.** (*Thèse inaug.*, Lyon, 1903.)

BERG. — **The present status of the surg. treatm. of chron. Bright's disease.** (*Medical Record*, n° 25, 1904.)

BLAKE. — **Preliminary report of 5 cases of renal decapsulation.** (*Boston med. and surg. Journ.*, 1903, p. 171-174.)

BOINET. — **Traitement chirurgical des néphrites.** (*Arch. génér. de méd.*, 14 mars et 28 avril 1905.)

BOUNCZ-OSMOLOWSKI (B.). — **Die Veranderung der Nieren b. Entlernung ihrer Kapsel.** (*Russkij Vratsch*, 1903, n° 21.)

BOYD et BEATTIE. — **Note on the decapsulation of the kidneys.** (*Edinburg med. Journ.*, avril 1905.)

CABOT. — **Decapsulation of kidneys.** (*Boston med. and surg. Journ.*, CXLVII, 23 oct. 1902, p. 456.)

CASTAIGNE et RATHERY. — **Ligature unilatérale de l'artère rénale, de l'uretère ou de pédicule; lésions du rein opposé.** (*C. R. de la Société de biologie*, LIII, 1150, 21 déc. 1901.)

— **Néphrites primitivement unilatérales et lésions consécutives de l'autre rein.** (*Semaine méd.*, 20 août 1902.)

— **Toxicité de la substance rénale et néphrotoxines.** (*Presse méd.*, 13 août 1902.)

CASTAIGNE et RATHERY. — **Néphrites chroniques bilatérales con-**

sécutives au traumatisme d'un seul rein. (*Bull. et Mém. de la Soc. de méd. des hôpitaux de Paris*, 26 déc. 1902.)

CAUTERMAN. — **Les fonctions du rein et l'insuffisance rénale.** (*Annales de la Soc. méd. chir. d'Anvers*, mars-avril 1904.)

CAVAILLON. — **Néphrite unilatérale à type névralgique guérie par la décapsulation et la capsulectomie.** (*Lyon médical*, n° 33, 1903.)

CAVAILLON et TUILLAT. — **Du traitement du mal de Bright par la décapsulation rénale d'après Edebohls.** (*Presse médicale*, 9 janvier 1904.)

CECCHERELLI. — **Sulla nephrorrafia nel rene mobile.** (*Rendic. d. Assoc. med. chir. Parma*, 1900.)

Décapsulation du rein. (*XVII° Cong. franç. de chir.*, Paris, oct. 1904.)

CESARI. — **La cura chirurgica nelle nefriti mediche.** (*Gaz. degli Osped.*, 26 mars 1905.)

CIUTI. — **L'intervento chirurgico nelle nefriti.** (*Ric. critica di clinica medica*, n° 22, 31 mai 1902.)

CLAUDE HENRI. — **La décapsulation des reins dans les néphrites médicales.** (*Bull. et mém. de la Soc. méd. des hôp. de Paris*, n° 16, 1903.)

CLAUDE HENRI et BALTHAZARD. — **Effets de la décapsulation des reins.** (*Soc. de biologie*, 1er mars 1902.)

CLAUDE HENRI et DUVAL. — **Effets immédiats de la décapsulation.** (*Bull. et mém. de la Soc. méd. des hôpitaux*, 10 févr. 1905.)

LE DENTU. — **Le débridement de la capsule du rein au moyen du thermo-cautère.** (*Acad. de médecine*, 1881, et *Bull. de Thérap. méd. et chir.*, 30 oct. 1881.)

— **Néphrite douloureuse et néphrotomie.** (*C. R. XII° Congrès de l'Assoc. franç. de chirurgie*, p. 35.)

— **Traitement chirurgical des néphrites chroniques.** (*Presse médicale*, 1906.)

DUFOUR et FORTINEAU. — **Néphrites aiguës. A quel moment de leur évolution faut-il les opérer?** (*Bull. et mém. de la Soc. méd. des hôpitaux de Paris*, n° 16, 1903.)

EDEBOHLS. — **Chronic nephritis affecting a movable kidney as a indication for nephropexy.** (*Med. News*, New-York, LXXIV, 22 avril 1899, p. 481.)

— **The cure of chronic Bright's disease by operation.** (*Medic. Record*, New-York, LX, p. 961, 21 déc. 1901.)

— **The technics of nephropexie, as an operation per se, and as modified by combination with lumbar appendicectomy and lumbar exploration of the bile passages.** (*Annals of surgery*, n° 2, 1902.)

— **Questions of priority in the surgical treat of chronic. Bright's disease.** (*Medical Record*, New-York, 26 avril 1902, p. 651.)

— **Renal decapsulation versus nephrotomy, resection of the Kidney and nephrectomy.** (*British med. Journ.*, 8 nov. 1902, p. 1507.)

— **Renal decapsulation for chronic Bright's disease.** (*Medical Record*, mars 1903, p. 480.)

— **Renal decapsulation for conditions other than chronic Bright's disease.** (*New-York med. Journ.*, 1903, p. 822.)

— **Nierendekapsulation, Nephrokapsektomie** (EDEBOHLS) **and Nephrolysis** (ROVSING). (*Centrabl. f. Chirurg.*, 20 févr. 1904, p. 189-192.)

Edebohls. — **Renal decapsulation.** (*Medical Record*, 21 mai 1901.)
— **The Surgery of nephritis.** (*New-York med. Journ.*, 21 et 28 mai 1901.)
— **The surgical Treatment of Bright's disease.** 1 vol. in-8° de 327 p. Frank F. Lisieski, New-York.

Elliot (G. M.). — **The med. aspects of decapsulation of the Kidneys for the cure of chronic Bright's disease.** (*New-York med. Journ.*, 4 juin 1901.)

Eberhardt. — **Experimentelle Beiträge zur Nierendekapsulation.** (*Mitteil. a. d. Grenzgeb. d. Med. u. Chir.*, 13 févr. 1905.)

Emerson. — **Studies upon the Capsule of the Kidney.** (*Med. Record*, 6 juin 1903.)

Entzeischoff. — **Contribution à l'étude du traitement chirurgical des néphrites. Réno-décortication.** (*Thèse inaug.*, Paris, 1906.)

Fabris (Francesco). — **Sulla cura chirurg. della nefrite acuta.** (*La Clinica chirurgica*, 30 sept. 1903.)

Ferguson (A.). — **Surgical treatment of nephritis or Bright's disease.** (*Medical Standard*, juin 1899.)
— **Surgical treatm. of nephritis.** (*Journ. am. med. Associat.*, 1903.)

Ferrarisi Guido. — **Supra l'importanza della capsula fibrosa del rene negli stati infiammatori dell' organo.** (*La Clinica chirurgica*, 1903, p. 811-841.)

Gaudiani. — *Il Policlinico*, fasc. 27, 1904, p. 847.

Gelpke. — **Zur Frage d. chirurg. Behandlung d. chron. Nephritis.** (*Correspond.-Bl. f. schweiz. Aertze*, 1er août 1904.)

Gentil Francisco. — **Tratamento cirurgico do Mal do Bright.** 1 vol. in-8° de 384 pages, Lisbonne, oct. 1904.)

Gifford. — **Experimental decaps. of the kidney.** (*Boston med. and surg. Journ.*, 14 juillet 1904.)

Giordano. — **Chirurgia renale. Osservazioni e reflessioni.** Turin, 1898.

Guiteras Ramon. — **The surgical treatm. of Bright's disease. A preliminary communication.** (*New-York med. Journ.*, 17 mai 1902.)
— **The operative treatm. of chr. Bright's disease: a second communication based on reports of 120 cases.** (*New-York med. Journ. a. Philadelphia med. Journ.*, 7 oct. 4 nov. 1903.)

Guyon (F.). — **Influence de la tension intra-rénale sur les fonctions du rein.** (*C. R. de l'Académie des sciences*, 25 févr. 1892.)

Hall (W.) et Herxheimer. — **Experimental nephritis followed by decapsulation of the Kidney.** (*Brit. med. Journ.*, 1904, 9 avril.)

Harrison (R.). — **A contribution to the study of some forms of albuminuria associated with Kidney tension and their treatment.** (*The Lancet*, 4 janv. 1896.)
— **On the treatment of same forms of albuminuria by renipuncture.** (*Brit. med. Journ.*, 17 oct. 1876.)
— **Renal Tension and its treatment by surgical means.** (*Brit. med. Journ.*, 19 oct. 1901.)
— **Some retrospects and prospects in surgery and address,** delivered at the med. school at Cornell University. Londres, 1901.

Hédouin. — **Néphrite chronique bilatérale consécutive au traumatisme d'un seul rein.** (*Thèse inaug.*, Paris, 1905.)

Israel. — **Ueber den Einfluss der Nierenspaltung auf akute und chronische Krankheitsprozesse des Nierenparenchimus.** (*Mitt. aus den Grenzgeb. der Med. und Chir.*, Bd V, 1899, p. 471.)

Israel. — Chirurgische Klinik der Nierenkrankheiten, Berlin, 1901.

— Nierenkolik, Nierenblutung und Nephritis. (*Deut. med. Wochens.*, 27 févr. 1902, p. 145.)

Jaboulay. — Du traitement chirurgical des néphrites. (*Arch. gén. de méd.*, Paris, 1903, 17 nov.)

— Leçons de clinique chirurgicale, Lyon, 1902-1903.

Klemperer. — Ueber Nierenblutungen bei gesunden Nieren. (*Deut. med. Voch.*, n° 9, 1897.)

— Neue Gesichtspunkte in der Behandlung von Nierenblutung, Nierenkolik und Nierenentzündung. (*Therapie der Gegenwart*, janvier 1901.)

Kummel u. Rumpel. — Chirurg. Erfahrungen ueber Nierenkrankh, unter Anwendung der neueren Untersuchungsmethoden. (*Beitr. z. klin. Chir.*, 1903, 788-991.)

Laner. — De la décortication du rein dans les néphrites. (*Thèse inaug.*, Paris, 1904.)

Legueu. — Congrès français d'urologie, 1904.

Lennander. — Ueber Spaltung der Nieren mit Resektion des Nierengewebes bei akuter Pyelonephritis mit miliaren Abscessen. (*Nordisch. med. Arch.*, 30 avril 1904.)

— Wann kann akute Nephritis mit Ausnahme der tuberkulosen Veranlassung zu chirurgische Eingriffe geben und zu welchen? (*Mitt. aus. d. Grenzgeb. der Med. u. Chir.*, 1902, X, p. 164.)

Le Nourse. — De la néphrotomie précoce dans les pyélonéphrites. (*Rev. méd. de Normandie*, 10 août 1902.)

— Traitement chirurgical des néphrites. (*Thèse inaug.*, Paris, 1903.)

Lépine. — Sur l'opportunité d'une intervention chirurgicale dans les néphrites chroniques. (*La Semaine médicale*, 2 décembre 1902.)

Luxardo. — Dell' intervento chirurgico in alcune forme de nefrite. (*Gaz. degli osp. e degli cliniche*, 1903.)

Malherbe et Legueu. — Des hématuries essentielles. (Rapport à la IVe session de l'Association française d'urologie, 1899.)

Moncour. — De la néphrotomie dans les néphrites médicales chroniques. (*Journ. de méd. de Bordeaux*, 9 févr. 1902.)

— A propos de la néphrotomie dans les néphrites médicales. (*Bull. méd.*, 1904, p. 230.)

Newman. — Decapsulation of the Kidney for the treatment of albuminuria. (*Brit. med. Journ.*, 1904, 30 avril.)

Oraison. — Traitement chirurgical des néphrites. (*Revue pratique des maladies des organes génito-urinaires*, 1904, p. 61-69.)

Parlavecchio (G.). — Rivestimento omentale del rene decapsulato. (*Il Policlinico*, 1904, fasc. 32, p. 1007.)

Pasteau et Entzbischoff. — *Soc. méd. des hôp. de Paris*, mai 1904.

Pasteau. — *Association française d'urologie*, 1904.

Patel et Cavaillon. — Du traitement chirurgical des néphrites. (*Annales des mal. des organes génito-urinaires*, n° 18, 1903.)

Perez. — Sul tratamento chirurgico delle nefriti con speciale riguardo alle cosi dette nefralgie ematuriche essenziali. (*Policlinico-Rome*, fasc. 1 et 2, 1904.)

Pousson. — De l'utilité de pratiquer hâtivement la néphrotomie dans les néphrites suppurées. (XII⁰ session de l'Association française de chirurgie, octobre 1898.)

Poussox. — De l'intervention chirurgicale dans certaines variétés de néphrites médicales. (IV⁰ session de l'Association française d'urologie, octobre 1899.)

— Une intervention chirurgicale dans un cas d'infection rénale coli-bacillaire. (*Bulletin de la Société de médecine et de chirurgie de Paris*, 12 juin 1900.)

— De l'existence d'un réflexe réno-rénal dans certaines néphrites médicales et de la possibilité du développement d'une néphrite sympathique. (*Bulletin de l'Académie de médecine*, 20 mars 1900.)

— Ueber die patogenetische Bedeutung des reno-renalen Reflexes. (*Monatsberichte über die Gesammtlistungen auf dem gebiete der Krankheiten des Harn und sexual Apparatur*, Band V, n⁰ 18, Berlin, 1900.)

— De l'intervention chirurgicale dans les néphrites infectieuses aiguës et dans les néphrites chroniques. (*Bulletin de la Société de chirurgie*, juin 1901.)

— Nouvelle contribution à l'étude du réflexe réno-rénal dans les néphrites médicales. (*Annales des maladies des organes génito-urinaires*, septembre 1901.)

— Contribution à l'étude de la physiologie pathologique de l'incision et de l'extirpation du rein. (V⁰ session de l'Association française d'urologie, octobre 1901.)

— Discussion sur la néphrotomie dans les néphrites médicales. (Société de médecine et de chirurgie de Bordeaux, 28 février 1902.)

— De l'intervention chirurgicale dans les néphrites médicales. (*Annales des maladies des organes génito-urinaires*, mai-juin-juillet 1902.)

— A propos des indications de la néphrectomie. (IV⁰ session de l'Association française d'urologie, 1902.)

— De la néphrotomie dans les crises urémiques des brightiques. (Congrès des Sociétés savantes, Bordeaux, avril 1903.)

— Résultats des opérations pratiquées par l'auteur dans les accidents urémiques du mal de Bright. (Congrès international de médecine, Madrid, avril 1903.)

— Traitement chirurgical des néphrites médicales. (*Actualités médicales*, Paris, J.-B. Baillière et fils, 1904.

— De la néphrotomie appliquée au traitement de certains accidents des affections rénales médicales et en particulier dans les néphrites chroniques. (VIII⁰ session de l'Association française d'urologie, octobre 1904.)

— Néphrotomie dans un cas de néphrite hématurique. (Société de médecine et de chirurgie de Bordeaux, 23 avril 1904.)

— Sur un cas de néphrorragie. Cancer ou néphrite. (*Bulletin médical*, n⁰ 48, 1904.)

— Des néphrites chroniques douloureuses. (Société de médecine et de chirurgie de Bordeaux, 26 avril 1906, et *Province médicale*, 14 juillet 1906.)

— De l'intervention chirurgicale dans les néphrites médicales. (Rapport au Congrès international de Lisbonne, avril 1906.)

— De l'intervention chirurgicale dans les néphrites hématuriques. (Société de chirurgie, 20 novembre 1906.)

Pousson. — **Ueber das Einseitige Auftreten der Nephrites.** (*Zeitschrift für Urologie, Heft 10, 1907.*)

— **Des néphrites hématuriques.** (*Folia Urogolica*, Leipzig, n° 3.)

Quarrocciocchi. — **Nefrite e sua cura chirurgica.** (*Policlinico*, fasc. 27 et 32, 1901.)

— **Sul trattamento chirurgico delle nefriti mediche.** 1 vol., in-8°, 263 p. Milan-Rome, société éditrice du Dante Alighieri.

Ribas y Ribas. — **Algunas consideraciones sobre los fundamentos y oportunidad de la Intervencion quirurgica en las nefritis medicas.** (*Revista de cien. med.*, Barcelona, 1905, p. 79-95.)

Rovighi. — **Del' intervento chir. nelle nefrite.** (*Clinica med.*, nov. 1904.)

Rovsing. — **On obscure hœmor. from a single Kidney a. its cure by nephrotomie.** (*Brit. med. Journ.*, 19 nov. 1898.)

— **Om operative Behandlung ved kronische Nefritem (tuberkulose undtaget).** (*Hospitalstidente*, 1902, XLV, 1, p. 25, 53, 81.)

— **Zur Behandlung des chronischen Morbus Brightii durch Nephrolysis und Nephrokapsektomie.** (*Zeut.-Bl. für Chir.*, 30 avril 1904.)

Sherren. — **Beitrag zur Wirkungsweise der Edebohls'schen Operation.** (*Munch. med. Wochensch.*, 9 mai 1905.)

Schmitt. — **The Surg. treat. of chronic Bright's disease.** (*Med. Record*, 13 sept. 1902.)

Senator. — **Nierenkolik, Nierenblutung und Nephrites.** (*Deut. med. Wochensch.*, 20 févr. 1902.)

Soupel. — **Traitement chirurgical des néphrites.** (VIIe session de l'Association française d'urologie, 1903.)

— **Contribution à l'étude de la décapsulation des reins.** (*Arch. prov. de chir.*, février 1905.)

Stern. — **Beitrage für chirurgischen Behandlung der chronischen Nephritis.** (*Centralbl. für die krankheiten der Harn und sexual Organ*, Band XV, Heft 1, 1904.)

Stubsberg. — **Experimentelle Untersuchgen ueber die zur Heilung chron. Nephrit von Edebohls vorgeschlagene Nierenskaps.** (*Mitteil. a. d. Grenzg. der Med. u. Chir.*, 1903, 652-634.)

Suker. — **A consideration on the surgical treatment of chronic Bright's disease from the ophtalmic stand point.** (*New-York med. Journ. and Philadel. med. Journ.*, vol. LXXIX, n° 23, 1904.)

— **The decapsulation of the Kidney, with reference to the concomitant intra-ocular complications in the chronic forms Nephritis.** (*Journ. of American. med. Associat.*, 27 fév. 1904.)

Talamon. — **Le traitement chirurgical du mal de Bright.** (*Médecine moderne*, 15 janv. 1902.)

Theleman. — **Ueber die Entkapselung der Niere.** (*Deut. med. Wochensch.*, 7 avril 1904, p. 538.)

Tuffier. — **A propos de la décapsulation du rein.** (*Presse médicale*, 1904, p. 250.)

Yvert. — **De l'intervention opératoire dans les néphrites et dans certaines affections médicales des reins.** (*Revue de Chir.*, sept. 1904. — *Revue pratique des maladies des organes génito-urinaires*, 1er mai 1904. — *Annales des maladies des organes génito-urinaires*, 15 avril 1905.)

TABLE DES MATIÈRES

PREMIÈRE PARTIE

CHIRURGIE DES NÉPHRITES MÉDICALES AIGUËS

DEUXIÈME PARTIE

CHIRURGIE DES NÉPHRITES MÉDICALES CHRONIQUES

(MAL DE BRIGHT)

SECTION PREMIÈRE

TRAITEMENT CHIRURGICAL PALLIATIF

SECTION DEUXIÈME
TRAITEMENT CHIRURGICAL CURATIF

33251. — Tours, impr. Mame.

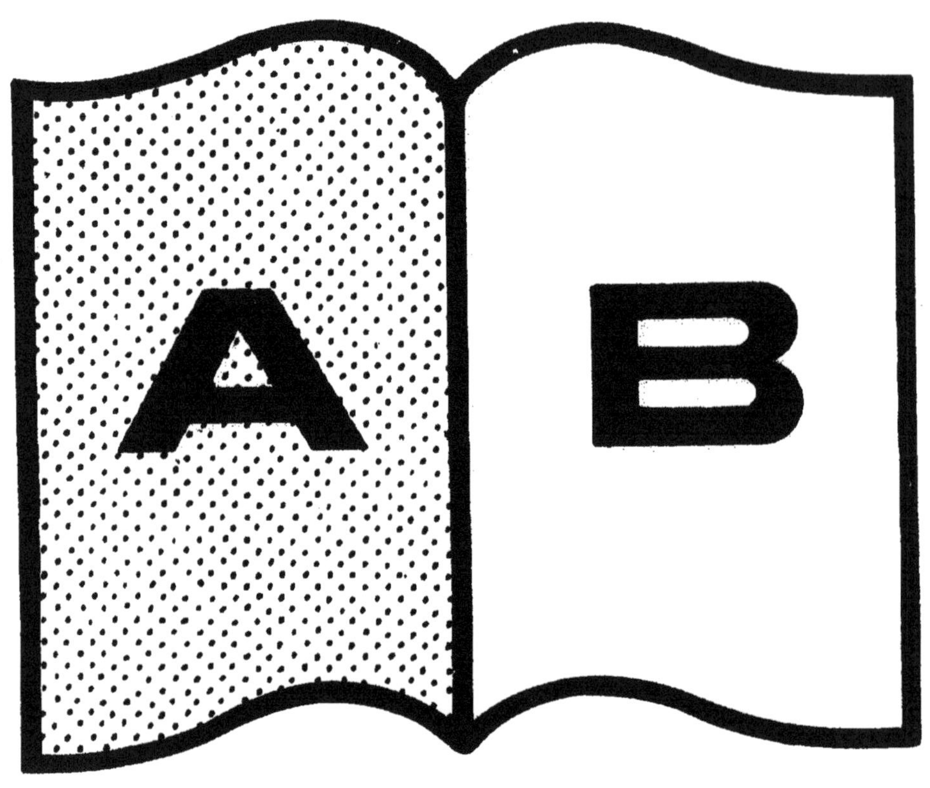

Contraste insuffisant

NF Z 43-120-14

www.ingramcontent.com/pod-product-compliance
Ingram Content Group UK Ltd.
Pitfield, Milton Keynes, MK11 3LW, UK
UKHW021002140726
13695UKWH00001B/50